XIANDAI XUEYE NEIKE
ZHENLIAO SHIJIAN

现代血液内科诊疗实践

董 航 主编

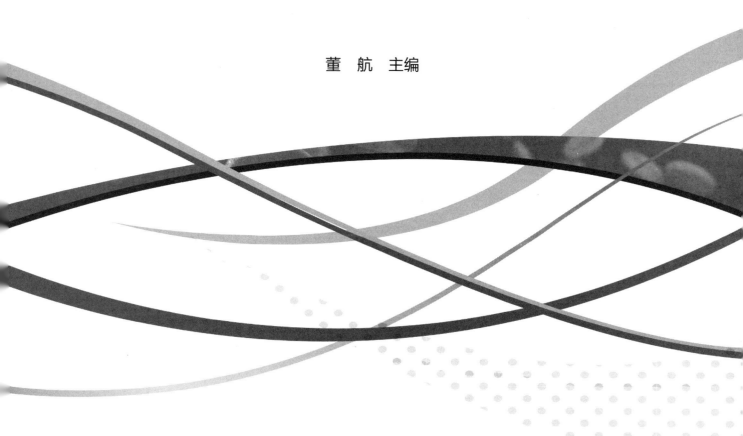

中国纺织出版社有限公司

图书在版编目（CIP）数据

现代血液内科诊疗实践 / 董航主编. -- 北京：中
国纺织出版社有限公司, 2021.7
ISBN 978-7-5180-8591-0

Ⅰ. ①现… Ⅱ. ①董… Ⅲ. ①血液病—诊疗 Ⅳ.
①R552

中国版本图书馆CIP数据核字（2021）第099818号

责任编辑：樊雅莉　　责任校对：高　涵　　责任印制：王艳丽
中国纺织出版社有限公司出版发行
地址：北京市朝阳区百子湾东里A407号楼　邮政编码：100124
销售电话：010—67004422　传真：010—87155801
http://www.c-textilep.com
中国纺织出版社天猫旗舰店
官方微博 http://weibo.com/2119887771
唐山玺诚印务有限公司印刷　　各地新华书店经销
2021年7月第1版第1次印刷
开本：889×1194　1/16　印张：16.25
字数：492千字　定价：88.00元

编委会

主　编　董　航　陈丽艳　王　芸　王成红　王欣如

副主编　张晓敏　陈应年　楼　瑾　郑小琴

　　　　　王红梅　易　宏　傅　强　邵　英

编　委 (按姓氏笔画排序)

　　　　王　芸　　佳木斯大学附属第一医院

　　　　王成红　　南方医科大学深圳医院

　　　　王红梅　　北部战区空军医院

　　　　王欣如　　聊城市人民医院

　　　　张晓敏　　哈尔滨医科大学附属第二医院

　　　　陈丽艳　　哈尔滨医科大学附属第二医院

　　　　陈应年　　中国人民解放军联勤保障部队第920医院

　　　　邵　英　　成都医学院第一附属医院

　　　　易　宏　　重庆市开州区人民医院

　　　　郑小琴　　重庆市开州区人民医院

　　　　董　航　　深圳市盐田区人民医院（集团）

　　　　傅　强　　重庆市开州区人民医院

　　　　楼　瑾　　深圳市第二人民医院

　　　　　　　　　　（深圳大学第一附属医院）

前　言

　　血液系统疾病多半是难治性疾病，发病隐袭，病状隐匿，即使患病，患者常不易自己察知，多因其他疾病就医或健康体检时而被发现，因此提高对本病的认识，以便早期发现、早期治疗，以免给健康带来不必要的损失，就显得尤为重要。

　　全书主要阐述血液病的病因、临床表现、实验室检查、诊断、治疗等内容。全书内容实用，覆盖面广，尤其突出临床实用性，理论与实际相结合，可为基层医院血液科的住院医生、主治医生及医学院校本科生、研究生提供参考。

　　本书由诸多临床一线专家共同完成，为使本书内容更加翔实、完善，编写时引用了国内外同仁的一些研究成果，在此一并表示感谢。由于水平及时间所限，书中疏漏之处在所难免，真诚地希望读者批评指正。

编　者

2021 年 5 月

目　录

第一章　贫血···1

第一节　缺铁性贫血···1

第二节　慢性病贫血···8

第三节　巨幼细胞贫血··15

第四节　溶血性贫血···25

第五节　再生障碍性贫血···33

第六节　血型不合所致的溶血性贫血··45

第七节　急性失血后贫血···48

第二章　血栓性疾病与抗血栓疗法···50

第一节　血栓形成的机制···50

第二节　抗血小板药物及治疗··53

第三节　抗凝药物及治疗···58

第四节　新型抗凝药物的发展··65

第三章　多发性骨髓瘤··69

第一节　病因和发病机制···69

第二节　诊断步骤及诊断对策··71

第三节　治疗··85

第四章　白血病··95

第一节　急性髓系细胞白血病··95

第二节　急性淋巴细胞白血病···114

第三节　慢性髓系白血病··126

第五章　白细胞疾病···137

第一节　白细胞减少症和粒细胞缺乏症···137

第二节　粒细胞增多···141

第三节　传染性单核细胞增多症···145

第四节　类白血病反应··147

第六章　出血性疾病···150

第一节　过敏性紫癜···150

第二节　其他血管性紫癜··153

第三节　特发性血小板减少性紫癜···155

第四节　药物性血小板减少性紫癜及其他类型血小板减少性紫癜···························161

第五节　血栓性血小板减少性紫癜···172

第六节　先天性血小板功能异常···176

第七节　继发性血小板功能异常···183

第七章　血友病··188

第一节　定义··188

第二节　病因和发病机制 ……………………………………………… 188

第三节　临床表现与诊断 ……………………………………………… 195

第四节　治疗 …………………………………………………………… 198

第八章　原发性血小板增多症 ………………………………………… 204

第一节　概述 …………………………………………………………… 204

第二节　临床特征与诊断 ……………………………………………… 207

第三节　治疗 …………………………………………………………… 213

第九章　造血干细胞移植 ……………………………………………… 218

参考文献 ………………………………………………………………… 251

第一章

贫 血

第一节　缺铁性贫血

缺铁性贫血是指由于体内贮存铁消耗殆尽，不能满足正常红细胞生成的需要时发生的贫血。在红细胞的产生受到限制之前，体内的铁贮存已耗尽，但还没有贫血，此时称为缺铁。缺铁性贫血的特点是骨髓及其他组织中缺乏可染铁，血清铁蛋白及转铁蛋白饱和度均降低，呈现小细胞低色素性贫血。

一、铁的代谢

铁是人体必需的微量元素，存在于所有细胞内。在体内除主要参与血红蛋白的合成和与氧的输送有关外，还参加体内的一些生物化学过程，包括线粒体的电子传递、儿茶酚胺代谢及 DNA 的合成。此外，约半数参与三羧酸循环的酶和辅酶均含有铁或需要铁的存在。如铁缺乏，将会影响细胞及组织的氧化还原功能，造成人体多方面的功能紊乱。

（一）铁的分布

人体内铁的分布见表 1-1。

表 1-1　正常人体内铁的分布

铁存在的部位	铁含量（mg）	占全部铁的比例（%）
血红素铁	2 000	62.1
贮存铁（铁蛋白及含铁血黄素）	1 000（男） 400（女）	31.0
肌红蛋白铁	130	4.0
易变池铁	80	2.5
组织铁	8	0.3
转运铁	4	0.1
合计	3 222（男） 2 622（女）	100

正常人体内铁的总量为 3~5 g（男性约为 50 mg/kg，女性约为 40 mg/kg）。其中近 2/3 为血红素铁。血红蛋白内的铁占血红蛋白重量的 0.34%。肌红蛋白、各种酶和辅酶因子中含的铁和血浆中运输的铁是执行生理功能的铁。

1. 血红素铁　血红素铁约占全部铁的 62.1%。血红素的功能是参与血红蛋白的功能，在肺内与氧结合，将氧运送到体内各组织中。

2. 肌红蛋白铁　肌红蛋白铁约占全部铁的 4%。肌红蛋白的结构类似血红蛋白，见于所有的骨骼肌和心肌。肌红蛋白可作为氧贮存所，以保护细胞对缺氧的损伤。

3. 转运铁　转运中的铁是量最少（总量为 4 mg），也是最活跃的部分。转铁蛋白（Tf）每天在 24

小时内至少转运 8~10 次。转铁蛋白是由肝细胞及单核—巨噬细胞合成的 β_1 球蛋白，分子量为 75 000~80 000 kD，678 个氨基酸序列已被阐明，基因位于 3 号染色体上。每个转铁蛋白可结合 2 个铁原子（Fe^{3+}）。正常情况下，仅 1/3 转铁蛋白的铁结合点被占据。血浆中所有转铁蛋白结合点构成血浆总铁结合力（TIBC）。转铁蛋白的功能是将铁输送到全身各组织，将暂不用的铁送到贮存铁处。

4. 各种酶及辅酶因子中的铁　包括细胞色素 C、细胞色素 C 氧化酶、过氧化氢酶、过氧化物酶、色氨酸吡咯酶、脂氧化酶等血红素蛋白类以及铁黄素蛋白类，包括细胞色素 C 还原酶、NADH 脱氢酶、黄嘌呤氧化酶、琥珀酸脱氢酶和酰基辅酶 A 脱氢酶等。这部分铁虽然仅 6~8 mg，含量极少，其功能大多是可逆的转运或接受电子，对每一个细胞的代谢至关重要，是维持生命所需的重要物质。

5. 易变池铁　易变池铁指铁离开血浆进入组织或细胞间，短暂结合于细胞膜或细胞间蛋白的铁容量。正常人易变池中铁的含量为 80~90 mg，约占全部铁的 2.5%。

6. 贮存铁　包括铁蛋白和含铁血黄素，其功能是贮存体内多余的铁。当身体需要时，铁蛋白内的铁仍可动用为功能铁。

铁蛋白为水溶性的氢氧化铁磷酸化合物与去铁蛋白结合而成。其内部可容纳 2 000 个铁原子。当铁最大饱和时其重量约为 800 kD。去铁蛋白单体分重（H）型和轻（L）型两种。H 型单体摄取铁较 L 型为快，但保留较少。在肝及脾内的去铁蛋白主要是由 L 型单体组成。目前，人类铁蛋白的 H 型单体和 L 型单体的氨基酸序列均已被确定，其染色体位置分别在 11 号染色体及 19 号染色体上，铁蛋白的基因 DNA 位置亦已阐明。

含铁血黄素是变性式聚合的铁蛋白，也为水溶性，含铁量占其重量的 25%~30%。含铁血黄素主要存在于单核—巨噬细胞中。如果含铁血黄素大量堆积于体内其他的组织内，会损伤各系统组织的功能。含铁血黄素在显微镜下呈金黄色折光的颗粒或团块状，也可用瑞氏或普鲁士蓝染色。

（二）铁的吸收

正常情况下，人体铁主要来源于食物。多数食物中都含有铁，以海带、木耳、香菇、肝、肉类、血制品及豆类中较丰富。成年人每天应从食物中摄取 1~2 mg 铁（食物铁的含量应为 10~20 mg）。铁的吸收部位主要在十二指肠和空肠上段的黏膜。当缺铁时，空肠远端也可以吸收。

铁经肠黏膜上皮的吸收是主动的细胞内运转，但当口服大量铁剂时，铁也可被动地弥散进入肠黏膜。故在误服大量铁剂时，肠道对铁的吸收会失去控制而发生急性铁中毒。极少量的肌红蛋白铁或血红素铁可被直接吸收。大部分的血红蛋白须先经血红素加氧酶分解成铁及四吡咯后才被吸收。非血红素铁以二价的铁离子（Fe^{2+}）形式或与铁螯合物结合（防止铁变成不易溶解的沉淀）而被吸收。这种与铁螯合物结合的铁在进入碱性环境中会重新离解出来而被吸收。

食物进入肠道后，肠道黏膜细胞内的转铁蛋白分泌至肠腔内与食物中的铁结合。铁与转铁蛋白结合后，再与肠黏膜微绒毛上的受体结合而进入肠黏膜细胞。在黏膜细胞内，Fe^{2+} 被铜蓝蛋白及其他亚铁氧化酶氧化为 Fe^{3+} 后，与细胞内的转铁蛋白结合，越过细胞膜进入毛细血管网，剩余部分铁与细胞内的去铁蛋白结合形成铁蛋白，存留于细胞中。3~5 天后随肠黏膜细胞的更新脱落而排出体外（图 1-1）。

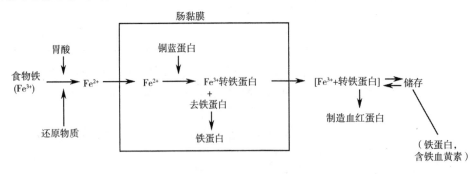

图 1-1　铁代谢示意图

影响铁吸收的因素如下。

1. **体内铁贮存量** 当铁的贮存量多时，血浆铁的运转率降低，铁的吸收减少。当铁缺乏时则相反，铁的吸收量增加。当红细胞生成的速度加快时，铁吸收也增加。体内铁贮存量对肠黏膜的调节机制尚不清楚。

2. **胃肠道的分泌** 铁在酸性环境中易于保持游离状态，利于被吸收。胃酸有利于食物中铁的游离。胃肠道分泌的黏蛋白及胆汁对铁有稳定和促进吸收的作用。碱性的胰腺分泌液中的碳酸氢盐可与铁形成不易溶解的复合物，不利于铁的吸收，但胰腺分泌的蛋白酶可使铁与蛋白分离，易被吸收。

3. **食物的组成** 肉类食物中的肌红蛋白、血红蛋白经蛋白酶消化后，游离出的血红素铁可以直接进入肠黏膜细胞。蛋白质类食物分解后的氨基酸、酰胺及胺类均可与铁形成易于溶解的亚铁（Fe^{2+}）螯合物，使铁易被吸收。蔬菜及谷类食物中的铁多为高铁（Fe^{3+}），易与植物中的植酸、草酸、磷酸等结合形成不溶解的铁复合物，不易被吸收，故在食谱中应有一定量的肉类，以利于铁的吸收。

4. **药物的影响** 还原剂如维生素 C、枸橼酸、乳酸、丙酸及琥珀酸等均可使 Fe^{3+} 还原成 Fe^{2+} 以利于吸收。氧化剂、磷酸盐、碳酸盐及某些金属制剂（如铜、镓、镁）均可延缓铁的吸收。

（三）铁的运转

进入血浆中的铁，与转铁蛋白结合后被带到骨髓及其他组织中去。血浆转铁蛋白是由肝细胞合成的 β_1 球蛋白，在血浆中的半衰期为 8 ~ 10.4 天。血中浓度为 2.5 g/L。转铁蛋白在氨基酸及碳酸盐的协同作用下，当 pH > 7 时才能与铁结合。每个转铁蛋白有两个结合铁的位点，可结合 1 个或 2 个铁离子（Fe^{3+}）。带高铁的转铁蛋白在幼红细胞表面与转铁蛋白受体（TfR）结合，通过胞饮作用进入细胞内。在 pH 条件改变成酸性（pH = 5）时，再度还原成 Fe^{2+}，与转铁蛋白分离。Fe^{2+} 在线粒体上与原卟啉、珠蛋白合成血红蛋白，多余的铁以铁蛋白形式存于细胞内，可用亚铁氰化钾染成蓝色，这类幼红细胞称为铁粒幼细胞。与铁分离后的转铁蛋白及转铁蛋白受体接着被排出细胞外（图 1-2）。转铁蛋白回到血浆后可再度行使转运铁的功能。转铁蛋白携带的是单铁或双铁，钙离子、细胞的磷酸化、细胞膜的胆固醇含量均可影响转铁蛋白与转铁蛋白受体的结合。

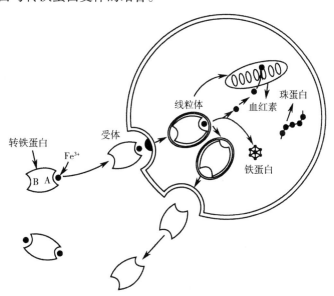

图 1-2 幼红细胞与铁结合及形成血红蛋白示意图

TfR 是一种细胞膜受体，在调节细胞铁的摄取中发挥着关键的作用。正常人 80% 以上的 TfR 存在于骨髓红系细胞上，红系各阶段细胞所表达的 TfR 数各不相同。原红细胞上可有 800 000 个 TfR，到网织红细胞逐渐减少到每个细胞上只有 100 000 个，成熟红细胞上则无 TfR。TfR 是由二硫键连接的双链跨膜糖蛋白，分子量约为 18 kD，其基因位于第 3 号染色体的长臂。TfR 与转铁蛋白的亲和力，与转铁蛋白所结合的铁原子数量和 pH 有关。当 pH 为 7.0 时，转铁蛋白结合两个铁原子时，TfR 对转铁蛋白的亲和力最大。

目前已知参与对 TfR 调节的因素如下。

1. 细胞的分化状态　干细胞较少表达 TfR。BFU-E 和 CFU-E 所表达的 TfR 均较少，而 CFU-E 的 TfR 较 BFU-E 为多。在细胞内出现血红蛋白合成后，TfR 明显增多，到红细胞成熟后，就全部消失。

2. 细胞内的血红素含量　在细胞内游离血红素含量增高时，可抑制 TfR 的表达。反之，则 TfR 的表达增加。

3. 细胞内的铁代谢　细胞内的铁调节蛋白（包括铁反应元件结合蛋白 IRP-1、IRP-2，铁调节因子，铁抑制蛋白和 p90）为 mRNA 结合蛋白，能调节细胞内 TFR、铁蛋白和其他重要铁代谢蛋白。这些蛋白均已被离析、纯化和鉴定，氨基酸序列及基因定位已被确定。

当细胞内铁过多时，胞质内的铁调节因子 IRF 与 TfR mRNA 3′译区的铁反应元件 IRE 亲和力下降，TfR mRNA 的降解增加，细胞内 TfR mRNA 减少，TfR 合成减少，使细胞摄取铁减少；当细胞处于铁缺乏时，IRF 与 IRE 结合增强，使 TfR mRNA 稳定，不被降解，TfR mRNA 数量增加，TfR 合成增多，细胞摄取铁增加（图 1-3）。

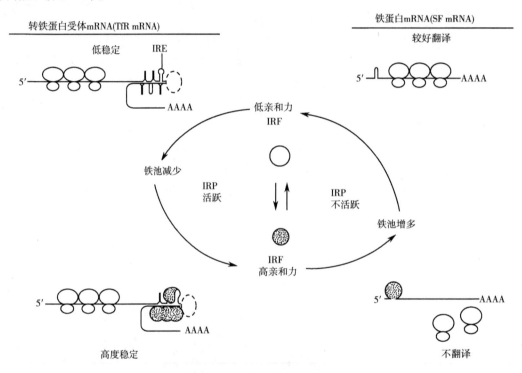

图 1-3　细胞内铁代谢的调节示意图

目前对 IRF 与 IRE 结合后如何稳定 TfR mRNA，避免被降解，以及细胞内铁如何调节 IRF 的机制尚不十分清楚。

当红细胞衰老后，从红细胞中释放出来的铁 80% 以上可被重新再利用。

（四）铁吸收及利用的调控

正常成年人每天约产生 2×10^{11} 个红细胞，需要的铁量 > 20 mg。每天从肠道吸收的铁仅 1～2 mg，远不能满足需要。产生红细胞所需要的铁主要来源于单核-吞噬细胞吞噬的衰老红细胞。多年来，对于铁在肠道吸收、储备及利用的调控机制不是太清楚。近年的研究认为，海帕西啶（hepcidin）——肝细胞产生的肽类激素，可能是机体铁储备及循环可利用铁的生理调控因子。实验证实，hepcidin 可通过调整肠道铁的吸收以控制体内的铁量，并通过影响巨噬细胞内铁的供给以促进红细胞的生成。

（五）铁的贮存

铁以铁蛋白和含铁血黄素的形式贮存在骨髓、肝和脾的单核-巨噬细胞中。在铁代谢平衡的情况下，每天进入和离开贮存池的铁量很少。铁蛋白的铁（Fe^{3+}）当机体需要时，先还原成 Fe^{2+}，与络合剂结合后，从铁蛋白中释放出来。当体内铁负荷过多时，则以含铁血黄素的形式存在。含铁血黄素内的铁是以缓慢而不规则的方式重新返回细胞内进行铁代谢循环。

铁蛋白的合成也受 IRF（铁调节因子）的协调，当体内铁减少时，IRF 与铁蛋白 mRNA 上的 IRE（铁反应元素）结合，使铁蛋白 mRNA 停止运转，铁蛋白的合成减少（铁贮存减少），以扩大细胞内铁的利用。反之，当体内铁过多时，铁蛋白的合成增加（图 1-3）。

（六）铁的排泄

铁每天主要随胃肠道上皮细胞、胆汁等排出，泌尿生殖道及皮肤、汗液、脱落细胞亦可丢失极少量的铁，总量约为 1 mg。生育年龄妇女平均每天排出的铁约为 1.5~2 mg。

二、缺铁的病因

人体内的铁是呈封闭式循环的。正常情况下，铁的吸收和排泄保持着动态的平衡，人体一般不会缺铁，只在需要增加、铁的摄入不足及慢性失血等情况下造成长期铁的负平衡才致缺铁。

造成缺铁的病因可分为铁摄入不足和丢失过多两大类。

（一）铁摄入不足

最常见的原因是食物中铁的含量不足、偏食或吸收不良。食物中的血红素铁容易被吸收，且不受食物组成及胃酸的影响。非血红素铁则需要先变成 Fe^{2+} 才能被吸收。蔬菜、谷类、茶叶中的磷酸盐、植酸、丹宁酸等可影响铁的吸收。成年人每天铁的需要量为 1~2 mg。男性 1 mg/d 即够，生育年龄的妇女及生长发育的青少年铁的需要增多，应为 1.5~2 mg/d。如膳食中铁含量丰富而体内贮存铁量充足，一般极少会发生缺铁。

造成铁摄入不足的其他原因是药物或胃肠疾病影响了铁的吸收，某些金属如镓、镁的摄入，制酸剂中的碳酸钙和硫酸镁，溃疡病时服用的 H_2 受体抑制剂等，均可抑制铁的吸收。萎缩性胃炎、胃及十二指肠手术后胃酸减少影响铁的吸收等，均是造成铁摄入不足的原因。

（二）铁丢失过多

正常人每天从胃肠道、泌尿道及皮肤上皮细胞中丢失的铁约为 1 mg。妇女在月经期、分娩和哺乳时有较多的铁丢失。临床上铁丢失过多在男性常是由于胃肠道出血，而女性则常是由于月经过多。

胃肠道出血常见原因是膈疝、食管静脉曲张、胃炎（药物及毒素引起）、溃疡病、溃疡性结肠炎、痔、动静脉畸形、息肉、憩室炎、肿瘤及钩虫感染。酗酒、服用阿司匹林及类固醇和非类固醇抗炎药者，以及少见的血管性紫癜、遗传性毛细血管扩张症及维生素 C 缺乏病等，也常会有胃肠道的小量慢性失血。

其他系统的出血，见于泌尿系肿瘤、子宫肌瘤、反复发作的阵发性睡眠性血红蛋白尿症和咯血，止血凝血障碍性疾病或服用抗凝剂等。

此外，妊娠期平均失血 1 300 mL（约 680 mg 铁）需每天补铁 2.5 mg。在妊娠的后 6 个月，每天需要补铁 3~7 mg/d。哺乳期铁的需要量增加 0.5~1 mg/d。如补充不足均会导致铁的负平衡。如多次妊娠则铁的需要量更要增加。

献血员每次献血 400 mL 约相当于丢失铁 200 mg。约 8% 的男性献血员及 23% 女性献血员的血清铁蛋白降低。如在短期内多次献血，情况会加重。

三、发病机制

铁是人体必需的微量元素，存在于所有生存的细胞内。铁除参与血红蛋白合成外，还参加体内的一些生物化学过程，包括线粒体的电子传递、儿茶酚胺代谢及 DNA 的合成。已知多种酶需要铁，如过氧化物酶、细胞色素 C 还原酶、琥珀酸脱氢酶、核糖核酸还原酶及黄嘌呤氧化酶等蛋白酶及氧化还原酶中都有铁。如缺乏铁，将影响细胞的氧化还原功能，造成多方面的功能紊乱。

含铁酶的活性下降，影响细胞线粒体的氧化酵解循环，使更新代谢快的上皮细胞角化变性，消化系统黏膜萎缩，胃酸分泌减少。缺铁时，骨骼肌中的 α-磷酸甘油脱氢酶减少，易引起运动后乳酸堆积增多，使肌肉功能及体力下降。含铁的单胺氧化酶对一些神经传导剂（如多巴胺、去甲肾上腺素及 5-羟色胺等）的合成、分解起着重要的作用。缺铁时，单胺氧化酶的活性降低，可使神经的发育及智力受到影响。缺铁时过氧化氢酶和谷胱甘肽过氧化物酶活性降低，易致细胞膜氧化损伤，红细胞的变形性差，寿命缩短。此外，缺铁时血小板的黏附功能降低，抗凝血酶Ⅲ和纤维蛋白裂解物增加，严重时可影响止血功能。

发育中的红细胞需要铁、原卟啉和珠蛋白以合成血红蛋白。血红蛋白合成不足造成低色素性贫血。

关于缺铁与感染的关系，目前尚有不同的看法。缺铁时巨噬细胞功能和脾自然杀伤细胞活性明显有障碍；中性粒细胞的髓过氧化物酶和氧呼吸爆发功能降低；淋巴细胞转化和移动抑制因子的产生受阻，细胞免疫功能下降。但另有学者强调铁也是细菌生长所需，认为缺铁对机体有一定的保护作用。铁丰富时较铁缺乏时更易发生感染。

四、临床表现

缺铁性贫血的临床表现是由贫血、缺铁的特殊表现及造成缺铁的基础疾病所组成。

（一）症状

贫血的发生是隐伏的，症状进展缓慢，患者常能很好地适应，并能继续从事工作。贫血的常见症状是头晕、头痛、乏力、易倦、心悸、活动后气短、眼花、耳鸣等。

（二）特殊表现

缺铁的特殊表现有口角炎、舌乳突萎缩、舌炎，严重的缺铁可有匙状指甲（反甲），食欲减退、恶心及便秘。欧洲的患者常有吞咽困难、口角炎和舌异常，称为 Plummer-Vinson 综合征或 Paterson-Kelly 综合征，这种综合征可能与环境及基因有关。吞咽困难是由于在下咽部和食管交界处有黏膜网形成，偶可围绕管腔形成袖口样的结构，束缚着食管的开口。常需要手术破除这些网或扩张狭窄，单靠铁剂的补充无济于事。

（三）非贫血症状

缺铁的非贫血症状表现有儿童生长发育迟缓或行为异常，表现为烦躁、易怒、上课注意力不集中及学习成绩下降。异食癖是缺铁的特殊表现，也可能是缺铁的原因，其发生的机制不清楚。患者常控制不住地仅进食一种"食物"，如冰块、黏土、淀粉等。铁剂治疗后可消失。

（四）体征

体征除皮肤黏膜苍白，毛发干枯，口唇角化，指甲扁平、失去光泽、易碎裂外，约 18% 的患者有反甲，约 10% 缺铁性贫血患者脾轻度肿大，其原因不清楚，患者脾内未发现特殊的病理改变，在缺铁纠正后可消退。少数严重贫血患者可见视网膜出血及渗出。

五、实验室检查

（一）血常规

呈现典型的小细胞低色素性贫血（MCV < 80 fl、MCH < 27 pg、MCHC < 30%）。红细胞指数改变的程度与贫血的时间和程度相关。红细胞宽度分布（RDW）在缺铁性贫血的诊断中意义很难定，正常为 13.4% ±1.2%，缺铁性贫血为 16.3%（或 >14.5%），特殊性仅为 50% ~70%。血片中可见红细胞染色浅淡，中心淡染区扩大，大小不一。网织红细胞大多正常或轻度增多。白细胞计数正常或轻度减少，分类正常。血小板计数在有出血者常偏高，在婴儿及儿童中多偏低。

（二）骨髓象

骨髓检查不一定需要，除非是需要与其他疾病引起的贫血相鉴别时。骨髓涂片表现增生活跃，幼红细胞明显增生。早幼红及中幼红细胞比例增高，染色质颗粒致密，胞质少，血红蛋白形成差。粒系和巨核细胞系正常。铁粒幼细胞极少或消失。细胞外铁缺如。

（三）生化检查

1. 血清铁测定　血清铁降低 [<8.95 μmol/L（50 μg/dL）]，总铁结合力增高 [>64.44 μmol/L（360 μg/dL）]，故转铁蛋白饱和度降低。由于血清铁的测定波动大，影响因素较多，在判断结果时，应结合临床考虑。在妇女月经前 2~3 天、妊娠的后 3 个月，血清铁和总铁结合力均会降低，但不一定表示缺铁。

2. 血清铁蛋白测定　血清铁蛋白低于 14 μg/L。但在伴有炎症、肿瘤及感染时可以增高，应结合临床或骨髓铁染色加以判断。缺铁性贫血患者骨髓红系细胞内及细胞外铁染色均减少或缺如。

3. 红细胞游离原卟啉（FEP）测定　FEP 增高表示血红素合成有障碍，用它反映缺铁的存在，是较为敏感的方法。但在非缺铁的情况如铅中毒及铁粒幼细胞贫血时，FEP 也会增高。应结合临床及其他生化检查考虑。

4. 红细胞铁蛋白测定　用放射免疫法或酶联免疫法可以测定红细胞碱性铁蛋白，可反映体内铁贮存的状况，如 <6.5 μg/红细胞，表示铁缺乏。此结果与血清铁蛋白相平行，受炎症、肿瘤及肝病的影响较小是其优点，但操作较复杂，尚不能作为常规使用。

（四）其他检查

为明确贫血的病因或原发病，尚需进行多次大便隐血、尿常规检查，必要时还应进一步查肝肾功能，进行胃肠 X 线检查、胃镜检查及相应的生化、免疫学检查等。

六、诊断及鉴别诊断

（一）诊断

仔细询问及分析病史，加上体格检查可以得到诊断缺铁性贫血的线索，确定诊断还须有实验室证实。临床上将缺铁及缺铁性贫血分为：缺铁、缺铁性红细胞生成及缺铁性贫血 3 个阶段。其诊断标准分别如下。

1. 缺铁或称潜在缺铁　此时仅有体内贮存铁的消耗。符合（1）再加上（2）或（3）中任何一条即可诊断。
（1）有明确的缺铁病因和临床表现。
（2）血清铁蛋白 <14 μg/L。
（3）骨髓铁染色显示铁粒幼细胞 <10% 或消失，细胞外铁缺如。

2. 缺铁性红细胞生成　指红细胞摄入铁较正常时减少，但细胞内血红蛋白的减少尚不明显。符合缺铁的诊断标准，同时有以下任何一条者即可诊断。
（1）转铁蛋白饱和度 <15%。
（2）红细胞游离原卟啉 >0.9 μmol/L。

3. 缺铁性贫血　红细胞内血红蛋白减少明显，呈现小细胞低色素性贫血。诊断依据是：
（1）符合缺铁及缺铁性红细胞生成的诊断。
（2）小细胞低色素性贫血。
（3）铁剂治疗有效。

（二）鉴别诊断

主要与其他小细胞低色素性贫血相鉴别。

1. 珠蛋白生成障碍性贫血（地中海贫血）　常有家族史，血片中可见多数靶形红细胞，血红蛋白电泳中可见胎儿血红蛋白（HbF）或血红蛋白 A_2（HbA_2）增加。患者的血清铁及转铁蛋白饱和度、骨髓可染铁均增多。

2. 慢性病贫血　血清铁虽然降低，但总铁结合力不会增加或有降低，故转铁蛋白饱和度正常或稍增加。血清铁蛋白常有增高。骨髓中铁粒幼细胞数量减少，巨噬细胞内铁粒及含铁血黄素颗粒明显增多。

3. 铁粒幼细胞贫血　临床上不多见。好发于老年人。主要是由于铁利用障碍。常为小细胞正色素性贫血。血清铁增高而总铁结合力正常，故转铁蛋白饱和度增高。骨髓中铁颗粒及铁粒幼细胞明显增多，可见到多数环状铁粒幼细胞。血清铁蛋白的水平也增高。

七、治疗

（一）病因治疗

应尽可能地去除导致缺铁的病因。单纯的铁剂补充只能使血常规恢复。如对原发病忽视，不能使贫血得到彻底的治疗。

（二）铁剂的补充

铁剂的补充治疗以口服为宜，每天补元素铁 150～200 mg 即可。常用的是亚铁制剂（琥珀酸亚铁或富马酸亚铁）。于进餐时或餐后服用，以减少药物对胃肠道的刺激。铁剂忌与茶同服，否则易与茶叶中的鞣酸结合成不溶解的沉淀，不易被吸收。钙盐及镁盐亦可抑制铁的吸收，应避免同时服用。

患者服铁剂后，自觉症状可以很快地恢复。网织红细胞一般于服后 3～4 天上升，7 天左右达高峰。血红蛋白于 2 周后明显上升，1～2 个月后达正常水平。在血红蛋白恢复正常后，铁剂治疗仍需继续服用，待血清铁蛋白恢复到 50 μg/L 再停药。如果无法用血清铁蛋白监测，则应在血红蛋白恢复正常后，继续服用铁剂 3 个月，以补充体内应有的贮存铁量。

如果患者对口服铁剂不能耐受，不能吸收或失血速度快须及时补充者，可改用胃肠外给药。常用的是右旋糖酐铁或山梨醇铁肌内注射。治疗总剂量的计算方法是：所需补充铁的 mg 数 =（150 - 患者 Hbg/L）×3.4（按每 1 000 gHb 中含铁 3.4 g）× 体重（kg）×0.065（正常人每千克体重的血量约为 65 mL）×1.5（包括补充贮存铁）。上述公式可简化为：所需补充铁的 mg =（150 - 患者 Hb g/L）× 体重（kg）×0.33。首次给注射量应为 50 mg，如无不良反应，第 2 次可增加到 100 mg，以后每周注射 2～3 次，直到总剂量用完。有 5%～13% 的患者于注射铁剂后可发生局部肌肉疼痛、淋巴结炎、头痛、头晕、发热、荨麻疹及关节痛等，多为轻度及暂时的。偶尔（约 2.6%）可出现过敏性休克，会有生命危险，故给药时应有急救的设备（肾上腺素、氧气及复苏设备等）。

八、预防

缺铁性贫血大多是可以预防的，主要是重视营养知识教育及妇幼保健工作，如改进婴儿的喂养，提倡母乳喂养和及时添加辅食，妊娠及哺乳期妇女适当补充铁剂等；在钩虫流行区应进行大规模的寄生虫防治工作；及时根治各种慢性消化道出血的疾病等。

九、预后

缺铁性贫血的预后取决于原发病是否能治疗。治疗原发病、纠正饮食习惯及制止出血后，补充铁剂治疗可使血红蛋白较快地恢复正常。如治疗不满意，失败的原因如下。①诊断错误：贫血不是由缺铁所致。②并发慢性疾病（如感染、炎症、肿瘤或尿毒症等）干扰了铁剂的治疗。③造成缺铁的病因未消除，铁剂的治疗未能补偿丢失的铁量。④同时合并有叶酸或维生素 B_{12} 缺乏影响血红蛋白的恢复。⑤铁剂治疗中的不恰当（包括每天剂量不足，疗程不够，未注意食物或其他药物对铁吸收的影响等）。

第二节　慢性病贫血

慢性病贫血（ACD），也被称为"炎症性贫血"（AI），发病率仅次于缺铁性贫血，其特点是血清铁浓度降低，转铁蛋白水平正常或降低，铁蛋白水平正常或升高。ACD 的机制是细胞因子对红细胞生成抑制所致。在这些细胞因子中，IL-6 起着重要作用。IL-6 可增加肝合成铁调节蛋白 hepcidin，阻止铁从巨噬细胞和肝细胞的释放，从而造成红细胞生成障碍。原发病的有效治疗是纠正 ACD 的最主要手段，在原发病无法缓解的情况下，促红细胞生成素（EPO）的治疗可部分纠正 ACD。

一、概念和发病率

慢性病贫血是指伴发于慢性感染、炎症及一些肿瘤的轻至中度的贫血，常常表现为正细胞、正色素贫血，但有时也可表现为轻度低色素、小细胞贫血，血清铁浓度降低、总铁结合力及转铁蛋白水平正常或降低、铁蛋白水平经常升高以及红细胞生成减少。由于其病理生理过程主要是炎症介导，目前更多的称为炎症性贫血（AI）。

早在 19 世纪初期，有学者发现结核病患者常常伴面色苍白，这是有关慢性感染与贫血关系最早的报道，甚至早于血细胞数目的测定。后来红细胞数量的测定证实了炎症与贫血的相关性，首先提出了"感染性贫血"这一名称。随后发现除感染性疾病外，一些结缔组织病及恶性肿瘤也可并发类似的贫血，因此提出"简单慢性贫血"和"慢性病贫血"的名称。ACD 被广泛采纳并沿用至今。

临床发现并非所有慢性疾病均并发贫血（如高血压），一些不并发慢性疾病的老年患者也可出现相类似的贫血，而一些急性疾病（尤其是重症）可在短时间内出现原发病无法解释的贫血。目前已了解的 ACD 发病机制是与炎性细胞因子相关，故有学者提出新的名称"炎症性贫血"。一方面解释了 ACD 的病理生理学特点，另一方面包括了上述的老年性贫血及重症患者的急性贫血。

因全球范围内感染和慢性炎性疾病的高发，以及发达国家恶性肿瘤的高发，使 ACD 的发病率列贫血的第 2 位，仅次于缺铁性贫血。ACD 是住院患者中最常见的贫血类型，临床上伴发 ACD 的常见病因见表 1-2。

表 1-2　ACD 常见病因及发生率

ACD 病因	具体疾病	发生率
感染	病毒：如 HIV/AIDS 等	18%～95%
	细菌：如结核、脓肿、感染性心内膜炎、骨髓炎等真菌	
	寄生虫：如疟疾等	
肿瘤	血液系统肿瘤：如多发性骨髓瘤、淋巴瘤等一些实体肿瘤	30%～77%
急性/慢性炎症	自身免疫病：如类风湿关节炎、系统性红斑狼疮、血管炎、结节病、炎性肠病等	8%～71%
	实体瘤移植后慢性排异反应	
	慢性肾病/透析	
	重症，创伤/烧伤	
细胞因子调节异常	老年人贫血	30%～40%

二、发病机制

ACD 的发病机制目前并未完全清晰。在慢性疾病过程中，ACD 主要引起机体红细胞生成障碍，不能补偿机体对红细胞的需求。但这种障碍只是轻度的，所以导致的贫血也只是轻到中度。核心的问题是：什么因素导致红细胞生成障碍，铁又是如何被扣留在巨噬细胞和肝细胞中不能被充分利用。

（一）EPO 分泌相对不足及作用钝化

机体针对贫血、组织氧合功能降低的正常反应是代偿性 EPO 升高及造血增加，一般 EPO 升高（log）及贫血程度（线性）呈半 log 相关性。而 RA 并发 ACD 患者的血清 EPO 水平升高，但是低于 IDA 患者。血液系统肿瘤及实体瘤并发贫血的研究结果与之类似，提示 ACD 患者骨髓反应性代偿不足的一个可能原因就是 EPO 生成相对不足。支持这一假说的实验有：体外实验发现 IL-1、TNF-α 通过产生氧自由基而下调转录因子 GATA-1（EPO 启动子），直接抑制 EPO 表达。小鼠注射脂多糖（LPS）或 IL-1β 后肾脏 EPO mRNA 产生减少、循环 EPO 水平降低，也证实了细胞因子对 EPO 生成的抑制。

但并非所有患者都有 EPO 不足，并且 EPO 减少并不是 AI 主要的机制。如果是，则小剂量的 EPO 治疗即可逆转贫血，然而这并不符合临床治疗的情况，提示体内可能存在红系前体细胞对 EPO 刺激反应不足。处于慢性炎症状态的肾病血清快速反应蛋白 CRP 高于 20 mg/L，所需的 EPO 剂量较单纯肾病未处于炎症状态的患者升高了 80%；另一项研究表明，CRP > 50 mg/L 的患者尽管增加 EPO 治疗剂量，但贫血仍较 CRP < 50 mg/L 的患者的 EPO 反应性更低，支持炎症导致了 EPO 的相对抵抗。其他临床研究也发现红系前体细胞对 EPO 的反应与潜在疾病的严重程度及循环细胞因子水平呈负相关，与前炎症因子抑制红系前体细胞增殖、下调 EPO 受体及受体后信号传导有关。

（二）红细胞破坏/寿命缩短

一些研究发现，慢性疾病患者的红细胞寿命缩短了 20% ~ 30%。有学者发现将 ACD 患者的红细胞输注到正常人体内，红细胞寿命是正常的，但正常红细胞输注到 ACD 患者体内则红细胞寿命缩短，提示是由于细胞外因素导致了红细胞破坏增多。ACD 中大量细胞因子进一步激活了巨噬细胞的吞噬功能以及脾的滤过功能，导致对轻微受损的红细胞破坏增加，这一发现与 ACD 外周血中以年轻的红细胞为主也相符合。还有一些其他的因素如细菌毒素、体温升高、宿主来源的抗体或补体介导了红细胞破坏。

（三）失代谢异常及铁限制性红细胞生成

1. hepcidin 的作用　ACD 发病机制研究中，里程碑式的标志是铁代谢研究的进展。即 ACD 患者网状内皮系统（RES）细胞摄取铁增多并引起细胞内铁蓄积，导致循环铁转移入网状内皮系统，继而红系前体细胞可利用的铁减少，引起铁限制性造血。早在 1932 年即有学者描述感染及低铁血症的相关性，微生物感染时血清铁降低也是一种机体的自我防御机制。向小鼠体内注射白介素 1（IL-1）、肿瘤坏死因子 α（TNF-α）或一氧化氮（NO）可引起铁蛋白升高、低铁血症及贫血，提示炎症因子、低铁血症与贫血的相关性，但铁代谢调节参与 ACD 的机制一直不清楚。直至 2000 年，小分子肽段铁调节蛋白 hepcidin 的发现将炎症因子与铁代谢有机联系起来。hepcidin 是肝分泌的抗感染急性相蛋白及铁调节蛋白，小鼠模型中通过转基因或者其他方法诱使 hepcidin 持续过表达时可导致严重的缺铁性贫血，而缺乏 hepcidin 的小鼠在矿物油诱发的炎症状态时并未出现血清铁降低，提示 hepcidin 是 ACD 中铁代谢通路的中心环节。进一步研究发现 hepcidin 通过增加巨噬细胞及肝细胞表面二价金属转运蛋白（divalent metal transporter，DMT-1）以增加铁转运入细胞，同时减少巨噬细胞及肠上皮细胞表面的 ferroportin 致铁输出减少，从而引起血清铁下降。贫血、缺氧时 hepcidin 下调，在炎症免疫反应中 hepcidin 升高。

2. IL-6、hepcidin 及低铁血症　ACD 中多种细胞因子可诱导 hepcidin 升高，近期研究发现 IL-6 是影响 hepcidin 最重要的因素。IL-6 基因敲除的小鼠中，在用矿物油处理的炎症过程中未出现 hepcidin 升高及低铁血症。体外培养的肝细胞中 IL-6 可有效诱导 hepcidin 产生，而 IL-1 或 TNF-α 并不参与这一反应。在健康受试者中输注 IL-6 后数小时内诱导 hepcidin 产生并导致低铁血症。IL-6-hepcidin 轴在炎症相关性低铁血症中起重要作用。

3. 血清铁浓度依赖于巨噬细胞及肝细胞的铁释放　稳定状态下机体每日有 20 ~ 25 mg 铁进入血浆/转铁蛋白池，几乎均来自巨噬细胞内的衰老红细胞铁再循环以及肝细胞的铁储备，仅 1 ~ 2 mg 铁来源于饮食。与转铁蛋白结合的铁仅 2 ~ 4 mg，但是所有铁代谢过程均需通过这个形式，因此转铁蛋白池的铁在数小时内就更替一次。缺乏 hepcidin 或 hepcidin 过表达的转基因小鼠中发现 hepcidin 是铁释放的抑制因子，可同时抑制肠道铁吸收。炎症状态下，IL-6 诱导 hepcidin 生成，随之 hepcidin 抑制铁释放导致血清铁降低，hepcidin 与细胞膜的 ferroportin 分子结合，并且诱导其内化及降解，后者是铁释放的唯一输出方式。hepcidin 浓度越高，ferroportin 浓度则越低，肠细胞、巨噬细胞及肝细胞中铁输出就越少。

4. 肠道铁吸收减少　长时间的 ACD 患者中红细胞可呈小细胞低色素，部分原因是铁储备逐渐降低导致缺铁、铁限制性造血。肠道铁吸收在炎症状态下被抑制，可能是 IL-6 及 hepcidin 介导的。正常人体内储存铁有 400 ~ 1 000 mg，每日造血需要的铁仅 1 ~ 2 mg 来源于饮食。真正的铁缺乏可能会最终在慢性疾病中出现，尤其在铁储备有限而 IL-6 水平非常高的儿童患者，例如全身型幼年类风湿关节炎。这部分患者 EPO 相应升高，但是对口服铁补充治疗无反应，而肠外补铁可纠正部分贫血。

（四）红系前体细胞增殖受损

ACD 患者的红系前体细胞（爆式红系形成单位 BFU-E 及红系集落形成单位 CFU-E）增殖及分化受损，与细胞因子如干扰素 α（IFN-α）、IFN-β_3、IFN-γ、TNF-α 及 IL-1 有关。这些细胞因子影响 BFU-E 及 CFU-E 的生长，其中 IFN-γ 是最强的抑制因子，与血红蛋白浓度及网织红细胞数量的负相关性最强。潜在的机制可能涉及细胞因子介导的细胞凋亡，至少部分与神经酰胺的形成有关，后者下调祖细胞表面 EPO 受体（EPOR）的表达，降低 EPO 的产生及活性，并减少其他造血细胞因子（如干细胞生长因子 SCF）减少。另外，细胞因子诱导巨噬细胞样细胞产生不稳定的自由基（如 NO）或过氧化物阴离子可对红系祖细胞产生直接毒性。

总之，ACD 的发病涉及多个方面，基础疾病可通过一系列细胞因子影响肝铁调节蛋白 hepcidin 的合成，阻止铁从巨噬细胞和肝细胞的释放，从而造成红细胞生成障碍；红系造血前体细胞的增殖受损；红细胞生成素（EPO）产生减少/反应钝化以及红细胞寿命缩短。各种因素相互影响，最终导致贫血。表 1-3 汇总了目前所知的影响 ACD 发病机制的因素。

表 1-3　ACD 发病机制及其影响因素

ACD 机制	核心步骤	机制	细胞通路	系统表现
铁代谢异常	TNF-α	铁蛋白转录增加	增加 RES 内铁储备	血清铁降低、铁蛋白增高
	IL-1	TNF-α 介导红细胞寿命缩短	不明（可能通过自由基破坏红细胞途径）	吞噬红细胞
	IL-6	诱导铁蛋白转录及翻译	增加 RES 内铁储备	血清铁降低、铁蛋白增高
		刺激 hepcidin 产生	hepcidin 使铁吸收及铁从巨噬细胞外运减少	血清铁降低
	IFN-γ 或 LPS	刺激 DMT-1 合成；下调 ferroportin 表达	增加铁吸收并抑制铁在巨噬细胞循环（如来源于吞噬红细胞）	血清铁降低
	IL-10	诱导转铁蛋白受体表达；刺激铁蛋白翻译	促进转铁蛋白结合铁在巨噬细胞的吸收和储存	血清铁降低、铁蛋白增高
	红细胞吞噬	TNF-α 导致红细胞破坏的增加，从而红细胞半衰期缩短	再循环的铁限制于巨噬细胞中	血清铁降低、贫血
红系造血削弱	IFN-γ、IL-1 及 TNF-α	抑制 CFU-E、BFU-E 的增殖和分化	诱导细胞凋亡，下调 EPOR 表达，降低 SCF	贫血合并网织细胞正常或降低
		铁滞留在 RES 中导致血清铁降低	铁限制性造血	贫血合并原卟啉增加
		诱导 NO 产生	红细胞氨基乙酰丙酸合酶降低	贫血合并乙酰丙酸升高
	α-抗胰蛋白酶	减少红系细胞铁吸收	BFU-E 及 CFU-E 增殖下降	贫血
	肿瘤细胞或微生物	骨髓浸润	造血干祖细胞被取代	贫血或全血细胞减少，或二者皆有
		产生可溶性介质	局部炎症及细胞因子、自由基产生	贫血或全血细胞减少，或二者皆有
		消耗维生素	抑制造血干祖细胞	叶酸或钴胺缺乏
	血清铁降低	细胞因子介导铁滞留在 RES 中、铁吸收减少	血红素合成削弱，对 EPO 反应受损及 CFU-E 增殖减少	贫血
EPO 反应钝化	EPO 缺乏	IL-1 及 TNF-α 抑制 EPO 产生	EPO 转录减少，自由基介导损伤 EPO 分泌细胞	血清 EPO 降低
	血清铁降低	因铁利用受限，导致干祖细胞对 EPO 反应降低	血红素产生障碍，红系增殖障碍	贫血、血清铁降低

ACD 机制	核心步骤	机制	细胞通路	系统表现
IFN-γ、IL-1 及 TNF-α	削弱红系干祖细胞对 EPO 的反应	减少 CFU-E 中 EPO 受体的表达；通过细胞因子及自由基破坏红系干祖细胞，可能干扰 EPO 信号传导		贫血

三、临床表现及实验室检查

ACD 患者伴随的轻至中度贫血症状常常被原发疾病的临床表现所覆盖，而且血红蛋白浓度在 7 ~ 11 g/dL 可不出现相关症状。但处于严重呼吸功能不全、发热及衰弱的患者贫血导致的携氧能力下降经常加重前期症状。常规查体难以发现相关体征，因此诊断需依赖实验室检查。

1. 红细胞及网织红细胞　ACD 通常表现为轻至中度（血红蛋白浓度 70 ~ 110 g/L）的正色素、正细胞性贫血，当疾病加重或者病程延长时可演变成小细胞低色素型贫血。网织红细胞绝对计数通常正常或者轻度升高。

2. 铁相关指标　血清铁及总铁结合力降低、铁蛋白升高是 ACD 特征性表现。血清铁半衰期为 90 分钟，变化迅速，可在感染开始或者严重炎症反应数小时后出现。总铁结合力常常反映出转铁蛋白水平，转铁蛋白水平半衰期 8 ~ 12 天，变化较血清铁缓慢，在 ACD 中可正常或轻度降低。

血清铁蛋白水平反映铁储备，在 ACD 中升高，在缺铁性贫血（IDA）中降低，对鉴别两种疾病很有帮助。铁蛋白是一种急性反应蛋白，在炎症刺激后升高，受疾病状态影响较大，且长时间 ACD 的患者可出现铁储备下降，并发缺铁性贫血。ACD 中如果铁蛋白浓度 <60 μg/L 被认为并发缺铁性贫血。

可溶性转铁蛋白受体是转铁蛋白膜受体片段的分解产物，当铁供给减少时升高（IDA），而在 ACD 中因为合并炎症因子的负调节作用则正常或减少。可溶性转铁蛋白受体与铁蛋白对数值（log 铁蛋白）的比值对鉴别 ACD、IDA 及二者合并较铁蛋白鉴别的价值更大，小于 1 提示 ACD，当大于 2 提示存在 IDA。

3. 骨髓铁染色　骨髓穿刺或者活检对诊断 ACD 很有帮助，但很少作为常规检查手段。总的来说，除相关原发病骨髓受累外，骨髓细胞形态学多正常，而铁染色的铁分布对鉴别 IDA 则有帮助。IDA 中铁粒幼细胞及巨噬细胞内均缺铁，而 ACD 中铁粒幼细胞数量减少，但巨噬细胞内铁粒增多。尽管铁染色可作为鉴别 ACD 及 IDA 的金标准，但临床上因铁蛋白测定的便利性，骨髓穿刺属有创检查，这使铁染色很少作为常规检查手段。

表 1-4 显示了鉴别 ACD、IDA 或二者同时存在时常用的实验室指标。

表 1-4　ACD、IDA 及二者同时存在时的实验室指标

指标	ACD	IDA	二者合并
血清铁	↓（常 >50 μg/L）	↓（<50 μg/L）	↓
转铁蛋白浓度	↓或正常	↑	↓
转铁蛋白饱和度	↓（>16%）	↓（<15%）	↓
总铁结合力	↓	↑	正常或↓
铁蛋白	正常或↑	↓	↓或正常
可溶性转铁蛋白受体	正常	↑	正常或↑
可溶性转铁蛋白受体/log 铁蛋白	低（小于1）	高（大于2）	高（大于2）
骨髓铁染色	巨噬细胞内铁↑	↓	正常或↓
细胞因子水平	↑	正常	↑

4. EPO 测定　ACD 需根据贫血的严重程度来决定是否测量 EPO 浓度。血红蛋白水平在 100 g/L 以下才需要监测 EPO 水平，因为在此之上 EPO 有一定的代偿范围。EPO 水平可作为 ACD 治疗疗效的参考标准，有学者通过测量肿瘤非化疗患者接受 EPO 治疗 2 周后的 EPO 及铁蛋白浓度，提出如分别高于

100 U/L 及 400 ng/mL 则提示对 EPO 治疗无反应，但这一结果对化疗的患者不适用。

5. hepcidin 测定　自 2000 年分别从尿液及血液透析置换液中发现 hepcidin 以后，很多中心开始测量血液或尿液的 hepcidin 含量。尿 hepcidin 含量在 ACD 中明显高于正常人或 IDA 患者，可有效将二者鉴别。血清 hepcidin 浓度对二者鉴别意义不大，可能与 hepcidin 快速清除、血液浓度不稳定有关。肾功能不全的患者中血 hepcidin 前体（pro-hepcidin）浓度与 ACD 相关。尽管目前 hepcidin 测量尚未应用于常规诊断，但其有广泛的应用价值。

四、诊断与鉴别诊断

（一）诊断

根据患者基础疾病、贫血及相关铁代谢指标检查，可诊断 ACD。国内制定的 ACD 诊断依据为：

1. 临床表现　①轻至中度贫血。②经常伴随慢性感染、炎症或肿瘤。

2. 实验室检查　①多为正细胞正色素性贫血，30%～50% 可为小细胞低色素性贫血，但 MCV 很少 < 72 fl。②网织红细胞正常。③骨髓铁染色提示铁粒幼细胞减少，巨噬细胞内铁粒增多。④红细胞游离原卟啉增多。⑤血清铁及总铁结合力均降低，转铁蛋白饱和度正常或稍低，通常 16%～30%。⑥血清铁蛋白升高。

诊断 ACD 时需先排除这些慢性疾病并发的失血、溶血及药物导致的骨髓抑制等因素，与 IDA 的鉴别见表 1-4。

（二）其他鉴别诊断

（1）在感染、炎症及肿瘤患者中，药物可导致骨髓抑制，或者诱发溶血性贫血。当骨髓被细胞毒药物抑制或者非特异性毒性反应时，血清铁升高、网织红细胞计数降低。溶血性贫血时网织红细胞、非结合胆红素及 LDH 升高，血清结合珠蛋白降低。

（2）慢性失血导致铁储备丢失、血清铁降低、铁蛋白降低但转铁蛋白升高。尽管 ACD 铁蛋白多升高，但并发慢性失血时铁蛋白可降低，需积极发现出血部位，例如是否静脉抽血过多（医源性）或月经失血等。多次检查粪便隐血以除外消化道出血。当发现出血部位时口服或者静脉补铁治疗有效，可证实为 ACD 并发 IDA。

（3）肾功能不全导致的 EPO 缺乏性贫血。尿毒症患者中血清铁水平正常或升高，但同时血肌酐也升高可明确诊断。肾衰竭导致的炎症状态可并发出现 ACD 对 EPO 治疗抵抗，炎症状态时 ESR 及 CRP 升高。

（4）内分泌异常包括甲状腺功能减低、甲状腺功能亢进、睾丸功能衰竭或者糖尿病，可导致慢性正细胞、正色素性贫血。不同于 ACD 或者 IDA，内分泌异常患者中血清铁可正常。

（5）骨髓中肿瘤细胞浸润导致的贫血：贫血可在恶性肿瘤，尤其在恶性淋巴瘤病情进展中出现，并可有血清铁正常或升高。骨髓受累时血涂片通常发现异常红细胞、泪滴状红细胞、幼红细胞以及不成熟髓系细胞，骨髓涂片可确定诊断。但骨髓受累时多伴随有 ACD。

（6）轻微的地中海贫血：是某些地区贫血常见的原因，可与 ACD 相混淆。地中海贫血时小红细胞数目增多且持续终身，且贫血严重程度常常超过 ACD。

（7）稀释性贫血：妊娠及严重血浆蛋白增多（如高球蛋白血症、多发性骨髓瘤等）中可出现稀释性贫血。

五、治疗

（一）治疗的合理性

ACD 需要治疗的条件有两个：第一，贫血对机体造成伤害，需要心脏代偿性提高心排出量以维持组织氧供；第二，贫血是一些疾病的不良预后指标。ACD 中，中度贫血是需要治疗的，尤其是 65 岁以上、合并单个或多个危险因素（如冠心病、肺病及慢性肾病）的患者。贫血纠正后输血减少、血红蛋白升高，患者的生活质量可相应提高。

在肿瘤、慢性肾病及充血性心力衰竭患者中贫血是预后相对不佳的指标。一项 10 万名透析患者的回顾性分析中，血红蛋白低于 80 g/L 组较 100～110 g/L 组死亡比值比（OR）值升高 1 倍；在先小于 30%、后逐渐发展超过 30% 组与开始即 HCT > 30% 组的 OR 值相当。但是，不是贫血被完全纠正的患者预后最好，而是 HCT 33%～36% 组的透析患者死亡风险最低。这一证据随后被慢性肾病及肿瘤患者采纳，推荐 Hb 水平控制在 110～120 g/L 为合适的范围。

（二）治疗选择

ACD 首先需要治疗基础疾病，如类风湿关节炎患者采用抗 TNF-α 抗体。同时，需去除引起贫血的其他因素，例如消化道出血、营养不良性贫血、溶血性贫血以及药物不良反应等。如果原发病无法根治而贫血症状明显时需采取相应治疗手段（表 1-5）。

表 1-5　除治疗原发病外 ACD 的其他治疗选择

治疗类型	指征	典型表现	风险及不良反应	获益
输血	心肌缺血	Hb < 100 g/L	感染	迅速纠正贫血
	对其他治疗无反应	胸痛及 ECG 异常	血容量过大	
			输血反应	
补充铁	合并 IDA	怀疑或已存在 IDA	口服铁时胃肠道反应	便宜、相对安全
	对 EPO 治疗抵抗		胃肠道外给药时系统及局部反应	
			削弱抗感染能力	
EPO	乏力，活动耐力下降	Hb < 100 g/L	需要数周时间	耐受性好，相对安全
		100～120 g/L 时酌情	纯红细胞再生障碍	
		贫血症状	可能导致肿瘤恶化	
			昂贵	

1. 输血　输血是一种快速有效改善贫血且被广泛采用的方法，对严重贫血或危及生命的贫血，尤其是伴有出血的患者很有帮助。输血可改善心肌梗死并发贫血患者的存活率，但输血本身可增加 ICU 患者多器官衰竭的发生率及死亡率。输血是否可调节免疫系统导致临床不良反应尚不清楚，但肿瘤或慢性肾病合并 ACD 的患者并不推荐长期输血，因为容易合并铁过载及肾移植前患者对 HLA 抗原致敏。

2. 补铁治疗　口服铁剂吸收不良、铁利用率低，而直接补充的铁仅一部分参与造血，更多的铁被单核—吞噬细胞系统储存。ACD 患者是否补铁治疗是有争议的，因为铁是微生物增殖必需的营养，微生物及肿瘤细胞所需铁被限制在 RES 中本身是机体的一种保护机制。在一项透析并接受铁剂治疗患者细菌感染风险的预测研究中，发现当转铁蛋白饱和度 > 20% 以及铁蛋白 > 100 ng/mL 时，感染细菌的风险明显升高，可能与铁抑制细胞免疫反应及下调 IFN-γ 相关。另外，在长期免疫激活背景下的患者采用铁剂治疗，可激活高度毒性的羟自由基引起组织损伤及血管内皮功能异常，增加了急性冠脉事件的风险。

另外，铁剂治疗可带来益处，可抑制 TNF-α 形成，减少类风湿关节炎和终末期肾衰竭患者的疾病活动度，炎性肠病并发贫血的患者在胃肠道外补铁治疗后可增加血红蛋白水平。ACD 合并绝对的铁缺乏应该采用补铁治疗。EPO 治疗后功能性铁缺乏时也应该考虑补铁治疗，因为这部分患者血红蛋白升高的获益大于感染的风险，但目前 ACD 中铁蛋白超过 100 ng/mL 则不推荐铁剂治疗。在接受化疗的肿瘤患者及透析患者中，已证实胃肠外补铁可增加 EPO 治疗疗效。

3. EPO　EPO 可下调 hepcidin 水平，促进造血，有效改善 ACD。同时，EPO 的其他生物学效应，如抗炎、增加 T 细胞免疫反应，对某些基础疾病有好处，联合 EPO 及铁治疗不仅纠正了贫血还可使疾病活动程度减轻。目前已在正在接受化疗的肿瘤患者、慢性肾病及 HIV 感染接受治疗的患者中证实，EPO 有纠正 ACD 的疗效。EPO 的反应率在骨髓增生异常综合征和多发性骨髓瘤、类风湿关节炎及慢性肾病分别为 25%、80% 及 95%，治疗作用包括逆转了细胞因子的抗增殖疗效、刺激铁吸收及促进红系前体细胞中血红素的合成等。对治疗无反应的原因可能是前炎症细胞因子水平高或同时铁供给不足。

但是，在一些实体瘤包括乳腺癌、卵巢癌、前列腺癌、肝癌和肾癌细胞及髓细胞中发现了 EPOR，尤其是 90% 乳腺癌细胞表达高水平的 EPOR。一部分体外实验发现，肿瘤细胞接受 EPO 刺激后可表现为增殖反应。另外，EPO-EPOR 可能诱导新生血管形成，因为裸鼠移植瘤中加入抑制 EPOR 信号传导的药物后新生血管被抑制、移植瘤细胞被破坏。在 EPO 治疗乳腺癌转移并发贫血患者的研究中，因治疗组死亡率有增加而被终止。随后，一项双盲、前瞻性研究对患颈部鳞癌接受局部放疗的患者，予以EPO 治疗以维持 Hb > 130 g/L（女）及 140 g/L（男），结果提示 EPO 治疗组肿瘤复发率高于安慰剂组，同时也发现肿瘤患者使用 EPO 后出现血栓的风险较前增高。

美国血液学协会推荐的肿瘤患者 EPO 治疗指南提出，EPO 治疗的适应证为：①Hb < 100 g/L，使用目的是减少输血次数，100～120 g/L 的患者应酌情考虑。②实体瘤/非髓系血液肿瘤需联合使用化疗，治疗目标为 Hb 纠正至 120 g/L。FDA 批准的重组人 EPO 以及衍生物治疗是局限于接受化疗的、Hb 在10 g/dL 以下的（需要输血的）以及无法治愈的肿瘤患者中。

国外推荐的 EPO 剂量为：EPO 150 U/kg 体重，每周三次或者 40 000 U 每周一次，EPO 一般至少使用 4 周。4～8 周时如 Hb 升高不足 10 g/L 可酌情将 EPO 加至 300 U/kg 体重，同时应评估是否存在缺铁，可酌情考虑补铁治疗。如治疗 6～8 周 Hb 升高不足 10～20 g/L，则可认为治疗无反应。认为治疗无效的患者应停用。如 Hb 水平升至 120 g/L 后需减量 25%～40% 并维持 EPO 使用，以保持 Hb 在100～120 g/L 水平。

随着 ACD 机制的研究越来越清晰，一些新的治疗策略将会成为可能，如铁螯合剂治疗以增加内源性 EPO 水平，hepcidin 的拮抗剂以阻断 RES 铁潴留，能在炎症状态下有效刺激造血的药物等。

第三节　巨幼细胞贫血

巨幼细胞贫血是由于细胞 DNA 合成障碍引起骨髓和外周血细胞异常的贫血。其特点为细胞的核发育障碍，细胞分裂减慢，与胞质的发育不同步，即细胞的生长和分裂不平衡。细胞体积增大，呈现形态与功能均不正常的巨幼改变。这种改变可涉及红细胞、粒细胞及巨核细胞三系，且细胞未发育到成熟就在骨髓内破坏，为无效应生成。除造血细胞外，在更新较快的细胞，如胃肠道上皮细胞中也存在类似的改变，故在临床上常表现为全血细胞减少及伴胃肠道症状。巨幼细胞贫血主要是由于叶酸和（或）维生素 B_{12} 缺乏所致。维生素 B_{12} 缺乏时，除上述表现外，神经系统的细胞和髓质也常发生改变，可出现神经系统的症状。

一、叶酸和维生素 B_{12} 的代谢

（一）叶酸的代谢

叶酸由蝶啶、对氨基苯甲酸和谷氨酸组成（图 1-4）。属水溶性 B 族维生素。叶酸性质极不稳定，容易被光及热分解。叶酸结合的谷氨酸越多，越不容易溶解。正常人每天需要叶酸 200 μg（孕妇和哺乳者 300～400 μg）。体内叶酸的总量为 5～20 mg，仅可供人体 4 个月之用，故如补充不足，容易导致缺乏。

1. 来源　叶酸广泛存在于植物制品中。绿叶蔬菜中的含量尤为丰富，可达 1 mg/100 g 干重。水果中的柠檬、香蕉和瓜类及动物内脏、酵母和香菇中也有大量叶酸存在。但叶酸可被过度烹煮而破坏。

2. 吸收和转运　人类自己不能合成叶酸，必须依靠食物中的叶酸，某些肠道细菌也能产生叶酸，但量极少。天然食物中的叶酸为多谷氨酸（含 3 个以上的谷氨酸），溶解度较低，需先在小肠内被谷氨酰胺羧基肽酶分解为单谷氨酸盐后，才能在空肠近端被吸收。多数叶酸是以单谷氨酸形式的 5-甲基四氢叶酸（5-MTHF）存在于血浆中与白蛋白松散地结合。叶酸在肠道吸收较为迅速，大部分叶酸可在 3 分钟内从血浆中被清除。叶酸容易与全身各处细胞上的叶酸受体结合。5-MTHF 进入细胞后，必须先由依赖钴胺的甲硫氨酸合成酶催化生成四氢叶酸（TFH），TFH 再转变为多谷氨酸盐，才能在肝细胞内贮

存，并参与体内各种生化反应（图1-5）。

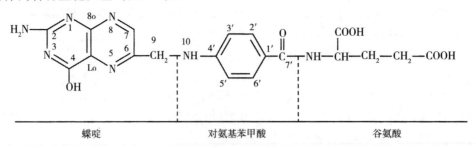

图1-4　叶酸结构图

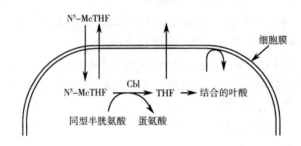

图1-5　细胞内维生素 B_{12} 和叶酸代谢的关系

叶酸结合蛋白（FBP）对于叶酸的吸收、转运和贮存具有重要的意义。目前已知叶酸结合蛋白分为可溶性叶酸结合蛋白（sFBP）及膜叶酸结合蛋白（mFBP）两大类，存在于血清、乳汁、脑脊液、尿液和唾液中的称为可溶性叶酸结合蛋白，对其来源及生理功能尚不够了解。多数学者认为这类叶酸结合蛋白的功能可能是：①转运叶酸至各靶细胞。②贮存叶酸。③与叶酸的清除有关。人乳中的可溶性叶酸结合蛋白的作用还有：①防止还原叶酸的氧化。②促进叶酸的吸收。

各类细胞膜上的叶酸结合蛋白称为膜性叶酸结合蛋白。对叶酸进入细胞及贮存起着重要的调节作用。膜叶酸结合蛋白又分为与叶酸有高度亲和力的叶酸受体（FR）和与还原叶酸有高度亲和力的还原叶酸载体（RFC）。后者仅在肿瘤细胞、白血病细胞和胎盘细胞中可见，与叶酸的亲和力较小而对5-MTHF及甲氨蝶呤（MTX）有较高亲和力。目前对叶酸结合蛋白的基因组成及其调控机制仍不十分清楚。

3. 生化作用　叶酸通过一碳基团的转运参与体内氨基酸、嘧啶和嘌呤的代谢，在其中发挥辅酶的作用（表1-6）。

表1-6　叶酸参与的生化代谢反应

代谢反应	叶酸的有关变化
丝氨酸⇌甘氨酸	丝氨酸 + FH_4 ⇌ N^5，N^{10}-亚甲 FH_4 + 甘氨酸
胸苷酸合成	脱氧尿苷酸 + N^5，N^{10}-亚甲 FH_4 → FH_2 + 脱氧胸苷酸
组氨酸分解	亚胺甲基谷氨酸 + FH_4 → N^5-亚胺甲基 FH_4 + 谷氨酸
甲硫氨酸合成	同型（高）半胱氨酸 + N^5-甲基 FH_4 → FH_4 + 甲硫氨酸
嘌呤合成	甘氨酰胺核苷酸 + N^5，N^{10}-亚甲 FH_4 → FH_4 + 甲酰甘氨酰胺核苷酸
嘌呤合成	5-氨基-4-咪唑羧胺核苷酸 + N^{10}-甲酰 FH_4 → FH_4 + 5-甲酰胺-4-咪唑羧胺核苷酸

一碳基团包括甲酰基（—CHO）、甲基（—CH₃）、羟甲基（—CH₂OH）、亚甲基（—CH—）、次甲基（—CH＝）和亚胺甲基（—CHNH）。基本上是在蝶啶的 N^5 或（及）N^{10} 位上与叶酸结合及置换，形成叶酸的衍生物。各种叶酸衍生物之间也能互相转变（图1-6）。在叶酸参加的各种生化反应中，最主

要的是胸腺核苷的合成和组氨酸分解。

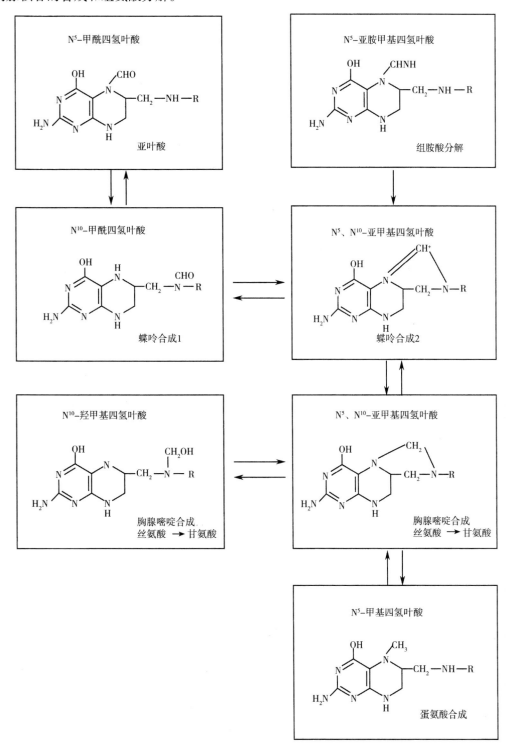

图 1-6 叶酸衍生物及相互间的转变

（1）胸腺核苷的合成：脱氧尿核苷（dUMP）需要在叶酸（N^5，N^{10}-亚甲 THF）的参与下提供 1 个亚甲基和 2 个氢离子，使之转变为脱氧胸腺核苷（dTMP）（图 1-7）。如果叶酸缺乏，胸腺核苷的形成受阻，DNA 的合成会受到影响，细胞形成巨幼改变。

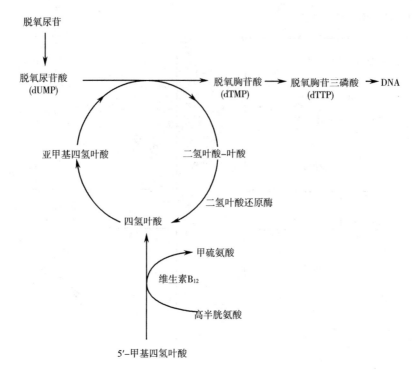

图 1-7　叶酸与维生素 B_{12} 的代谢作用及对 DNA 合成的影响

（2）组氨酸分解：在组氨酸转变为谷氨酸的反应中需要 THF 参加，当叶酸缺乏时，其中间产物亚胺甲基谷氨酸（FIGLU）增多（图 1-8），尿中的排泄量亦增多，故临床上常用组氨酸负荷试验作为叶酸缺乏的诊断。

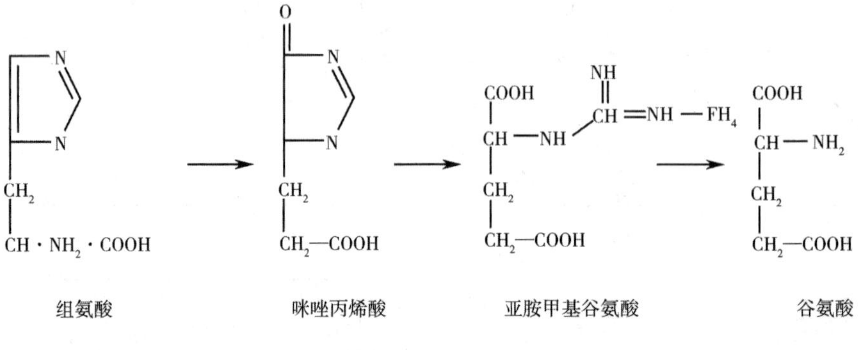

图 1-8　组氨酸的代谢反应

4. 排泄　叶酸及其代谢产物主要由肾脏排泄，排出量的多少与口服剂量有关。每天口服叶酸 <0.2 mg 时，尿中几乎不排泄。如 >1 mg/d 时，排泄量约为 6%，且多为还原型叶酸（N^{10} 甲酰 THF 及 MTHF）。若每天口服 15 mg 以上，大部分叶酸以原来的形式随尿排出。胆汁及粪便中可有少量的叶酸排出。胆汁中的叶酸浓度为血中浓度的 2~10 倍，大部分可由空肠再吸收。

（二）维生素 B_{12} 的代谢

维生素 B_{12} 又名钴胺（Cbl），由咕啉环、钴原子和一个核苷酸组成，也属水溶性 B 族维生素（图 1-9）。治疗用的维生素 B_{12} 为氰钴胺（CNCbl）和羟钴胺（OHCbl）。腺苷钴胺（AdoCbl）及甲基钴胺（MeCbl）作为辅酶参与人体内的各种生化反应。人类血浆中钴胺的主要形式是甲基钴胺。

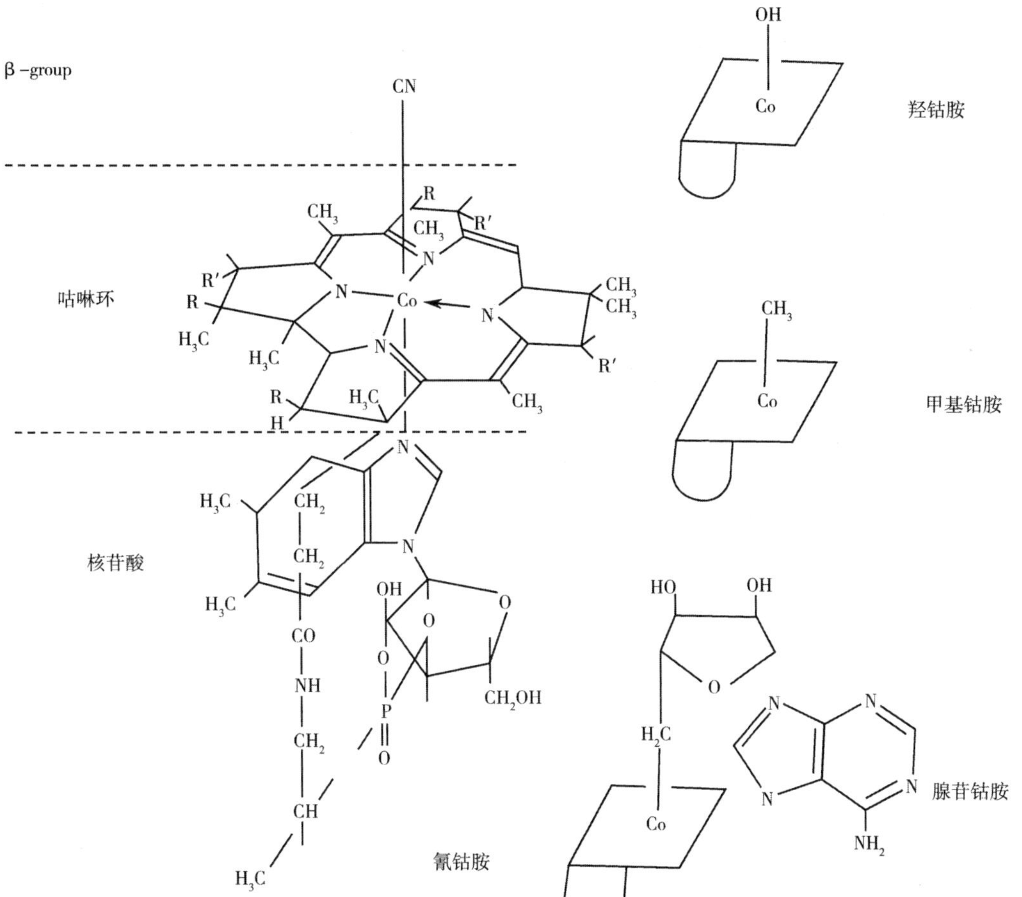

图 1-9 维生素 B$_{12}$ 结构图

1. 来源 钴胺仅由某些微生物（如丙酸菌、灰色链霉菌和金霉菌等）合成。人类获得钴胺是来自动物制品。肝、肾、肉类、蛋类、牛奶及海洋生物中含量丰富。成人每天的需要量为 2~5 μg。在生长发育、高代谢状态及妊娠时钴胺的需要量增加。婴儿时期每天的需要量为 1~2 μg。人体内有钴胺 4~5 mg，可供 3~5 年之用，故一般情况下不会有维生素 B$_{12}$ 缺乏，除非为素食者。

2. 吸收和转运 食物中的维生素 B$_{12}$ 在胃内通过盐酸和胃蛋白酶作用分离出来后，先与胃内来自唾液的 R 蛋白在酸性 pH 中结合。到十二指肠后，在胰蛋白酶的参与下，与胃壁细胞分泌的内因子（intrinsic factor，IF）结合成维生素 B$_{12}$-内因子复合体。这种复合体对肠道消化酶有抵抗力，不易被肠道细菌利用，也不易被寄生虫所摄取。在钙离子、镁离子及适当的 pH（pH = 5.0）条件下，维生素 B$_{12}$-内因子复合体在回肠末端与肠黏膜绒毛上的特殊受体相结合，通过胞饮作用维生素 B$_{12}$ 进入肠上皮细胞。在线粒体和细胞器内与转钴蛋白（TCII）结合，以后进入门静脉，被 TCII 运送到组织中，其中一半存于肝细胞内。

血液中存在 3 种钴胺结合蛋白：转钴蛋白 I（TC I）、转钴蛋白 II（TC II）及转钴蛋白 III（TC III）。TC I 来源于中性粒细胞，属 α$_1$ 球蛋白，在血浆中的含量约为 60 μg/L，循环中的维生素 B$_{12}$ 约3/4与 TC I 结合，TC I 可能是维生素 B$_{12}$ 的贮存蛋白。TC II 来源于巨噬细胞，是最主要的转钴蛋白，属 β 球蛋白，电泳位于 α$_2$ 与 β 球蛋白之间。TC II 血浆中含量少，仅 20 μg/L，它能快速地清除钴胺并将之转运到全身各个细胞。在回肠末端，TC II-钴胺结合体通过胞饮作用被细胞摄取，以后大部 TC II 被降解，钴胺则转化成 MeCbl 及 AdoCbl 的形式留在细胞内。TC III 属 β$_2$ 球蛋白，也来源于粒细胞，可能是 TC I 的异构体，其作用不明。

影响维生素 B_{12} 吸收和转运的因素如下。

（1）维生素 B_{12} 的肠胆循环：每天约有 $5 \sim 10 \ \mu g$ 的钴胺随胆汁排入肠腔，这些胆汁中的维生素 B_{12} 几乎 90% 可被重新再吸收。故即使是严格的素食者也需 $10 \sim 15$ 年后才会发展为维生素 B_{12} 缺乏。正常人每天仅需从膳食中吸收 $0.5 \sim 1 \ \mu g$ 的维生素 B_{12}，就能维持体内维生素 B_{12} 的平衡。

（2）胃酸及胃蛋白酶的影响：由于食物中的维生素 B_{12} 需要胃酸及胃蛋白酶的作用，才能释放出来被吸收。如胃酸及胃蛋白酶分泌减少，会影响维生素 B_{12} 的吸收。

（3）内因子的影响：内因子是一种耐碱不耐热的糖蛋白，由胃底黏膜壁细胞分泌。分子量约为 $50 \sim 60 \ kD$。在与维生素 B_{12} 结合时，内因子两个单体结合形成二聚体。内因子与维生素 B_{12} 结合后不易被蛋白酶水解。当胃酸及胃蛋白酶分泌减少，而内因子尚可足够与重吸收胆汁中的维生素 B_{12} 结合时，体内仍可有少量维生素 B_{12} 被吸收。在全胃切除或恶性贫血患者内因子完全缺乏时，对维生素 B_{12} 的吸收影响较大，因为这类患者胆汁中维生素 B_{12} 也不能再吸收。

（4）内因子抗体：目前已知有两种抗内因子抗体：①阻断抗体，也称 I 型抗体，能阻碍内因子与维生素 B_{12} 结合，影响维生素 B_{12} 的吸收。②结合抗体，也称 II 型抗体，能与内因子-维生素 B_{12} 复合体结合，影响维生素 B_{12} 在回肠末端的吸收。某些免疫性疾病（如甲状腺功能减退、萎缩性胃炎及糖尿病等）常同时有内因子抗体存在。

（5）胰腺外分泌中的胰蛋白酶可帮助维生素 B_{12} 吸收：如缺乏，无法将 R-蛋白钴胺复合物降解，也会影响维生素 B_{12} 的吸收。

3. 生化反应。

（1）腺苷钴胺（AdoCbl）：参与多种分子间的氢离子转移。与人体关系密切的是促使甲基丙二酰辅酶 A 与琥珀酰辅酶 A（合成血红素的原料）的转换（图 1-10）。如果 AdoCbl 缺乏，此反应不能进行，大量丙酰辅酶 A 堆积，形成单链脂肪酸。这种非生理的脂肪酸可影响神经髓鞘磷脂的形成，造成神经的脱髓鞘改变，出现各种神经系统的症状。

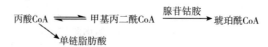

图 1-10 腺苷钴胺在琥珀酸辅酶 A 合成反应中的作用

（2）甲基钴胺（MeCbl）：参与甲基移换反应和四氢叶酸的再利用。MeCbl 可使 N^5-甲基四氢叶酸去掉甲基，转变成可以参加生化反应的四氢叶酸。如果 N^5-甲基四氢叶酸不能转变成四氢叶酸，N^5，N^{10}-亚甲基四氢叶酸也不能形成，会影响胸腺核苷（dUTP）的合成进而影响 DNA 的合成。

（3）氰钴胺：在组织中利用 ATP 的参与，得到 5'-脱氧-5'腺苷酸而转变成腺苷钴胺。除参与体内的生化反应外，氰钴胺还可参与体内氰化物的代谢，使某些含氰化合物的食物、烟草变成无毒的物质。

4. 排泄 维生素 B_{12} 每天从尿中排出 $0 \sim 0.25 \ \mu g$。肌内注射的剂量与尿中排出量成正比。如肌内注射 $50 \sim 100 \ \mu g$，可排出 10% $\sim 20\%$。若注射 $1\ 000 \ \mu g$，可排出 70% 或更多。此外，在唾液、泪液及乳汁中排泄少量。经过胆汁排泄入肠的维生素 B_{12} 约 90% 可被再吸收。余下的随粪便排出体外。

二、病因

巨幼细胞贫血的发病原因主要是由于叶酸和（或）维生素 B_{12} 缺乏。

（一）叶酸缺乏的病因

1. 摄入不足 叶酸每天的需要量为 $200 \sim 400 \ \mu g$。人体内叶酸的贮存量仅够 4 个月之需。食物中缺少新鲜蔬菜、过度烹煮或腌制均可使叶酸丢失。乙醇可干扰叶酸的代谢，酗酒者常会有叶酸缺乏。小肠（特别是空肠段）炎症、肿瘤、手术切除及热带性口炎性腹泻，均可导致叶酸的吸收不足。

2. 需要增加 妊娠期妇女每天叶酸的需要量为 $300 \sim 400 \ \mu g$。生长发育的儿童及青少年，以及慢性反复溶血、白血病、肿瘤、甲状腺功能亢进及长期慢性肾衰竭用血液透析治疗的患者，叶酸的需要都会增加，如补充不足就可发生叶酸缺乏。

3. **药物的影响** 如甲氨蝶呤、氨苯蝶啶、乙胺嘧啶能抑制二氢叶酸还原酶的作用，影响四氢叶酸的生成。苯妥英钠、苯巴比妥对叶酸的影响机制不明，可能是增加叶酸的分解或抑制 DNA 合成。约67% 口服柳氮磺胺吡啶的患者叶酸在肠内的吸收会被抑制。

4. **其他** 先天性缺 5, 10-甲酰基四氢叶酸还原酶的患者，常在 10 岁左右才被诊断。

（二）维生素 B_{12} 缺乏的病因

（1）摄入减少：人体内维生素 B_{12} 的贮存量为 2 ~ 5 mg。每天的需要量仅为 0.5 ~ 1 μg。正常时，每天有 5 ~ 10 μg 的维生素 B_{12} 随胆汁进入肠腔，胃壁分泌的内因子可足够帮助重吸收胆汁中的维生素 B_{12} 吸收，故素食者一般需 10 ~ 15 年才会发展为维生素 B_{12} 缺乏。老年人和胃切除患者常可有胃酸缺乏和胃蛋白酶的分泌减少，不易将食物中与蛋白质结合的维生素 B_{12} 释放，常会有维生素 B_{12} 缺乏。由于有胆汁中的维生素 B_{12} 的再吸收（肠肝循环），这类患者也和素食者一样，需经过 10 ~ 15 年才出现维生素 B_{12} 缺乏的临床表现。故一般由于膳食中维生素 B_{12} 摄入不足而致巨幼细胞贫血者较为少见。

（2）内因子缺乏：主要见于萎缩性胃炎、全胃切除术后和恶性贫血患者。发生恶性贫血的机制目前还不清楚。患者常有特发的胃黏膜完全萎缩和内因子的抗体存在，故有学者认为恶性贫血属免疫性疾病。这类患者由于缺乏内因子，食物中维生素 B_{12} 的吸收和胆汁中维生素 B_{12} 的重吸收均有障碍。

（3）严重的胰腺外分泌不足的患者容易导致维生素 B_{12} 的吸收不良，这是因为在空肠内维生素 B_{12}-R蛋白复合体需经胰蛋白酶降解，维生素 B_{12} 才能释放出来，与内因子相结合。这类患者一般在3 ~ 5 年后会出现维生素 B_{12} 缺乏的临床表现。由于慢性胰腺炎患者通常会及时补充胰蛋白酶，故在临床上合并维生素 B_{12} 缺乏的并不多见。

（4）小肠内存在异常高浓度的细菌和寄生虫也可影响维生素 B_{12} 的吸收，因为这些有机物可大量摄取和截留维生素 B_{12}。小肠憩室或手术后的盲端袢中常会有细菌滋生，以及鱼绦虫感染与人竞争维生素 B_{12} 等，都会引起维生素 B_{12} 缺乏。

（5）其他如先天性转钴蛋白 II（TC II）缺乏等疾病及接触氧化亚氮（N_2O，为一种麻醉剂），均可影响维生素 B_{12} 的血浆转运和细胞内的利用，亦可造成维生素 B_{12} 缺乏。

三、发病机制

巨幼细胞贫血的发病机制主要是细胞内 DNA 合成障碍。叶酸缺乏直接影响 dTTP 的合成，使 DNA 合成障碍已如前述。发生巨幼细胞改变的机制是因为叶酸缺乏时，细胞内 dUMP 转为 dTMP 的生化反应受阻。参加正常 DNA 合成的 dTTP 被 dUTP 代替。机体为了修复这些异常的 DNA 企图合成新的 DNA 片段。由于体内缺乏叶酸，仍由 dUTP 代替 dTTP 进入新的 DNA。当这些异常的新的 DNA 被识别后，机体再次进行修复（图 1-11）。如此反复不已，造成 DNA 复制的起点多，新合成的小片段不能接成长的子链，存在多处单链，在重新螺旋化时，易受机械损伤及破坏，促使染色体断裂、细胞染色质出现疏松、断裂等改变，细胞核的发育停滞，而胞质在继续发育成熟，细胞呈现核浆发育不平衡、细胞体积较正常大的巨幼型改变，称为巨幼细胞。

维生素 B_{12} 缺乏在发病机制中的作用，以及维生素 B_{12} 缺乏如何阻碍叶酸在细胞 DNA 合成的作用，对此的解释很多，比较成熟的是 1964 年 V. Herbert 等提出的"甲基四氢叶酸陷阱学说"。他们认为在维生素 B_{12} 缺乏时，同型（高）半胱氨酸转变为甲硫氨酸的过程受到阻碍，使甲基四氢叶酸不能形成四氢叶酸。亚甲基四氢叶酸的形成亦减少，间接地影响了 DNA 的合成，故维生素 B_{12} 缺乏是间接地阻碍了 DNA 的合成。

巨幼细胞贫血时，骨髓内虽有各阶段的巨幼红细胞增多，仍不能对贫血起到代偿作用，这是因为巨幼细胞贫血时，细胞的 DNA 合成减慢，细胞停留在有丝分裂前期的细胞增多，很多巨型的幼红细胞在骨髓内未到成熟阶段即遭到破坏。铁代谢动态的研究显示为红细胞的无效应生成。红细胞的寿命是缩短的（为正常的 1/3 ~ 1/2）。血浆铁运转率比正常人高 3 ~ 5 倍，而幼稚红细胞对铁的摄取率不高。血清铁及转铁蛋白饱和度增高，骨髓及肝内均有铁沉积。

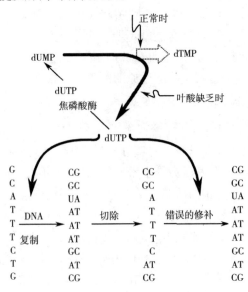

图1-11 叶酸缺乏时巨幼细胞生成的生化示意图

近年的研究提示，叶酸缺乏性巨幼细胞贫血时，骨髓红系造血祖细胞形成 BFU-E、CFU-E 及 CFU-MK 的数量较正常明显增多，而这些造血祖细胞分化发育至晚期成熟阶段的过程中大部分遭到了破坏，出现严重的无效造血现象。许多实验证实是叶酸缺乏时发生了细胞增殖受抑制和过度凋亡，叶酸缺乏巨型变细胞的染色质改变，使细胞增殖受抑，如果发生了广泛的 DNA 裂，则可能触发凋亡机制，导致细胞凋亡，与贫血的发生亦有一定的关系。

巨幼细胞贫血时粒细胞和血小板亦有减少，可能与骨髓内粒系及巨核系细胞亦有类似的 DNA 合成障碍和成熟障碍（无效应生成）有关。

叶酸及维生素 B_{12} 缺乏时，非造血组织的细胞 DNA 合成也会受到影响。对更新代谢较快的各种上皮细胞（如胃肠黏膜、口腔和阴道的黏膜细胞）影响较明显，临床上会出现一些症状。

四、发病情况

在我国，巨幼细胞贫血以叶酸缺乏所致者为主，在山西、陕西、河南及山东等地较为多见。维生素 B_{12} 缺乏者较少见。恶性贫血在我国极为罕见。过去认为恶性贫血主要发生于北欧老年人群，现在发现恶性贫血可以发生在 20 多岁的青年人，也可发生于黑种人和西班牙人。在美国约有 1% 的人口患恶性贫血，70 岁以上的美国人约 10% 有维生素 B_{12} 缺乏。

五、临床表现

（一）贫血

起病隐伏，特别是维生素 B_{12} 缺乏者，常需数月，而叶酸缺乏者由于叶酸体内贮存量少，发病较快。在某些接触氧化亚氮者、ICU 病房或血液透析的患者，以及妊娠妇女也有急性发作的。临床上表现为中度至重度贫血。除一般贫血的症状，如乏力、头晕、活动后气短、心悸外，严重贫血者可有轻度黄疸。可同时有白细胞和血小板减少，患者偶有感染及出血倾向。

（二）胃肠道症状

表现为反复发作的舌炎，舌面光滑、乳突及味觉消失，食欲缺乏。腹胀、腹泻及便秘偶见。

（三）神经系统症状

发生于维生素 B_{12} 缺乏特别是恶性贫血的患者。主要是由于脊髓后侧索和周围神经受损所致。表现为乏力、手足对称性麻木、感觉障碍、下肢步态不稳、行走困难。小儿及老年人常表现为脑神经受损的精神异常、无欲、抑郁、嗜睡或精神错乱。叶酸缺乏时表现多为精神症状，其机制还不清楚。部分巨幼细胞贫血患者的神经系统症状可发生于贫血之前。

上述三组症状在巨幼细胞贫血患者中可同时存在，也可单独发生。同时存在时其严重程度也可不一致。

几种巨幼细胞贫血特殊类型的临床表现如下。

1. 麦胶肠病及乳糜泻（非热带性口炎性腹泻或特发性脂肪下痢） 麦胶肠病在儿童患者中称为乳糜泻。常见于温带地区。特点为小肠黏膜的绒毛萎缩，上皮细胞由柱状变成骰状，黏膜层有淋巴细胞浸润。发病与进食某些谷类物质中的麦胶有关。患者同时对多种营养物质，如脂肪、蛋白质、碳水化合物、维生素以及矿物质的吸收均有障碍。

临床表现为乏力、间断腹泻、体重减轻、消化不良、腹胀、舌炎和贫血。大便呈现水样或糊状，量多、泡沫多、很臭、有多量脂肪。

血常规及骨髓象为典型的巨幼细胞贫血。血清和红细胞叶酸水平降低。

治疗主要是对症及用叶酸治疗，可以取得较好的效果。贫血纠正后宜用小剂量叶酸维持治疗。饮食治疗时进不含麦胶的食物亦很重要。

2. 热带口炎性腹泻（热带营养性巨幼细胞贫血） 本病病因不清楚，多见于印度、东南亚、中美洲以及中东等热带地区的居民和旅游者。临床症状与麦胶肠病相似。血清叶酸及红细胞叶酸水平降低、巨幼细胞贫血。用叶酸治疗加广谱抗生素能使症状缓解及贫血纠正。缓解后应用小剂量叶酸维持治疗以防止复发。

3. 乳清酸尿症 乳清酸尿症是一种遗传性疾病，系嘧啶代谢异常，除有巨幼细胞贫血外，尚有精神发育迟缓。尿中有乳清酸结晶出现，患者的血清叶酸或维生素 B_{12} 的浓度并不低，用叶酸或维生素 B_{12} 治疗也无效，用尿嘧啶治疗有效。

4. 恶性贫血 系因胃黏膜萎缩、胃液中缺乏内因子，因而不能吸收维生素 B_{12} 而发生的巨幼细胞贫血。发病机制不清楚，与种族和遗传有关，A 型患者多见，多见于北欧斯堪的那维亚人、英格兰人和爱尔兰人，南欧、亚洲及非洲人中均很少见，国内亦罕见，曾有少数报道。多数患者的血清、胃液和唾液中可检查出抗自己胃壁细胞的抗体，在血清中还可检查出两种（阻断及结合）抗体，故认为恶性贫血是一种自身免疫性疾病。恶性贫血的发生是遗传和自身免疫等因素间复杂的相互作用的结果。也有学者认为这些抗胃壁细胞的抗体仅是不明原因引起胃黏膜破坏后对释放出的抗原的附带现象。

5. 幼年恶性贫血 幼年恶性贫血指婴儿先天性缺少内因子的纯合子状态，不能吸收维生素 B_{12} 而发生的恶性贫血。患儿胃黏膜的组织学发现和胃酸的分泌均正常。血清中也不存在抗壁细胞和抗内因子的抗体，其父母和兄弟姊妹中可发现内因子分泌的缺陷。本病需与儿童恶性贫血相鉴别。后者年龄在 10 岁以上，有胃黏膜萎缩、胃酸缺乏，血清中有抗体存在。

六、实验室检查

（一）血常规

为大细胞正色素性贫血（MCV > 100 fl），血常规往往呈现全贫。中性粒细胞及血小板均可减少，但比贫血的程度轻。血涂片中可见多数大卵圆形的红细胞和中性粒细胞分叶过多，可有 5 叶或 6 叶以上的分叶。偶可见到巨大血小板。网织红细胞计数正常或轻度增高。

（二）骨髓象

骨髓增生活跃，红系细胞增生明显增多，各系细胞均呈巨幼变型，以红系细胞最为显著。红系各阶段细胞均较正常大，胞质比胞核成熟（核质发育不平衡），核染色质呈分散的颗粒状浓缩。类似的形态改变亦可见于粒细胞及巨核细胞系，以晚幼和杆状核粒细胞更为明显。

（三）生化检查

1. 血清叶酸和维生素 B_{12} 水平测定　目前二者均可用放射免疫法测定。血清叶酸的正常范围约为 2.5 ~ 20 ng/mL，血清维生素 B_{12} 的正常范围为 200 ~ 900 pg/mL。由于部分正常人中可有血清维生素 B_{12} 低于 200 pg/mL；又因为这两类维生素的作用均在细胞内，而不是在血浆中；巨幼细胞贫血患者中也有血清维生素 B_{12} 或叶酸在正常范围的，故此项测定仅可作为初筛试验。单纯的血清叶酸或维生素 B_{12} 测定不能确定叶酸或维生素 B_{12} 缺乏的诊断。

2. 红细胞叶酸测定　可用微生物法或放射免疫法测定。正常范围是 140 ~ 250 ng/mL。红细胞叶酸不受短期内叶酸摄入的影响，能较准确地反映体内叶酸的贮备量。小于 100 ng/mL 时表示有叶酸缺乏。

3. 血清高半胱氨酸和甲基丙二酸水平测定　用以诊断及鉴别叶酸缺乏或维生素 B_{12} 缺乏。血清高半胱氨酸（正常值为 5 ~ 16 μmol/L）水平在叶酸缺乏及维生素 B_{12} 缺乏时均升高，可达 50 ~ 70 μmol/L。而血清甲基丙二酸水平升高（正常值为 70 ~ 270 nmol/L）仅见于维生素 B_{12} 缺乏时，可达 3 500 nmol/L。

（四）其他

1. 脱氧尿嘧啶核苷抑制试验　方法是取患者的骨髓细胞（或 PHA 激活的淋巴细胞）加入脱氧尿嘧啶核苷（du）孵育后，再加入 ^{3}H 标记的胸腺嘧啶核苷（^{3}H-TdR）。一定时间后，测定掺入细胞核中 DNA 的 ^{3}H 量。当叶酸或（及）维生素 B_{12} 缺乏时，du 利用减少，^{3}H-TdR 的掺入量较正常人（<10%）明显增多（>20%）。还可加入叶酸或维生素 B_{12} 以纠正 ^{3}H-TdR 的掺入来判断患者是缺乏叶酸或维生素 B_{12}。此试验较为敏感，可在血清甲基丙二酸及高半胱氨酸水平升高之前的早期阶段出现异常。

2. 内因子抗体测定　在恶性贫血患者的血清中，内因子阻断抗体（Ⅰ型抗体）的检出率在 50% 以上，故内因子阻断抗体测定为恶性贫血的筛选方法之一。如阳性，应做维生素 B_{12} 吸收试验。

3. 维生素 B_{12} 吸收试验　主要用来判断维生素 B_{12} 缺乏的病因。方法是：给患者肌内注射维生素 B_{12} 1 000 μg，同时或 1 小时后口服 ^{57}Co 标记的维生素 B_{12} 0.5 μCi。收集 24 小时尿，测定尿中 ^{57}Co 维生素 B_{12} 的含量。正常人应 >8%，巨幼细胞贫血患者及维生素 B_{12} 吸收不良者 <7%。恶性贫血患者 <5%。如在 5 天后重复此项试验，同时口服内因子 60 mg，尿中 ^{57}Co 维生素 B_{12} 的排出量恢复正常，表示患者的维生素 B_{12} 缺乏是由于内因子缺乏，否则是其他原因所致。如果给患者服用抗生素 7 ~ 10 天后试验得到纠正，表示维生素 B_{12} 的吸收障碍是由于肠道细菌过量繁殖所致。此试验结果与尿量有关，准确收集 24 小时的尿量及事先了解试验者的肾功能是否正常非常重要。

4. 其他　血清未结合胆红素轻度增多，血清铁及转铁蛋白饱和度增高，恶性贫血患者胃液中游离胃酸消失，注射组织胺后亦不会出现。

七、诊断与鉴别诊断

根据病史及临床表现，血常规呈大细胞性贫血（MCV > 100 fl），中性粒细胞分叶过多（5 叶者占 5% 以上或有 6 叶者）就考虑有巨幼细胞贫血的可能，骨髓细胞出现典型的巨幼型改变就可肯定诊断。为进一步明确是叶酸缺乏还是维生素 B_{12} 缺乏，尚需进一步做下列各项检查：

（1）如怀疑是叶酸缺乏，应测定血清及红细胞叶酸水平，血清叶酸 <3 ng/mL，红细胞叶酸 <100 ng/mL 可肯定诊断，否则可再进行血清高半胱氨酸水平测定。

（2）如怀疑是维生素 B_{12} 缺乏，应测定血清维生素 B_{12} 水平，如 <100 pg/mL 表示有缺乏。进一步测定血清高半胱氨酸或甲基丙二酸以证实。为明确维生素 B_{12} 缺乏的原因，有条件时可测定内因子阻断抗体及进行维生素 B_{12} 吸收试验。

（3）在无条件进行上述各项试验时，可用试验性治疗达到诊断的目的。方法是给患者服用生理剂量的叶酸（0.2 mg/d）或肌内注射维生素 B_{12}（1 g/d）10 天。如果叶酸或维生素 B_{12} 缺乏，用药后患者的临床症状、血常规和骨髓象会有改善和恢复。生理剂量的叶酸（或维生素 B_{12}）只对叶酸（或维生素 B_{12}）缺乏的患者有疗效，对维生素 B_{12}（或叶酸）缺乏者无效。用这种方法可以进行二者的鉴别诊断。

八、治疗

（一）治疗基础疾病

去除病因。

（二）营养知识教育

纠正偏食及不良的烹调习惯。

（三）补充叶酸或维生素 B$_{12}$

1. 叶酸缺乏　口服叶酸 5~10 mg，每天 3 次。胃肠道不能吸收者可肌内注射四氢叶酸钙 5~10 mg，每天 1 次，直至血红蛋白恢复正常。一般不需维持治疗。

2. 维生素 B$_{12}$ 缺乏　肌内注射维生素 B$_{12}$ 100 μg 每天 1 次（或 200 μg 隔日 1 次），直至血红蛋白恢复正常。恶性贫血或胃全部切除者需终生采用维持治疗，每月注射 100 μg 1 次。维生素 B$_{12}$ 缺乏伴有神经症状者对治疗的反应不一，有时需大剂量 [500~1 000 μg/（次·周）] 长时间（半年以上）的治疗。对于单纯维生素 B$_{12}$ 缺乏的患者，不宜单用叶酸治疗，否则会加重维生素 B$_{12}$ 的缺乏，特别是要警惕会有神经系统症状的发生和加重。

3. 严重的巨幼细胞贫血　患者在补充治疗后，要警惕低血钾症的发生，因为在贫血恢复的过程中，大量血钾进入新生成的细胞内，会突然出现低血钾。对老年患者和有心血管疾病、食欲缺乏者应特别注意及时补充钾盐。

九、预后

巨幼细胞贫血的预后与原发疾病有关。一般患者在进行适当的治疗后可产生很快的反应。临床症状迅速改善，神经系统症状恢复较慢或不恢复。网织红细胞一般于治疗后 5 天升高，以后血细胞比积和血红蛋白逐渐增高，可在 1~2 个月恢复正常。粒细胞和血小板计数及其他实验室异常一般在 7~10 天恢复正常。如果血液学不能完全被纠正，应寻找是否同时存在缺铁或其他基础疾病。

第四节　溶血性贫血

一、定义

溶血性贫血是指由于红细胞过早、过多地破坏而发生的贫血。正常情况下成熟红细胞的平均寿命为 120 天，自然消亡的红细胞和新生的红细胞数平衡，红细胞总量保持恒定。成人骨髓造血功能可按需要扩大，甚至可达正常造血的 5~8 倍，这样红细胞寿命可从 120 天降至 15~20 天仍无贫血。而小儿的骨髓造血本处于兴旺状态，进一步增加造血的潜力不如成人。当红细胞破坏的速度超过骨髓造血的代偿能力时，则出现贫血。在有些情况下虽有溶血但可不贫血，称溶血性疾病或代偿性贫血。红细胞消亡的方式：①在血循环中溶破，血红蛋白直接释入血浆，称血管内溶血，又称细胞外溶血；正常衰老的红细胞有 10%~20% 以此方法破坏。②由于红细胞膜表面的变化，被肝和脾的巨噬细胞辨认捕捉，在巨噬细胞内破坏，称血管外溶血，又称细胞内溶血；正常衰老的红细胞 80%~90% 以此方法破坏。多数溶血病是血管外溶血，但是脾切除患者的红细胞寿命也不会超过 120 天。在不同的溶血病中红细胞的破坏方式以某种方式为主，严重者兼而有之，但仍各有侧重。另外，所谓原位溶血是指红细胞在骨髓生成过程中，在骨髓内破坏，实为无效红细胞生成。正常情况下原位溶血不应超过红细胞生成的 10%，在某些造血异常的疾病中如珠蛋白生成障碍性贫血，原位溶血可增加，近年研究提示部分原因是早期红细胞过早凋亡。许多疾病如慢性贫血、肾性贫血、叶酸、维生素 B$_{12}$ 缺乏，甚至缺铁性贫血，都会有红细胞的破坏过多，但溶血性贫血则是指红细胞破坏过多、过快为导致贫血的主要因素。

二、分类

对溶血性疾病可按不同方式分类：按病因分为红细胞内在缺陷与红细胞外因素；或分为先天性和后天获得性；也可按红细胞破坏场所分血管内溶血与血管外溶血等。较为实用的分类法见表1-7。

表1-7 根据溶血机制的溶血性疾病分类

红细胞本身异常所致酶缺陷		
Embden-Meyerhof 途径中的酶缺陷		丙酮酸激酶缺乏症
		磷酸葡糖异构酶缺乏症
		磷酸果糖激酶缺乏症
		磷酸丙糖异构酶缺乏症
		己糖激酶缺乏症
		磷酸甘油酸激酶缺乏症
		醛缩酶缺乏症
		二磷酸甘油酸变位酶缺乏症
Hexose Monophosphate 旁路及谷胱甘肽代谢中的酶缺陷		
		葡萄糖-6-磷酸脱氢酶缺乏症
		谷氨酰胺-半胱氨酸合成酶缺乏症
		谷胱甘肽合成酶缺乏症
		谷胱甘肽还原酶缺乏症
核苷酸代谢中酶异常		
		嘧啶 5′-核苷酸酶缺乏症
		腺苷脱氨酶过多
		腺苷三磷酸酶缺乏症
		腺苷酸激酶缺乏症
血红蛋白缺陷	结构异常	异常血红蛋白病
	生成异常	珠蛋白生成障碍性贫血（地中海贫血）
	膜异常	遗传性球形红细胞增多症
		遗传性椭圆形红细胞增多症
		遗传性口形红细胞增多症
		遗传性带刺红细胞增多症
		卵磷脂胆固醇酰基转移酶（LCAT）缺乏症
		高磷脂酰胆碱溶血性贫血
		Rhnull 综合征
		McLeod 表型
		阵发性睡眠性血红蛋白尿症
红细胞外在因素所致抗体作用		
免疫性溶血性贫血		自身免疫性
		温反应抗体——自身免疫性溶血性贫血（原发性、继发性）
		冷反应抗体——冷凝集素病（原发性、继发性）
		阵发性冷性血红蛋白尿
		异体免疫性
		血型不相容性输血
		免疫性新生儿溶血
机械性损伤		微血管性溶血性贫血
		人工瓣膜和其他心脏异常
		溶血尿毒症综合征
		血栓性血小板减少性紫癜
		弥散性血管内凝血
		免疫相关性（如移植排异和免疫复合物）
		癌症

	"Naked stent" 综合征
生化、物理、化学因素损伤	疟疾、梭状芽孢杆菌感染及高温、砷、铜、蛇毒
低磷血症	
肝病的畸形红细胞贫血	
新生儿维生素 E 缺乏症	

除阵发性睡眠性血红蛋白尿症（PNH）以外，所有红细胞内在缺陷都是先天性的，而绝大多数红细胞外溶血因素所致都是后天获得性的。有些情况是在红细胞内在缺陷的基础上又有外界因素诱发溶血。

三、发病机制

无论溶血的病因是由于红细胞本身的异常或红细胞受外在因素的影响，红细胞溶破必以膜破为前提，即先有膜的异常变化，使膜脆弱易受损伤才能导致解体，或易被吞噬细胞辨认而清除。红细胞膜缺陷分原发性及继发性。原发性膜缺陷又分先天性与后天获得性，继发性膜缺陷的原发病不在膜，而是由于红细胞的酶或血红蛋白等的缺陷或是一些外在因素影响到膜的组成、结构和功能而致。因此，溶血的分子病理学机制是红细胞膜的改变。红细胞膜的病变导致红细胞破坏的机制可涉及多个方面：

1. 膜的完整性遭到破坏 如红细胞表面的抗原与相应的抗体发生反应，若能激活补体则补体的终末复合物可穿通红细胞膜。又如梭状芽孢杆菌产生的磷脂酶 C 能分解红细胞膜的磷脂。此外，有微血管病变时，红细胞在循环过程中遭受机械损伤，也可直接损伤膜的完整性而发生溶血。

2. 膜改变而被吞噬细胞辨认和清除 吞噬细胞有识别异常细胞的能力。吞噬细胞有 IgG/Fc 段受体及 C3b 受体，若膜表面附有 IgG 或 C3b 则可被吞噬细胞辨认，整个细胞或一部分膜被吞掉。此外，如 G-6-PD 缺乏时有 Heinz 小体附着在膜上，珠蛋白生成障碍性贫血有氧化的珠蛋白结合在膜上，膜结构和细胞形态异常均可被吞噬细胞认出而清除。

3. 红细胞膜的稳定性和细胞变形性减低 红细胞在微循环及通过脾窦小孔（直径比红细胞还小）时，需有较大的变形能力。红细胞在一定外力作用下改变形状的能力称为可变形性。若可变形性减低，则红细胞在穿过微血管和细小孔隙时易被挤伤和扣留。另外，红细胞在长时间长距离的不断运行过程中需要一个有韧性的膜，能耐受一定的机械损伤，保持膜的完整和稳定，否则红细胞在运行过程中就会破裂。红细胞变形性取决于膜的性能，如膜的微黏度和弹性、红细胞内容物如血红蛋白的性质和浓度、膜面积和细胞体积之比等。正常红细胞呈双凹盘形，其表面积比包裹细胞内容物的最小面积大 60% ~ 70%，因而有利于细胞变形。任何原因引起的球形或口形细胞，其表面积与细胞体积的比值减低，都会使变形性减低。镰状红细胞的血红蛋白不正常，且有水分不足，加上膜的继发性改变，变形性差。膜脂质的某些变化使膜的微黏度增加，流动性减低也可能影响膜的可变形性。另外，膜的弹性可使红细胞改变形状后又恢复原形，弹性减低也会影响膜的变形能力。变形能力差的红细胞可引起一些血液流变学的变化，同时变形性差的红细胞在循环中也容易遭受过多的机械损伤，若膜的稳定性差，则易破坏。变形性差的红细胞也容易在微循环特别是脾中滞留，进一步发生变化，并被吞噬细胞清除。膜的稳定性主要取决于红细胞膜的骨架蛋白，特别是膜收缩蛋白的结构和功能，如遗传性椭圆形红细胞增多症患者的红细胞膜中的收缩蛋白二聚体不能形成正常的四聚体，则耐受机械创伤的能力差。α-地中海贫血的红细胞膜变形性差，但稳定性并不差；而 β-地中海贫血的红细胞膜变形性及稳定性都差。遭受不同原因的氧化损伤后，红细胞膜的不饱和脂肪酸易遭氧化，膜蛋白及血红蛋白也易受氧化损伤，影响红细胞膜蛋白特别是骨架蛋白，而且氧化的血红蛋白或珠蛋白又可与膜蛋白交联，影响红细胞变形性，同时也易被吞噬细胞清除。过去认为 G-6-PD 缺乏者发生氧化溶血时，红细胞破坏主要在血管内，近年了解到有很大部分是被吞噬细胞破坏。

总之，不论什么原因引起的红细胞膜变化，严重者则红细胞在血循环中即破坏；膜变化较轻者或可继续运行，或被吞噬细胞清除；介乎二者之间的则依红细胞膜病变的发展和在循环过程中遇到的各种外界不利因素的影响，最终在血管中破坏，或被吞噬细胞清除。

四、病理生理

1. 血浆内游离血红蛋白增多　正常衰老的红细胞10%～20%在血管内溶破，游离的血红蛋白立即被血浆结合珠蛋白（为一种α珠蛋白，正常值为0.70～1.50 g/L）结合，并迅速被肝细胞摄取。未结合血红蛋白结合珠蛋白的半衰期约为4天，而已结合血红蛋白的结合珠蛋白数分钟内即被主要位于肝的单核—巨噬系统去除，在该系统中血红蛋白及结合珠蛋白均被降解。因此，正常人血浆中游离血红蛋白<40 mg/L。当大量红细胞在血管内溶破，血中游离血红蛋白即增多，结合珠蛋白因消耗而减少或消失。若肝生成结合珠蛋白的能力达不到需要，游离血红蛋白仍持续增高，血浆中的血红蛋白很不稳定，亚铁血红素超过1小时即可被氧化为高铁血红素，高铁血红蛋白迅速分解为珠蛋白及高铁血红素。后者除与高铁血红素结合蛋白（一种β球蛋白）结合，形成高铁血红素结合蛋白-高铁血红素复合体外，并可与白蛋白结合形成高铁血红素白蛋白，这两种复合体均可使血浆呈棕色，一般不会在尿中出现，且均可用分光光度计分别测知。已结合的高铁血红素被肝细胞摄取后降解代谢；未被结合的血红蛋白及高铁血红蛋白分解为α、β二聚体，因分子量减半（约为32 000 D）可从肾小球滤过。正常情况下它们大部分又被近端肾曲管重吸收；若经肾小球滤过的量超过近端肾曲管的重吸收能力，则出现血红蛋白尿。血红蛋白尿的出现说明有快速的血管内溶血。被肾曲管重吸收的血红蛋白分解为珠蛋白、原卟啉和铁。一部分铁进入血浆，另一部分以铁蛋白和含铁血黄素形式沉积在肾曲管细胞中，再缓慢地吸收入血，或随肾曲管细胞脱落，由尿液排出。带有含铁血红素的尿沉渣用普鲁士蓝染色呈现阳性反应。

2. 血红蛋白代谢产物增多　血管内溶血时，上述被结合的血红蛋白及高铁血红素均被肝脏细胞摄取并降解代谢。血管外溶血时，红细胞在吞噬细胞内经溶酶体作用，释放出血红蛋白再进一步降解。因此，不论血管内或血管外溶血均可出现下述血红蛋白代谢产物增多的改变。

（1）血中未结合胆红素增高：未结合胆红素与白蛋白结合。血清中未结合胆红素量反映血红素降解量以及肝处理血红素使之变为结合胆红素的能力，故依溶血程度和肝处理能力可出现轻重不同的黄疸。

（2）经胆汁进入肠道的胆红素增多：因而粪胆原增加，尿液中的尿胆原也增加。慢性中、重度溶血常并发胆色素性结石。

（3）血红蛋白降解增多：因而一氧化碳生成率增多，使血中碳氧血红蛋白增多。每个血红素的4吡咯环打开时放出一个CO，所以内生CO的多少应反映体内红细胞破坏多少。但因无效造血（骨髓内不成熟红细胞的破坏，即髓内溶血）也产生CO，故不能准确反映成熟红细胞溶血的快速程度。

（4）在少数溶血患者中，一部分血红素不变成胆红素而降解为2-吡咯物质，由尿排出，故使尿呈棕色。

3. 红细胞系统造血代偿性增生　由于循环红细胞减少，引起骨髓红系代偿性造血活跃，可达正常的8倍，表现如下。

（1）骨髓红系增生旺盛，具有造血功能的红髓体积扩展，长骨的部分黄髓可变成红髓。

（2）骨髓的释放加快，未完全成熟的有核红细胞在外周血出现。网织红细胞增多。

（3）髓外造血：由于儿童平时骨髓腔都为红骨髓所充满，溶血时造血组织难以进一步扩展，因而发生髓外造血。

（4）骨骼变形：发生在婴幼儿期严重的慢性溶血性贫血，由于骨髓增生，可出现骨髓腔扩大，骨骼变形。

4. 血清乳酸脱氢酶升高　因红细胞中富含乳酸脱氢酶，故血管内溶血时血清乳酸脱氢酶会增高。

五、实验室检查

溶血的实验室诊断，根据所反映的病理生理变化大致可分为以下两类。

1. 红细胞破坏过多的直接证明 如血浆游离血红蛋白增多、未结合胆红素增多、结合珠蛋白减低、血红蛋白尿以及红细胞寿命缩短等。对试验结果进行判断需要注意：

（1）血清未结合胆红素增高是血红素降解增加的一个指标，反映有溶血发生，结合胆红素则应正常。血清胆红素的变化一方面取决于红细胞破坏，另一方面取决于肝处理胆红素的能力，有时虽有明显溶血但胆红素正常。例如在一组 72 例遗传性球形红细胞增多症中，25% 的患者胆红素 < 1 mg/dL；另 75% 的患者胆红素在 1 ~ 4.8 mg/dL。另一组 120 例免疫性溶血患者有 45% 胆红素正常。在伴有肝病、胆管结石或胆小管胆色素栓塞时，则结合胆红素也可增高，甚至出现胆红素尿。

血清未结合胆红素水平不能准确反映血红素代谢率，精确的方法是测定内源性一氧化碳产率或胆红素转换率。然而，这些方法过于复杂，难以作为常规的实验室检查。

粪胆原排泄的定量检测比血清胆红素敏感，可是必须准确地收集粪便标本。溶血指数是粪胆原排泄量与循环血红蛋白的比值，溶血性疾病患者明显升高。因为粪胆原的形成有赖于肠道细菌，应用广谱抗生素的患者可能会出现假阴性。

（2）结合珠蛋白在肝生成，红细胞破坏比正常多一倍时结合珠蛋白即可消失，它是反映溶血较敏感的指标。需注意，往往在血浆游离血红蛋白尚未升高时结合珠蛋白已下降，常见于遗传性球形红细胞增多症、遗传性椭圆形红细胞增多症、丙酮酸激酶缺乏症等。在血管外溶血时，虽吞噬细胞所含血红蛋白可有少许逃出细胞外，使结合珠蛋白降低，长期溶血时，血浆游离血红蛋白也可稍升高，但其程度远不如血管内溶血，结合珠蛋白不一定耗竭，故一般很少产生血红蛋白尿。有肝脏疾病时结合珠蛋白生成可减少，而有炎症、肾病、恶性肿瘤、用类固醇药时结合珠蛋白则增加。所以在评价血清结合珠蛋白含量时需加注意。

（3）高铁血红素结合蛋白在中等和严重溶血时被消耗，血清含量减低（但不如结合珠蛋白下降得明显）。血浆中血红蛋白氧化为高铁血红蛋白后，高铁血红素易脱出，与高铁血红素结合蛋白或白蛋白结合，使血浆呈咖啡棕色，在 620 ~ 630 nm 可见吸收带，与高铁血红蛋白同位，但加 H_2O_2 后，后者消失，前者仍存在；加硫化铵后 620 ~ 630 nm 吸收带消失，在 558 nm 出现吸收带（Schumm 试验）。在严重的血管内溶血患者的血中可出现高铁血红素白蛋白。

（4）血浆游离血红蛋白与血管内溶血程度成比例地增高，但需注意排除红细胞在体外（取血或实验过程中）溶破所造成的假象。

（5）血红蛋白尿的出现提示有严重的血管内溶血，血红蛋白尿只发生在快速的血管内溶血，如 G-6-PD缺乏症因氧化物加重、PNH、冷性血红蛋白尿、不相容血输入、温度或机械性损伤红细胞。有时需与肌红蛋白尿鉴别，因二者尿联苯胺试验均可呈阳性。鉴别二者最简单的方法是取抗凝血离心沉淀，血红蛋白尿患者的血浆呈棕红色，而肌红蛋白尿患者的血浆外观为正常。这是因为肌红蛋白（分子量小，为 17 000 D）不与蛋白结合在血中存留，可迅速从尿中排泄，因而血浆颜色无改变。尿色的变化取决于血红蛋白量、氧化状态、血红素分解的程度，故须查新鲜尿，镜下观察，以除外血尿及吃紫菜头、安替比林（退热药物）或由卟啉病等引起的尿色的改变。

（6）经肾小球滤过的血红蛋白部分被近端小管上皮细胞重吸收，转变为铁蛋白或含铁血黄素。随后，含铁的小管上皮细胞脱落进入尿中。因此，含铁血黄素尿和尿铁排泄增加是近期内有血红蛋白血症的可靠证据。血管内溶血急性发作后，可能要数天之后才能检测到尿铁排泄增加；而且这种异常在发作终止之后可以持续一段时间。慢性血管内溶血可以持续存在尿铁排泄增加，而血红蛋白尿仅间断出现。除了溶血性疾病，尿铁排泄增加也见于血色病和肾病综合征。尿含铁血黄素来自脱落的肾小管细胞，由 Rous 试验检出。在急性血管内溶血时，Rous 试验可阴性，数天后出现，并持续一段时间。在慢性溶血时，尿排铁持续增加，正常 < 0.1 mg/dL，24 小时 < 10 mg，血管内溶血时可达 3 ~ 11 mg/dL，长期可致缺铁。

（7）用 [51]Cr 标记红细胞测定红细胞生存期，是判断红细胞寿命和检测溶血的直接方法。虽因麻烦、费时，不能视为必不可少的溶血检查项目，但由于可在体表测定心、肝、脾区的放射性，可帮助判断红细胞的主要破坏场所，决定脾切除适应证，是一种有用的检查方法。由于 [51]Cr 可自标记的红细胞中有一些自然逸脱，故⁵¹Cr标记的红细胞生存期与真正的红细胞生存期不呈直线关系。⁵¹Cr标记的红细胞生存期按放射性减低的速度计算，比红细胞的真正生存期要短得多。故前者只是后者的代表而非真实数字。

（8）溶血时血清乳酸脱氢酶（LDH）可升高，但不像巨幼细胞贫血那么明显，溶血主要以LDH-2为主，巨幼细胞贫血以LDH-1为主。

2. 红细胞破坏过多的间接证明。

（1）骨髓红细胞系统代偿性增生：骨髓象表现为红细胞系统明显增生活跃，粒红比例降低甚至倒置。骨髓检查只是半定量，反映一个局部。红系造血增快常见于慢性溶血或急性溶血后一段时间。欲知总体红系造血情况应看铁转换率、血中转体蛋白受体水平等。

（2）红细胞形态异常：外周血出现有核红细胞，成人溶血时计数100个有核红细胞时看到的有核红细胞数一般不超过1个，新生儿和幼儿会多些。红细胞形态学检查有红细胞生成代偿性增快的表现，如红细胞大小不等、红细胞多嗜性、有豪一焦小体等。某些形态学改变还可作为病因诊断的线索，如球形红细胞可见于HS及温抗体型AIHA；靶形红细胞见于地中海贫血、肝脏疾病等；红细胞碎片提示红细胞受机械性损伤，包括人工心瓣膜所致溶血、微血管病性溶血性贫血或弥漫性血管内凝血等；镰状或新月形红细胞见于镰状细胞贫血；其他异形红细胞如口形红细胞、椭圆形红细胞、带刺红细胞等也可提供诊断参考。

（3）网织红细胞增多：反映骨髓红细胞造血功能，网织红细胞一般以"%"表示，正常人为0.8%~2.0%，但因贫血时红细胞绝对值减少，故即使网织红细胞产量不变，其百分比计算值会增加，造成假象。为了反映红系造血功能，网织红细胞计数应加以校正。一种方法是以网织红细胞%乘以患者血细胞比容/正常血细胞比容，使之在同一血细胞比容状况下加以比较。或计算网织红细胞绝对值，即网织红细胞%乘以红细胞计数值，正常平均值为$70 \times 10^9/L$；若$>100 \times 10^9/L$为红系高度增生表现，支持可能有溶血。即使如此校正也还不够，因网织红细胞本身从骨髓中释放出来有一定的阶段性，过早则在血以网织红细胞形式存在的时期长，先后积累就使数目增多，故也可用网织红细胞成熟时间加以校正。计算网织红细胞产生指数（RPI）=网织红细胞%/网织红细胞成熟时间×患者Hct/正常人Hct。网织红细胞成熟时间与红细胞生成素（EPO）刺激使之释放出骨髓有关，与Hct相关。当Hct为0.45时，网织红细胞成熟时间为0天；0.35为1.5天；0.25为2天；0.15为2.5天，所得RPI即比正常红细胞产生率增加的倍数（相当于正常的多少倍）。但因网织红细胞成熟时间是估计而来的，能否更准确反映实情仍是问题。

（4）红细胞老化的生化标记物：最有希望的是红细胞肌酸。年轻红细胞的肌酸水平比衰老红细胞高6~9倍，其升高可持续20天，而网织红细胞成熟时间仅为1~3天。因此，与网织红细胞相比，在缺铁性贫血治疗后观察红细胞肌酸升高出现晚，持续时间长。红细胞肌酸水平与网织红细胞相符，但并不呈线性关系。前者是反映红细胞老化更敏感的指标，在轻度溶血的患者网织红细胞计数尚正常时它即可出现增高。与网织红细胞计数相比，它的重复性好，受操作者的影响小，可以更精确地反映溶血的程度。红细胞肌酸含量〔正常（5.2±1.9）mg/dL RBC〕增多反映红系代偿性增生，外周血年轻红细胞比例增多。然而，这尚待更多的研究来评价。

其他红细胞老化的标记物包括一些酶，诸如己糖激酶、谷草转氨酶和尿卟啉-1-合成酶。其中有限的研究提示后者特别有助于估计溶血程度。

（5）红细胞糖化血红蛋白减少：溶血性疾病患者通常有糖化血红蛋白下降。糖化血红蛋白与红细胞寿命呈曲线相关，它可能与近4~8周溶血的程度有关。如果可以除外糖尿病和失血性贫血，糖化血红蛋白测定是评价溶血的有用指标。

（6）⁹⁹锝及¹¹¹铟双标记做全身骨髓γ照相有助于了解造血部位及功能。

（7）铁动力学研究：血浆铁转运率（PITR）反映总体红细胞生成，与红系增生程度相符。红细胞铁转换率（EITR）反映有效的红细胞生成，与网织红细胞计数相符。在溶血性贫血时，PITR是正常的2~8倍，EITR增加2~4倍。无效性红细胞生成时铁动力学指数也增加。这些指数精确反映红细胞生成。然而，由于网织红细胞计数等检查更简单、快速、便宜，并且近乎同样精确，所以对于大多数患者来说，这些测定是不必要的。

六、诊断与鉴别诊断

溶血性疾病没有特异的临床表现，依溶血的快慢、病因、严重程度、持续时间及病情变化可有所不同。除心悸、无力、呼吸短促、体位性头昏、心绞痛加重等外，在急性溶血时可突然发病，背痛、胸闷、发热，甚至发生周围循环衰竭、少尿、无尿以至急性肾衰竭。慢性溶血时，常有不同程度的肝脾肿大和黄疸，病程中可因某种诱因而使病情加剧。先天性溶血病常从幼年即有贫血、间断的黄疸、脾肿大、溶血危象、胆石，少数可有小腿溃疡、骨改变；家族史常有贫血、黄疸、脾肿大、脾切除者；后天者常可查知病因，如感染、中毒、系统性红斑狼疮、慢性淋巴细胞白血病等。

（一）病因诊断

确定溶血后，须结合临床有目的地选择项目以进一步查明病因。确定溶血性疾病的病因可从病史、体检、血涂片、Coombs 试验等寻找线索。以往，对溶血性疾病的诊断思路具有一定的区域性。而目前随着人口流动性的变化，溶血性疾病区域性正逐渐被打乱，应引起足够的警惕。在我国北方一般思考次序是：①查找疾病诱发因素，先明确有无感染，接触生物、化学、物理因素。②做血细胞涂片，看红细胞形态有无异常。③Coombs 试验及 Ham 试验（或 CD55、CD59）。④红细胞形态正常，Coombs 试验及 Ham 试验（或 CD55、CD59）（－），再看地区、年龄等先后进行血红蛋白电泳、红细胞渗透脆性试验、热变性（不稳定血红蛋白）试验、G-6-PD 缺乏等试验。⑤若以上试验均（－），可能为少见酶缺乏或者少见类型血红蛋白病。

各种溶血性疾病的诊断条件，需注意以下事项：

（1）血管内与血管外溶血有时不易截然区分，二者常在不同程度上合并存在。如细胞外的某种溶血因素使部分红细胞在血管内溶破，另一部分虽遭受损伤但细胞膜尚完整，未在血管内破坏，但可被吞噬细胞辨认并吞噬。又如红细胞本身有缺陷，通常是被吞噬细胞吞噬，但若严重影响膜的结构，则在血循环中遭受强力挤压或有其他因素也可在血管内破坏。血管外溶血红细胞破坏过多，超过巨噬细胞系统处理能力，血红蛋白也释入血浆中。另外，还有学者观察到吞噬细胞有时可将已吞噬破坏的红细胞吐出，这种红细胞遂在血管中破碎。此外，吞噬细胞也可将未经降解代谢的血红蛋白"吐入"血液。

（2）溶血性黄疸虽应以血清未结合胆红素增高为主，但有时因肝细胞所承受的处理胆色素的负担过重，排泄不及时或由于贫血影响肝排泄功能，或由于胆红素过多淤滞微细胆管，血中结合胆红素也可有所增高。单独未结合胆红素增多不伴有贫血及网织红细胞增高者，尚需排除先天性缺乏葡萄糖醛酸转移酶的体质性黄疸（Gilbert 综合征）及胆红素葡萄醛酸化遭受抑制的某些药物性黄疸等。

（3）溶血性疾病包括的病种很多，临床表现及轻重程度差异较大，近年来由于对疾病有了进一步认识，也出现一些新检测技术，但仍需强调按步骤进行。首先应确定有无贫血，再决定贫血是否由于溶血，溶血的主要部位和机制，然后根据临床特点及地区多发病种，推测病因及病种，按先后顺序选择由简到繁的实验，逐一证实或排除。

（4）溶血性疾病确诊后需除外继发性问题，以免遗漏原发疾病，如慢性淋巴细胞白血病并发 AIHA；系统性红斑狼疮并发 Evans 综合征等。此外，需注意两种溶血性疾病共存问题，如在华南地区可同时有 G-6-PG 缺乏与地中海贫血。

（5）需了解每项实验的临床意义，假阳性与假阴性的原因，不典型和轻型病例的诊断特点等。不能因一项初筛试验结果阴性否定高度怀疑的疾病。如抗人球蛋白试验（AGT）是检测 AIHA 最常用的方法，但 AGT 前带现象可呈假阴性结果。结果能否阳性还受红细胞膜上抗体含量多少的影响。据统计，AIHA 患者中 AGT 阴性者占 6%，因此，AGT 阴性不能排除 AIHA。骨髓单个核细胞抗人球蛋白分型试验（BMMNC-Coombs）可弥补常规 Coombs 分型试验仅检测成熟红细胞的自身抗体的不足，对不易诊断的血细胞减少患者可以试用 BMMNC-Coombs 分型试验，而 AIDS 患者中 34% 呈阳性反应而没有免疫溶血疾病的其他证据。

（6）药物性溶血和感染或其他诱因所致溶血，需注意是否在某些遗传性溶血病（G-6-PG 缺乏）

基础上发生，应分清诱因和原发病的关系。

（二）鉴别诊断

溶血性疾病常被视为最难诊断的血液病之一，其实，若能按部就班进行并不困难。第1步先确定有无溶血，第2步确定属哪一种。常犯的错误是先走第2步，费时费钱，比较盲目。确定有无溶血首先要综合有关资料，如贫血、网织红细胞增多、黄疸、脾肿大为常见表现。

1. 下述情况下尤其应想到可能有溶血。

（1）同时有红细胞产生和破坏过多的证据，如贫血、胆红素升高、网织红细胞升高。

（2）虽有红系增生仍贫血，而无失血。

（3）贫血发展之快非红系停止造血能解释者。

（4）有血红蛋白尿或血管内溶血证据。

2. 容易与溶血病相混的情况。

（1）缺铁性贫血等营养性贫血有效治疗的初期：要随诊观察，加以鉴别。

（2）骨髓无效造血：网织红细胞不高，红细胞寿命不短。

（3）组织或体腔内出血：胆红素（间接）也可升高，出血停止后自然恢复。

（4）胆红素高，无贫血：在 Gilbert 综合征或其他胆红素代谢异常可见，网织红细胞不高，^{51}Cr 红细胞寿命测定正常。

（5）骨髓转移癌。

七、治疗

溶血性疾病的治疗也应依病因及病情个体化处理，大体包括以下几个方面：

1. 清除病因　能明确病因的溶血，需消除病因才能根治。如疟疾引起的红细胞破坏需待根治疟疾后才能纠正。

2. 去除诱因　由某种诱因诱发的溶血或使之加重者应尽快去除诱因。如冷抗体型 AIHA 患者应注意防寒保暖；G-6-PG 缺乏症患者应避免食用蚕豆和具有氧化性质的药物；原有溶血性疾病发生感染者应积极控制感染。

3. 对症治疗　大部分溶血性疾病患者虽能明确原因，但多数尚无有效方法根治病因，只能根据适应证采用下列方法以改善病情。

（1）肾上腺皮质激素：对免疫性溶血性疾病有效；对 PNH 频发型可减轻溶血发作；对其他型溶血性疾病常无效，应避免滥用。

（2）脾切除：近年来，因脾切除可导致继发性免疫缺陷病，有学者对脾切除持保守态度；但若能正确掌握适应证，采取预防性措施，使致死性感染发生率下降，脾切除对下述溶血病还是有效可行的：①经体表放射性测定探明红细胞主要在脾破坏者。②遗传性球形红细胞增多症。③需较大剂量肾上腺皮质激素维持或药物治疗无效的 AIHA。④有中及重度贫血的遗传性椭圆形红细胞增多症及遗传性口形红细胞增多症。⑤某些类型的地中海贫血。一般而言，红细胞破坏轻者主要在脾中被清除，若重度红细胞破坏则在所有具有巨噬细胞的器官破坏，所以轻度红细胞病变切脾效果较好，HS、HE 效果最好；某些酶缺乏（PK、己糖激酶、葡萄糖磷酸同分异构酶缺乏）切脾后可稍减轻溶血；中、重度不稳定 Hb 病切脾也可进步；切脾对免疫性溶血者中的温型抗体比冷型抗体效果好，但每一个患者切脾的效果很难准确预测，最好根据^{51}Cr 标记红细胞体表测定。

（3）雄性激素：能刺激骨髓红系造血，但有一定限度。

（4）免疫抑制剂：如环磷酰胺、硫唑嘌呤，只对少数免疫性溶血性贫血或个别 PNH 有效。近年来还有人试用抗淋巴细胞球蛋白、环孢素等。还有时在 AIHA 应用大剂量静脉丙种球蛋白输注。

（5）输血：可改善贫血症状，但在某些溶血情况下也具有一定的危险性，如在 AIHA 及 PNH 输血易发生溶血反应。若能控制溶血而患者能耐受及等待应尽量借自身造血功能纠正贫血，除非血红蛋白太低。虽然输血要小心，输入的红细胞也可溶破，增加排泄系统的负担，有时还促进血栓形成，但当急性溶血所致休克时，只能依靠输血。然而要仔细配血型（ABO，Rh），还要用受血人血清与供血人红细胞在 37 ℃孵化 1 小时，看有无溶血素。若输血后溶血加重只能考虑换血。

（6）血浆置换：可用于严重或顽固的 AIHA 等。

（7）适当补充叶酸及铁剂：溶血性疾病患者骨髓造血代偿性加速，对造血原料的需求量增加，需适当补充叶酸。溶血重者补充叶酸 15 mg/d 即可。若长期有血红蛋白尿而缺铁者则应补充铁剂，但对 PNH 患者需慎用，因补铁可诱发急性溶血。

（8）中西医结合治疗。

（9）治疗溶血的并发症：溶血危象时要注意出现休克，保持水电解质平衡，防止肾功能衰竭、心力衰竭等，应早期预防、早期发现和处理。

第五节　再生障碍性贫血

再生障碍性贫血（以下简称再障）是指由化学、物理、生物因素或不明原因引起的骨髓造血功能衰竭，以骨髓造血细胞增生减低和外周血全血细胞减少为特征，骨髓无异常细胞浸润和网状纤维增多，临床以贫血、出血和感染为主要表现。

一、病因

再障可由遗传异常所致，为先天性再障，如 Fanconi 贫血，但绝大多数患者是获得性的。可能引起再障的原因多种多样，包括物理的、化学的和生物因素等。超过半数的再障患者无明显病因可查，为特发性再障。放射治疗和细胞毒药物化疗能导致可预见性的骨髓造血功能低下，除此之外，再障还可继发于其他化学药物应用、病毒感染和某些疾病。上述这些病因与再障发生大多缺乏直接的因果关系，且明显地受到医师对此重视程度、病史询问以及患者的叙述详细与否等因素影响，故可靠性也较差。除少数正在暴露于明确病因者外，其他继发性再障与特发性再障治疗方法和预后并无明显不同。根据再障病因分类如下：

1. 获得性再障。

（1）药物和化学物质。

（2）放射线。

（3）病毒（EB 病毒、肝炎病毒、微小病毒和艾滋病病毒）。

（4）细菌（结核杆菌等）。

（5）免疫性疾病。

（6）阵发性睡眠性血红蛋白尿症。

（7）妊娠。

（8）混杂因素。

2. 特发性再障　约占全部病例的 65%。

3. 遗传性再障。

（1）Fanconi 贫血。

（2）先天性角化不良。

（3）Schwachman-Diamond 综合征。

20 世纪初，人们认为化学毒物及药物是引起再障的主要原因。文献报道引起再障的药物常见者有抗惊厥药、抗生素、抗糖尿病药物、利尿药、磺胺类药物、抗代谢药、抗肿瘤药和抗甲状腺药物等。但是，自 20 世纪 80 年代开始，IAAAS 和 NHLBI 分别在欧洲、以色列和泰国进行了大型流行病学调查，其结果与传统观点有较大差异。流行病学调查再障病因结果表明，仅约 25% 的患者发病可能涉及药物因素。国际再障与粒细胞缺乏研究组研究表明，金盐制剂（相对风险 = 29）、抗甲状腺药物（相对风险 = 11）和非甾体消炎药（如吲哚美辛相对风险 = 8.2）的应用与再障的发生相关性最为密切，而苯、杀虫剂和石油化工产品与再障发生只轻度相关。在西方国家的再障患者中，仅约5%有苯接触史，而泰国该比例仅约1%，且其相对危险系数处于临界值。农业杀虫剂如有机磷、DDT、氨基甲酸酯与再障发病明显相关，但其所致疾病在再障患者中仅占很小比例，并且没有剂量相关毒性的支持证据。过去认为，氯霉素位于药物所致再障黑名单中的首位，而新近调查显示，氯霉素与再障发病无明显相关性，考虑前期报道夸大了该药的接触史和致病重要性。磺胺类药物、甲苯达唑及噻嗪类利尿剂与再障发病相关，约占其总发病的5%。常见可能引起再障的药物见表1-8。

表1-8 引起再生障碍性贫血的有关药物

种类	高危	中危	低危
解热止痛药			非那西汀
			阿司匹林，水杨酰胺
抗心律失常药			奎尼丁
			妥卡尼
抗关节炎药		金盐	秋水仙碱
抗惊厥药		卡马西平	乙琥胺
		乙内酰脲	苯乙酰脲
			扑痫酮
			三甲噁唑烷二酮
抗组胺药			氯苯那敏
			吡拉明，吡苯乍明
抗高血压药			卡托普利，甲基多巴
抗炎药		青霉胺	非类固醇药
		保泰松	二氯苯二磺酰胺，布洛芬
		羟基保泰松	吲哚美辛，萘普生
			苏林达克
抗菌药			
抗细菌药		氯霉素	4，4'二氨二苯砜，甲氧西林，链霉素
			β-内酰胺类抗生素
抗真菌药			两性霉素
			氟胞嘧啶
抗原生物药		米帕林	氯喹
			乙胺嘧啶
抗肿瘤药			
烷化剂	白消安		
	环磷酰胺		
	美法仑		
	氮芥		
抗代谢药	氟尿嘧啶		
	巯基嘌呤		
	甲氨蝶呤		
	阿糖胞苷		
细胞毒抗生素	柔红霉素		
	阿霉素		
	米托蒽醌		

种类	高危	中危	低危
抗血小板药			噻氯匹定
抗甲状腺药			卡比马唑，甲巯咪唑
			甲硫氧嘧啶
			高氯酸钾
			丙硫氧嘧啶
			硫氰酸钠
镇静药及其衍生物			氯氮䓬，氯丙嗪（和其他吩噻嗪）
			锂，甲丙氨酯
			甲普里隆
磺胺药及其衍生物			
抗菌药			多种磺胺药
利尿药		乙酰唑胺	氯噻嗪，呋塞米
降血糖药			氯磺丙脲，甲苯磺丁脲
其他			别嘌呤醇，干扰素
			己酮可可碱

注：高危：大剂量即可引起骨髓再生障碍的药物；中危：已报道30例以上的药物；低危：较少与再障发病有关的药物。

药物暴露参与再障发生可分为两种不同类型：①由于药物的细胞毒药理作用所致，与药物使用剂量有关，只要达到一定剂量在所有个体均可导致骨髓造血功能减低，是可预见的，且常是可逆性的。②不可预见的特质性的，和药物使用剂量关系不大，仅在个别患者发生造血功能障碍，多系药物的过敏反应，其导致的造血衰竭一般均呈持续性，极少自发缓解。

放射线诱发的骨髓衰竭是非随机的，具有剂量依赖性，并与组织特异的敏感性有关。造血组织对放射线较敏感，小剂量照射出现骨髓抑制常可恢复，大剂量照射可导致持续性、致死性骨髓抑制。全身照射超过 7~10 Gy 骨髓造血细胞可被完全摧毁，出现持续性骨髓衰竭；大剂量局部照射也可引起骨髓微环境严重损伤，剂量超过 40 Gy，照射局部骨髓微环境破坏，不再能支持造血。致死或亚致死剂量（4.5~10 Gy）的全身照射可发生致死性的急性再障，而极少引起慢性再障。在日本原子弹爆炸幸存者中仅几例发展为迟发的再障。长期接触小剂量外部照射，如放射科医师或体内留置镭或钍的患者可发生慢性再障。有报道，在短期接触放射线后数月到数年可发生再障。放射线主要作用于细胞内的大分子，影响 DNA 的合成，其生物效应是抑制或延缓细胞增殖。无论全身照射或局部照射均可损伤造血干细胞及微环境而导致骨髓衰竭。

病毒感染引起中性粒细胞减少和血小板减少相对多见，腮腺炎病毒、流感病毒和带状疱疹病毒感染等偶尔也可导致骨髓低增生和全血细胞减少。有认为病毒感染可以直接溶解骨髓造血细胞，或通过引起免疫反应损伤造血细胞。病毒性肝炎与再障发生的关系较为明确。继发于急性肝炎的再障大约占5%称为肝炎相关性再障（HAAA）或肝炎后再障。文献报道少数甲型、乙型、丙型和戊型病毒性肝炎可继发再障，但肝炎相关性再障更多是由血清学阴性肝炎所致。通常患者以急性肝炎首发，黄疸、转氨酶明显增高，1~2 个月后随着肝炎逐渐恢复，患者开始出现进行性血细胞减少、骨髓造血衰竭，且多进展为重型或极重型再障。肝炎相关性再障经免疫抑制治疗可恢复自身骨髓造血，提示病毒感染诱导的免疫反应在该型再障的发生中起重要作用。微小病毒 B19 感染能溶解红系造血前体细胞，在溶血性贫血患者主要导致一过性再障危象（TAC），在免疫缺陷患者则由于不能产生有效抗体反应清除病毒，微小病毒 B19 感染和骨髓红系造血减低呈持续性。EB 病毒感染极少引起再障，患者血细胞减少常能自发恢复；巨细胞病毒（CMV）感染发生在新生儿或免疫缺陷患者常引起中性粒细胞减少或血小板减少，在造血干细胞移植患者也可导致再障，可能与 CMV 感染骨髓造血基质细胞，影响后者对造血细胞的支持有关。

人类免疫缺陷病毒（HIV）感染也可抑制骨髓造血导致再障。另外，疫苗接种也有引起再障的报道。

此外，在泰国还发现了一些新的发病相关因素，如饮用未煮沸的水、接触某些动物（如鹅和鸭子）及动物粪便。这些因素使再障发病危险增高，支持感染性致病因素的存在。

文献报道妇女妊娠期发生再障，当人工终止妊娠或分娩后再障可缓解，再次妊娠再障复发。原有再障病史的患者，怀孕后其再障常可加重，更多的妊娠再障并不能随着妊娠终止而自发缓解，病情仍可进展。目前关于妊娠与再障发生的因果关系并不清楚，治疗可选择早期终止妊娠、支持治疗、免疫抑制治疗或分娩后行造血干细胞移植治疗。

再障可继发于其他免疫性疾病，包括胸腺瘤、系统性红斑狼疮和类风湿关节炎等。体外研究发现患者血清中存在抑制造血干细胞的抗体或淋巴细胞。

阵发性睡眠性血红蛋白尿症（PNH）是由位于 X 染色体的 *PIG-A* 基因突变，糖基磷脂酰肌醇（GPI）锚蛋白合成缺陷，导致细胞膜表面锚联蛋白缺失，临床表现为血管内溶血、静脉栓塞形成和骨髓造血衰竭三联症。PNH 患者血管内溶血主要与衰变加速因子（DAF，CD55）和膜反应溶解抑制蛋白（MIRL，CD59）缺乏有关，但锚联蛋白缺失与发生骨髓造血衰竭的关系并不清楚。PNH 与再障的关系非常密切，二者经常先后或同时发生。法国的一项研究表明，诊断 PNH 的患者约 30% 有前期再障病史，其余患者 4 年发生全血细胞减少的风险也高达 14%。有研究报道采用流式细胞术在初发再障患者 30%～50% 可检测到微小 PNH 克隆，再障患者经免疫抑制治疗后可发展为 PNH，多数患者虽无临床可见的血管内溶血，但 PNH 克隆持续存在，或者也可呈典型的 PNH，此时再障特征已不明显。骨髓造血衰竭基础上出现 PNH 克隆，被认为可能与 *PIG-A* 基因突变细胞具有内源性增殖或生存优势，或者是由外部因素选择 *PIG-A* 基因突变细胞所致，多数证据倾向于支持后者。

同一家族出现 2 例或 2 例以上再障患者的情况非常少见。所有儿童和年轻患者发生再障均应仔细区分是先天性再障还是获得性再障。先天性骨髓造血衰竭发病的分子机制主要涉及 DNA 损伤修复障碍、端粒维持缺陷及核糖体生物合成缺陷等。患者以先天性畸形、骨髓造血衰竭及肿瘤易感为主要特点，但经常患者可缺乏明显的躯体畸形，甚至直至成人才出现全血细胞减少，极易与获得性再障混淆。某些遗传因素赋予患者再障易感性，如组织相容性抗原 HLA-DR 类型与再障明显相关。有研究证明，HLA-DR 类型可预测再障患者免疫抑制治疗反应，HLA-DR 类型再障常伴有 PNH 克隆，对环孢素免疫抑制治疗敏感，容易出现复发和环孢素依赖。与免疫反应相关的细胞因子，如白细胞介素、干扰素、肿瘤坏死因子和穿孔素等基因单核苷酸多态性也与再障的发生有关。药物代谢基因多态性也与再障发生相关，如 *GSTT1* 基因编码的 GSTT1 是一种生物转化酶，GSTT1 酶缺乏使机体对某些致 DNA 损伤药物的代谢能力降低，药物聚积使得他们在相同浓度的毒物暴露下更容易罹患再障。

二、发病机制

再障发病机制极为复杂，目前认为与以下几个方面有关。

（一）造血干细胞数量减少和内在缺陷

大量实验研究表明，再障骨髓中造血干细胞数量明显减少，细胞集落形成能力显著降低。同基因骨髓造血干细胞移植仅补充正常造血干细胞，而不加任何其他预处理能使部分患者很快恢复正常造血功能，支持再障骨髓造血干细胞减少或有内在缺陷。再障患者骨髓造血干/祖细胞体外培养显示 CFU-GM、BFU-E、CFU-E、CFU-GEMM 产率均明显减低，应用纯化的 CD34$^+$ 细胞进行培养其集落形成也仍是减低的，甚至加用高水平细胞集落生长因子其集落产率也不能明显增高。长期培养启动细胞（LTC-Ics）可能代表真正的骨髓造血干细胞，研究表明，在再障患者其数量明显减少，常低于正常的 10% 以下。若将骨髓造血细胞减少因素考虑在内，则再障患者骨髓造血干细胞数量减低更为明显，估计可能仅为正常人的 1%。再障患者骨髓造血细胞进行性端粒缩短也提示造血干细胞数量有限，功能性衰竭。另外，经治疗恢复自身造血的再障，骨髓 CD34$^+$ 细胞数量仍明显低下。

除数量减少外，再障骨髓造血干/祖细胞本身还可能有缺陷。如再障患者细胞 DNA 修复能力明显降低，用抗淋巴细胞球蛋白（ALG）治疗后仍不能纠正；部分经免疫抑制剂治疗有效的病例，在长期随访过程中演变为克隆性疾病，如阵发性睡眠性血红蛋白尿症、骨髓增生异常综合征和急性非淋巴细胞白血病；部分再障骨髓呈克隆性造血，虽然这可能仅反映造血干细胞池的耗竭，并不意味着克隆性增殖；有部分临床和实验室检查典型的再障患者，骨髓造血细胞染色体检查可有克隆性细胞遗传学异常等。中国医学科学院血液病医院也曾经应用彗星实验方法证明：未经治疗的初诊再障患者骨髓造血细胞遗传不稳定性明显增高，支持再障骨髓造血干细胞可能有内在缺陷。

（二）造血微环境支持功能缺陷

造血微环境包括基质细胞及其分泌的细胞因子，起支持造血细胞增殖及促进各种细胞生长发育的作用。通常，再障骨髓基质细胞功能正常，体外培养可支持正常 CD34$^+$ 细胞造血。目前尚无充分证据表明再障患者骨髓基质缺陷，但发现再障骨髓成纤维细胞集落形成单位（CFU-F）和基质细胞产生的集落刺激活性（CSA）降低。中国医学科学院血液学研究所观察到再障骨髓基质细胞萎缩、脂肪化和CFU-F减少，急性再障较慢性再障损伤更严重。多数体外试验表明，再障骨髓基质细胞生成造血生长因子（HGF）并无异常，再障患者血及尿中红细胞生成素（Epo）、粒—巨噬细胞系集落刺激因子（GM-CSF）、粒细胞系集落刺激因子（G-CSF）及巨噬细胞系集落刺激因子（M-CSF）水平增高；但再障患者 IL-1 生成减少。有研究证实再障患者造血干/祖细胞，尤其是 BFU-E 对 Epo、Epo + IL-3 及 Epo + SCF 反应性明显低于正常对照，甚至缺乏反应性。如果再障是由于 HGF 缺乏所致，那么理论上 HGF 就可以治愈再障。事实上，大量临床治疗结果表明，HGF（包括 SCF）只能一过性升高患者外周血细胞水平，并不能改变疾病的自然病程，部分患者对 HGF 治疗根本无效。异基因造血干细胞移植治疗再障，仅植入正常造血干细胞而骨髓基质细胞仍为患者起源，可有效重建造血，支持再障骨髓基质细胞可能并无明显异常。

（三）异常免疫反应损伤造血干细胞

再障患者经免疫抑制治疗后其自身造血功能可能得到改善，此为异常免疫反应损伤造血干细胞最直接的证据。异基因骨髓移植（BMT）治疗重型再障需用免疫抑制剂作预处理才能植活。大量体外实验证明，再障患者 T 淋巴细胞（主要是 CD8$^+$T 细胞亚群）与造血功能衰竭密切相关，在急性再障 T 淋巴细胞常被激活，可抑制自身及异体祖细胞集落形成。再障患者血清干扰素（IFN-γ）、肿瘤坏死因子（TNF-α）及白细胞介素2（IL-2）等造血负调控因子水平多增高。患者骨髓细胞中IFN-γ基因表达增强，个别再障患者体内可检测到抑制自身造血祖细胞生长的抗体，干细胞抑制因子（SCI）RNA 转录水平显著增高。近年来认识到许多白细胞介素参与造血过程，有的起 CSF 辅助因子的作用，有的则本身有集落刺激因子活性。Nakao 等检测 17 例再障，发现 10 例 IL-1 显著减少，其中9例为重型再障。部分再障患者 IL-2 显著增加，部分患者 IL-3（SCF）明显减少。自然杀伤细胞（NK）可以抑制较成熟的造血祖细胞集落生长，人体 NK 细胞还具有产生 IL-2、IFN-γ、IL-1 及 CSF 等多种淋巴因子的能力。Yashhiro 等检测 12 例再障患者外周血，其 NK 细胞活性减低。

上述的免疫异常多在已呈典型表现的再障患者研究获得，包括 T 淋巴细胞活化、细胞因子释放和特异性靶细胞损害等，属晚期免疫事件，是自身免疫性疾病的共同特点，并非再障所特有。在骨髓造血干祖细胞广泛损伤之前机体如何发生免疫异常，也就是再障早期免疫事件及其特征并不清楚。T-bet 是一种转录因子，可直接结合于 IFN-γ 启动子的近端，激活 IFN-γ 基因转录。较于正常对照，再障患者 T 细胞中 T-bet 水平增高，IFN-γ 表达上调。对再障患者骨髓 CD34$^+$ 造血干细胞基因表达谱分析显示，凋亡/细胞死亡相关基因、负性增殖调控基因和防御/免疫应答基因表达较正常对照组明显增加。利用 IFN-γ 诱导正常 CD34$^+$ 造血细胞，发现其基因表达谱与再障患者 CD34$^+$ 细胞基因表达谱相似。另外，再障患者常伴有调节性 T 淋巴细胞数量减少和功能异常，这些结果进一步支持免疫损伤在再障发病过程中的重要作用。

通过人类胎肝或白血病细胞系 cDNA 文库表达蛋白与再障患者血清进行反应，利用抗原特异性的自身抗体作为代替标记物筛查出数个再障 T 细胞作用的潜在靶抗原，提示移动素结合蛋白、PMS-1、DRS-1和膜突蛋白均可能是再障异常免疫反应相关的自身抗原。但是，这四种抗原在再障患者中的表达率仅分别为10%~39%，更为重要的是这些抗原不仅表达于造血干/祖细胞，同时也表达于其他的组织细胞，目前不能解释为何仅在骨髓中诱导异常的免疫反应损伤造血干/祖细胞，而无其他组织器官受损表现。经亚致死量照射的小鼠输注母系淋巴细胞后可以制造再障模型，考虑始动因素诱导特异性T细胞免疫应答，活化的CTL在骨髓局部分泌高浓度的细胞因子如IFN-γ和TNF-α，损伤造血干/祖细胞，从而导致再障发生，即无辜旁观者造血干细胞损伤机制。提示再障自身抗原可能并不完全限于造血干细胞所特有的抗原决定簇。

三、流行病学

以往认为再障主要见于年轻人，但研究发现再障有两个发病年龄高峰，即15~25岁年龄组和60岁以上老年组，而中年人发病率相对为低。美国资料报道再障的发生无性别差异和种族差异。

四、临床表现

再障临床表现主要为贫血、出血和感染。临床表现的轻重取决于血红蛋白、白细胞和血小板减少的程度，也与骨髓衰竭和外周血细胞减少发生的急缓程度有关。

出血是再障最常见的症状，患者也常由此而就医。皮肤紫癜、鼻出血和齿龈出血最为常见，有时患者还可有口腔血疱。育龄女性可表现月经过多、经期延长和阴道不规律出血。再障较少以消化道、泌尿道和其他内脏出血为早期表现，严重出血常发生于伴有感染、糖皮质激素治疗、有创操作和其他临床表现已经相当明显的患者。

再障贫血症状与其他疾病贫血症状相似，不具特征性。患者可乏力、头晕、心悸、气短和耳鸣等。贫血常进行性加重，不同患者贫血进展速度可明显不同，患者就诊时多呈中、重度贫血。较长病史的非重型再障，有时贫血已达重度，甚至极重度，但患者仍可生活自理，并无相应临床症状。

以感染为首发症状的再障较为少见，但多数患者在疾病过程中发生感染，主要取决于中性粒细胞减少的程度和速度。感染常见部位为口腔、呼吸系统、皮肤软组织和会阴肛门周围。感染致病微生物以细菌最常见，其中革兰阴性细菌占大多数，包括大肠埃希菌、肺炎克雷伯菌、绿脓杆菌和鲍曼不动杆菌等。近年随着各种留置导管的广泛应用，革兰阳性细菌和念珠菌感染有增多趋势。粒细胞缺乏患者发生丝状真菌感染，特别是侵袭性曲霉菌感染并不少见，治疗较为棘手，是近年再障患者致死的重要原因之一。

另外，不少再障患者缺乏明显临床症状，由常规查体检出，或者就诊其他疾病时检查血常规发现。

再障患者体格检查主要为贫血和出血相应体征。患者通常没有肝、脾和淋巴结肿大，无胸骨压痛，除肝炎相关再障外也不应出现黄疸。若全血细胞减少患者表现上述这些体征，常提示为其他疾病而非再障。

我国学者根据再障骨髓造血衰竭严重程度和临床病程进展情况，将再障分型为急性再障和慢性再障，两种类型再障临床表现分别为：

1. 急性再障 急性再障的特点为起病急、进展迅速和病程短，发病初期贫血常不明显，但随着病程进展，贫血进行性加重，多有明显乏力、头晕和心悸等症状，虽经大量输血贫血也难以改善。出血和感染常为起病时的主要症状，几乎每例均有出血，出血部位广泛，除皮肤和黏膜（口腔、鼻腔、齿龈和球结膜）等体表出血外，常有深部脏器出血，如便血、尿血、阴道出血、眼底出血及颅内出血，后者常危及患者生命。半数以上病例起病时即有感染，以口咽部感染、肺炎、皮肤疖肿、肠道感染和尿路感染较常见。严重者可发生败血症。感染往往加重出血，常导致患者死亡。

2. 慢性再障 慢性再障的特点为起病缓、病程进展较慢和病程较长。贫血为首起和主要表现，输血可改善乏力、头晕和心悸等贫血症状。出血一般较轻，多为皮肤和黏膜等体表出血，深部出血甚少见。病程中可有感染和发热，以呼吸道感染多见，相对较轻，容易控制；如感染重并持续高热，往往加重骨髓衰竭，从非重型进展为重型或极重型再障。

五、实验室诊断

1. 血常规　呈全血细胞减少，少数病例早期可仅有一系或二系细胞减少，贫血较重，以重度贫血（Hb 30~60 g/L）为主，可为正细胞正色素性贫血；不少患者 MCV 在正常上限，或呈大细胞性贫血，但 MCV 大多 <110 fl。网织红细胞绝对值减少，急性再障网织红细胞比例小于 1%。中性粒细胞、嗜酸性粒细胞、单核细胞和淋巴细胞绝对值减少，其中中性粒细胞减少尤明显，急性再障均低于 $0.5 \times 10^9/L$。淋巴细胞相对增多，比例增加；中性粒细胞比例减低。血小板不仅数量少，而且形态较小，可致出血时间延长，血管脆性增加，血块回缩不良。急性再障血小板常低于 $10 \times 10^9/L$。外周血细胞涂片可见白细胞和血小板减少，红细胞形态无明显异常，有时可见中性粒细胞胞质中毒颗粒。

2. 骨髓象　骨髓细胞形态学分析是再生障碍性贫血最重要的检查之一，仔细进行骨髓细胞形态学分析，可对大多数由血液系统疾病导致的全血细胞减少患者做出明确诊断或提供重要线索。再障患者骨髓可呈油状或稀水样，抽吸顺利。若骨髓干抽提示可能不是再障，需注意骨髓纤维化和其他恶性血液病及骨髓转移瘤等。

再障骨髓涂片肉眼观察可见油滴增多。镜检骨髓小粒空虚，造血细胞减少，多呈非造血细胞支架，非造血细胞常超过 50%。

再障多部位骨髓增生减低，三系造血细胞明显减少，非造血细胞包括淋巴细胞、浆细胞、肥大细胞和网状细胞增多，巨核细胞明显减少或缺如。急性再障骨髓有核细胞减少多更为明显，甚至胸骨骨髓增生也重度减低，残存细胞多为淋巴细胞和其他非造血细胞。慢性再障与急性再障骨髓改变相似，多数病例骨髓增生减低，三系造血细胞减少，其中幼稚红细胞及巨核细胞减少更明显，非造血细胞增加，比例大于 50%。慢性再障骨髓可有散在增生灶，如穿刺遇增生灶，骨髓可增生活跃，呈红系代偿性增生，但成熟停滞在较晚阶段，因晚幼红脱核障碍而出现较多炭核晚幼红。尽管增生活跃甚至明显活跃，慢性再障骨髓巨核细胞数量仍是减少的。

再障骨髓幼红细胞可表现形态异常，主要为轻度的巨幼样改变、核质发育不平衡和退行性改变等。再障红系发育异常形态学改变不似在骨髓增生异常综合征那样明显，并且未经治疗的再障骨髓极少有粒系和巨核细胞形态异常。有时再障骨髓可见噬血细胞现象。

3. 骨髓活检　所有再障患者均应进行骨髓活组织检查以评价骨髓造血面积，活检标本至少应 1 cm 长，取材不理想者须再次重取。再障骨髓组织呈黄白色，增生减低，主要为脂肪细胞、淋巴细胞和其他非造血细胞。上述细胞比例大于 50%，并可见骨髓间质水肿和出血。

正常骨髓造血随年龄增大而逐渐减少，正常儿童和年轻人髂骨活检标本 80%（60%~100%）为造血骨髓，而老年人仅 30%。因此，评价骨髓造血面积时必须考虑年龄因素的影响，在儿童和老年人尤其如此。一般将 30% 作为正常成人骨髓造血面积下限。

4. 骨髓超微结构　慢性再障红系显示明显病态造血，幼稚红细胞膜呈菊花样改变，胞质有较多空泡，核膜间腔扩张，异形红细胞明显增多，占 90% 左右，上述改变在急性再障少见。

5. 造血祖细胞培养　粒、单核系祖细胞（CFU-GM）、红系祖细胞（BFU-E 和 CFU-E）及巨核系祖细胞（CFU-Meg）均减少。急性再障成纤维祖细胞（CFU-F）也减少，慢性再障半数正常，半数减少。

6. 造血生长因子（HGF）　急性再障无明显增高。慢性再障血清粒细胞或粒、巨噬细胞集落刺激因子（G/GM-CSF）增加，患者尿及血浆红细胞生成素水平显著增高，可达正常的 500~1 000 倍。

7. 红细胞内游离原卟啉（FEP）　急性再障因骨髓严重受损，红细胞内游离原卟啉利用较少，可轻度增高。慢性再障可能由于血红素生化合成障碍致 FEP 明显增加。

8. 抗碱血红蛋白（HbF）　急性再障时抗碱血红蛋白正常或轻度减低，慢性再障者明显增高。用酸洗脱法可识别血液中 HbF（+）红细胞，可能由单克隆细胞生成。

9. 中性粒细胞碱性磷酸酶（N-ALP）　再障中性粒细胞生成存在质的异常，致骨髓及外周血中性粒细胞碱性磷酸酶显著增高，病情改善后 N-ALP 可恢复正常。

10. 红细胞膜变异　红细胞膜蛋白组分电泳分析显示再障带Ⅲ减少，带Ⅶ明显增多。前者与红细胞免疫功能有关，后者与膜的完整性有关。

11. 铁代谢　血清铁结合蛋白饱和度增加，血浆^{59}Fe清除时间延长，骨髓对^{59}Fe摄入减少，红系转铁蛋白摄入量低于正常。铁掺入循环红细胞量也减少，患者因常需输血（每400 mL红细胞含铁200～250 mg）故铁摄入量增加，而排铁无相应增加，24小时尿铁仅1 mg，致血清铁、骨髓细胞内外铁和肝脾等脏器储存铁均增加。

12. 红细胞生存期及其破坏部位　用^{51}Cr标记红细胞，检测慢性再障红细胞外表半生存时间，缩短者占61%，脾定位指数增高者占48%，脾死亡指数增高者占26%。对选择脾切除和估计疗效有重要意义。

13. 核素骨髓扫描　用^{52}Fe和^{59}Fe标记骨髓造血组织，或用$^{99\,m}$Tc、^{113}In和^{198}Au标记骨髓间质，可全面估计造血组织分布和骨髓受损程度。急性再障正常造血部位明显减少，慢性再障正常造血部位减少，常可见局部代偿造血。

14. 免疫功能　急性再障SK-SD及OT试验反应均显著减低，慢性再障轻度减低。急性再障T细胞绝对值明显减低，早期及成熟B细胞数明显减低，淋巴细胞对ConA刺激转化率减低，对PHA转化反应偏低，^{3}H-TdR掺入明显减低。说明急性再障T及B细胞都严重受累，提示全能造血干细胞受损。慢性再障T细胞数正常，早期及成熟B细胞数减低，淋巴细胞对ConA及PHA刺激转化反应率增高，^{3}H-TdR掺入轻度减低。

六、诊断及分型

（一）诊断

临床上，全血细胞减少的患者应考虑再障的可能，典型病例一般诊断不难；但不典型病例，如早期病例，临床表现和实验室检查特征尚不明显，或再障并发或叠合其他临床病症，则诊断也可有一定困难。

与其他疾病一样，再障诊断也需要详细询问病史、全面仔细的体格检查以及必要的辅助检查。病史中强调对于职业史、化学和放射性物质接触史的询问，发病前6个月内应用的药物应详细记录。凡临床表现为进行性贫血、出血和易感染倾向，如全血细胞减少，查体无肝、脾和淋巴结肿大，均应考虑再生障碍性贫血的可能。儿童和年轻患者的发育迟滞、畸形、皮肤色素沉着、黏膜白斑和指甲营养不良等，须怀疑先天性再生障碍性贫血，包括Fanconi贫血和先天角化不良等。

血液学检查对于本病诊断的意义毋庸置疑。外周血应进行全细胞计数，包括网织红细胞计数。骨髓检查应包括骨髓液涂片和骨髓活检，是诊断本病最重要的依据。临床怀疑再生障碍性贫血而骨髓检查不典型者，应多部位多次穿刺和活检。

另外，尚需检查肝功能、病毒学检查、血清叶酸和维生素B_{12}以及自身抗体检查等。流式细胞术检测阵发性睡眠性血红蛋白尿症（PNH）小克隆，以及外周血和骨髓细胞遗传学检测，有助于进一步肯定诊断再生障碍性贫血，排除其他临床、实验室表现相似的疾病。儿童和35岁以下年轻患者应常规进行二环氧丁烷诱导的染色体脆性试验（DEB试验）以除外Fanconi贫血。

英国血液学标准委员会提出诊断再障应进行以下检查：

（1）全血细胞及网织红细胞计数。

（2）外周血涂片检查。

（3）儿童需检测HbF%。

（4）骨髓穿刺涂片、骨髓活检和骨髓造血细胞染色体检查。

（5）年龄小于50岁患者进行外周血细胞染色体断裂分析，以除外Fanconi贫血。

（6）流式细胞术检测GPI锚联蛋白。

（7）GPI锚联蛋白或Ham试验异常者行尿含铁血黄素试验。

（8）血清叶酸和维生素 B_{12} 浓度测定。

（9）肝功能。

（10）病毒检测，包括甲型肝炎病毒、乙型肝炎病毒、丙型肝炎病毒、EB 病毒、HIV 和 CMV 等。

（11）抗核抗体和抗 dsDNA。

（12）胸部 X 线检查。

（13）腹部超声和超声心动图检查。

（14）若患者临床特征符合或对免疫抑制治疗无反应，需进行外周血基因突变分析以除外先天性角化不良症。

再障发生于某些特殊生理和病理情况下，或并发其他疾病，表现也可不典型。如妊娠期再障、肝炎相关再障、席汉综合征并发再障以及结核病并发再障等，除贫血、出血和感染外，还表现并发症相关症状、体征和实验室特征，仔细检查不难辨识。

粒细胞减少与再生障碍性贫血国际研究组提出诊断再生障碍性贫血须符合以下 3 点中至少 2 点：

（1）血红蛋白 $< 100\ g/L$。

（2）血小板 $< 50 \times 10^9/L$。

（3）中性粒细胞 $< 1.5 \times 10^9/L$。

（二）分型

1. 诊断再生障碍性贫血后应进一步确定其临床型别　目前国际上普遍沿用 Camitta 分型标准，并增加极重型再生障碍性贫血诊断标准。

（1）重型再生障碍性贫血（SAA）。

1）骨髓细胞增生程度 < 正常的 25%；如 < 正常的 50%，则造血细胞应 < 30%。

2）符合以下 3 项中至少 2 项：①中性粒细胞 $< 0.5 \times 10^9/L$。②血小板 $< 20 \times 10^9/L$。③网织红细胞 $< 20 \times 10^9/L$。

（2）极重型再生障碍性贫血（VSAA）：①符合 SAA 标准。②中性粒细胞 $< 0.2 \times 10^9/L$。

（3）非重型再生障碍性贫血（NSAA）：不符合 VSAA，也不符合 SAA 的再生障碍性贫血。

中国医学科学院血液学研究所提出的再障诊断依据，经国内多年临床实践，并经过两次修订，确定为我国现行再障诊断标准，具体内容如下：

1）全血细胞减少，网织红细胞绝对值减少。

2）一般无脾肿大。

3）骨髓检查至少一个部位增生减低或重度减低。

4）能除外其他引起全血细胞减少的疾病，如阵发性睡眠性血红蛋白尿症、骨髓增生异常综合征、急性造血功能停滞、骨髓纤维化、急性白血病和恶性组织细胞病等。

5）一般抗贫血药物治疗无效。

2. 国内除强调血常规和骨髓检查外，还将临床表现纳入再生障碍性贫血分型标准　将其分型为急性再生障碍性贫血（AAA）和慢性再生障碍性贫血（CAA）。AAA 发病急，贫血进行性加重，常伴严重感染和内脏出血；CAA 发病缓慢，贫血、出血和感染均较轻。

（1）AAA　也称重型再障Ⅰ型（SAAⅠ）。

1）临床表现：发病急，贫血呈进行性加剧，常伴严重感染和内脏出血。

2）血常规：除血红蛋白下降较快外，须具备以下 3 项之 2 项：①网织红细胞 < 1%，（经血细胞比容纠正）绝对值 $< 0.015 \times 10^{12}/L$。②白细胞明显减少，中性粒细胞 $< 0.5 \times 10^9/L$。③血小板 $< 20 \times 10^9/L$。

3）骨髓象：①多部位增生减低，3 系造血细胞明显减少，非造血细胞增多，如增生活跃须有淋巴细胞增多。②骨髓小粒非造血细胞及脂肪细胞增多。

（2）CAA。

1）临床表现：发病慢，贫血、感染和出血较轻。

2）血常规：血红蛋白下降速度较慢，网织红细胞、白细胞、中性粒细胞及血小板值常较急性再障为高。

3）骨髓象：①3 系或 2 系减少，至少一个部位增生减低，如增生活跃，红系中常有炭核晚幼红比例增多，巨核细胞明显减少。②骨髓小粒脂肪细胞及非造血细胞增多。

4）病程中如病情变化，临床表现、血常规及骨髓象与急性再障相同，称重型再障Ⅱ型（SAAⅡ）。

国内分型与 Camitta 分型有较高的一致性，后者强调的是造血衰竭的严重程度，前者除造血衰竭严重程度外，还强调了这种衰竭发展的快慢。从全面认识疾病的角度看，国内分型有其独特优势。

七、鉴别诊断

主要应与以下疾病鉴别。

1. 阵发性睡眠性血红蛋白尿症（PNH）　AA 与阵发性睡眠性血红蛋白尿症不发作型鉴别较困难，但该病出血和感染均较少、较轻，网织红细胞绝对值大于正常，骨髓多增生活跃，幼红细胞增生较明显，含铁血黄素尿试验（Ruos）可阳性，酸化血清溶血试验（Ham）和蛇毒试验（CoF）多阳性，红细胞微量补体敏感试验可检出 PNH 红细胞，N-ALP 减少，血浆及红细胞胆碱酯酶明显减少。流式细胞术 GPI 锚联蛋白检测能快速、准确地将二者区分开来。

2. 骨髓增生异常综合征（MDS）　AA 与 MDS 中的难治性贫血（RA）鉴别较困难。但该病以病态造血为特征，外周血常显示红细胞大小不均，易见巨大红细胞及有核红细胞和单核细胞增多，可见幼稚粒细胞和畸形血小板。骨髓增生多活跃，有二系或三系病态造血，巨幼样及多核红细胞较常见，中幼粒增多，核质发育不平衡，可见核异常或分叶过多。巨核细胞不少，淋巴样小巨核多见，组化显示有核红细胞糖原（PAS）阳性，环状铁粒幼细胞增多，小巨核酶标阳性。进一步可依据骨髓活检、白血病祖细胞培养（CFU-L）、染色体和癌基因等检查可加以鉴别。

3. 急性造血功能停滞　常由感染和药物引起，儿童与营养不良有关。起病多伴高热，贫血重，进展快，多误诊为急性再障。急性造血功能停滞的下列特点有助于鉴别：①贫血重，网织红细胞可为 0，伴粒细胞减少，但血小板减少多不明显，出血较轻。②骨髓增生多活跃，二系或三系减少，但以红系减少为著，片尾可见巨大原始红细胞。③病情有自限性，不需特殊治疗，2~6 周可恢复。④血清铜显著增高，红细胞铜减低。

4. 骨髓纤维化（MF）　慢性病例常有脾肿大，外周血可见幼稚粒细胞和有核红细胞，骨髓穿刺多次干抽，骨髓活检显示胶原纤维和（或）网状纤维明显增生。

5. 急性白血病（AL）　特别是低增生性急性白血病可呈慢性过程，肝、脾和淋巴结肿大，外周血全血细胞减少，骨髓增生减低，易与再障混淆。应仔细观察血常规及多部位骨髓象，可发现原始粒、单或原始淋巴细胞明显增多。骨髓活检也有助于明确诊断。

6. 恶性淋巴瘤　常伴有非感染性高热，进行性衰竭，肝、脾和淋巴结肿大，黄疸和出血较重，也可外周血全血细胞明显减少，骨髓细胞增生减低，常有噬血细胞现象。仔细查体、多部位骨髓检查和淋巴细胞免疫表型检测，以及免疫球蛋白重链基因重排/T 细胞受体基因重排检测，常有助于淋巴瘤诊断。

7. 其他需除外的疾病　毛细胞白血病、儿童急性淋巴细胞白血病前期、长时间饥饿和厌食症、结核病、骨髓转移癌和脾功能亢进等。

八、治疗

再障的治疗大体可分为支持治疗和疾病针对性目标治疗两部分。支持治疗的目的是预防和治疗血细胞减少相关的并发症；目标治疗则是补充和替代极度数量减少和受损的造血干细胞，如异基因造血干细胞移植（allo-SCT）或者免疫抑制治疗（IST），以免损害进一步加重，并使残存的正常或受损干细胞恢复造血。

（一）支持治疗

非重型再障外周血细胞减少较轻，患者对贫血的耐受也相对较好，因而对支持治疗的要求也常不迫切。重型再障由于持续的严重中性粒细胞和单核细胞减少，再生障碍性贫血患者细菌和真菌感染风险极高。入院后应行保护性隔离，预防应用抗生素和抗真菌药，常规口腔护理和低菌饮食。如有空气层流设备则最好使用。一旦出现发热，需立即住院，并在细菌学结果出来之前就开始治疗。抗生素选择应遵从中性粒细胞减少伴发热的治疗指南，以及当地医院微生物敏感性和耐药情况。静脉抗生素和抗真菌药无效的严重全身性感染，可考虑短期应用皮下注射粒细胞集落刺激因子（G-CSF）。输注红细胞和血小板的支持治疗，对于再生障碍性贫血患者维持安全的血细胞数非常重要。当血小板 $< 10 \times 10^9/L$（或发热时血小板 $< 20 \times 10^9/L$）时，予预防性输注血小板。若现时或以后拟行骨髓移植，应尽量避免家庭成员直接献血。在患者巨细胞病毒（CMV）检测结果出来之前，应仅输注 CMV 阴性血制品。只要患者和供者 CMV 均为阴性，就应一直用 CMV 阴性血制品。目前尚无安全有效的造血生长因子支持再生障碍性贫血患者的红细胞和血小板，不推荐常规使用重组人红细胞生成素、白介素 6 和重组人血小板生成素（rHu-TPO）。

单纯的支持治疗并不能改善骨髓造血，再障更重要的治疗为目标治疗。

（二）目标治疗

再障目标治疗手段主要是异基因造血干细胞移植和免疫抑制治疗。二者的选择除考虑近期疗效、早期病死率以及要求的支持治疗外，更应着眼于存活率、远期疗效和生存质量。患者年龄越小、造血衰竭程度越重、中性粒细胞绝对值越低，则相对于强烈免疫抑制治疗而言，HLA 相合同胞供者造血干细胞移植治疗获益也越大。随着患者年龄增加，移植治疗相关死亡也增加，40 岁以上患者存活率仅约 50%，低于强烈免疫抑制治疗。因此，年龄 <30 岁、无特殊禁忌证、有 HLA 相合同胞供者的重型再生障碍性贫血患者，应首选造血干细胞移植治疗；无 HLA 相合同胞供者或年龄 >40 岁者，则首选强烈免疫抑制治疗，同时启动 HLA 相合无关供者筛选；年龄 30~40 岁者，一线治疗采用造血干细胞移植或强烈免疫抑制治疗患者获益大致相同，结合 HLA 相合供者有无、病情、经济状况及患者意愿酌情选择。

1. 造血干细胞移植治疗重型再生障碍性贫血 重建造血快、完全治疗反应率高、复发少以及患者生存质量高。

除 HLA 相合同胞供者外，其他 HLA 相合供者造血干细胞移植均应视为重型再障补救治疗，要求精确 HLA 配型，至少应经 1 个疗程强化免疫抑制治疗失败后实施。近年随着预处理方案的改良和精确配型的实施，HLA 相合无关供者造血干细胞移植治疗再障的有效率明显提高达 60% 以上。因而，40 岁以下重型再障患者一次免疫抑制治疗无效，再次治疗倾向于首先选择 HLA 相合无关供者造血干细胞移植。

2. 免疫抑制治疗重型再生障碍性贫血 缺乏 HLA 相合同胞供者，或患者年龄偏大，移植风险增加，或难以承受庞大的治疗经费支出等，使得部分患者不能接受骨髓移植治疗，IST 是这类患者可供选择的一线治疗方案。在我国，事实上绝大多数患者接受 IST 治疗。ATG + CsA 被认为是现今重型再障免疫抑制治疗的标准方案，对一些新方案和新疗法也多以此为比照进行评价。ATG 用量根据不同厂商和免疫动物来源略有不同，一般来源于马和猪的 ATG 用量 12~20 mg/（kg·d），来源于兔者，3~5 mg/（kg·d），连用 5 天。

IST 不受年龄限制，老年人仍可适用，在治疗反应率、复发率和克隆性血液学异常发生等方面与年龄 <50 岁患者差异无显著性意义。

IST 治疗有效的再障，多数在 1 个月以后才表现出血液学反应，如将治疗反应限定在 1 年内，则 96% 发生在前 6 个月，绝大多数发生在前 4 个月，超过 4 个月才出现治疗反应者为数不多。因此，IST 后 4 个月未达部分反应可视为治疗失败，应进行 HLA 相合无关供者造血干细胞移植（<16 岁）或二次 IST。50% 左右患者二次 IST 可获得治疗反应。

IST 短期疗效与骨髓移植相当，患者中位治疗反应时间长，支持治疗要求同样较高，近 30% 患者临床反应不完全，只是脱离输血和血小板，62% 治疗反应者需长期 CsA 维持治疗，长期存活率受晚期复发和克隆性血液学异常影响，无平台期。IST 不受年龄和 HLA 相合供者限制，更适用于多数患者，为无条件骨髓移植者的治疗首选。环磷酰胺、其他免疫抑制剂（霉酚酸酯和西罗莫司等）、HLA 相合同胞供者以外的其他移植等，尚缺少大系列报道，可临床试用。

3. 非重型再生障碍性贫血 可自发缓解、较长时间病情稳定或进展为重型再生障碍性贫血。对该型再生障碍性贫血国内多采用雄性激素或（和）环孢素早期治疗干预。临床常用雄性激素包括睾酮类的丙酸睾酮，50～100 mg/d，肌内注射；十一烷酸睾酮，120～240 mg/d 口服；蛋白质同化激素司坦唑，6～12 mg/d，分次口服。环孢素，3～7 mg/（kg·d），分2次口服，或根据血药浓度调节环孢素用量，使其维持谷值血药浓度 150～250 ng/mL。疗程至少4～6个月。国外则一般仅予密切观察，只有疾病进展患者需要血制品输注支持，或进展为重型再生障碍性贫血时才开始予以免疫抑制治疗或造血干细胞移植。目前尚缺乏随机临床试验证明上述哪种方法处理更为合理。

非重型再生障碍性贫血的理想治疗方案也未能确定。雄性激素因其男性化作用及肝毒性，一般较少用于女性患者。ATG/ALG 联合 CsA 治疗非重型再生障碍性贫血疗效优于单用 CsA，而与单用 ATG/ALG 相当。故此，如果非重症再生障碍性贫血需要免疫抑制治疗，则应采用 ATG/ALG。鉴于早期治疗干预患者获益情况不详，而 ATG/ALG 具有较大治疗风险，并且费用昂贵，较之重型再生障碍性贫血目前非重型再生障碍性贫血治疗策略和治疗方法更需设计良好的临床试验予以确定。

（三）免疫抑制治疗疗效标准

国际再障专家委员会于 2000 年制定了重型和非重型再障疗效标准。疗效评价应依据 2 次或 2 次以上至少间隔 4 周的外周血细胞计数检查，并且最好在患者停用细胞因子治疗时进行。

1. 再障免疫抑制治疗疗效标准。

（1）重型再障疗效标准。

1）完全治疗反应（CR）：血红蛋白达相应年龄正常值；中性粒细胞计数 > 1.5×10^9/L；血小板计数 > 150×10^9/L。

2）部分治疗反应（PR）：脱离血制品输注；不再符合重型再障标准。

3）无治疗反应（NR）：仍符合重型再障标准。

（2）非重型再障疗效标准。

1）完全治疗反应（CR）：标准与重型者相同。

2）部分治疗反应（PR）：脱离输血依赖（若先期依赖），或至少一系血细胞计数正常或增加 1 倍以上，或血红蛋白增加至少 30 g/L（若先期 < 60 g/L），或中性粒细胞计数增加至少 0.5×10^9/L（若先期 < 0.5×10^9/L），或血小板计数增加至少 20×10^9/L（若先期 < 20×10^9/L）。

3）无治疗反应（NR）：未达部分治疗反应标准，或疾病更为严重。

2. 我国现行再障疗效标准。

（1）基本治愈 贫血和出血症状消失，血红蛋白达到男 120 g/L、女 100 g/L 以上，白细胞达到 4×10^9/L 以上，血小板达到 80×10^9/L 以上，随访 1 年以上无复发。

（2）缓解 贫血和出血症状消失，血红蛋白达到男 120 g/L、女 100 g/L，白细胞达到 3.5×10^9/L 左右，血小板也有一定程度恢复，随访 3 个月病情稳定或继续进步者。

（3）明显进步 贫血和出血症状明显好转，不输血，血红蛋白较治疗前 1 个月内常见值增长 30 g/L 以上，并维持 3 个月不降。

（4）无效 经充分治疗后症状和血常规不能达到明显进步者。

九、预后

再障的预后与病情和治疗方法密切相关。通常非重型再障病程进展缓慢，多数预后良好。重型再障若不经积极治疗，多数患者发生感染或出血并发症，很快死亡，即使积极治疗，极重型再障早期死亡仍可高达 15% 左右。采用 HLA 相合同胞供者造血干细胞移植治疗，重型再障 5 年生存率可达 80% 以上，存活 5 年以上的患者其预期寿命与同年龄同性别正常人相同。无关供者造血干细胞移植疗效也可达 60% 左右。免疫抑制治疗有效率 70%～80%，患者 5 年生存率约 80%，部分患者为部分治疗反应，生存质量不理想。治疗有效的患者 10% 左右复发，10% 左右发生晚期克隆性血液学异常。

第六节　血型不合所致的溶血性贫血

血型不合所致的溶血性贫血，也称同种免疫性溶血性贫血，最常见的是新生儿溶血病（HDN）。是指母亲妊娠期间对自己缺乏的胎儿红细胞抗原所产生的抗体，经胎盘传入胎儿体内所产生的溶血性贫血。抗体均为IgG。母婴血型不合最重要和多见的是ABO血型不合，其次为Rh溶血病，MN溶血病偶见。其他血型系统如Kell、Duffy、Lutheran和Kidd等溶血病也有可能，但很罕见。

一、病因和发病机制

新生儿溶血症的机制是发生在抗原抗体之间的免疫变态反应。以ABO溶血症为例，母体血清中存在着针对ABO血型物质的IgM和IgG抗体，IgG类型的抗A（B）抗体因其分子量较小（7Sγ球蛋白），是唯一能够通过胎盘进入胎儿体内的免疫球蛋白。当胎儿从父方遗传下来的显性抗原恰为母亲所缺少时，通过妊娠、分娩，此抗原可进入母体，刺激母体产生免疫抗体，使胎儿发生溶血。在我国汉族99.7%为Rh阳性，故Rh溶血病在我国少见，而ABO血型不合比较多见，约占妊娠总数的20%～25%。有文献报道，ABO HDN发病率随母体的抗A（B）IgG效价升高而升高，抗体效价的高低与HDN的发生成正比。

二、临床表现

1. 主要临床表现　ABO溶血病症状较轻或无症状，而Rh溶血病症状严重。新生儿溶血病的临床表现均取决于胎儿红细胞破坏的速度和红细胞生产的代偿程度。主要表现为黄疸和贫血。

黄疸：由于胎盘可有效地清除胆红素，故新生儿即使有溶血性疾病，在出生时也无黄疸。一旦新生儿在出生第一天出现黄疸，必须考虑有新生儿溶血病的可能，应立即做血清学检查以求确诊。黄疸出现越早，进展越快则病情越重。

贫血：出生时，多数新生儿血红蛋白正常或仅有轻度贫血，肝脾可轻度肿大。中度贫血在出生后5～6天才较明显。重度贫血时可发生充血性心力衰竭、水肿、腹腔积液和胸腔积液，构成胎儿水肿综合征。

2. 胆红素脑病（核黄疸）　由于间接胆红素可通过血脑屏障，进入基底核、视丘下核、大脑半球的灰质和白质等处，引起神经细胞肿胀、变性和坏死。由高胆红素血症发展为核黄疸可分为4期：①先兆期：出现嗜睡、肌张力下降、吸吮反射消失等。②痉挛期：出现两眼上翻、尖叫、发热、角弓反张、抽搐等。③恢复期：随着体内抗体逐渐消耗，溶血减轻、黄疸减退。④后遗症期：患儿恢复数月后可出现失明、耳聋、瘫痪或智力发育不全等。

3. 其他　少数病例可发生血小板减少性紫癜，也有病例出血由DIC引起。通过换血可使出血得到纠正。

三、诊断与鉴别诊断

（一）门诊资料分析

1. 产前检查　检查孕妇及丈夫血型。在妊娠第16周左右为孕妇查血清抗体，作为基础水平，至第28～30周时再测抗体，以后每月测1次。如抗体效价上升，提示胎儿已累及，宜同时查羊水胆红素。

2. 产时检查　观察胎儿面脐血的血型和特异性抗体。

3. 产后检查。

（1）贫血及溶血的依据：红细胞及血红蛋白可正常或中、重度减少，网织红细胞与贫血严重程度成正比；血涂片红细胞大小不等，可见嗜多色性、球形红细胞及有核红细胞；骨髓表现为红系过度增生。

（2）血清学检查：产后诊断的主要依据是血清特异性免疫抗体的检查。具体包括：检查母子血型是否不合；检查婴儿红细胞是否致敏；检查婴儿血清中有无血型抗体存在及其类型；检查母体血清中有无血型抗体的存在，阳性者对诊断有参考意义。

（3）血清胆红素检查：本病对生命和神经系统的最大威胁来自血中游离胆红素增高的程度，故应密切监视血清胆红素含量的变化。

（二）进一步检查项目

1. 内源性 CO 产物测定　当血红素分解为胆红素时，产生同等量的 CO，测量呼气末的 CO 量，或者检测血中碳氧血红蛋白的量，都能够作为胆红素产生的量化指标；另外，内源性 CO 检测可以鉴别胆红素的来源，如果间接胆红素水平增高，CO 水平低，提示黄疸为非 HDN 所致，而是胆红素代谢障碍或肠肝循环增加等原因引起。

2. 微柱凝胶技术　微柱凝胶技术的原理与抗人球蛋白试验类似，将待测血清或红细胞悬液加入微管中，通过红细胞抗原和抗体在凝胶介质中发生凝集反应，将红细胞滞留在凝胶微管内判断结果。可用于血型检测、抗体筛查、抗体鉴定和交叉配血等。

3. 红细胞表面 IgG 检测　红细胞中加入抗人 IgG 单克隆抗体，经流式细胞仪检测，可以精确检测出致敏红细胞的量，提高了直接 Coombs 试验的敏感性。

4. 胎儿血型检测　近年来发现孕妇血浆中含有丰富的胎儿 DNA 片段，使用 PCR 扩增技术可以确定胎儿的血型。

5. 孕妇血中胎儿红细胞计数　传统检测方法为酸洗脱试验，现在应用流式细胞仪检测，将抗 HbF 抗体加入产妇红细胞中，计数 50 000 个产妇红细胞，如果小于 0.1% 则为阴性。阳性结果提示发生了胎母出血，并可以计算出产妇体内胎儿红细胞的量。

6. 超声检查　可以观察胎儿水肿、腹腔积液、胸腔积液、肝脾肿大、胎盘水肿、羊水量、发育情况等。Detti 等报道，用 Doppler 超声测量胎儿大脑中动脉血流速度，可以作为胎儿贫血的指标。

（三）诊断要点

ABO hDN 确诊比较困难，因为：①所有 O 型血母亲孕育的 A 型血或 B 型血新生儿中约 1/3 直接 Coombs 试验阳性，2/3 抗体释放试验阳性，而真正发生 HDN 者仅为直接 Coombs 试验阳性中的 1/5。②部分 ABO hDN 患儿直接 Coombs 试验弱阳性或阴性。③ABO hDN 缺乏特异性表现。④黄种人生理性黄疸普遍高于白种人。因此，诊断 ABO hDN 时必须除外其他原因引起的黄疸。

下列表现和实验室检查支持 ABO hDN 的诊断：①母亲 O 型血，新生儿 A 型血或 B 型血。②生后 24 小时内出现黄疸。③间接高胆红素血症。④直接 Coombs 试验和抗体释放试验阳性。⑤脐血或新生儿血清中出现抗 A 或抗 B 的 IgG 抗体。⑥血涂片中球形红细胞增多。⑦网织红细胞增多或碳氧血红蛋白浓度升高。

（四）鉴别诊断要点

1. 与生理性新生儿黄疸相鉴别。

（1）生理性黄疸：是指新生儿出生后 2~14 天由于胆红素代谢所致的黄疸。

（2）病理性黄疸：新生儿黄疸出现下列情况之一时要考虑病理性黄疸：①出生后 24 小时内出现黄疸，胆红素浓度 >102.0 μmol/L。②足月儿血清胆红素浓度 >220.6 μmol/L，早产儿 >255.0 μmol/L。③血清结合胆红素 534.0 μmol/L。④血清胆红素每天上升 >85.0 μmol/L。⑤黄疸持续时间较长，超过 2~4 周或进行性加重，或退而复现。

2. 与其他因素引起的病理性黄疸相鉴别　包括母乳性黄疸，感染，G-6-PD 缺陷病，地中海贫血，以及其他包括早产儿、遗传代谢性疾病及不明原因的高胆红素血症等。

四、治疗

（一）预防措施

预防 Rh 溶血病的措施要在孕妇未致敏前执行才能有效：①当未致敏 Rh 阴性孕妇在第 1 次分娩 Rh

阳性婴儿后，72 小时内肌内注射抗 Rh D IgG 300 μg，可使孕妇不致敏。②对流产 Rh 阴性的孕妇，不论胎儿 Rh 血型如何，均用 300 μg 抗 Rh D IgG 肌内注射 1 次，以防致敏。③孕妇羊膜穿刺后，不论在妊娠中期或晚期皆肌内注射 100 μg 抗 Rh D IgG。如胎盘被损伤，应增加注射剂量。目前尚无抗 Rh E IgG。

有关 ABO 溶血病的预防方法，尚在探索中。

（二）治疗方法

新生儿溶血病的治疗主要针对高胆红素血症，防止胆红素脑病的发生。Ahlfors 提出了胆红素与白蛋白的比例，用以指导高胆红素血症的治疗：出生 72 小时以上新生儿，胆红素/白蛋白 < 513 mg/g 发生胆红素脑病危险度低；513 ~ 619 mg/g 可能与急性胆红素脑病相关，如果迅速降低胆红素，神经系统损伤可以恢复；≥710 mg/g 具有发生不可逆胆红素脑病的高风险，小于 72 小时的新生儿比值相应降低。

1. 孕期治疗。

（1）药物治疗：葡萄糖醛酸转移酶诱导剂，如苯巴比妥、尼可刹米等可诱导肝细胞微粒体增加此酶的生成，加速间接胆红素的代谢，减轻胎儿或新生儿的高胆红素血症，可在孕妇自然分娩或引产前 2 周服用苯巴比妥 60 ~ 100 mg/d，分 3 次口服，尼可刹米 100 mg/（kg·d），分 3 次口服，连服 7 ~ 14 天。

（2）提前分娩：可以减少抗体产生，常在孕期第 35 ~ 第 38 周人工提前分娩。

2. 新生儿治疗。

（1）光照疗法：采用蓝光荧光灯裸体照射，总光度 160 ~ 300 W，持续 1 ~ 3 天，或间歇光照，可以使间接胆红素在光作用下转化为光红素，其为水溶性，可经胆汁及尿液排出，从而纠正高胆红素血症。

（2）血浆置换：换血量约为婴儿血容量的 2 倍（150 ~ 180 mL/kg）以换出血浆中抗体、致敏红细胞和游离胆红素，置换后应继以光照治疗。

（3）药物治疗：苯巴比妥 15 mg/d，尼可刹米 300 mg/d，泼尼松 10 ~ 15 mg/d，分 3 次口服。每日静脉注射白蛋白 1 g/kg，以增加对游离胆红素的结合；对于严重贫血的患儿应慎用，以免诱发心力衰竭；也可口服琼脂 125 ~ 250 mg，每 4 ~ 6 小时 1 次，以阻止肠道胆红素的再吸收。

（4）静脉免疫球蛋白治疗：大剂量静脉注射免疫球蛋白治疗 HDN 已经研究了近 20 年，效果显著，国内已有不少报道。但缺乏使用的指征和剂量，国外主张 0.4 ~ 1.0 g/kg，连用 1 ~ 3 天。目前存在的问题是：①国外主要用于 Rhh DN 患儿的治疗，国内绝大多数用于 ABOh DN 患儿，前者的病情比后者严重得多。②现在已经认识到胆红素有抗氧化等生理作用，过度降低胆红素水平是否对患儿有利，因此关于我国大剂量免疫球蛋白使用的指征和剂量有待进一步研究。

（5）金属卟啉类药物：包括锡-原卟啉、锡-中卟啉、锌-原卟啉、锌-中卟啉等，现在比较重视锡-中卟啉的应用，锡-中卟啉抑制血红素加氧酶的活性，直接减少胆红素的产生。Kappas 等证实单剂量锡-中卟啉 6 μmol/kg 比蓝光治疗高胆红素血症效果更好，不良反应为一过性，非剂量依赖性红斑，没有后遗症，但是目前该药还没有正式投入临床。

（6）其他：包括一些药物的治疗，如腺苷蛋氨酸、喜炎平注射液，茵栀黄注射液，以及微生态制剂如金双歧等都有促进黄疸消退的作用。另外，由于高压氧治疗能使肝脏血流量增加，血氧含量增加，能明显改善组织细胞的缺氧状态。能使肝酶活性增加，肝脏摄取、结合、排泄胆红素的能力增强，促使肝脏胆红素的代谢功能转为正常。因此国外也常用高压氧治疗，其疗效与常规的蓝光治疗相同。

五、预后

近年来，由于对 Rh 型溶血性贫血的预防使新生儿同种免疫性溶血病的发病率、病死率显著下降。新生儿 ABO 溶血病虽发病率高于 Rh 溶血病，但因其溶血程度较轻，少见严重的高胆红素血症，预后较好。

第七节 急性失血后贫血

失血是贫血最常见的原因之一，可分为急性和慢性两种。由于外伤或疾病过程造成血管破裂或止血机制缺陷，在短时间内大量失血而引起的贫血称为急性失血性贫血。

一、病因和发病机制

急性失血直接引起循环血量减少，动脉血压降低。由于化学感受器和肾上腺素的刺激作用，发生了加压反射，机体重新分配循环血液。除脑及心脏外，其他器官特别是腹内脏器、皮肤和肌肉的血管皆收缩，因而外周阻力增大，心率增快，以尽量保持体内重要器官的血流供应。此外，因毛细血管前阻力血管的收缩反应比较强烈，使毛细血管血压降低，组织液进入毛细血管。同时，因肾血流量减少，患者尿液排泄减少。通过这些代偿作用，血容量逐渐得到补充。失血也损失了血细胞，随着血容量的补充，血液稀释，红细胞和血红蛋白浓度降低，组织发生缺氧，体内红细胞生成素的代偿性分泌增多，促进骨髓造血功能，释放更多的红细胞。如果失血量过多，血容量减少1/3时，心排血量与动脉压大幅度下降，又不能及时补足血量，最终会导致休克。在休克过程中，由于器官组织代谢障碍、酸中毒及毛细血管壁损害，可导致弥漫性血管内凝血（DIC），结果使休克成为不可逆性，导致死亡。

二、诊断

（一）病史采集要点

1. 起病情况 一般情况下起病迅速，视基础疾病及患者耐受能力不同而有所区别。通常外伤等造成的内脏或大血管的破裂出血速度快，患者可迅速出现晕厥，如不能及时采取有效抢救措施，则患者可在短期内死亡。

2. 主要临床表现 失血的早期，表现为兴奋、烦躁不安、焦虑等。此时神志清楚，随着失血的进行，患者从兴奋转为抑制，表情淡漠、感觉迟钝甚至意识丧失。

3. 既往病史 急性失血时一般病因明确，常可通过询问既往病史而作出判断。引起急性失血的常见原因主要有：各种外伤及外科手术时的出血；食管或胃底静脉破裂、胃或十二指肠溃疡等疾病引起的消化道大出血；宫外孕、前置胎盘或分娩时的各种妇产科大出血；内脏特别是脾、肝等脏器破裂时的出血；大量肺或支气管咯血；炎症、肿瘤等侵蚀血管壁引起的突然大出血；各种止血机制有缺陷的疾病，特别是血友病、血管性血友病、血小板功能障碍时的出血等。病因明确者要注意询问患者有无影响出凝血机制的疾病或相关药物的服用史，如有无血友病、遗传性血栓症等或正在服用阿司匹林、华法林等抗血小板及抗凝药物，因为这些疾病及服用药物情况将影响患者的病情及治疗，如病因不明确者，应根据患者性别、年龄等一般情况结合急性失血的常见病因在最短的时间内找出病因；病史的询问很有帮助，注意询问患者既往的病史，如有无消化道溃疡、肝硬化、肺结核或支气管扩张（可能引起大量的咯血）、育龄妇女停经（提示宫外孕可能性）、外伤等容易引起急性出血的病史。

（二）实验室检查

急性失血的最初数小时，因血细胞和血浆损失的比例大致相等，只有血容量的减少而血红蛋白和红细胞比积可仍在正常范围内。其后随着血液稀释，血红蛋白量和红细胞比积才逐渐下降，出血后2~3天最为显著。贫血呈正常细胞和正常色素性。血中网织红细胞在急性失血后3~5天开始升高，6~11天达高峰，但一般不会超过15%。急性失血后2~5小时，白细胞也迅速增高，可达（10~20）×10^9/L，最高可达35×10^9/L，主要是中性粒细胞增多，核左移，甚至出现幼粒细胞。急性失血后1~2小时，血小板开始升高，个别可达$1\,000 \times 10^9$/L。急性失血后2天骨髓可呈增生象，主要是幼红细胞增生，呈正常幼红细胞型。在出血停止后10~14天，幼红细胞增生象基本消失，白细胞和血小板多在3~5天恢复正常，白细胞、血小板和网织红细胞持续升高者，必须排除潜在出血的可能。急性内出血，血液进入体腔、囊肿内和组织间隙，常因红细胞破坏，可出现游离胆红素和血清乳酸脱氢酶升高，结合珠蛋白降低，加上网织红细胞增多，酷似溶血性贫血，须注意鉴别。

（三）诊断要点

根据病史和临床表现诊断一般并无困难。要注意与其他可能在短期内引起贫血或血压下降的疾病相鉴别，如急性溶血性贫血、DIC、感染性休克、过敏性休克等。诊断的内容还应包括病因的诊断及失血程度的准确判断。

三、治疗

（一）治疗原则

（1）监测并稳定生命体征是急性失血的首要任务。

（2）在稳定生命体征的同时尽快明确病因。

（3）病因治疗。

（4）急性期后的治疗。

（二）治疗计划

1. 生命体征的监测和稳定。

（1）生命体征的监测：应尽快开始对患者进行生命体征的持续监测，特别是血压，有条件者可行中心静脉置管，使用漂浮导管监测，指导输血补液的进行。

（2）生命体征的稳定：对出现休克的患者，应采取下述措施以挽救患者的生命。

1）体位：应将患者仰卧位，下肢抬高 $20° \sim 30°$，头胸部抬高 $10° \sim 20°$，这既能增加回心血量，也有利于呼吸。

2）吸氧：保持患者呼吸道通畅，要在床边放置吸痰器，及时清除鼻腔和口腔中的异物，同时让患者头偏向一侧，防止呕吐物阻塞呼吸道。给予低到中流量吸氧以增加组织的氧浓度，及时改善缺氧状态。

3）迅速建立静脉管道：失血性休克患者的有效循环血量都有不同程度的减少，而造成组织供血不足、缺氧。因此，及时扩容是抢救失血性休克的首要措施。重度休克患者应建立 2 条有效静脉通道，以达到迅速补充血容量和静脉给药的目的。其穿刺部位可选择肘正中静脉、贵要静脉或大隐静脉等较粗大而表浅的静脉，对表浅静脉充盈程度极差、穿刺十分困难者，应及早行静脉切开或中心静脉穿刺，切勿轮流穿刺而延误抢救。

4）输液种类与速度：选择 1 条静脉主要用于扩容，首先快速输入晶体液，常用的液体有 5% 葡萄糖盐水、林格液等，100 滴/分钟左右，以备输血，这样既能扩充细胞外液，又兼补血容量和电解质。避免肾功能衰竭的发生。同时还可输入低分子右旋糖酐、白蛋白、血浆等维持胶体渗透压，起到扩容、疏通微循环，加强心脏收缩的作用。另 1 条静脉用于各类急救药品的输入，如多巴胺 20 mg 加入 5% 葡萄糖盐水中，40 滴/分钟左右，多巴胺除加强心搏出量外，还有选择性地扩张肾血管的作用。在抢救失血性休克的过程中，当血压回升到 12/8 kPa 时，输血输液的速度可适当放慢，以避免发生急性肺水肿。

（3）完善检查：急查血常规、血型，根据估计的出血量、止血的效果配型输注，完善病因的相关检查，肝、肾脏功能，心电图等常规检查。

2. 病因治疗　应针对引起低血容量的病因而采取相应措施。如外伤性肝脾破裂患者，在积极抢救休克的同时，应在短时间内迅速准备手术。

3. 急性期后的治疗　一般休克得以纠正，经常并发不同程度的轻、中度贫血，对于失血性休克经初步抢救成功，不再有活动性出血，并发轻、中度贫血的患者，可应用 rhu-EPO 进行纠正贫血的治疗，并注意同时补充铁剂。

四、预后评估

预后与病因、出血速度、抢救是否及时、患者的一般情况相关。

第二章

血栓性疾病与抗血栓疗法

第一节　血栓形成的机制

正常情况下，止血反应受严格的调控以维持血管内血流的液态。在急性血管受损时，止血的决定因素能通过快速而有效的反应，有条不紊地形成一个局部保护性凝血块（止血栓），以防止过度的血液丢失。许多病理过程能改变止血决定因素间的平衡，或因不适当地止血而产生出血，或因止血过度而形成血栓。止血反应被不适当地启动或扩散所产生的病理过程称为血栓形成。循环系统（血管及心脏）内形成的由纤维蛋白、血细胞所组成的病理性凝血块称为血栓。血栓病是指由于血栓形成、脏器缺血及功能障碍而导致的一系列临床及病理改变。

关于促血栓形成的因素，目前仍沿用18世纪德国病理学家魏尔啸（Virchow）范例，即血栓形成与凝血因子、血流改变和血管内皮三角关系间的失衡有关。因此血管内皮功能异常、血流改变和血液组成异常，独立或复合存在，都能促进血栓形成。血液组成异常，通常包括血小板量和功能异常（初期止血异常），凝血（二期止血）异常和纤维蛋白溶解功能的异常。

近年来，随着对血栓发病机制研究的深入，对血栓的多组成、多因素及潜在的发病过程已达成共识，对高危基因及止血调控功能异常在血栓发病上的作用也日益受重视。虽然目前对动、静脉血栓形成的基础病理机制上仍存在不少疑点，但基础和临床两方面的进展已提供许多新手段，可用于机制探讨、监测血栓病的进展及早期诊断和治疗。

20世纪90年代以前人们对易栓症的认识比较局限，认为静脉血栓由一组先天性抗凝蛋白缺乏，如蛋白C、蛋白S、抗凝血酶Ⅲ、肝素辅因子Ⅱ缺乏症及异常纤维蛋白原血症所引起。实际上，这些先天性抗凝蛋白缺乏症在静脉血栓中的发生率仅占15%～20%（各占2%～5%）。

近来，对血栓发病机制研究获得重要进展。从静脉血栓着手，提供临床分析及新实验手段对家系进行调查，证实静脉血栓常是一种多因素、多基因缺陷性疾病，一组血液范畴的分子病，分子缺陷的发生率存在有明显的人种差异和地理分布特性。例如，APC（抗凝蛋白C）抵抗症是一种欧洲人群中较常见的基因缺陷性致血栓高危因素。然而，动脉血栓的发病机制更为复杂，除凝血及纤溶系统失衡外，尚涉及细胞间的相互反应等方面。对动脉血栓的研究尚未取得突破性进展。高危基因存在明显的种族差异，例如，亚甲基四氢叶酸还原酶基因 $C677T$ 多态性的人种分布与对动脉的致栓特性尚待充分阐明。国外器官移植研究资料表明，肝脏及心、肾移植失败的首要原因是移植物的多发血栓及溶栓治疗促发再梗死。

一、内皮细胞功能异常

1. 正常内皮的抗栓功能　完整的血管内皮层是血细胞、血浆成分与内皮下组织隔绝的天然屏障，也是血液或细胞携带信息进入组织的门户，在炎症、免疫、止血、凝血等过程中起重要作用。正常内皮通过多种机制的相互作用维持一个具有抗栓特性的表面：①内皮合成并释放前列环素（PGI_2），后者升高细胞内 cAMP 水平而抑制血小板活化，并使血管舒张。②内皮细胞衍生的血管舒缓因子（EDRF）使

cGMP 增高而抑制血小板活化并使血管舒张。③内皮表达与膜相结合的 ADP 酶分解 ADP 使之成为 AMP。④内皮促使血管摄取并降解致栓性血管活性胺类，如血清素。⑤表达凝血调节蛋白（TM），后者在血管内皮表面结合并灭活凝血酶，从而促进一种天然抗凝蛋白即蛋白 C 的活化。⑥正常血管内皮还表达类肝素物质催化抗凝血酶Ⅲ（ATⅢ）、肝素辅因子Ⅱ与凝血酶的结合，而保持血液的液态。在生理情况下，内皮合成并分泌的促纤维蛋白溶解（简称纤溶）分子，如纤溶酶原活化物，与内皮表面的特殊受体结合，可增强局部纤溶酶原的活化。

2. 内皮功能异常（或受损）时的促栓功能　去内膜血管丧失正常抗栓功能，暴露出内皮下组织，与血小板相互反应增强而促进血栓形成。亚急性或慢性疾病常使内皮丧失抗栓功能，例如，动脉粥样硬化时 PGI₂ 生成减少，高胆固醇血症或高血压时 EDRF 生成减少，血小板增多症时 EDRF 生成减少伴有 TM 表达减少。此外，功能异常的内皮常表现出明显的促栓特性，例如，内皮细胞暴露在内毒素、白介素-1（IL-1）、肿瘤坏死因子（TNF）的作用下，将表达组织因子及 FV 而激活凝血的阶梯反应，下调 TM，增加纤溶酶原活化抑制物（PAI-1）分泌，刺激表达黏附分子从而促进粒细胞及血小板与内皮黏附增加，缺氧下内皮表达 FV 活化物；受凝血酶刺激下内皮合成并分泌 FⅧ相关抗原（vWF）及 PAI-1，促使血小板黏附及活化，并使纤溶系统受抑制而促进血栓形成。

二、血液流变学异常

1. 正常血液流变学　正常血液按同心圆作片层流动，形成一种急转直下的速率梯度，即近中心片层具有较大的速率，而近壁片层速率近于零。片层间互相移动所产生的阻力称为内摩擦力。内摩擦力大小与黏度（又称内摩擦系数）有关。内摩擦力方向沿液层面切线方向，故可使各液层发生切变变形。常以切应变来反映沿管壁湍流的片层间移动的互相影响，可认为是血管壁对全血或血浆行使一种黏性拖曳的后果。使液体内部各液层发生切变变形及液体流动的力称为切变力。切应压力（简称切应力）是指产生切应变片层的单位面积所受的力。它随流体速率增大而增加，随管径增大而减弱。切变率是指邻近液层间的切变速率梯度。由于层流间与速率梯度相应的切变率的不同、细胞大小及电荷不同，使红细胞占据中心片层，而血小板则沿血管内膜移动。近管壁处富含血小板且为低速流层，这不但限制了血小板的迁移，且保证了有足够数量的血小板在血管受损时参与初期止血反应，使一旦形成的血小板止血栓能受到最小的流体动力学变化和水压的干涉。

不同的血管床由于血流切变率的不同，故初期止血和凝血间的互相作用过程不相同，血栓的组成成分亦不同。止血受切变率的影响，大静脉或静脉瓣处的低切变率（50 1/秒）有利于纤维蛋白的沉着，并常由组织因子激活机制参与局部纤维蛋白的沉着反应。中动脉具有中切变率（650/秒），使血小板和纤维蛋白均易沉积。微血管具高切变率（1 300/秒），则以血小板沉着为主。但是由于活化血小板膜暴露出纤维蛋白原受体（GPⅡb-Ⅲa 即 αⅡβ₃ 整合素），故血小板的致栓特性也伴纤维蛋白的沉着。

2. 促血栓的流变学异常。

（1）动脉硬化的高血流、高切变率与动脉血栓形成：血管壁动脉硬化时由于分叉处涡流使局部内膜受高流速及高切应力影响，内皮易受损或呈现功能异常，引起内皮损伤的切应力约为 400 dyn/cm²。高切应力尚可激活血小板，后者释放多种介质可加重内膜损伤。正常情况下，内皮通过钙敏感的钾通道作为机械化学感受器，使增高的切应力与 EDRF、PGI₂、tPA 表达和分泌增加等多种代偿机制耦联，以抵消上述机械损伤所产生的促凝效果。但是，若超越正常代偿能力时，如高血压的超大切变程序性暴露，或协同其他因素，则可增强血栓形成倾向。内皮的抗栓特性可使一旦形成的血栓局限于血管受损区近端。但是，侵犯血管壁的中等大小血栓，常扰乱层流而出现涡流，进而使局部的切应力增强，使内皮损伤加重，并加速血小板的黏附和活化。涡流可使血小板碰撞率增加而促进栓子继续增长。因此，动脉血栓头部或启动部位富含血小板，称为白色血栓头；继续增长的栓子尾，由于涡流及血流的减弱使尾部相对含较多的纤维蛋白和红细胞，称为红色尾。

（2）静脉血流减慢或淤积与静脉血栓形成：静脉血栓好发生在血流减速时。由于静脉压增加、血管扩张、继发静脉瓣功能不全，常使血流进一步减速，局部内皮功能异常而发生静脉血栓形成，如术后卧床、产后（与黄体酮有关的静脉曲张）或妊娠子宫压迫下腔静脉、肥胖和充血性心力衰竭。典型的低流速性静脉血栓富含纤维蛋白原和红细胞，称为红色血栓。

血液黏度对流变学的影响近年来深受重视。全血黏度是指大血管主体血流的阻力，为一种内部摩擦系数。血黏度定义为维持 1 U 速率梯度，单位面积所受的力，故是切应力和切变速率之比，以毫泊秒表示。

根据 Poiseuille 定律，血黏度增加意味着血流减慢及切应力增加。血细胞量增多（原发性或继发性红细胞增多症）、红细胞变形性减低（如镰刀细胞性贫血）、血浆蛋白量增加（如纤维蛋白原或免疫球蛋白增多）等都可引起血黏度增加，导致血栓倾向。

三、血液组成的异常

凝血机制除受正常内皮产物和纤溶系统调控外，凝血的液相期还受三种血浆抗凝蛋白的对抗和调节。正常抗凝蛋白包括：①中和凝血酶活性的 AT Ⅲ、肝素辅因子 Ⅱ 及内皮细胞表面相结合的类肝素物质。②中和 FVa 和 FⅧa 的蛋白 C 和蛋白 S。③抑制凝血活酶（以 FXa 为代表）生成的组织因子凝血途径抑制物（TFPI）。

原发性高凝状态，或名原发（先天）性血栓前状态，目前尚名为遗传性易栓症，即血浆抗凝物或纤溶分子的先天性缺乏或功能异常，纤溶抑制物增多或活化物释放障碍。原发性高凝状态的常见血栓并发症为静脉血栓性疾病，如深静脉血栓（DVT）或肺栓塞（PE），而动脉血栓较少见。患者在血栓发作前或发作期间的外表健康状态可相当好。近年来的研究工作表明，原发性高凝状态是一种多基因缺陷性疾病，其中抗凝蛋白 C 抵抗症是一种最常见的西方人群基因缺陷性致栓高危因素。口服避孕药、术后卧床、妊娠、外伤等为常见的促发因素。

获得性高凝状态亦称继发（获得）性血栓前状态，是一组好发血栓形成的范围广泛的疾病。常因血栓形成而增加基础病的死亡率。获得性易栓状态涉及多个因素，其致血栓的基础病理生理机制常因基础疾病不同而异，可以说致栓机制尚未被阐明。基础疾病伴有抗凝或纤溶异常者常并发静脉血栓，伴有血小板或内皮功能异常者常伴发动脉血栓。但对某一具体疾病而言，也可诱发动脉及静脉血栓。流行病资料证实，基础疾病伴有纤维蛋白原、FⅧ、纤溶酶原活化抑制物（PAI）、vWF 增多者，都是致动脉硬化的独立危险因子，推测这些因子都能促进纤维蛋白（原）沉着。纤维蛋白（原）的降解产物可引起内皮迁移及内皮结构紊乱、血管通透性继发改变。

高脂血症中低密度脂蛋白（LDL）和它的氧化衍生物能直接损伤内皮，刺激平滑肌细胞增殖，并趋化单核细胞，促进血细胞聚集。动脉壁脂质堆积可减弱内皮细胞的抗栓性能，减少具有抗栓功能的 PGI_2、EDRF 的合成。血浆 LDL 水平增高已成为独立的致栓危险因素。此外，异常的血管内皮表面增加了对血浆 LDL 及其氧化产物的吸收，产生临床前动脉粥样硬化斑。

脂蛋白（a），LP（a）是 20 世纪 70 年代被发现的致动脉粥样硬化性心脏病的危险因子。血浆脂蛋白（a）是低密度脂蛋白微粒与载体蛋白（a）以二硫键结合成的复合物。载体蛋白（a）与纤溶酶原结构极为相似，能以高亲和力与纤溶酶原及 tPA 竞争纤溶的底物——纤维蛋白原，但不能被活化物（tPA）活化，故不具备纤溶活性。因此，高脂蛋白（a）患者的血浆 tPA 活性受抑，纤溶受损，使细胞外及血管壁易产生纤维蛋白沉着，形成纤维蛋白帽盖，促使动脉硬化。载体蛋白（a）能与纤溶酶原竞争内皮细胞和巨噬细胞表面的纤溶酶原受体而有利于脂蛋白（a）进入动脉壁，尤其容易侵入涡流、血液淤滞或动脉分叉处的管壁，使胆固醇及甘油三酯在动脉壁沉积，产生粥样硬化斑块；LP（a）属急性反应期可溶性炎症介质，它在术后、心肌梗死后、肿瘤患者中增高并促使内皮表面促纤溶特性降低，PAI-1 生成增多。脂蛋白（a）的发现，从分子水平阐明了动脉粥样硬化与血栓形成的关系。

上述促血栓形成的危险因子可使粥样硬化斑块蔓延及脂质侵入。后者包括斑块缝隙间的血小板、纤维蛋白血栓的有机化（与脂质融合）及渗入动脉壁、平滑肌细胞及巨噬细胞的过程。但斑块活化导致急性管腔闭塞与斑块蔓延之间的关系尚无定论。推测斑块活化可能由于富含胆固醇的斑块在血流中天然纤溶因子的作用下出现不稳定所致；而斑块的不稳定性主要由于富含胆固醇，脂质的平滑肌细胞在斑块下堆积、增员、活化。巨噬细胞释出蛋白溶解酶、炎症介质、黏附分子，形成一种可改变的动力学界面，参与内皮表面的一种防护性覆盖物与内皮细胞、各种循环白细胞间的相互作用，从而促进纤维帽盖薄弱的突出部位斑块破裂，血栓形成加速。导致管腔狭窄度小于70%的斑块如果发生破裂常引起斑块扩大但不引起闭塞。在多次破裂及管腔狭窄加重的情况下，斑块的破裂才有可能导致急性梗死症状。不稳定型心绞痛患者的症状所以加重常伴有冠状动脉痉挛成分的参与。某些基础疾病伴有血液黏度增高或巨噬细胞、血小板的黏附、增员，并在斑块中活化等情况，如高纤维蛋白原血症、真性红细胞增多症等，都易使斑块破裂，最终导致急性动脉血栓性血管症群。

第二节　抗血小板药物及治疗

一、抗血小板药物的分类

1. 血栓素 A_2（TXA_2）抑制剂　阿司匹林。

2. 磷酸二酯酶（PDE）抑制剂　双嘧达莫、西洛他唑。

3. 二磷酸腺苷（ADP）受体阻滞剂　噻氯匹定、氯吡格雷。

4. 血小板纤维蛋白原受体阻滞剂〔又称为糖蛋白（GP）Ⅱb/Ⅲa受体阻滞剂〕　供静脉注射的有阿昔单抗、埃替巴肽、替罗非班、拉米非班；口服的有希雷非班、希咪非班、奥波非班、氟拉非班、来达非班、洛曲非班、罗西非班、依罗非班等。我国目前仅有替罗非班供临床应用。

5. 其他　包括 TXA_2 合成酶抑制剂奥扎格雷、TXA_2/前列腺素 H_2（PGH_2）受体阻滞剂塞曲司特、前列环素（PGI_2）、PGE_1 及 5-HT_2 受体阻滞剂沙格雷酯等。

抗血小板药物包括能体外抑制血小板活化、抑制实验性血栓形成或延伸，影响放射标记的血小板存活或干涉某些血小板介入的病理过程的药物。

二、TXA_2 抑制剂

阿司匹林是水杨酸的乙酸酯（ASA）。本品是一种非甾体消炎药（NSAID），在体内迅速水解成水杨酸和乙酸盐，每克 ASA 含 760 mg 水杨酸。

（一）作用机制

1. 血液学作用　1.3～6 g/d 的抗风湿常用剂量下轻度抑制肝脏合成凝血因子 FⅦ、Ⅸ和 Ⅹ 的功能，并可轻度延长凝血酶原时间（PT）（2～3 秒）。通过抑制活化血小板释放内源性 ADP，ASA（不是水杨酸）能抑制肾上腺素和低浓度胶原诱发的血小板二相聚集（第二波缺如），但并不抑制凝血酶和高浓度胶原的诱聚作用。本品也抑制活化血小板释放第 4 因子（PF4）。服 ASA 能使出血时间延长数分钟，在儿童或出血性素质（如血友病）者更为明显。正常人服用 ASA 300 mg，12 小时后平板出血时间（IVy 法 BT）延长并达高峰，24 小时后恢复正常。ASA 导致出血时间延长，除对服用本品患者的术前处理有意义外，其临床意义有限。本品对血小板的特异性抑制作用主要在于使血小板环氧酶乙酰化，从而抑制环过氧化物的形成，使血小板血栓素（TXA_2）生成减少。此外，ASA 也抑制血小板膜酶（乙酰化）而有助于减弱血小板功能。

口服 300 mg 单剂量 ASA 可抑制 90% 的循环血小板环氧酶活性，使血小板不能生成 TXA_2，进而阻断 TXA_2 诱发的血小板二相聚集及血管平滑肌的收缩。ASA 对环氧酶的灭活作用随血小板新生而消除。血小板 $T_{1/2}$ 为 4～7 天，每日有 10% 的循环血小板被更新。当 20% 的循环血小板未被 ASA 损害时（相当于停药 36 小时后），止血功能可恢复到正常。长期服用 ASA 者恢复更慢。目前主张隔日服用 ASA 作抗栓治疗。

2. 抗栓作用　在抑制血小板环氧酶的同时，ASA 也抑制血管内皮细胞环氧酶合成血管保护性前列腺素——前列环素（又名 PGI_2）。PGI_2 与 TXA_2 的作用相反，PGI_2 使血管平滑肌扩张并能抑制血小板聚集。ASA 抑制内皮细胞合成 PGI_2，使内皮抗栓功能减弱。研究表明，80 ~ 300 mg ASA 抑制 TXA_2 合成的作用可持续 48 ~ 96 小时，而抑制内皮细胞合成 PGI_2 的作用持续 24 ~ 48 小时，这可能由于血小板环氧酶对 ASA 更敏感，或因内皮细胞能合成环氧酶，故其 PGI_2 的生成受影响较小。因此，小剂量 ASA 可以选择性抑制 TXA_2 合成，不影响 PGI_2 合成，这一特点使 ASA 已被广泛用于预防心脑血管疾病。

（二）体内过程

口服 80% ~ 100% 从胃肠道迅速吸收，2 ~ 3 小时达血浓度高峰，50% ~ 90% 与血浆蛋白结合，10% 以游离型自肾排出。ASA 在胃肠黏膜吸收过程中以及在第一次通过肝脏时被水解成水杨酸，未被水解的 ASA 生物利用度很低。一般口服 0.3 ~ 0.6 g 后，血浆阿司匹林浓度可达 30 ~ 50 μmol/L，对环氧酶的抑制作用可达 24 小时。此后虽然血浆中水杨酸盐已消失，但其对血小板聚集的抑制可持续 2 ~ 7 天。

（三）用途

本品具有解热、镇痛、抗炎、抗风湿作用。由于能够抑制血小板聚集，临床可用于心脑血管病的预防，尤其是缺血性脑血管病的预防，男性患者的效果优于女性。

预防心肌梗死、动脉血栓、动脉粥样硬化：

1. 脑血管病、视网膜栓塞 0.3 ~ 0.6 g/d，颈动脉狭窄伴反复短暂性脑缺血发作（TIA），0.3 g，4 次/日。

2. 冠心病 0.15 ~ 0.3 g/d。

（1）Ⅰ期预防（高危者预防血管事件发生）：每次 0.3 g，每周 1 ~ 6 剂。

（2）Ⅱ期预防（心肌梗死者预防复发）：急性心肌梗死（AMI）24 小时内起服用，ASA 150 mg/d，疗程 1 个月，之后 0.3 g，1 次/日，服用 5 年。

（3）大面积前壁心肌梗死：华法林类抗凝以预防心室栓子脱落。病情稳定后再过渡到 ASA 治疗。

（4）预防动脉粥样硬化：ASA 80 mg，1 次/日。

（四）不良反应

（1）刺激胃黏膜，可引起消化道不适。长期服用尤其在老年患者易引起消化道出血。胃及十二指肠溃疡者慎用本品，宜加服抗酸药。

（2）用量过大致头痛、眩晕、耳鸣、视力和听力减退。少数过敏体质者可发生皮疹、血管神经性水肿和哮喘等，应立即停药。

（3）本品避免与香豆素类抗凝药、磺酰脲类降血糖药、巴比妥类、苯妥英钠、甲氨蝶呤等合用，因为本品能竞争性与血浆蛋白结合，使上述药物从血浆蛋白结合部位游离出来，从而增强其作用。临床确需与香豆素类抗凝药合用时，应加强监测。

（4）与氨茶碱或其他碱性药合用时，可促进本品排泄而降低疗效。

（5）妊娠期妇女避免使用，偶有致畸报道。

三、PDE 抑制剂

（一）双嘧达莫

又名潘生丁，双嘧啶氨醇。

1. 作用机制 双嘧达莫增加冠脉血流及冠状动脉窦氧饱和度。药物主要扩张冠状动脉床的小阻力血管，但由于缺血区的血管早已发生代偿性扩张，因此对缺血区的小血管阻力实际上无作用，并不能增加缺血区的血流供应，反而能造成窃血现象。本品并不影响氧消耗。动物实验资料显示，本品能增加冠状循环内侧支吻合而发挥疗效，但在人体未能被证实。

静脉注射双嘧达莫可产生低血压、心率加快及心排血量增加等全身阻力血管扩张的后果，但口服对血压和外周动脉血流均无影响。

本品扩张冠状动脉，是由于药物抑制血液中的腺（嘌呤核）苷脱氢酶，减少腺苷（一种强烈的血管扩张药）的酶解，使其积贮而扩张血管。此外，双嘧达莫抑制内皮细胞内磷酸二酯酶，延迟该酶对

cAMP 的水解，使内皮细胞内 cAMP 积贮而扩张血管。体外试验表明，由于药物抑制血小板磷酸二酯酶活性，使 cAMP 分解减少，同时抑制血小板生成 TXA_2，因而能抑制血小板聚集，并能直接刺激内皮释放 PGI_2。体外实验中高浓度双嘧达莫能抑制 ADP、胶原、凝血酶、肾上腺素等诱导的血小板聚集和释放反应，但使用 400 mg/d 的双嘧达莫在人体内并不能抑制血小板聚集，原因不明。服药患者尤其是瓣膜性心脏病及开胸手术后患者血小板数增加，可能是血小板存活时间延长的结果。

2. 体内过程　双嘧达莫口服不能完全吸收，个体差异较大。服 1 剂后 45～150 分钟血药浓度达峰值。动物实验显示，本品血浆中 90%～99% 的药物与蛋白结合，主要是与白蛋白结合，也与 α_1 酸性糖蛋白（α_1-AGP）结合，在组织中广泛分布，少量通过胎盘、乳汁分泌。血浆清除呈双相，初期清除 $T_{1/2}\alpha$ 40～80 分钟，末期清除 $T_{1/2}\beta$ 10～12 小时。本品主要以单葡糖醛酸化合物，少量以双葡糖醛酸化合物在肝代谢，经胆汁分泌。双嘧达莫及其葡糖醛酸代谢产物经肝肠循环自粪排出，少量自尿排出。

3. 临床应用　①双嘧达莫主要用作香豆素类抗凝药的辅助治疗，适用于人工瓣膜者、口服抗凝后仍有血栓栓塞者、口服抗凝合并阿司匹林不能耐受或有出血倾向者，以增强抗栓疗效。上述疾病中单独用双嘧达莫未能证实疗效。双嘧达莫 400 mg/d 不影响 PT，与单用华法林口服抗凝相比，出血倾向并不增加。有学者主张双嘧达莫联合华法林，使 PT 控制在治疗低限，以减少高强度口服抗凝的出血倾向。②用于血栓病患者以降低血小板聚集率，但临床试验中在急性心肌梗死生存期、全髋置换术后深静脉血栓形成发生率及一过性脑缺血发作复发率等方面均未显示双嘧达莫的有益作用。双嘧达莫与其他血小板抑制药或口服抗凝药可以联合应用。

4. 用法　成人口服 25～50 mg，3 次/日，饭前 1 小时服用，用于慢性心绞痛。国外推荐双嘧达莫 75～100 mg，4 次/日，与口服抗凝药物联合用于心瓣膜置换术后预防血栓复发；150～400 mg/d 预防血栓病复发或栓塞并发症；冠状动脉或外周血管移植术前 48 小时予以首剂，术后 24～48 小时再开始双嘧达莫治疗，并加用阿司匹林。慢性心绞痛 50 mg，3 次/日。深部肌内注射：10 mg/次，每 6 小时 1 次。

5. 不良反应　与剂量有关，包括头痛、头晕、胃肠道不耐受（恶心、呕吐、腹泻），外周血管扩张而面红、乏力、皮疹、荨麻疹等，持续时间短暂，长期治疗中症状可消失。但少数患者不能耐受本品，停药后症状即可消失。冠心病患者不宜静脉使用双嘧达莫。双嘧达莫过量可引起短暂的低血压反应。

6. 注意事项　①低血压者慎用。②12 岁以下儿童使用的安全性和有效性尚未确立。③妇女妊娠期、哺乳期慎用。④双嘧达莫与其他血小板抑制药物或肝素联合应用时，须注意出血倾向。

（二）西洛他唑

1. 作用机制　西洛他唑又名环己双氢喹啉酮，是Ⅲ型磷酸二酯酶抑制剂。通过抑制血小板及血管平滑肌的磷酸二酯酶活性，抑制多种促聚剂诱发的血小板聚集，且有扩张血管（脑和肢体）作用。犬实验性血栓模型中该药能抑制移植物阻塞，维持主动脉旁路移植术移植物开放及防止犬血栓模型 tPA 溶栓后的再梗阻。

2. 体内过程　口服一次 100 mg 后 3 小时达血药高峰，72 小时排泄率尿 42.7%、粪 61.7%。

3. 临床应用　改善慢性动脉闭塞症引起的下肢缺血性疼痛，间歇跛行及慢性溃疡，维持移植物开放。

4. 剂量　100 mg，2 次/日。

5. 不良反应　通过乳汁及胎盘，妊娠及哺乳妇女禁用。

（1）过敏症：偶有发疹、皮疹，偶有荨麻疹、瘙痒感。此时应停止服用。

（2）循环系统：偶有脉频、发热、头晕、血压低，应减量或停止服用。

（3）神经系统：偶有头痛、头重感、眼花、眩晕、失眠、发麻，偶感困倦，应减量或停止服用。

（4）消化系统：偶有胃部不快、恶心、呕吐、食欲不振、软便、腹泻、上腹部痛、腹部胀满感。

（5）肝脏：偶有 GOT、GPT、ALP、LDH 上升。

（6）肾脏：偶有 BUN、肌酸、尿酸上升。

（7）其他：偶有水肿、疼痛，偶有倦怠感、乏力感。

（8）出血倾向：偶有消化道出血、偶有鼻出血、皮下和眼底出血、血尿等出血倾向。应充分注意观察，有上述症状时，应停止服用并做适当处理。

四、ADP 受体阻滞剂

（一）噻氯匹定

1. 作用机制　噻氯匹定是噻吩并匹啶类衍生物，是血小板膜纤维蛋白原受体阻滞剂，能抑制血小板膜上糖蛋白（GP）Ⅱb/Ⅲa 构相改变与纤维蛋白原的结合，也可抑制血小板膜与纤维蛋白原间钙桥的形成，故在血小板聚集的最后通道上拮抗多种促凝剂的作用。噻氯匹定的主要药理作用是抑制 ADP 诱导的血小板聚集，药物需在体内转化成活性代谢产物而起效。因此，噻氯匹定的血药峰值浓度与其最大效应间有 24~48 小时的延迟。噻氯匹定的药效需随着血小板的新生才能消除。与阿司匹林相比，本品的抗栓作用有以下特点：

（1）噻氯匹定阻断纤维蛋白原与其血小板膜受体的结合，并能阻断 ADP 与血小板膜聚集素（aggregin）受体的结合（后者具有类似 GPⅢa 的结构），因此，不仅抗血小板聚集范围广，而且在抑制 ADP 诱导的血小板聚集方面也较其他拮抗剂更有效。噻氯匹定对 ADP 诱发的Ⅰ期、Ⅱ期聚集均有抑制作用，而阿司匹林仅对Ⅱ期聚集有抑制，因此，抗血小板活化（即抑制 GPⅡb/Ⅲa 的暴露）及抗栓作用较阿司匹林为强。本品对胶原、凝血酶、花生四烯酸和肾上腺素诱导的血小板聚集的抑制作用强弱不一。

（2）噻氯匹定不抑制血小板环氧酶，故对内皮细胞生成的前列环素（PGI_2）无抑制作用；大剂量阿司匹林则明显抑制 PGI_2 生成而不利于抗栓治疗。

（3）由于噻氯匹定抑制血小板聚集，因而可致出血时间延长，但出血并发症并不多见。

（4）本品经肝脏代谢并抑制肝脏合成纤维蛋白原，故服药后血液黏滞度降低。但是其降低纤维蛋白原的确切机制尚未阐明。

（5）噻氯匹定具有与剂量相关的抑制白细胞活化的功能，并能抑制活化的白细胞与血管内皮黏附，从而减少血液透析及体外循环患者的白细胞丢失，减少纤维蛋白沉着而提高透析效果。本品由于抑制细胞间相互反应，已被广泛应用于周围动脉疾病和糖尿病患者的治疗，在缓解局部症状同时可减少血管事件发生率。本品还可用于移植物再通畅的维持。

2. 体内过程　口服吸收良好，1~3 小时后血药浓度达峰值。单剂量口服 250 mg 后体内药物的平均峰浓度为 0.3 μg/mL，4 小时的浓度平均为 0.087 μg/mL，12 小时的浓度为 0.022 μg/mL。噻氯匹定的生物半衰期为 12~22 小时，在体内大部分被代谢，其 2-酮代谢产物的抗血小板作用比母体强 5~10 倍。近年来国内临床应用噻氯匹定的资料显示，中国人的有效剂量较西方人群为低，250 mg，2 次/日口服后 24 小时显效，1 周后药物生物效应最大并达稳定。250 mg，3 次/日服药，生物效应 3 天达稳态，250 mg，1 次/日服药 2 周后，抑制 ADP 聚集反应的作用可达稳态。停药后 4~8 天药物作用才消失。

3. 临床应用　①噻氯匹定主要用于动脉血栓栓塞性疾病的防治，包括缺血性心脏病、脑血管疾病和短暂性脑缺血发作，尤其适用于不能耐受阿司匹林、阿司匹林过敏或无效者。②对慢性血管闭塞性脉管炎及闭塞性动脉硬化患者可改善临床症状。能减少纤维蛋白尿，减少纤维蛋白沉着而提高透析效果，适用于尿毒症需维持血液透析的患者。本品抑制细胞间相互反应，对糖尿病微血管病变，包括糖尿病肾病、糖尿病眼底病变有一定的防治作用。近年来不少报道本品可减少静脉血栓复发，对维持移植物及支架组织的通畅也有效。

4. 用法及剂量　本品 250 mg，2 次/日，服用 3 天，之后 1 次/日维持。一般 3 天内即可抑制 ADP 诱导的血小板聚集，达正常值的 50% 以下。250 mg，1 次/日服用 3 周后，血小板 ADP 聚集率抑制低于 50%。对不稳定型心绞痛患者临床效果不明显者，宜根据血小板（ADP）聚集抑制率调整剂量。

5. 不良反应　常见的不良反应为消化道症状，如恶心、腹痛、腹泻及皮疹，停药可恢复。偶有白细胞减少，皮肤瘀点或瘀斑，停药 1~2 周可恢复。本品为酶诱导剂，少数后者服药后 ALT（SGPT）和胆固醇轻度升高，停药可恢复。

6. 注意事项　服药患者需急诊手术时应检查出血时间及血小板功能，必要时替代性输注血小板。

择期手术应在停药 7 ~ 10 天后进行。

（二）氯吡格雷

氯吡格雷为新型 ADP 受体拮抗剂，其化学结构与噻氯匹定类似，但抗血小板生物学活性数倍于噻氯匹定，且具有更好的耐受性和较少的不良反应，目前已基本替代噻氯匹定。

1. 作用机制　氯吡格雷可以选择性抑制 ADP 与其血小板膜受体的结合及继发的 ADP 介导的 GP Ⅱb/Ⅲa 复合物的活化，并可阻断由释放的 ADP 引起的血小板活化的扩增，从而抑制血小板聚集。

2. 体内过程　氯吡格雷为一种药物前体，口服后快速吸收并经肝脏转化为具有抗血小板生物学活性的代谢产物。其主要活性代谢产物血浆浓度约在 60 分钟后达峰，清除半衰期为（7.7 ± 2.3）小时。氯吡格雷单次给药后数小时可产生对 ADP 介导血小板聚集的抑制作用，该抑制作用具有剂量依赖性，采用负荷剂量（≥30 mg）给药时作用更为显著。单次给予 600 mg 负荷剂量时可在 2 ~ 3 小时产生对血小板有效地抑制。每日口服 75 mg 氯吡格雷在 3 ~ 7 天对血小板的抑制达到稳态，使 ADP 介导的血小板聚集下降 40% ~ 60%，可维持至给药后 24 ~ 48 小时，停药后 3 ~ 5 天血小板功能可缓慢恢复。

3. 临床应用　氯吡格雷主要适用于合并外周动脉疾病和不能耐受阿司匹林或已发生阿司匹林抵抗患者的二线治疗。氯吡格雷可单药或与阿司匹林联合用于缺血性脑卒中的二级预防、非 ST 段抬高的急性冠脉综合征、ST 段抬高心肌梗死患者和接受经皮冠状动脉介入术（PCI）或支架置入术患者的治疗。此外，氯吡格雷和阿司匹林的二联疗法已成为预防冠状动脉支架置入术后血栓形成的主要方法之一。

4. 用法与剂量　一般推荐剂量为每日 75 mg，需快速起效时可给予负荷剂量 300 ~ 600 mg。

5. 不良反应　CAPRIE 研究证实，服用 75 mg/d 氯吡格雷，与服用 325 mg/d 阿司匹林相比耐受良好。不论年龄、性别和种族，氯吡格雷的总体耐受性与阿司匹林类似。接受氯吡格雷或阿司匹林治疗的患者，出血的总发生率为 9.3%。氯吡格雷和阿司匹林严重出血事件的发生率分别为 1.4% 和 1.6%。接受氯吡格雷治疗的患者，胃肠道出血的发生率为 2.0%，需住院治疗的为 0.7%，而阿司匹林分别为 2.7% 和 1.1%。与阿司匹林相比，服用氯吡格雷的患者其他出血事件的发生率高（7.3% vs. 6.5%），但两个治疗组的严重事件发生率相似（0.6% vs. 0.4%）。颅内出血发生率氯吡格雷为 0.4%，阿司匹林为 0.5%。氯吡格雷其他的不良反应尚包括胃肠道不良反应（如腹痛、消化不良、胃炎和便秘等）、皮疹或其他皮肤病、中枢和周围神经系统毒性（头痛、眩晕、头昏和感觉异常）、肝脏和胆道疾病等。与噻氯匹定相比，氯吡格雷安全性优于前者，特别是骨髓抑制及其他的血液学毒性。虽然有应用氯吡格雷后发生血栓性血小板减少性紫癜的报道，但极为罕见。

6. 注意事项　由于氯吡格雷主要经肝脏代谢为其活性产物，因此可与其他对细胞色素 P450 醇 CYP3A4 活性具有影响的药物产生药物间的相互作用如他汀类药物。另外，与非甾体解热镇痛药或华法林同时应用时患者出血的风险增加。

五、血小板膜糖蛋白Ⅱb/Ⅲa 受体阻滞剂

ADP、胶原、凝血酶、血栓素（TXA₂）等激动剂诱发血小板聚集时，分别通过受体占有及信息传递使血小板膜糖蛋白（GP）Ⅱb/Ⅲa 形成复合物（纤维蛋白原受体），在膜上表达并发生构象改变。GP Ⅱb/Ⅲa 是异二聚体，属于整合素膜受体超家族。GP Ⅱb/Ⅲa 复合物中的Ⅲa 含有"RGD（Arg-Gly-AsP）序列"的结合区，能识别并结合黏附蛋白的 RGD，因而活化的血小板能与多种黏附蛋白（包括纤维蛋白原、血管性血友病因子、纤维连接蛋白、外连接蛋白、凝血酶敏感蛋白）结合。在血栓形成过程中，血小板首先在血管壁损伤部位黏附、激活，然后通过纤维蛋白原与血小板 GP Ⅱb/Ⅲa 受体结合，使相邻的血小板连在一起，这是血小板聚集的共同最后通路。阻断血小板 GP Ⅱb/Ⅲa 受体即可有效地抑制各种诱导剂诱发的血小板聚集，因此被认为是目前最强的抗血小板聚集的药物。

目前的 GP Ⅱb/Ⅲa 受体拮抗剂依据化学结构的不同可分为三类：单克隆抗体类如阿昔单抗、肽类抑制剂如埃替非巴肽和非肽类抑制剂如替罗非班。国内目前只有盐酸替罗非班被批准应用于临床。

GP Ⅱb/Ⅲa 受体拮抗剂主要适用于急性冠脉综合征和 PCI 患者。大量临床研究已经证明，不稳定型

心绞痛及非 Q 波型心肌梗死用 GPⅡb/Ⅲa 受体拮抗剂治疗，可降低 30 天以及 6 个月后死亡率和心肌梗死发生率，并可预防和减少急性冠脉综合征及冠脉介入治疗后产生的急性缺血并发症。目前指南推荐对于中高危的非 ST 段抬高的急性冠脉综合征患者，在使用阿司匹林和肝素抗凝的基础上，可加用 GPⅡb/Ⅲa 受体拮抗剂；对于行 PCI 的不稳定心绞痛/非 ST 段抬高心肌梗死患者，推荐在介入治疗前和介入治疗后 12～24 小时应用 GPⅡb/Ⅲ受体拮抗剂。对于 ST 段抬高的急性心肌梗死患者，在进行介入治疗时可使用 GPⅡb/Ⅲ受体拮抗剂，但并不主张与溶栓药物同时使用。

第三节　抗凝药物及治疗

一、注射用抗凝药

（一）肝素

肝素是一种带阴离子的氨基葡聚糖硫酸酯，是一种不均一物质，平均分子量 12 000，存在于许多主细胞的表面。

肝素由长短不同的、不分支的低糖链组成。由 D-葡糖胺和 D-葡糖醛酸（或 L-艾杜糖醛酸）以糖苷链相连组成肝素链基本的二糖重复序列。这种重复的二糖序列中发生多处替代。包括：R1：H 或-OSO$_3$基团，R2：SO$_3$或-COCH$_3$基团，使少数二糖组成戊糖序列。

肝素分子量 3～30 kDa（大多数链为 13～15 kDa）。虽然多肽链长短不同，肝素链中只 1/3 多肽链含能与 ATⅢ结合的戊糖结构。戊糖结构在肝素链中随机分布，是肝素的抗凝和抗栓的功能单位。

1. 作用机制　多种凝血因子云集结合在血小板或组织磷脂表面，因此凝血瀑布反应中最终生成的凝血酶自磷脂表面的微环境中释出。这一唯一游离的促凝酶，能被 ATⅢ肝素复合物优先地中和，而其他的活性凝血因子（FXa 和 FIXa）与磷脂结合着，只轻度被抑制。

凝血酶能活化血小板、辅因子（FV 和 FⅧ），参与凝血酶的自我生成（正反馈）机制。故凝血酶抑制剂是一种有效的抗凝药，能阻断凝血的正反馈机制而阻断凝血过程。活化血小板所生成的 PF4 能中和肝素，因此肝素的抗凝活性在活化血小板表面被减弱。肝素在内皮细胞表面能与 ATⅢ结合，成为一种依赖 ATⅢ的凝血酶抑制剂。

低剂量肝素的抗凝作用主要由于能中和 FXa，从而阻止凝血酶原转化成凝血酶。低剂量肝素时凝血酶的中和能力低，因此低剂量肝素只对凝血酶未完全生成前，通过抑制凝血酶的生成，有低度抗栓功能。主要适于血液淤滞情况下抑制凝血酶生成，作为预防性应用。足量肝素治疗能中和凝血酶（Ⅱa）从而阻止纤维蛋白原转化成纤维蛋白。全量肝素并能通过抑制凝血起始阶段生成的凝血酶而抑制纤维蛋白稳定因子 FⅫ的活化，阻止稳定的纤维蛋白凝块的形成；抑制Ⅱa 对血小板聚集的影响、抑制 FV 和 FⅧ的活化而起有效抗凝作用。肝素无溶栓作用，不能溶解已形成的血块。肝素与口服抗凝剂不同点是抗凝作用迅速，体内外都有抗凝活性。

其他作用：肝素在体内有降脂作用，主要是由于它刺激释放并活化脂蛋白酯酶而使乳糜颗粒的甘油三酯水解成脂肪酸和甘油，使乳糜颗粒脂质血症者血浆变清。降脂作用所需的肝素剂量要低于抗凝量，但有报道使用肝素一段时期后引起高脂血症反跳。

2. 体内过程　口服不吸收，必须注射给药。静脉注射后 80% 肝素与血浆蛋白相结合，部分被血细胞膜所吸附，并很快进入组织。故肝素血浆水平及疗效有很大的个体差异。肝素生物半衰期及活性除剂量因素外，主要与血浆中富组氨酸糖蛋白（HRG）和 PF4 有关。故肝素的抗栓剂量宜根据 APTT 时间而调整。肝素不通过胎盘，不分泌到乳汁，不被透析出。正常人血浆肝素半衰期为 1～2 小时，并随剂量增加而延长。清除方式主要是与血浆蛋白、细胞膜结合，部分肝素经肝网状内皮系代谢成一种去硫酸的肝素，部分肝素以原形经肾排出。肝病患者肝素半衰期降低，但肝硬化者则延长。肾炎或严重肾功能不全者肝素不需减量。肝素可以皮下注射给药，皮下注射后 2～4 小时达血药活性高峰，但生物利用度只为静脉注量的 30%。因此肝素皮下给药时需增加剂量以达到有效的血浆肝素的活性水平。

3. 临床应用　主要用于血栓栓塞性疾病的防治，尤其适合于需快速抗凝者。例如：

（1）急慢性静脉血栓或无明显血流动力学改变的肺栓塞（PE），肝素能阻止栓子延伸而争取时机，使机体自发性溶栓。

（2）心房纤颤伴栓塞的防治。

（3）早期弥散性血管内凝血（DIC）治疗。

（4）外周动脉血栓形成或心肌梗死的防治。

（5）其他体外抗凝：如心血管手术、体外循环、血液透析、心导管检查，也可用于输血或血液标本的制备。目前肝素应用的主要适应证是深静脉血栓形成（DVT）、PE 及血栓高危患者的预防。

4. 用法及剂量　治疗目的不同，使用方法可不同。

（1）深静脉血栓（DVT）及肺栓塞（PE）。

1）治疗性应用：a. 全剂量肝素持续静脉输注：近端 DVT 或 PE 每 12 小时按每千克体重 100 U 静脉泵入，或在溶栓治疗后，或无溶栓指征的患者应考虑持续肝素输注，并逐渐过渡到口服抗凝治疗。初次肝素剂量 75 U/kg 静脉注射（儿童 50 U/kg），继以 100 U/（kg·12 h）或 10 ~ 25 U/（kg·h）维持。输注 4 小时后测试活化部分凝血活酶生成时间（APTT）或白陶土部分凝血活酶生成时间（KPTT），控制在 1.5 ~ 2 倍基础值，或 APTT 80 ~ 100 秒较为适宜。疗程 7 ~ 10 天。抗凝适宜的血浆肝素水平为 0.3 ~ 0.6 U/mL。部分血栓病患者因血栓局部 PF4 或血浆中 HRG 增高而表现为肝素耐药。b. 监控下肝素皮下注射：首剂 5 000 U（>60 kg 体重）静脉注射，同时 10 000 ~ 20 000 U 皮下注射，之后 8 000 ~ 10 000 U 每 8 小时 1 次皮下或 15 000 ~ 20 000 U 每 12 小时 1 次皮下注射。初 72 小时在每次给药后 4 小时测 APTT，并控制在 1.5 倍基础值。疗程 7 ~ 10 天，对华法林有反指征的患者可采用本法使 APTT 延长 1.5 倍，应用 3 个月，或 6 周后改用低剂量肝素皮下注射。c. 间断静脉注射：体重 60 kg 以上者，首剂以肝素 10 000 U 静脉注射，然后予 5 000 ~ 10 000 U 每 4 ~ 6 小时静脉注射。儿童首剂以 100 U/kg 静脉注射，维持剂量为 50 ~ 100 U/kg 每 4 小时静脉注射。再次给药前半小时的 PTT 控制在基础值的 1.5 ~ 2 倍。本法肝素的每日需要量较持续输注高 50%，故出血并发症高。

2）预防用药：采用固定、低剂量肝素皮下注射，适用于胸腹大手术、全髋置换术、前列腺手术、心血管手术者，以预防术后并发 DVT 或 PE，尤其对年龄大于 40 岁者。本方法也适用于已有 DVT 者在全量肝素治疗之后，对口服抗凝剂有禁忌证者，可作为随访期间预防 DVT 复发的治疗。每 8 ~ 12 小时肝素皮下注射 5 000 U，应用 6 周至 3 个月。

（2）二尖瓣瓣膜病或心房纤颤伴栓塞：全量肝素治疗后终身口服抗凝维持，可降低本病的血栓并发症。

（3）弥散性血管内凝血（DIC）：主要治疗原发病。对原发病不易去除或控制者，有学者主张在 DIC 早期用肝素治疗，但死亡率统计能否减低尚未肯定。DIC 患者表现为暴发性紫癜或明显血栓症，是采用肝素的强指征。

（4）急性心肌梗死：为预防溶栓后早期再栓塞，主张采用监控下的抗凝或血小板抑制剂，应在溶栓后 4 ~ 12 小时给予首剂肝素，应用 7 天，可降低早期栓塞发生及死亡率。

（5）人工肾：透析前肝素 3 125 U 静脉注射，维持量 500 ~ 800 U/h。

5. 不良反应。

（1）过敏反应：偶见发热、荨麻疹、哮喘、结膜炎、鼻炎、头痛、恶心、呕吐。过敏性血管反应或休克少见。肝素大剂量（>1 000 U/d，3 个月）长期应用可致脱发、骨质疏松并发自发性骨折。

（2）出血：为主要不良反应，发生率为 15% ~ 20%。以静脉推注给药、年龄 >60 岁、女性患者多见。用药前及肝素化期间凝血常规监测可降低出血并发症。

（3）血小板减少症：肝素能诱发可逆性急性血小板减少症。其中部分患者在应用肝素的早期即可出现血小板的轻度下降，可自行恢复，不伴有出血或血栓倾向，为非免疫因素介导。而在部分患者在应用肝素第 5 ~ 第 14 天后可出现免疫因素介导的血小板计数的显著下降（通常 >50% 但不低于 20×10^9/L），并伴有血栓倾向或肝素注射部位皮肤坏死、急性过敏反应等特殊临床表现。这种在肝素使用后由免疫机制介导的血小板减少症被称为肝素诱导血小板减少症（HIT）。目前认为 HIT 的发生机制是患者体内产生了肝素－血小板第 4 因子复合物的 IgG 型抗体，该抗体与肝素－血小板第 4 因子复合物相结合形成免疫复合物。这种循环中的免疫复合物可进一步与血小板表面的 Fc 受体相结合，导致血小板的活化和凝血系统的激活。不同来源的肝素制剂发生 HIT 的概率不一，牛肺制品较猪肠黏膜制品发生率为高。因此肝素抗凝期间应常规监测血小板计数。若发现血小板数低于 $1 \times 10^5/mL$，应停用肝素。在高度怀疑或确诊 HIT 的患者，除常规停用肝素外应考虑采用替代药物进行抗凝治疗。

（4）骨质疏松：长时间、大剂量肝素使用可导致骨质疏松，特别是在妊娠期妇女。

6. 注意事项。

（1）局部作用：肌内注射易引起局部血肿故禁用。少数患者皮下注射发生注射部位瘙痒及灼热感，应做深部皮下（脂肪层）注射，可选择腹壁脐以下脂肪层，脐周 2~3 cm 以内为禁区。

（2）肝酶诱导剂：肝素为酶诱导剂，常见肝素效应包括 ALT（SGPT）、AST（SGOT）、LDH 升高，但胆红素及碱性磷酸酶正常，以静脉给药者发生率高。因此，在使用肝素情况下，对与酶水平变化有关的疾病如肝炎、PE、急性心肌梗死等病的诊断需慎重。

（3）药物互相反应：肝素带强酸性，遇碱性药物则失去抗凝性能。阿司匹林、非类固醇类消炎药、右旋糖酐、双嘧达莫，有增加出血并发症的危险。合并应用应小心监测。

（4）有出血性素质，严重肝肾功能不全，胆囊疾病，溃疡病，溃疡性结肠炎，恶性高血压，内脏肿瘤，脑出血史，血友病，亚急性细菌性心内膜炎，围生期妇女，近期外伤，眼、脑及脊柱手术，胃肠持续导管引流，腰椎留置导管者等均禁用肝素。

（二）低分子量肝素（LMWHs）

LMWHs 平均分子量 4 000~6 000，含有 4~40 个糖基，是普通肝素经各种解聚分组分法制备的一种短链制剂。

1. 作用机制　LMWHs 和普通肝素（又名未分组分肝素，UFH）都是多种氨基葡聚糖苷的混合物，属于抗凝血酶Ⅲ（ATⅢ）依赖性凝血酶抑制剂，其抗凝作用依赖于分子中的戊糖序列。戊糖分子中有几个与 ATⅢ 亲和力较高的硫酸基团，并以电子键形成暂时性蛋白酶抑制复合物，因此 LMWHs 和 UFH 都是凝血酶或 FXa 等凝血因子的快速抑制剂。

与普通肝素相比，短链制剂 LMWHs 具有抗栓作用强、不良反应小及给药方便等优点。基于化学结构和糖基数特点，LMWHs 在抗凝活性方面具有独特的优势：

（1）普通肝素（UFH）由长短不一的多糖链组成。UFH 制剂中仅 1/3 肝素链含有与 ATⅢ 有强亲和力的戊糖序列，而 LMWHs 每条链都含有戊糖序列，但因制备过程中的损伤，与 ATⅢ 的亲和力减弱。

（2）LMWHs 对 FXa 的抑制作用比对Ⅱa 大，其抗栓作用大于抗凝作用。研究表明：①为获得灭活凝血酶（FⅡa）及 FIXa、FXIa 的效果，肝素链必须同时与 ATⅢ 及凝血酶结合，形成三元复合物。肝素链必须包含至少 18 个单糖，才能同时与 ATⅢ 及凝血酶结合；少于 6 个单糖的肝素链不具备抗Ⅱa 活性，亦不影响 APTT。②为灭活 FXa 和Ⅻa，肝素分子只需要和 ATⅢ 结合，即可发生抑制作用。UFH 链较长，因而能加速 ATⅢ 对 FⅡa 和 Xa 的灭活，并同时抑制初期凝血酶诱发的血小板聚集及 FXⅢa 活化的作用，结果使 UFH 的出血不良反应增加。UFH 以 APTT 作为剂量监测指标。LMWHs 链短，抑制 FXa 作用强，比抑制Ⅱa 的作用更为明显，对部分凝血活酶生成时间（APTT）影响小，可以血浆抗 FXa 活性作为监测指标，但在实际应用中常不需监测（见体内过程）。因 FXa 能促进凝血酶原转化为凝血酶，故抗 FXa 作用的准确意义是抑制凝血活酶的活性。UFH 的抗Ⅱa：抗 FXa 比值为 1，相比之下，LMWHs 则可达 2~4 或更大比值。

（3）LMWHs 抗栓作用强而对血小板功能影响小。LMWHs 与血小板第 4 因子（PF4）的亲和力降低，以致不发生中和反应，所以 LMWHs 仍能在血小板聚集物表面有效地抑制凝血酶的生成。反之，UFH 能被 PF4 中和，在血小板聚集物表面的抗凝作用相对减弱。另外，由于 LMWHs 与血小板和 PF4 的结合减少，因此与 UFH 相比较少引起 HIT 的发生。LMWHs 与成骨细胞的结合减少导致其骨质疏松的发生率降低。

（4）其他特征：LMWHs 能刺激内皮细胞释出组织因子抑制物（TFPI），作用强于 UFH。UFH 能直接抑制 F X a，对组织因子活化启动的凝血过程起着反馈调节作用。LMWHs 还能促进内皮释放纤溶酶而增强纤溶活性。

2. 体内过程　LMWHs 经皮下注射吸收完全（生物利用度接近 90%），与血浆内各种肝素结合蛋白的亲和力较 UFH 低，因此其抗凝效果容易预测；另外，LMWHs 与内皮细胞和巨噬细胞的结合减少，因此其半衰期较 UFH 明显延长。LMWHs 皮下注射后清除半衰期 3～6 小时，呈剂量依赖性，给药后 3～5 小时抗 F X a 活性水平达峰值。由于 LMWHs 主要经肾脏清除，因此，在肾功能不全患者其生物半衰期明显延长。LMWHs 可每日 2 次皮下给药，按体重调整剂量，用药稳定后可不需进行监测。但在一些特殊情况下如过度肥胖、妊娠期妇女或肾功能不全患者应考虑监测抗 Xa 活性。由于各商品制剂生成过程及制备方法不同，LMWHs 的化学结构和生物活性具有相当大的不均一性，因而每一 LMWHs 临床效果、适应证及安全性也有很大差异。

3. 临床应用　LMWHs 可用于普通外科及全髋或膝关节置换术、长期卧床或恶性肿瘤患者的深静脉血栓（DVT）及肺栓塞（PE）的预防、DIC、DVT 及 PE 的治疗。大多数无并发症的 DVT 患者急性期可以门诊用药，节省住院医疗开支，也可用于狼疮抗体阳性所致的习惯性流产。对急性缺血性脑卒中患者，也可明显减少患者 DVT 发生率。

4. 用法　在脐以下非伤口部位的外侧腹壁依次取注射点。清洁注射点后，提起皮肤形成皱褶，垂直刺入针头，经回抽确认未刺伤血管后注入药物，保持皮肤皱褶并抽出针头。

5. 剂量　目前上市的商品制剂 LMWHs 有多种。由于各商品剂的制备方法不同，如亚硝酸降解法或肝素酶降解使各 LMWHs 的化学结构和生物活性有相当大的不同。各种 LMWHs 的平均分子量、抗 Ⅱ a：抗 F X a 比值不同，因而使每一商品制剂的 LMWHs 临床效果、适应证及安全性有很大差异，使用时应注意各种参数的说明。

（1）为预防 DVT 或 PE：按体重调整剂量，并参考手术后发生血栓的高危或出血的高危情况，术后最初 3 天可减量。术前 2 小时开始给药（但硬膜下麻醉方式者术前慎用），皮下注射每日 1 次，共 7～10 天。

（2）为治疗 DVT 或 PE：根据体重调整剂量，每 12 小时皮下注射，共 10 天。治疗栓塞后综合征至少需 21 天，DIC 治疗剂量减半。

（3）血液透析：半剂预防量静脉 1 次注入，必要时 2 小时后追加半量。

6. 不良反应。

（1）出血：虽然低分子量肝素对血小板功能的影响、对 F X a 稳定纤维蛋白聚合物的作用的影响、对 APTT 的延长等，都比普通肝素轻，但用药后仍有出血的危险。

（2）LMWHs 与 UFH 相比虽然发生 HIT 的概率降低，但仍有可能与 HIT 抗体发生交叉反应，因此亦不推荐用于 HIT 患者的抗凝治疗。

（3）LMWHs 作为酶诱导剂，少数患者使用后 ALT（SGPT）轻度增高，停药即恢复。

7. 注意事项。

（1）体外实验表明，LMWHs 与其他抗栓药都有程度不一的协同作用，故可增加出血倾向。与右旋糖酐、抗血小板药、非甾体消炎药及去氨加压素的互相作用较弱，与肝素、硫酸肝素、溶栓药及纤溶酶有协同作用，与水蛭素、口服抗凝药及 AT Ⅲ 有很强的相互作用。

（2）LMWHs 目前尚待观察的问题包括：①各商品制剂的最佳标准方案。②1 U 鱼精蛋白中和 16 个抗 Xa 单位的低分子量肝素，但鱼精蛋白不完全中和 LMWHs 的抗 Xa 活性。③妊娠妇女和肾功能不全患者的使用安全问题。

（3）部分患者对 LMWHs 耐药。

（三）磺达肝癸钠

磺达肝癸钠是根据肝素与抗凝血酶Ⅲ特异性结合序列而人工合成的戊多糖，为活化因子 X 选择性抑制剂。磺达肝癸钠可特异而快速地与血浆中的抗凝血酶Ⅲ结合，导致后者的构象改变，从而使其与

FXa 的亲和力大幅提高。当抗凝血酶Ⅲ与 FXa 结合后，磺达肝癸钠则从复合物中解离出来，可继续活化其他的抗凝血酶Ⅲ分子。磺达肝癸钠为短链结构，分子量仅为 1 728，因此并不增强抗凝血酶Ⅲ对凝血酶的抑制活性。由于其完全为人工合成，并不含有动物源性成分，因此并不会导致过敏反应。

1. 体内过程　磺达肝癸钠皮下注射后可完全快速地吸收（绝对生物利用度为 100%），约 2 小时后血药浓度达峰，清除半衰期约 17 小时，多次给药后很少在体内蓄积。磺达肝癸钠对 PT、APTT 和 TT 的影响较小，其血浆水平可通过抗 FXa 水平进行监测。

2. 临床应用　可用于静脉血栓栓塞性疾病的治疗与预防。预防外科术后 VTE 发生时，可给予每日 1 次 2.5 mg 皮下注射；治疗深静脉血栓或肺栓塞时，可给予每日 1 次 7.5 mg 皮下注射。

3. 不良反应　磺达肝癸钠出血的风险与严重程度与 LMWH 类似。由于主要经肾脏排泄，因此在肾功能不全患者应慎用。磺达肝癸钠与引起肝素诱导血小板减少症（HIT）的抗体无交叉反应，因此不会导致 HIT 的发生。虽然临床已有将磺达肝癸钠用于 HIT 患者的抗凝治疗，但目前尚未批准该药在 HIT 患者的适应证。

（四）直接凝血酶抑制剂

与传统的抗凝药物相比，直接凝血酶抑制剂不需要血浆中辅因子的参与，可直接与凝血酶的活化位点相结合而抑制凝血酶的活性。主要包括水蛭素及其类似物（来匹卢定、地西卢定、比伐卢定）和阿加曲班。

1. 重组水蛭素　水蛭素最初是从医用水蛭的唾液腺中分离出来的一种含有 65 个氨基酸的多肽，可与凝血酶近乎不可逆地结合而发挥抗凝作用。目前已有两种基因重组的水蛭素于北美和欧洲上市，分别为来匹卢定和地西卢定。与天然的水蛭素相比，重组水蛭素第 63 位酪氨酸残基没有被硫酸化。来匹卢定目前被批准用于 HIT 患者的抗凝治疗，而地西卢定被欧洲批准用于髋关节置换术后深静脉血栓事件的预防。

尽管两种类型的重组水蛭素存在氨基酸序列的差异，它们的作用机制及药代动力学特性几乎一致。重组水蛭素的球形氨基端结构域与凝血酶的催化区相互作用，而其阴离子的羧基端可与凝血酶的底物结合部位相结合，从而与凝血酶以 1 : 1 比例形成高亲和力、不可逆的复合物，导致凝血酶失去其凝血活性。水蛭素血浆半衰期在静脉给药和皮下给药时分别为 60 分钟和 120 分钟。主要经肾脏清除，因此，在肾功能不全患者可出现药物在体内的蓄积。当患者肌酐清除率 <60 mL/min 时水蛭素应考虑减量，而肾功能衰竭患者应禁忌使用。

给药与监测：重组水蛭素必需胃肠外给药。来匹卢定在 HIT 患者推荐的给药剂量为 0.15 mg/（kg·h）持续静脉输注，必要时可在输注前给予 0.4 mg/kg 的负荷剂量团注。其抗凝效果采用 APTT 监测，目标值为 1.5 ~ 2.5 倍延长；地西卢定在用于全髋关节置换术后血栓事件的预防时，推荐给药方法为 15 mg 每日 2 次皮下注射。在使用推荐剂量的地西卢定时，并不需要常规监测患者的 APTT。

在使用来匹卢定抗凝治疗的 HIT 患者约 40% 体内可出现水蛭素抗体。尽管该抗体多数情况下无临床意义，但在部分患者可延长药物的半衰期而导致在体内的蓄积。另外，在已产生抗体的患者再次应用水蛭素时可出现过敏反应，因此在既往使用过水蛭素的 HIT 患者推荐采用其他的抗凝药物治疗。

2. 比伐卢定　比伐卢定是一种人工合成的由 20 个氨基酸分子组成的水蛭素类似物。其氨基端 D-Phe-Pro-Arg-Pro 序列与凝血酶活性部位相结合，并通过 4 个甘氨酸残基连接至其羧基端的 12 肽结构，而后者可作用于凝血酶的底物识别部位。与天然的水蛭素类似，比伐卢定可与凝血酶以 1 : 1 比例形成复合物而直接抑制凝血酶的活性。因凝血酶可水解比伐卢定多肽顺序中 Pro-Arg 间的肽键使其失活，所以它对凝血酶的抑制作用是可逆而短暂的。比伐卢定静脉注射后的血浆半衰期为 25 分钟，仅有 20% 经由肾脏清除。目前比伐卢定被批准用于非高危患者经皮冠状动脉介入治疗时作为普通肝素的替代药物。目前比伐卢定推荐的给药方案为首先以 0.7 mg/kg 的负荷剂量团注给药，其次以 1.75 mg/（kg·h）的剂量持续术中输注。比伐卢定还被批准用于 HIT 患者进行冠状动脉介入治疗时肝素的替代药物，另外，目前正在探索该药在冠状动脉旁路移植术中的应用。与重组的水蛭素相比，比伐卢定无免疫原性，目前无抗体产生和过敏反应发生的报道。与重组水蛭素相似，目前也尚未有特效的解毒剂。

3. **阿加曲班** 阿加曲班是合成的精氨酸小分子衍生物，为可逆性的直接凝血酶抑制剂，其结构与肝素无同源性，因此与肝素无交叉反应，主要经肝脏清除，静脉注射给药后血浆半衰期为45分钟。该药主要经肝脏细胞色素P450酶代谢清除，因此在肝功能不全患者应谨慎使用。由于阿加曲班不经肾脏排泄，因此特别适用于严重肾功能不全HIT患者的抗凝治疗。该药还适用于近期有HIT病史的患者经皮冠状动脉介入治疗术中的抗凝。阿加曲班推荐的初始治疗剂量为2 μg/（kg·min），持续静脉输注，并根据APTT值（维持在正常值的1.5～3.0倍）进行用药剂量调整。出血与过敏反应为最常见的药物不良反应，目前尚无特异性的解毒剂。

二、口服抗凝药

华法林

苄丙酮香豆素，华法林钠。

1. **作用机制** 香豆素类口服抗凝剂是一种合成的3位替代的4-羟香豆素类衍生物。有3种口服剂，华法林（苯丙酮香豆素）、硝苯丙酮香豆素（新抗凝，又名醋硝香豆素）及苯丙香豆素。我国常用前二者。三种商品都含有两种对应的异构体（R或S），是消旋的混合物。口服抗凝药能干扰维生素K依赖性凝血因子的生物合成，又名维生素K拮抗剂。

羟香豆素衍生物是一种间接抗凝药。除临床应用外，也用于杀鼠、杀虫。本品干扰维生素K的体内代谢，抑制肝线粒体内维生素K环氧还原酶，致使环氧代谢产物不能转化成氢醌，从而阻碍维生素K的再利用，经肝脏合成的FⅡ、Ⅶ、Ⅸ、Ⅹ前体蛋白，必须在氢醌（辅因子）的催化下，加上羧基，才能转化成有功能的凝血因子。服用抗凝药使氢醌因缺乏继续供应而耗尽，肝脏只能合成无功能的前体蛋白，免疫学测定凝血因子水平正常，但血液凝血活性低下，凝血酶原时间延长。体内有两种维生素K还原酶，然而羟基香豆素只能抑制联硫基的还原酶。投以高剂量维生素K，可使被阻断的维生素K循环继续转化成活性氢醌，并逆转香豆素的抑制作用。与肝素不同，香豆素类衍生物在体外无抗凝作用。

香豆素衍生物不改变凝血因子的代谢，口服本品需待循环中有功能的维生素K依赖性凝血因子被耗竭，药物才显效，FⅡ、Ⅶ、Ⅸ、Ⅹ的消失速率取决于各自的降解速率。抗凝治疗开始后血浆凝血因子水平反映其合成与降解之间的平衡动力学。血浆FⅦ水平首先下降（$T_{1/2}$，4～6小时），继之以FⅨ（$T_{1/2}$，18～30小时），FⅩ（$T_{1/2}$，2天），最后为FⅡ（$T_{1/2}$，3天）。但是抗凝蛋白C（PC）$T_{1/2}$，6～9小时，仅次于FⅦ。因此，在口服抗凝启动初期，由于PC被抑制，可以存在短暂高凝状态。如果停止香豆素治疗或给予维生素K_1，理论上此四种凝血因子合成速率将按指数式突然增加，并以同样顺序进行，FⅦ水平首先回升，数天恢复到治疗前水平。抗凝药的抗栓功能需在服药后2～7天，当FⅨ、Ⅹ水平降低时才会出现；同样停药后凝血因子的恢复也有一延迟时间，必须等待下降凝血因子恢复到治疗前水平。过大治疗量（超过抑制FⅨ、Ⅹ的需要量）对抗凝起效时间无影响，但将使停药后的恢复时间延长。本品还能增加血浆ATⅢ水平，其治疗意义尚未肯定。本品的其他药理作用大多基于动物研究，临床重要性未被确认。

2. **体内过程** 华法林、新抗凝及苯丙香豆素等三种商品都易口服吸收。在进食时药物吸收减慢。本品也可经皮肤吸收，反复皮肤接触可产生毒性反应。口服1小时后即可测到血浆药物水平，1～12小时出现吸收高峰。因为药物抗栓作用与血浆水平不相关，故不必做血浆药物水平测定。本品吸收后98%以上与血浆白蛋白结合。药物分布于肝、肺、脾、肾。本品能通过胎盘，胎儿血浆药物水平与其母亲血浆水平相等。除华法林外，药物分布于乳汁。试验报告哺乳妇女口服华法林初量若为30～40 mg，并以2～12 mg/d维持，在母亲乳汁及其喂养婴儿血浆中均测不到药物水平。凝血酶原时间（PT）延长的高峰时间只反映血浆功能性FⅦ下降水平，并不一定与药物最大抗凝效果相平行；血浆清除半衰期随药物血浆水平增加而延长，或因各商品制剂不同、代谢速率不同、个体不同而存在差异。R-华法林异构体较S-异构体的$T_{1/2}$延长。香豆素衍生物的$T_{1/2}$：消旋的华法林为15～50小时，新抗凝8.2～8.7小时，苯丙香豆素4～9天。三种制剂中异构体的$T_{1/2}$各不相同。例如，R-华法林为35～45小时，而S-华法林则为23～33小时。R-醋硝香豆素的$T_{1/2}$更短。由于药代过速使S-醋硝香豆素几乎缺乏活性。R-苯丙香豆素和 S-异构体的 $T_{1/2}$ 几乎相同。

香豆素被线粒体酶水解成无活性代谢产物。R-华法林的代谢产物有抗凝作用，但较其母体为弱。苯香豆素能与其氧化产物结合并在肝肠循环，$T_{1/2}$ 较华法林明显延长。香豆素药物被吸收后能通过胆汁排泄成为无活性的代谢产物并再吸收后经尿排出，未被吸收的药物经粪排泄。

3. 临床应用 香豆素类衍生物用于静脉血栓或肺栓塞等疾病的防治，心房纤颤伴肺栓塞的治疗，以及冠状动脉闭塞的辅助治疗。抗凝有一定不良反应。剂量需个体化，根据临床和实验指标反复进行评估。本品起效慢，有数天延迟。对急需抗凝者应先选用肝素。一般在全量肝素已建抗凝作用后，紧接着以香豆素类药物进行长期抗凝治疗。二者应有数日重叠。

4. 用法及剂量。

（1）深静脉血栓（DVT）或肺栓塞（PE）：避免冲击治疗，口服 3～4.5 mg/d，第 3 天根据 PT 调整剂量或使用维持量。维持量 2～8 mg/d。每月测定 PT 1 次或 2 次，使抗凝强度达到实验室监测的国际标准比值（INR）要求：DVT、PE 治疗使 INR 达 2～3，复发性 DVT 及复发性 PE 使 INR 达 3～4。

急性期先用全量肝素，后改为本品抗凝；若口服抗凝剂有禁忌或不方便，也可用肝素皮下注射（初 72 小时使给药间歇期的 APTT 延长 1.5 倍，使用 3 个月）。有作者以低剂量肝素皮下注射 6 周，与口服华法林治疗小腿静脉血栓同样有效，但是固定低剂量肝素治疗不足以治疗近端 DVT。

口服抗凝剂也用以预防高危患者如骨科手术（选择性全髋置换术、膝关节置换或髋骨骨折）或外科手术后长期卧床患者发生 DVT 或 PE。预防 DVT 包括高危者进行外科手术，口服抗凝强度为使 INR 达 2～2.5；全髋置换或骨折手术 INR 值需达 2～3。

（2）二尖瓣病或房颤伴栓塞：全量肝素治疗，接着口服抗凝剂能减少慢性房颤或二尖瓣膜病患者血栓栓塞发生率。采用低剂量华法林抗凝使 INR 值为 1.5～3。阵发性房颤或年龄超过 60 岁伴心脏病（充血性心力衰竭、冠心病），房颤电转复期者为缺血性脑卒中高危病例，也应采用华法林抗凝，比低剂量阿司匹林更有效。年轻的心房纤颤患者因脑栓塞并发率低，一般不需应用华法林。长期口服抗凝的安全性和有效性，特别与阿司匹林比较，尚需更详细的资料加以阐明。

（3）缺血性脑血栓形成或一过性脑缺血发作（TIA）：全量肝素继之以华法林（INR 值 2～3）抗凝减少 TIA 发作，但不减低与 TIA 相关的死亡率，故这类患者不宜采用本品作为长期治疗。对进展性缺血性脑卒中患者采用抗凝治疗必须个体化。

5. 不良反应。

（1）出血：出血是口服抗凝药的主要不良反应，发生率为 9%～10%。可为轻微局部紫斑至大出血，胃肠、泌尿生殖系、脊髓、大脑、心包、肺、肾上腺或肝，都可有出血，其中一部分原因是治疗过量或 PT 延长。若 PT 没有超过治疗允许范围而发生出血者，多半存在隐性病灶。此外，也可以表现为偏瘫、头、胸、腹、关节或其他部位的疼痛，呼吸急促，呼吸困难，吞咽困难，不能解释的水肿或休克等。因此，在抗凝治疗过程中，若不能根据主诉或症状做出明确诊断，应考虑到出血的可能性。

抗凝剂过量的早期表现常见为镜下或肉眼血尿、黑便、月经过多、瘀点或瘀斑，牙龈出血或其他黏膜出血。若抗凝期发生任何出血症，必须立即评估患者状态，包括 PT 延长的严重程度，药物是否过量，小心严密处理。轻度出血或 PT 延长者，只需减量或停服 1 次或 1 次以上。中度或严重出血或 PT 明显延长者，应立即给予维生素 K_1 治疗。维生素 K_3 对治疗香豆素或茚二酮类抗凝药过量无效。口服或肠外给维生素 K_1 需数小时后才能纠正 PT，故严重出血者需同时输注新鲜血、血浆或凝血酶原复合物以迅速恢复维生素 K 依赖性凝血因子的功能。某些患者发生大出血，但又不能停用抗凝药，则最好单独采用凝血因子替代性输注，不给维生素 K_1。若给予大剂量维生素 K_1，患者对后继的抗凝治疗数周内无反应。

种族、年龄、体重、生理状态、同时服用的药物、食物、环境等多种因素都能改变机体对抗凝药物的反应性。延长 PT 的药物能加强抗凝药效果而增加出血危险。抗凝期增加出血倾向的因素包括：维生素 K_1 摄入减少、小肠菌群改变、吸收不良、维生素 C 缺乏病、体重过低、体质衰弱、营养不良、恶病质、肝功能不良、中度以上的肾功能不全、高代谢状态（如发热、甲状腺功能亢进、感染、肿瘤）。

胶原病、充血性心力衰竭、腹泻、胆道梗阻、月经期、月经紊乱、放射治疗和低凝血酶原血症初期等。减弱抗凝药效或使 PT 缩短的因素包括：肠道摄入维生素 K 过多、抗凝药肠道摄入减少、水肿、糖尿病、高脂血症、甲状腺功能减退、内脏癌。此外，有两种抗凝药耐药状态：一种是抗凝药，维生素 K 受体部位变异，呈家族性染色体显性遗传，药物吸收利用及代谢均正常，需用 10 ~ 20 倍超常规剂量才能获得抗凝效果，对维生素 K 的解毒效果敏感；另一种耐药状态是由于药物代谢或排出加速。

（2）坏疽：接受香豆素治疗者偶有致死性坏疽、皮肤、皮下组织或其他组织栓塞性发绀、血管炎和局部血栓等。90% 病例为妇女，常发生在服药 2 ~ 10 天后。开始表现为含脂肪部位如腹、臀、乳房、大腿发生局部疼痛，皮肤红斑并迅速进展成褐色出血性皮疹。坏死常累及皮肤、软组织及肌肉，发绀紧接着呈缺血性梗死。严重者需清创术以切除受累组织。抗凝治疗中如果发生坏死，应首先除外其他疾病因素，如感染。若为香豆素诱发坏疽则应立即停药，给予维生素 K_1 及肝素抗凝。遗传性家族性蛋白 C（PC）缺乏症者，在华法林治疗过程中，易发生皮肤坏疽（高危），但无 PC 缺乏症者也能发生。因 PC 抗凝蛋白也属维生素 K 依赖性因子，能抑制 FV 和 FⅧ的活化并促进纤溶，口服抗凝剂量过大，使 PC 受抑速度过快。PC 血浆水平下降过快可引起高凝及华法林诱发皮肤坏疽。

（3）其他不良反应：胃肠不适如恶心、呕吐、腹泻、白细胞减少、粒细胞增高、肾病等；也可使 AST（SGOT）、ALT（SGPT）升高，碱性磷酸酶、胆红素升高等。紫色趾甲综合征发生在华法林治疗 3 ~ 8 周后，趾甲发黑或浅紫色，边缘脱色，伴疼痛，但不引起坏疽。这可能由于动脉粥样斑块出血后释出胆固醇组成的微栓子栓塞所致。一旦发生应停用华法林。

6. 注意事项。

（1）小心选择口服抗凝剂的对象，要能按时取血检查及遵守医嘱。

（2）缺乏实验室监测条件，有出血素质如血友病、真性红细胞增多症、血小板减少性紫癜、白血病等，或有开放性损伤、消化性溃疡、肝脏或泌尿生殖系出血、脑血管出血以及动脉瘤、心包炎、心包积液、亚急性细菌性心内膜炎、血管炎、恶性高血压未控制、严重肝肾功能不全、多发关节炎、内脏肉瘤、出血性肉芽肿、严重过敏、维生素 C 或维生素 K 缺乏者不用。过度衰老、嗜酒、精神病者应慎用。

（3）许多药物可使抗凝药增效而增加出血倾向。机制：①药物减少维生素 K 的合成或吸收、分布。②竞争代谢部位或抑制代谢酶的合成。③增加受体与抗凝药的结合。④功能性 FⅡ、Ⅶ、Ⅸ、Ⅹ分解代谢增强或合成减少。⑤干扰其他止血成分如血小板或纤溶功能。⑥干扰抗凝药与蛋白结合使非结合性抗凝药增加。⑦不肯定的功能。某些药物互相影响是暂时的，由于经肾清除加速，合并用药后不久 PT 即恢复正常。

有些药物可减弱华法林作用。机制：①使抗凝药吸收减少。②增加抗凝药代谢速率。③增加 FⅡ、Ⅶ、Ⅸ、Ⅹ合成。

（4）反复家族性血栓或 PC 缺乏症者，应及时检查并合并肝素治疗数天。

（5）治疗期定期检查血常规、凝血常规及肝肾功能。

（6）如发生明显不良反应，如衰弱、寒战、发热、咽痛、白细胞减少或高敏反应、皮疹时，应停药。

（7）抗凝期需肌内注射时应延长局部压迫时间；碱性尿者口服抗凝药期间尿色可呈红色至橘红色。当酸化尿液至 pH4 以下时，若颜色消失即可除外血尿。

第四节　新型抗凝药物的发展

传统抗凝药物在应用过程中存在的多种缺陷极大促进了新型抗凝药物的研制与发展。与包括肝素和华法林在内的传统抗凝药物相比，新型的抗凝药物多以单一的凝血因子作为靶位点，具有生物利用度良好、起效迅速、抗凝效果较易预测和不良反应少等多种优势。这些抗凝药物或可作用于凝血的起始步骤（组织因子/FⅦa 复合物抑制剂）或凝血进程的扩展（FⅨa、FⅩa、FⅧa 或 FⅤa 的抑制剂），或直接作用于凝血酶而抑制纤维蛋白的生成（凝血酶抑制剂）。目前已进入临床研究的新型抗凝药物根据其作用的靶位点不同主要可分为以下几类。

一、作用于组织因子/FⅦa复合物

如重组的组织因子途径抑制物替法可近、重组线虫抗凝肽（NAPc2）和活性位点被阻断的因子Ⅶa（因子Ⅶai）。

替法可近：为基因重组的组织因子途径抑制物。该药半衰期仅为数分钟，因此需持续静脉输注，主要经肝脏清除。在脓毒血症患者中进行的Ⅱ期临床试验证实，替法可近与对照组相比，可使患者28天死亡率下降2%而并不明显增加患者的出血倾向。然而，在一项严重脓毒血症患者中进行的Ⅲ期临床试验中并未观察到替法可近在降低患者死亡率方面的优势且明显增加出血风险。

NAPc2：最初从钩口线虫中提取的85个氨基酸组成的多肽，现为基因重组产品。NAPc2可与FXa或FX的非活性部位结合，而NAPc2与FXa形成的复合物可进一步抑制与组织因子结合的FⅦa而发挥抗凝活性。由于NAPc2与因子X的结合具有高亲和力，皮下注射后其半衰期接近50小时，因此临床上可隔日应用。一项Ⅱ期临床试验显示，与历史对照相比，NAPc2预防膝关节置换术后静脉血栓的有效性和安全性与低分子量肝素相似。目前观察NAPc2在不稳定型心绞痛、非ST段抬高心肌梗死和接受PCI治疗的患者中的抗栓效果的一系列Ⅱ期临床试验正在进行中。

因子Ⅶai：基因重组的活性部位被不可逆阻断的FⅦa可与血浆中的FⅦa竞争性结合组织因子，从而减少组织因子/FⅦa复合物的生成而抑制凝血过程的启动。虽然动物试验的结果令人鼓舞，但因子Ⅶai在临床试验中的结果并不满意。

二、FⅨa抑制剂

包括RB006和TTP889，但后者因临床效果不满意而停止研制。RB006是一种RNA适体，可与FⅨa发生高亲和性地结合，通过选择性阻断Ⅷa/Ⅸa对X因子的催化激活作用而发挥抗凝活性。与其他的抗凝药物相比，RB006具有独特性的优势，即其抗凝作用可被一种补助性寡核苷酸（RB007）快速而有效地中和。由于其抗凝作用可被迅速拮抗，因此在体外循环心脏手术中可能拥有良好的前景。

三、FXa抑制剂

新型的因子Xa抑制剂包括直接抑制剂和间接抑制剂两种。其中，直接抑制剂可直接与FXa的活性部位结合进而阻断FXa与其底物间的相互作用；而间接抑制剂对FXa的抑制作用需要体内抗凝血酶的参与。与FXa间接抑制剂不同，直接FXa抑制剂对游离的FXa和与血小板结合的FXa均有抑制作用，因此更具优势。

1. 间接FXa抑制剂　除前文已述的磺达肝癸钠外，还包括艾卓肝素、SSR126517E和SR123781A。

（1）艾卓肝素：为磺达肝癸钠的高甲基化衍生物，与抗凝血酶Ⅲ有极高的亲和力。艾卓肝素的血浆半衰期长达80小时，与抗凝血酶近似，因此可每周1次皮下给药。虽然临床研究证实了艾卓肝素的抗凝疗效，但由于其半衰期太长，且缺乏相应的阻滞剂，一旦发生出血难以控制，因此现已停止对该药的研究。

（2）SSR12517E：为生物素化的艾卓肝素，其药代动力学与药效学特性与艾卓肝素类似，因此也可以每周1次皮下给药。与艾卓肝素不同，生物素化的艾卓肝素其抗凝作用可被静脉使用的亲和素（avidin）迅速拮抗。亲和素为蛋清中提取的一种四聚体的蛋白质，可与生物素发生高亲和性的特异结合，从而促进生物素化的艾卓肝素从肾脏的清除。目前的Ⅲ期临床试验正在对SSR12517E在症状性肺栓塞患者中的疗效与安全性进行观察。

（3）SR123781A：为合成的正十六烷糖结构。该药包括与抗凝血酶结合的五糖结构、与凝血酶结合的硫酸化四糖以及位于中央连接两者的非硫酸化七糖。SR123781A与抗凝血酶具有高亲和性，与肝素类似，它不仅可促进抗凝血酶对FXa的抑制作用，还可增强抗凝血酶对凝血酶的抑制作用。与肝素不同的是，SR123781A并不与血小板第4因子（PF4）或纤维蛋白发生结合。因此理论上讲，SR123781A

并不会诱发 HIT 的发生，并且对与纤维蛋白结合的凝血酶也可发挥抑制作用。SR123781A 皮下给药具有良好的生物利用度，主要以原形方式从肾脏清除。随给药剂量的增加，可产生成比例的 APTT 的延长和抗 FXa 活性的增加。目前该药在膝关节置换患者的 Ⅱ 期临床试验正在进行中。

2. 直接 FXa 抑制剂 均为小分子结构，可直接结合于 FXa 的活性部位而抑制 FXa 的抗凝血活性。直接 FXa 抑制剂包括需静脉给药的 DX-9065a（已停止临床研究）、奥米沙班和可口服给药的阿哌沙班、利伐沙班、LY-517717、YM-150、DU-176b、PRT054021 等。

（1）奥米沙班：为 FXa 的非竞争性抑制剂，需静脉给药，半衰期为 2~3 小时，其代谢产物和原形药可分别经粪便和尿液排出。在急性冠状动脉综合征患者中进行的 Ⅱ 期临床试验表明，与对照组（肝素 + 依替巴肽）相比，奥米沙班可显著降低患者的死亡率以及再发心肌梗死和其他冠状动脉并发症的发生率，且不引起出血风险的增加。

（2）阿哌沙班：具有良好的口服生物利用度，半衰期约为 12 小时，可经肾脏（约占 25%）和经消化道清除。食物不影响药物的吸收，因此其抗凝效果可以预测。在行全膝关节置换术的患者中进行的一项 Ⅲ 期临床试验（ADVANCE-I）对阿哌沙班（2.5 mg，每日口服 2 次）预防 VTE 的疗效与伊诺肝素进行了比较。结果表明，阿哌沙班和依诺肝素组的 VTE 或全因死亡发生率分别为 9.0% 和 8.8%，未达到阿哌沙班的统计学非劣效性标准。然而，最近发表的 ADVANCE-Ⅱ 研究结果显示，阿哌沙班预防全膝关节置换术后患者 VTE 的疗效优于依诺肝素且出血风险降低。

（3）利伐沙班：是全球第一个已获上市的口服的直接 Xa 因子抑制剂。利伐沙班口服后可迅速吸收，2~4 小时后血药浓度达峰，生物利用度达 80%，进食并不影响该药的吸收。半衰期约 9 个小时，可经肾脏和粪便双途径清除。利伐沙班具有可预测的药效学特征，对因子 Xa 活性呈剂量依赖性抑制的作用，临床常规使用时不需要监测凝血参数。Ⅲ 期临床研究（RECORD 研究）中，对利伐沙班预防下肢骨科大手术患者中静脉血栓栓塞事件（VTE）的疗效进行了观察。与伊诺肝素相比，利伐沙班组症状性 VTE 的发生率（症状性 DVT、非致死性 PE 以及 VTE 相关的死亡）低于依诺肝素组，且大出血的风险相当。目前在择期髋关节或膝关节置换手术成年患者，口服利伐沙班推荐剂量为 10 mg，每日 1 次，以预防术后 VTE 事件的发生。如伤口已止血，首次用药时间应于手术后 6~10 小时进行。

四、FVa 抑制剂

Va 因子是凝血酶生成过程中重要的凝血副因子，也是活化蛋白 C 作用的主要靶位点。活化蛋白 C 可通过降解和灭活 FVa 的活性而起到抗凝作用。目前正在研制的 FVa 抑制剂主要有重组的活化蛋白 C（活化的 Drotrecogin alfa）和血栓调节蛋白细胞外结构域的重组类似物 ART-123。

五、凝血酶抑制剂

凝血酶的生成是凝血反应的核心环节，对凝血的放大及纤维蛋白的形成都起着关键的作用。间接凝血酶抑制剂通过催化肝素辅因子 Ⅱ 的活性而发挥其抗凝血酶活性，直接凝血酶抑制剂可直接与凝血酶的活化位点相结合而抑制凝血酶的活性。与间接凝血酶抑制剂相比，直接凝血酶抑制剂具有以下优势：①很少与血浆蛋白结合，因而抗凝效果较易预测。②不与血小板第 4 因子（PF4）结合，因此其抗凝效果并不受血栓形成血小板活化后释放的大量 PF4 的影响。③对游离的凝血酶和与纤维蛋白结合的凝血酶均可灭活。

1. Flovagatran 为一种全合成、小分子、可逆性的直接凝血酶抑制剂。该药半衰期短，其药代动力学参数与给药剂量成正相关。Flovagatran 主要经肾外途径清除，因此可安全用于肾功能不全患者。基于该特性，目前 Flovagatran 的临床研究主要集中于需血液透析的终末期肾病患者。初期的临床研究结果显示，Flovagatran 可有效地预防血液透析体外管路的凝血。

2. Pegmusirudin 为水蛭素的化学衍生物，其增加的聚乙二醇侧链可显著延长水蛭素的半衰期至 12 小时。与水蛭素类似，该药主要经肾脏清除，因此其半衰期在肾功能不全患者可进一步延长。Ⅱ 期临床研究的结果显示，终末期肾病患者血液透析前静脉给药一次不仅可在透析过程中产生抗凝效果，也可预防透析后血管通路的血栓形成。

3. 希美加群 为美拉加群的原型药，该药经口服吸收后可迅速被代谢成美拉加群而发挥抗凝活性。口服希美加群并不受食物的影响，药物交叉反应少见，抗凝效果较易预测，但由于本药肝功能损害发生率较高，严重者可致急性肝功能衰竭而死亡，因此目前该药已撤出市场。

4. 达比加群酯 为第二个口服的直接凝血酶抑制剂。该药自身并无抗凝活性，口服吸收（生物利用度 5% ~6%，需酸性环境）后，可在酯酶的作用下转化为其活性代谢产物达比加群。达比加群血药浓度在口服后 2 小时达峰，半衰期在 8 个小时（单次给药）至 17 个小时（多次给药）之间。超过 80% 的达比加群以原形方式经肾脏清除，因此在肾功能衰竭患者禁忌使用。在已进行的择期全髋关节或膝关节置换术的成年患者 VTE 的一级预防临床研究中，除 RE-MOBILIZE 研究外，RE-MODEL 研究和 RE-NOVATE 研究均显示达比加群酯在 VTE 预防和全因死亡方面与依诺肝素具有同等的疗效和安全性。房颤转归临床试验（RE-LY 研究）的结果显示，与华法林组相比，应用达比加群酯 150 mg 和 110 mg（每日 2 次）都可以显著减少患者出血性脑卒中的发生率，达比加群酯 150 mg（每日 2 次）可降低心血管疾病导致的死亡率。就安全性而言，达比加群酯两个剂量组的致命性出血、颅内出血和总的出血发生率均显著下降，同时无肝脏毒性。RE-COVER 临床研究的数据显示，对于患有静脉血栓栓塞性疾病的（VTE）急性期患者，达比加群酯的疗效与华法林相当，而其出血率与之相当或明显减少。由于达比加群酯可以口服给药，不需要实验室监测，并且很少出现药物和食品交叉反应，因此有望替代华法林成为新一代的口服抗凝药。

第三章

多发性骨髓瘤

多发性骨髓瘤（MM）是一种单克隆浆细胞恶性增殖性疾病。异常浆细胞浸润骨骼和软组织，并产生大量 M 蛋白，引起一系列的器官功能障碍和症状，包括骨痛或病理性骨折、肾功能衰竭、反复感染、贫血、高钙血症、凝血功能障碍、神经系统症状和高黏滞血症引发的血管症状等。在西方国家 MM 的发生率占所有恶性肿瘤的 1%，约占血液系统恶性肿瘤的 10%。

第一节 病因和发病机制

一、病因

目前 MM 的发病机制尚未明确。以下因素可能与 MM 发病相关。

（一）年龄和种族

MM 在 40 岁以下少见，发病率随年龄增高而增高。梅奥临床研究中心对 4018 例 MM 患者进行分析，发现发病年龄在 40 岁以下的仅占 2%。欧美国家发病高峰为 65~75 岁，中位年龄为 68 岁。美国国立研究所 SEER 项目调查发现 70~74 岁年龄段人群患 MM 的风险大约是 45~49 岁年龄段的 10 倍。

流行病学调查发现，不同人种、不同民族的 MM 及意义未明的单克隆免疫球蛋白血症（MGUS）发病率不同。亚洲人发病率较欧美人低。美国 SEER 数据显示美国 MM 的发病率以黑人最多，其发病率为白人的 2 倍多，发病率最少的是亚裔和美国印第安人。

（二）电离辐射

辐射暴露与白血病的关系早已被公认，但辐射与 MM 的关系目前仍有争议。另外，有报道认为从事放射相关和核工业相关的工作者 MM 的发病率较一般人群高，但也有一些相反结果的报道。

目前无法确认电离辐射是 MM 的一个致病因素。

（三）遗传因素

虽然 MM 不是一种遗传性疾病，但是其发病有一定的家族性。在有 MM 病史的患者一级家属中 MM 的发病风险呈 3~6 倍增加。

（四）职业暴露

已有数篇报道指出，农业工作者的 MM 发病率较一般人群高，但目前难以判断是否由于农业工作中容易接触杀虫剂、农用化学剂、某些人畜共患的病毒感染等因素所引起。

此外，也有报道指出，从事金属、木材、橡胶、纺织工业的工人 MM 的发病率较一般人群高。

（五）慢性抗原刺激和免疫功能紊乱

有人在动物模型实验中发现，长期反复慢性抗原刺激可以促进浆细胞增殖，由此提出慢性抗原刺激可能是 MM 的一个致病因素。有报道认为，卡波西肉瘤相关疱疹病毒（KSHV）感染与 MM 的发生相关，Retting 等在 MM 的骨髓树突状细胞中检测出 KSHV，推测 KSHV 感染可能与 MM 发病有关，但另外几个实验室却未在 MM 骨髓标本中检测到 KSHV，目前对 KSHV 与 MM 的关系仍未明确。

美国国立职业安全与健康研究院较系统地研究了苯与 MM 发病率之间的关系，结果发现苯接触并未增加 MM 的发病率。

二、发病机制

（一）遗传学异常

1. 非整倍体核型　大量研究分析指出，多发性骨髓瘤细胞存在多种细胞遗传学异常。研究发现骨髓瘤细胞的核型异常是高度复杂的，约 90% MM 患者会出现染色体数目异常，根据细胞的染色体条数可以分为两个亚组，一组是染色体数增加（总数大于 48，通常为 53~60），定义为超二倍体组；另一组是染色体数少于 48，定义为非超二倍体组（假二倍体或亚二倍体）。

最近一篇关于细胞遗传学的综述指出，这两个亚组分别有着不同的核型特点。超二倍体组（约占有异常核型患者的一半）增加的染色体是非随机的，多是单数染色体（3，5，7，9，11，15，19 和 21），它们较少发生染色体结构异常。非超二倍体组的染色体结构异常和缺失多见，特别是 13，8，14，16 号染色体。部分非超二倍体组细胞中期出现四倍体，可能与假二倍体或亚二倍体克隆有关。

目前多数研究认为，非整倍体核型与预后相关，非超二倍体的预后差于超二倍体。

2. 13 号染色体异常　约 50% 患者会出现 13 号染色体异常，而在浆细胞白血病 13 号染色体异常的发生率则可高达 70%。大多数情况下 13 号染色体异常主要表现为 13 号染色体单体，少见 13q14，而双等位基因的共同缺失则极为罕见。

研究发现，有 13 号染色体异常的患者预后不良，不管用传统化疗、高剂量化疗还是行异基因造血干细胞移植，其存活期都较未发现该异常的短。用哪一种方法检测这种染色体异常仍有争议，但用荧光原位杂交技术（FISH）其检出率高于细胞遗传学方法，若用核型方法检测出 13 号染色体异常，则是 MM 预后不良的更有力指标。有证据指出，若核型发现 13 号染色体异常，则是 MM 预后不良的更有力指标。

3. Ig 基因定位的染色体易位　根据累及 Ig 基因的不同，Ig 基因易位可以分为 IgH 易位，IgL-λ 易位和 IgL-κ 易位。目前研究热点主要集中定位于 14q32 的免疫球蛋白重链基因（IgH 基因）易位。60%~70% 的 MM 患者存在 IgH 基因重排。目前已知的 IgH 基因易位有二十几种，其中最主要的有 3 种，各占 14q32 重排的 25%：t（11；14）（q13；q32）、t（4；14）（p16；q32）和 t（14；16）（q23；q32）。对这些易位的进一步研究发现 t（11；14）断点的位置位于 11 号染色体的细胞周期 D1（CCND1）基因上，从而造成了 cyclin D1 的过度表达。但其过度表达在肿瘤发生的作用尚未明确，因为与那些 cyclin D1 未被激活的细胞相比，其细胞增殖率并没有明显增加。有 t（11；14）易位的浆细胞往往表现出一种特殊的淋巴浆细胞样形态，意味着其成熟程度较高。t（14；16）易位影响了 16 号染色体上的 c-maf 肿瘤基因，从而降低了 c-maf 蛋白的表达。c-maf 是控制一些基因如 CCND2、整联蛋白 B7 和 CCR1 等表达的转录因子，其表达的降低会影响细胞周期的控制、细胞凋亡或细胞—细胞间的相互作用。t（4；14）易位的情况就更加复杂，因为它涉及 4 号染色体上两个基因的表达：FGFR3 和 MMSET。研究发现该易位可以激活 14 号染色体上 FGFR3 的过度表达，同时可以使 4 号染色体上大部分 MMSET 外显子异常表达。两个研究报道指出，FGFR3 在有 t（4；14）易位的浆细胞中并非总是过度表达的，因此又引起了对 MMSET 作用的关注。至今为止 MMSET 的作用仍未明确，因为它包含一个 SET 结构域，可能对染色质构象的调控起一定的作用。

许多研究发现，伴有 t（4；14）的 MM 患者预后不良，即使接受高剂量化疗，但必须注意的是 t（4；14）阳性的患者多数伴有 13 号染色体单体。因此下一步研究必须单独评估这两个染色体异常作为预后指标的作用。而 t（11；14）提示较好的预后，特别是接受高剂量化疗的患者。

4. 各种遗传学异常间的关系　这些染色体异常并非随机分布，而是密切联系的。最早发现的是 13 号染色体缺失和一些 14q32 易位间有一定的联系。13 号染色体异常的患者中有 85%~90% 存在 t（4；

14）或 t（14；16），而在其他患者中这种染色体异常的发生率仅有 40%~50%。同样的还发现 13 号染色体与非超二倍体之间存在紧密联系。在超二倍体的患者中，13 号染色单体的发生率为 30%~35%，而在非超二倍体患者中这个发生率达到 85%。大多数 14q32 特异性重排，如 t（11；14），t（14；16）和 t（4；14）等，在非超二倍体中多见。因此，MM 患者可以分为两组，反映了两个不同的肿瘤发生途径。一组为超二倍体核型，13 号染色体异常和 14q32 易位的发生率较低，这组患者的生存期较长，可能与有 cyclin D1 高表达有关。另一组为非超二倍体组，表现为多处染色体断裂（特别是 13 号染色体）、亚二倍体或假二倍体及 14q32 易位发生率高，尤其是 t（11；14）和 t（4；14）。

（二）骨髓微环境与骨髓瘤细胞的相互作用

骨髓微环境对骨髓瘤细胞的生长、存活及耐药的产生有密切关系。MM 细胞在骨髓中与细胞外基质（ECM）和骨髓基质细胞（BMSCs）黏附对 MM 细胞的耐药产生有重要关系。MM 细胞与 BMSCs 相互作用后促进 BMSCs 和 MM 细胞多种骨髓瘤重要细胞因子的合成和分泌（如 IL-6，IGF-1，VEGF 等），这些细胞因子主要激活 3 条信号传导通路［ERK，JAK/STAT3 和（或）PI$_3$-K/Akt］，从而进一步促进各种细胞因子（IL-6，IGF-1，VEGF）和抗凋亡蛋白（Bcl-xL，IAPs，Mcl-1）的产生。因此，这些细胞因子不仅与肿瘤的生长、存活和迁移有关，还与 MM 细胞对传统化疗药物的耐药有关。

骨髓微环境中存在各种重要的黏附分子，如 CD44、VLA-4、VLA-5、LFA-1、CD56、ICAM-1、syndecan-1（CD138）和 MPC-1 等。这些黏附分子促进 MM 细胞与 ECM 蛋白和 BMSCs 相互作用，导致细胞黏附介导耐药（CAM-DR）的产生。如 MM 细胞通过 VLA-4 与 ECM 蛋白结合，促进 p27 kipl 和其他一些遗传学上的改变，从而促进 CAM-DR 的发生。MM 细胞通过黏附分子与 BMSCs 作用，激活 NF-κB，从而上调 MM 细胞和 BMSCs 分泌 ICAM-1、VCAM-1，进一步增强了 MM 细胞与骨髓微环境的作用。

（三）抑制凋亡基因的激活

NF-κB 是一种重要的转录因子，当细胞受到外界刺激（包括细胞毒性药物、TNF、IL-1 等）后，NF-κB 被激活，保护细胞避免进入凋亡级联反应。NF-κB 可以促进 *TRAF 1 TRAF 2* 和 *cIAP* 基因的激活，阻断 caspase-8 的激活和凋亡。另外还可以促进其他抗凋亡基因的激活，如 Bcl 同系 BCLXL、A1/BFL1、IEXI 和 XIAP 等，从而抑制细胞凋亡。

Bcl 家族是调节细胞凋亡的重要因素。Bcl-2 家族包含的成员很多，主要有两大类，即凋亡抑制基因和凋亡诱导基因。凋亡抑制基因主要包括 *Bcl-2*、*Bcl-xL*、*Mch-1*、*BCL-w*、*A-1* 等，而凋亡诱导基因则主要包括 *bax*、*Bcl-xs*、*Bak*、*Bik*、*Bad* 等。研究发现一些 MM 细胞系和新鲜提取 MM 细胞中 *Bcl-2* 基因表达上调。*Bcl-2* 可以抑制细胞毒性药物诱导的凋亡，而抑制 *Bcl-2*（如 Bcl-2 反义核苷酸）可以促进凋亡。

Ras 基因在正常细胞的增殖分化中起重要作用。*Ras* 基因突变在 MM 患者中较为普遍，突变的 Ras 蛋白降低了自身内源性鸟苷酸三磷酸酶的活性，而且还降低了它们与 GTPase 活化蛋白的结合能力，其结果是导致 Ras 蛋白与 GTP 的持续结合并具有促进细胞生长的作用。

P53 是细胞生长周期中的负调控因子，与细胞周期的调控、细胞分化、细胞凋亡和 DNA 修复等重要生理功能相关。野生型 P53 可以诱导 DNA 损伤的细胞进入并停留于 G_1/G_0 静止期，抑制细胞的增殖，使细胞有足够的时间来修复损伤的 DNA，若修复失败，则诱导细胞凋亡。而当 *p53* 基因发生缺失、突变而成为突变型 p53，有致癌活性，促使细胞恶性转化，此时 p53 对凋亡过程的调控也发生异常。

第二节 诊断步骤及诊断对策

一、诊断步骤

（一）病史采集要点

1. 起病情况 MM 患者病情发展多较缓慢。患者首次就诊时症状和体征多种多样，首诊科室多，有时患者初次就诊时的症状不能让医生直接联想到本病，容易引起漏诊或误诊。例如，如患者以蛋白尿或肾功能不全为首发症状，可能首诊到肾内科；如果患者以骨痛、病理性骨折为首发症状，可能首诊到骨外科，经手术活检或病变骨骼切除活检而确诊。若患者出现不明原因的贫血、骨痛、肾功能异常、高血钙、高尿酸、骨骼拍片发现不明原因的骨质疏松、骨质破坏或病理性骨折，应注意有该病的可能。

2. 主要临床表现。

（1）骨痛、病理性骨折和骨骼肿物：骨痛是 MM 最常见的临床症状之一。50%～70% 患者在初诊时就有骨痛的表现。骨痛部位以腰骶部最常见，其次为胸肋部，四肢相对少见，另外也有少数患者以各关节疼痛为首发表现，容易误诊为关节炎、风湿性疾病。骨痛程度轻重不一，有些患者在疾病早期表现为轻度的、游走性、暂时性的疼痛，随疾病进展可以发展为剧烈、持续性疼痛。骨髓瘤骨痛多是因肢体移动诱发，与转移癌引起的夜间疼痛加重不同。若突然出现剧烈疼痛则多为病理性骨折。常见的病理性骨折部位包括肋骨、胸腰椎，其他的还包括锁骨、胸骨等。椎体塌陷若没有压迫神经则引起身高减低，若出现脊髓神经根受压，轻者可出现相应区域的疼痛及感觉、运动障碍，严重者可引起截瘫。若多处肋骨和（或）胸骨骨折，可能引起胸廓塌陷，导致呼吸困难。

另外，骨髓瘤细胞还可侵犯骨皮质、骨膜及邻近软组织，形成骨骼肿物，尤其见于头颅、锁骨、胸骨。

骨髓瘤骨病的原因主要有以下几点：①肿瘤组织在骨髓内大量增生，侵犯骨皮质和骨膜，影响骨皮质血供。②骨髓瘤细胞本身及其与骨髓微环境相互作用后会释放大量破骨细胞活性因子，从而产生大量细胞因子，如 IL-1、TNF-β、IL-6、淋巴毒素、血管内皮生长因子、RANK 配体、巨噬细胞抑制因子（MIP）-1α 等，使破骨细胞激活，导致骨质疏松、骨质破坏。

以骨痛、病理性骨折和骨骼肿物为首发表现的患者往往就诊于骨科，在症状不典型时容易误诊。误诊的疾病包括骨肿瘤、腰椎结核、骨质疏松症、单纯性骨折、脊柱退行性变、肋软骨炎、骨髓炎、风湿性关节炎、类风湿关节炎、痛风性关节炎、肩周炎等。由于误诊率高，初诊医生应引起重视。

（2）贫血：贫血是 MM 的另一常见表现。由于贫血起病缓慢，症状不明显，以贫血为主诉就诊的患者较少，占 10%～30%，在疾病进展过程中出现贫血的患者占 75%～90%。贫血通常为正细胞正色素性，也有小部分为小细胞低色素性贫血或大细胞性贫血。MM 贫血的程度往往与疾病进展相平行，早期患者无或仅有轻度贫血，晚期患者多有贫血，且程度较重。

MM 引起贫血的主要原因如下：①骨髓瘤细胞浸润骨髓腔，正常造血受抑制，红系生成受抑制。②肿瘤细胞产生大量细胞因子，可抑制正常造血。③慢性肾功能不全，EPO 生成减少。④反复感染。⑤营养不良。⑥伴发自身免疫性溶血。⑦出血。⑧化疗或放疗引起骨髓抑制。

（3）出血：MM 患者往往容易出现出血倾向。出血程度一般较轻，早期多为皮肤黏膜出血，如皮肤出血点或紫癜、牙龈渗血、鼻腔出血等，晚期可有内脏出血或颅内出血。

导致出血的原因：①凝血障碍：单克隆免疫球蛋白大量增生，覆盖于血小板和各种凝血因子表面（如凝血因子 Ⅰ、Ⅱ、Ⅴ、Ⅶ、Ⅷ 等），导致血小板及凝血因子功能异常，造成凝血障碍。②血小板减少：MM 细胞在骨髓腔内大量增生浸润，抑制巨核细胞系统的正常生长，导致血小板生成减少，这种情况在疾病早期罕见，多见于疾病终末期。③血管异常：M 蛋白成分增加，导致血液黏滞度增加，损害血管壁，可进一步加重出血。

（4）肾脏损害：骨髓瘤肾病也是本病一个突出的临床表现。有 25%～50% 的骨髓瘤患者出现肾脏病变，超过 80% 的患者有肾脏病理改变。患者往往因为水肿、多尿或少尿、腰背酸痛就诊，高血压少见；检查发现有蛋白尿、血尿、管型尿、肾小管性酸中毒、血清肌酐和（或）尿素氮升高。有些病例在初次就诊时容易被误诊为各种肾脏疾病，如慢性肾炎、急性肾炎、肾功能衰竭、肾小管功能异常、肾动脉硬化症、肾病综合征等。

很多因素导致肾脏损害，其中大量轻链在肾小管重吸收是最主要的原因。MM 患者体内有大量单克隆免疫球蛋白增生，重链与轻链生成比例失调，过多轻链生成。轻链分子量比白蛋白小，容易从肾小球滤过，然后在肾小管重吸收和分解。随着肾小管腔中轻链量的增加，肾小管细胞过多吸收轻链蛋白。轻链蛋白本身对肾小管细胞有直接毒性作用，另外肾小管细胞内溶酶体释放一些酶也可以间接损伤肾小管，从而造成肾小管功能损害。此外，高钙血症、高尿酸血症、肾脏继发性淀粉样变、反复感染、高黏滞血症以及少见的肾脏骨髓瘤细胞浸润都可能导致肾功能不全。临床以轻链型、IgD 型，或伴有游离轻链的其他免疫球蛋白类型的 MM 引起的肾功能损害发生率最高。

肾小管损伤最早表现为成人 Fanconi 综合征，除表现为近端肾小管性酸中毒外，还合并肾性糖尿、氨基酸尿、高碳酸尿和肾浓缩功能受损。这种蛋白尿往往不伴有高血压，且几乎所有尿蛋白均为轻链蛋白。由于肾小球功能正常，尿蛋白中几乎不含有白蛋白。当疾病进展累及肾小球时，则变为非选择性蛋白尿。

大多数情况 MM 患者的肾功能衰竭是慢性的、逐渐进展的，但有时也会出现急性肾功能不全，主要的诱因有高钙血症、脱水、感染，以及药物性肾损害等。若处理及时，多数可以逆转。

（5）感染：骨髓瘤患者另一个最常见的临床问题是容易引起细菌、病毒、真菌等病原体感染。感染和肾功能不全是骨髓瘤患者两个最主要死亡原因。最常见的感染为肺炎，其次为泌尿系感染和败血症。最常见的病原体为肺炎链球菌、金黄色葡萄球菌和肺炎克雷伯杆菌，泌尿道以大肠杆菌为多见。病毒感染以带状疱疹、水痘多见。大约25%的患者，以反复感染为主诉特征，超过75%的患者会在病程中合并一次以上严重感染。

本病容易感染有几个因素，其中最主要的是骨髓内瘤细胞大量增生，抑制正常多克隆 B 淋巴细胞生长，导致异常单克隆免疫球蛋白增加，而正常的多克隆免疫球蛋白生成减少。这些异常增加 M 蛋白缺乏免疫活性，致使机体免疫力下降。此外，一些患者会产生一群针对骨髓瘤的调节淋巴细胞，这些细胞同时会抑制正常抗体合成。由于 IgG 抗体的代谢率随着血清浓度的增加而增加，IgG 型骨髓瘤患者体内正常的 IgG 抗体较正常情况下被更快地分解。MM 患者的 T 细胞功能检查大部分可能是正常的，但 $CD4^+$ 细胞群可能会减少。另外，MM 患者的粒细胞溶酶体内容物少，且粒细胞游走较正常减慢，这些可能是由于受肿瘤产物的影响。骨髓瘤患者的补体功能也有多种异常。所有这些因素都加重了骨髓瘤患者的免疫缺陷。

（6）高钙血症：高钙血症在国外报道的发生率为10%～30%。此症在 IgD 型和伴肾功能不全的患者中发生率较高。这里增多的血钙主要是结合钙而不是离子钙。

高钙血症是一种临床急症，可表现为头痛、嗜睡、恶心、呕吐、烦躁、多尿、便秘，严重者可出现心律失常，昏迷甚至死亡。此外，高钙血症还是加重肾功能不全的一个重要原因。钙盐沉积在肾脏可以引起肾脏损害，进一步加重肾功能不全，需紧急处理。

高钙血症发生的主要原因有以下几点：①大量 M 蛋白与钙相结合。②严重的溶骨性破坏导致大量钙离子释放进入血液中。③肾功能不全，肾小管对钙离子的排泄减少。

（7）高尿酸血症：由于骨髓瘤细胞的破坏、分解以及肾功能损害导致尿酸排泄减少等原因，MM 患者，尤其是新诊断或疾病进展的 MM 患者，高尿酸血症很常见。血尿酸升高本身很少引起症状，但可以加重肾脏损害，应注意处理。

（8）高黏滞综合征：由于 MM 患者血液黏度增高，微循环障碍所引起的一系列症状称为高黏滞综合征。最容易受累的部位为视网膜、脑、肾、肢端等。主要表现为头痛、头晕、耳鸣、视蒙、视力障碍、肾功能损害、皮肤紫癜、肢体麻木、溃疡难以愈合，记忆力减退等。严重的可出现意识障碍、共济失调、癫痫样发作、昏迷等。

发生高黏滞综合征的主要原因是骨髓瘤细胞产生大量异常免疫球蛋白，它一方面可以包裹红细胞，减低红细胞表面负电荷间的排斥力，导致红细胞发生聚集，血液黏滞度增加；另一方面，这些增多的 M 蛋白本身就可以导致血液黏度增加。当血液黏滞度增高到正常的1.5～3倍时，会造成血流不通畅，引起微循环障碍，导致组织瘀血和缺氧，毛细血管通透性增加，并损害了毛细血管本身，从而产生相应的症状。

（9）淀粉样变性：本病的淀粉样变性主要为免疫球蛋白轻链的 N 端片段，即 AL 淀粉样蛋白沉淀所致。淀粉样物质聚集于体内多器官和组织的血管壁中，可累及多个器官。

根据累及器官不同可有不同临床表现。心脏是最常受侵犯的组织,导致心肌肥厚、心脏扩大、心律失常,可出现难治性心力衰竭。有时可以充血性心力衰竭为首发症状而就诊。在 MM 患者中如发生不明原因的难治性心力衰竭,应考虑心肌淀粉样变。胃肠道受累可表现为腹泻、便秘、吸收不良、营养不良、低蛋白血症和全身水肿等。肾脏受累可表现为蛋白尿,多为选择性蛋白尿,偶见镜下血尿,也有患者表现为肾病综合征,疾病晚期可导致慢性肾功能不全。偶尔肾脏受累也可表现为肾小管功能异常,如肾小管性酸中毒、肾性尿崩症、成人型 Fanconi 综合征等。皮肤受累可表现为瘙痒,色素沉着、皮肤增厚、皮肤苔藓病、皮肤肿块等。周围神经受累可以表现为周围神经炎。国外有报道淀粉样物质沉积于腕部屈肌的肌腱附近,影响正中神经,导致"腕管综合征",发生率为 10% ~ 15%,但我国少见报道。其他器官如舌、腮腺、肝、脾、淋巴结受累等,可以引起相应器官的肿大。淀粉样变的诊断靠病理活检,包括形态学、刚果红染色及免疫荧光等检查。

(10)神经系统表现:MM 患者出现神经症状约占 40%。其症状表现多样,可表现为中枢神经系统病变,也可表现为周围神经病变。其原因有很多种,如肿瘤局部浸润或病理性骨折导致脊髓压迫;高钙血症引起嗜睡,无力,抑郁和神志错乱;高黏滞血症引起头痛、疲乏、共济失调、雷诺综合征、视觉障碍和视网膜病变等;淀粉样变性累及周围神经导致周围神经炎,表现为疼痛、肌力减退和感觉异常;颅内出血引起相关中枢神经系统症状等多种原因。

椎体骨折、肿瘤细胞侵犯骨质破坏和骨折可导致脊髓压迫,发生率为 5% ~ 10%。虽然发生率不高,但是一个临床急症,需尽快诊断及处理。其临床表现取决于脊髓受压迫的部位、范围以及发生的快慢。主要症状包括神经根压迫症状和脊髓压迫症状。神经根症状主要表现为因一条或多条脊神经后根受压产生烧灼痛、撕裂痛或钻痛,并可放射到相应的皮肤节段,当活动脊柱、咳嗽、喷嚏时可引起疼痛加剧,适当改变体位可获减轻。这种首发的根性疼痛症状常有重要定位诊断意义。脊髓压迫症状表现为脊髓压迫部位以下的感觉异常或消失、肢体乏力及自主运动障碍;括约肌功能障碍,严重者可出现截瘫。

MM 产生截瘫机制:①骨髓瘤细胞直接浸润、肿瘤压迫或骨质破坏累及脊髓。②贫血、出血导致继发性神经损害。③大量 M 蛋白引起的高黏滞综合征。④感染。因此,凡遇截瘫病例,尤其伴有贫血和肾损伤,且年龄 >40 岁的患者,应高度警惕 MM 可能。

3. 既往病史 主要注重可能病因方面的询问,如既往有无各种射线接触史,近期有无化学物质接触史,职业方面是否为几种高发职业类型等。有些患者起病较隐匿,应注意询问患者既往有无骨关节痛、贫血或肾功能损害的表现,尽量了解患者可能的起病时间及病情进展速度。

另外,由于化疗可能需要使用激素类药物和蒽环类药物等,应了解患者既往是否有糖尿病、高血压、心脏病、消化道溃疡、癫痫等病史。

(二)体格检查要点

1. 一般情况 若并发感染可出现不同程度的发热。多有慢性病容或贫血病容,有些患者就诊时可因肾功能异常而出现颜面水肿。若出现脊椎骨折可为被动体位。

2. 皮肤黏膜 多有不同程度的贫血表现;也可因血小板减少或凝血障碍而出现皮肤黏膜出血点、紫癜,也可出现牙龈及鼻腔出血。若并发肾功能损害可出现不同程度的水肿。若皮肤淀粉样变可出现皮肤增厚、色素沉着、皮肤苔藓样改变、皮肤肿块等表现。若并发带状疱疹感染,可以见到成串丘疹分布在腰部或四肢。

3. 肝、脾、淋巴结 半数患者可出现肝脏肿大,少数可出现脾和(或)淋巴结肿大,均为轻度肿大,若出现明显肿大应注意是否并发其他疾病。肝、脾、淋巴结肿大的原因,主要是由于骨髓瘤细胞浸润或淀粉样物质浸润。

4. 骨骼检查。

(1)头颅:MM 患者常有头颅骨损害,有些患者头颅触诊可以发现有多个异常小隆起或凹陷,但一般无压痛。

(2)胸廓:肋骨、锁骨及胸骨也是较常发生病理性骨折的部位,若同时出现多处部位骨折,可能引起胸廓塌陷,呼吸困难的表现。

（3）脊柱：许多患者就诊时已有脊柱压缩性骨折，检查时应注意脊柱是否有变形，是否有压痛以及活动受限。

（4）四肢：主要检查是否有病理性骨折的表现，如压痛、畸形及摩擦感等。

（5）关节：有些 MM 患者表现为关节疼痛，严重者可以出现关节肿胀、畸形、压痛明显、活动障碍等表现。

（6）骨肿块：骨髓瘤细胞局部浸润可形成骨骼肿块，常为多发性。检查可发现全身多处部位出现豌豆至鸭蛋大小肿块，肿块局部可有压痛，骨皮质薄处可以有波动感，甚至有声响。

5. 感染　MM 患者比较容易并发感染，注意检查各个容易感染的部位。检查咽部是否有充血、红肿；扁桃体是否肿大，是否有脓性分泌物等。肺部是最常见的感染部位之一，表现为经久不消的肺底湿性啰音。

6. 神经系统检查　最常见的为脊髓神经根受压和周围神经病变的表现。检查可以发现相应部位的神经根痛、感觉减退、肌力下降、腱反射减弱或消失等，严重者可出现截瘫等。

（三）门诊资料分析

1. 血常规和血细胞分类。

（1）血红蛋白和红细胞：大多数 MM 患者在疾病过程中均会出现血红蛋白和红细胞的减少。其中绝大多数为正细胞正色素性贫血，小部分表现为小细胞低色素性贫血。

红细胞体积分布宽度（RDW）是用血细胞自动分析仪分析红细胞的体积，反映红细胞大小的变异性。在 MM 患者中，RDW 往往升高，可能与 MM 骨髓中红系病态造血有关。

由于 M 蛋白包裹红细胞表面，减低红细胞表面负电荷间的排斥力，使红细胞容易凝集，在血涂片上可呈缗钱状排列。红细胞沉降率明显增快。

（2）白细胞：大多数 MM 患者外周血的白细胞计数正常，但也有患者出现增高或减低。外周血淋巴细胞比例相对增多，可能见到少量异常浆细胞。当外周血浆细胞超过 20%，绝对值 $> 2.0 \times 10^9/L$，则诊断为浆细胞白血病。

（3）血小板在病程早期少见血小板降低，到了疾病晚期则可以减少。

2. 尿常规　常可以发现蛋白尿、镜下血尿，少见管型尿。有些患者以大量蛋白尿为首发症状，容易误诊为肾病综合征。

3. 血液生化检查。

（1）血清钙磷和碱性磷酸酶：血钙常升高，血磷多为正常，但在并发肾功能不全时由于磷排出减少可导致血磷升高。碱性磷酸酶可以正常、降低或升高。以前曾经认为 MM 没有成骨过程，碱性磷酸酶不会升高，可作为与骨转移癌、甲状旁腺功能亢进鉴别的一个重要指标。但近年来发现 MM 也可并发成骨过程，部分 MM 患者碱性磷酸酶可以升高，不能以此排除本病。

（2）肾功能检查：肾功能检查部分患者可出现血清肌酐、尿素氮升高。晚期可进入尿毒症期。

（3）血清 β-微球蛋白：血清 β-微球蛋白（β_2-MG）是一种分子量仅为 11 800 的低分子量蛋白质，为人类白细胞膜抗原（HLA）Ⅰ类抗原的轻链。人体内除成熟红细胞和胎盘滋养层细胞外均含 β_2-MG，主要由淋巴细胞产生。正常人体内 β_2-MG 含量稳定，容易通过肾小球滤过，几乎全部可被近端小管重吸收。

在 MM 患者中，由于骨髓瘤细胞倍增时间快，β_2-MG 产生增加，血清水平增加，肾功能不全时增加更明显。β_2-MG 作为一个肿瘤负荷指标，目前认为与疾病预后密切相关。

（4）血尿酸：MM 患者常可出现血尿酸水平升高。

（5）胆固醇：IgA 型常出现血浆胆固醇水平升高，IgG 型则常出现胆固醇水平低。

（6）血清总蛋白、白蛋白和球蛋白：在 MM 患者中，由于球蛋白合成增加，白蛋白含量可以正常或降低，而总蛋白含量往往升高，白/球蛋白比例倒置。目前认为初诊时白蛋白含量是评价预后的一个重要独立指标。

（7）乳酸脱氢酶（LDH）：乳酸脱氢酶常可升高，一般认为 LDH 也与肿瘤负荷相关，病情缓解时

LDH 可以下降。

（8）C 反应蛋白：C 反应蛋白常升高，CRP 升高与预后不良有关。

（四）进一步检查项目

1. 骨髓检查。

（1）骨髓涂片：骨髓检查对本病的诊断有重要意义。MM 患者的骨髓涂片检查可以发现骨髓内原浆细胞、幼浆细胞明显增多，可以达到骨髓有核细胞的 10% ~ 15% 以上，晚期可以达到 70% ~ 90%。骨髓象一般呈增生活跃或明显活跃，但也可减低。各系统比例与骨髓瘤细胞数量相关，当瘤细胞比例较高时，粒细胞系、红细胞系和巨核细胞系可明显减少。由于骨髓瘤细胞呈灶性分布，因穿刺部位的不同，骨髓瘤细胞比例差异很大。故一次穿刺瘤细胞比例不高不能排除诊断，应对可疑病例进行多部位、多次穿刺，且宜选择骨痛明显，X 线检查有骨骼破坏的部位进行穿刺，有助于诊断。

除此之外，还需特别注意浆细胞的形态。典型的骨髓瘤细胞的共同特征为：①细胞大小不一，呈明显多形性，在涂片中分布不均，常成簇分布。②细胞呈圆形、椭圆形或不规则形，胞核呈圆形或椭圆形，核染色质粗网状，不规则排列，核仁一般较大而清楚。常见双核、多核及巨大核。③胞质丰富，灰蓝色或深蓝色，不透明，常见空泡。因瘤细胞分泌的免疫球蛋白类型不同，胞质中可能出现不同的颗粒。有时可见胞质中出现红色粗大的包涵体（Russel 小体），有时可见红色物质充满胞质，使胞质边缘呈火焰状（火焰状细胞），或胞质中充满大量淡蓝色小空泡（Mott 细胞），或排列呈葡萄状的大空泡（葡萄状细胞）。

骨髓瘤细胞异质性很强，Greipp 等将骨髓瘤细胞按形态学分为四种亚型：①成熟型：细胞核小，偏心，染色质聚集成块，胞质发育良好。②中间型：未达到其他类型的标准。③幼稚型：细胞核大，偏心，染色质较疏松，伴或不伴核仁 > 2 μm，胞质丰富。④原始型：细胞核很大，居中，网状染色质，核质比很高，胞质含量极少。

（2）骨髓活检：由于骨髓瘤是一种主要局限于骨髓浆细胞内的恶性增殖性疾病，骨髓活检所取的骨髓量较骨髓涂片多，相对于骨髓涂片更能准确显示骨髓内瘤细胞的分布及细胞类型。如果可以的话，推荐在首次诊断时均行骨髓活检，即使骨穿本身已可以提供足够的信息。因为化疗后容易出现骨穿时取材不佳，这时初次确诊时的骨髓活检可以提供一个基线，便于我们评估治疗反应。

2. 血 M 蛋白检测。

（1）血清免疫球蛋白（Ig）检测：免疫球蛋白由浆细胞分泌的有抗体活性的球蛋白。每个免疫球蛋白均由 4 条肽链组成，2 条相同的重链和 2 条相同的轻链。根据重链的不同（γ、α、μ、ε、ξ）可将 Ig 分为 5 类，即 IgG、IgA、IgM、IgD 和 IgE；根据轻链的不同（λ 和 κ）可将 Ig 分为 2 类。MM 患者常呈现某一类 Ig 显著增高，而其他类型 Ig 的含量明显降低。M 蛋白含量多少常可反映肿瘤的负荷、病情的轻重，也是疗效评价的重要指标之一，可进行动态观察。若 M 蛋白含量升高提示病情恶化，若 M 蛋白在治疗后逐渐下降提示治疗有效。

（2）血清蛋白电泳：血清蛋白电泳是临床常用技术之一。目前临床常用的是血清蛋白区带电泳。其原理如下：在 pH 8.6 的碱性环境下，血清蛋白均带负电荷，在电场中由阴极向阳极泳动。因血清中各种蛋白质的大小、等电点及所带负电荷不同，它们在电场中的泳动速度也有所不同，从而可以通过电泳将各种蛋白质分开。其中白蛋白分子量小，所带负电荷多，泳动速度最快；γ 球蛋白分子量大，所带负电荷少，泳动速度慢。临床应用较多的电泳方法是醋酸纤维素膜法及琼脂糖凝胶法，电泳后经染色再通过光密度计扫描分析，可对血清蛋白的各个电泳区带进行相对定量。电泳后由阳极到阴极依次可分为白蛋白、α$_1$ 球蛋白、α$_2$ 球蛋白、β 球蛋白和 γ 球蛋白 5 个区带。各种免疫球蛋白主要分布在 β 区带和 γ 区带。正常血清蛋白电泳见图 3-1A。

当怀疑骨髓瘤时，首先应进行此项检查。在 IgG、IgA 和 IgM 型 MM 患者中，由于大量 M 蛋白产生，在蛋白区带电泳中可形成狭窄而浓集的异常蛋白浓集带，即所谓 M 区带，多位于 γ 区内（图 3-1B）。但需注意的是，轻链型 MM 中，由于轻链分子量小于白蛋白，因此在血清蛋白电泳图上不能显示 M 峰，IgD 型和 IgE 型 MM 由于 IgD、IgE 量较少，很难形成 M 峰，因此，轻链型及 IgD、IgE 型若仅用血清蛋白电泳检查不能反映 M 蛋白存在，容易漏诊。通过计算浓集区带的蛋白百分比，可以推算出 M 蛋白的含量，但不能确定 M 蛋白的类别，需进一步用特异性抗体进行鉴定。在多克隆免疫球蛋白病、慢性炎症、慢性肝炎、肝硬化等病时，患者 Ig 增加以多克隆为主，血清蛋白区带电泳主要表现为一宽底峰（图 3-1C）。

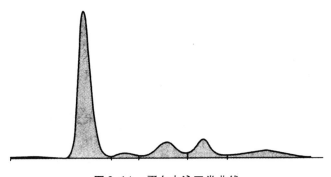

图 3-1A 蛋白电泳正常曲线

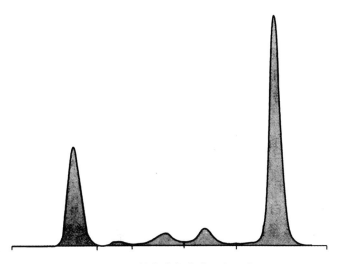

图 3-1B 单克隆免疫球蛋白血症

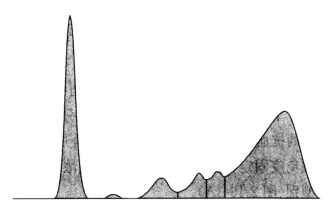

图 3-1C 多克隆免疫球蛋白血症

（3）血清免疫固定电泳：免疫固定电泳技术是将区带电泳和沉淀反应技术结合起来的一种免疫分析方法，是目前最广泛地用于鉴别各种 M 蛋白的方法之一。具体方法是先将血清标本经区带电泳将各种蛋白成分分离开，然后加入 γ、α 或 μ 等重链及 λ 或 κ 轻链的抗血清，待抗体与受检蛋白结合后，形成复合物而沉淀，使抗原在电泳位置上被免疫固定；再进行染色，即可呈现浓着色带，从而判断免疫球蛋白的轻链和重链型别。

M 蛋白主要有 3 种：完整的免疫球蛋白分子、完整免疫球蛋白伴同样类型游离轻链蛋白、游离轻链单独存在或单独的重链片段。

3. 血尿轻链的检测。

（1）本一周蛋白的检测：1847年，Henry Bence-Jones博士首次发现并报道了这种肿瘤标记物，因而根据他的名字命名。其检测对轻链病的诊断是必不可少的，并对MM的诊断、鉴别诊断及预后判断均有一定帮助。正常时在组合Ig时，可伴少量过剩的游离轻链，由于轻链分子量较小，容易从肾小球滤过，但80%在肾小管重新吸收，仅10%随尿排出，正常人尿中含量很低。在60%~80%的MM患者中，由于瘤细胞产生较多的轻链，因此能从尿中检测到。本一周蛋白在pH 5.0时，加热至50~60℃时会出现沉淀，继续加热到90℃时沉淀又重新溶解，因而又称为凝溶蛋白。可根据本一周蛋白的这一特点进行检测，但该法灵敏度较低，阳性率低，容易漏诊，且无法确定轻链的型别。目前临床常用的是免疫固定法来进行鉴定。将标本用聚乙二醇通过半透膜浓缩后，采用抗轻链（λ和κ型）抗血清进行免疫电泳分析，从而判断属于哪一型的轻链。

（2）游离轻链（free light chain，FLC）定量及κ/λ比例的检测：正常人体内的免疫球蛋白按轻链不同可分为两大类：即κ和λ，两种轻链的比值较为恒定。正常血标本κ/λ为0.26~1.65。在多克隆免疫球蛋白增殖性疾病中，如自身免疫性疾病、肝硬化、肾脏疾病和结缔组织病等，尽管免疫球蛋白绝对值升高，但两种轻链比值仍然维持在正常范围。当出现单克隆免疫球蛋白异常升高时，一种轻链蛋白异常升高，另一种轻链蛋白正常或降低。κ/λ的平衡被破坏。因此测定该比率可以敏感地检出单克隆免疫球蛋白疾病。

MM患者可见血清或尿中某种轻链含量明显增高，而另一种相对减少，两者的比值发生改变。轻链型的MM患者，血清中的轻链含量变化不大，但尿中却可发现大量λ或κ轻链。尿液中κ/λ比值异常及轻链蛋白含量高于血清是诊断轻链病最重要的指标。尿液中轻链蛋白量越多，κ/λ比值差越大，说明患者病情的恶性程度越重。

4. 影像学检查　由于骨髓瘤骨病是MM一个重要的临床表现，临床上应对怀疑为多发性骨髓瘤的患者进行所有病变部位，以及颅骨、脊柱、肋骨、骨盆的影像学检查。影像学检查在诊断多发性骨髓瘤上的作用包括评价疾病目前的病变范围和严重程度，并发症的判断以及评估疾病状态。

（1）X线平片：在诊断骨髓瘤时，骨骼拍片是必要检查之一。已证实骨骼拍片可以反映初次诊断时病变范围和肿瘤负荷。X线平片的好处在于它的普及性高，可以检查全身绝大多数骨骼，以及可以鉴定有骨折危险的长骨。通过临床表现和放射学检查结果制订的评分标准有助于判断长骨骨折的危险性，以及判断哪些患者需要做内固定术。但是X线平片的敏感性低，只有当骨小梁丢失30%以上才能显示出溶骨性损害，而且特异性差，往往会提示非特异性的普遍骨质疏松。

骨髓瘤主要的X线表现可分为：①骨质正常型或无明显破坏型：临床已经确诊，而X线检查未发现异常，可能与病变范围小或骨质改变尚轻有关。②广泛骨质疏松：弥漫性骨质疏松可以是MM的唯一临床表现。当临床遇到老年患者出现不固定的骨骼疼痛，X线检查发现弥漫骨质疏松时，应注意有多发性骨髓瘤的可能。③骨质破坏：这是MM最常见的X线表现。天津血研所报道136例MM X线检查以广泛骨质破坏伴骨质疏松为表现的占72.79%。多数患者X线检查可发现广泛性溶骨性骨质破坏。MM骨质破坏的特点是多为溶骨性缺损，周围无反应性新骨增生，病理性骨折多见。骨质破坏形态有穿凿样改变、虫蚀样改变、皂泡样膨胀性改变、蜂窝状改变等。颅骨、椎体、肋骨、胸骨、骨盆骨为其好发部位，四肢近端骨也可受累，但膝关节和肘关节以下少发生。④骨质硬化：少见，国内李景学等总结了硬化型MM的3种X线表现：弥漫性多发性骨硬化灶；放射针状骨质增生；膨胀较慢的泡沫区周边硬化环。⑤骨质破坏伴软组织改变：骨髓瘤细胞累及软组织，X线上表现为软组织肿块。

（2）CT：CT的好处在于特异性高，可以较X线更早发现较小的溶骨性损害，可以准确地描述相关软组织病变的部位、范围及髓腔内外的侵犯情况，并且可以在CT定位下进行组织学活检。它往往用于以下几种情况：在X线平片上有怀疑的部位、有症状但X线检查阴性的部位和平片检查不能精确显像的部位，如肩胛骨、肋骨和胸骨。CT在判断是否放疗和化疗上也有一定的帮助。

（3）MRI：MRI有助于判断软组织病变的范围和性质。当患者出现神经系统的症状和体征而怀疑为脊髓压迫时，可以采用该检查。它可以较准确地估计脊髓或神经根压迫的程度和范围，肿瘤的大小和其侵犯到硬膜外腔的程度。另外，MRI 成像可以提供骨髓受累的信息。一些 MRI 异常图像有提示预后的意义，如病变的局灶或广泛分布与肿瘤负荷相关。进展期骨髓瘤患者若出现脊骨 MRI 成像异常，其发生骨折的危险性较正常者高，但无法预测骨折发生的部位。MRI 在鉴别孤立性浆细胞瘤和多发性骨髓瘤上有重要意义。在高达 80% 的表面看起来是孤立性骨髓瘤的患者中，椎骨和骨盆骨的 X 线平片检查是阴性的，而通过 MRI 检查却可以发现骨缺损表现。

多发性骨髓瘤的 MRI 表现可参照 Stabler 等的分类方法，分为正常型、弥漫型、局灶型、混合型（弥漫＋局灶型）以及"盐和胡椒"型。据 Stabler 等报道，MRI 的表现与 MM 的临床分期及预后有一定的联系。其中正常型及"盐和胡椒"型的病例其骨髓浸润较轻，见于临床Ⅰ期 MM。而其他类型均见于Ⅱ期、Ⅲ期 MM，其骨髓浸润程度相对较重，其骨髓浆细胞的百分比较高。另外，也有研究指出 MRI 的表现也可以作为疗效评价的一个重要指标。完全缓解者在 MRI 上表现为病灶完全消散或者病灶长期存在，但无强化或边缘轻度强化；病情好转表现为局灶型病灶明显缩小或消失，弥漫型病灶转为"盐和胡椒"型或局灶型病灶；效果不良者表现为原有病灶无明显变化，甚至较前扩展；复发表现为出现新的病灶或原有病灶扩大。

2005 年英国骨髓瘤论坛指南工作组（UKMF）和北欧骨髓瘤研究小组共同制定的关于 MM 诊断和处理指南中提出，在诊断 MM 时影像学检查应用的建议：①初诊的 MM 患者在分期时应行以下检查：骨骼检查，后前位胸片和颈椎、胸椎、腰椎、肱骨和股骨的前后位及侧位拍片，头颅骨的前后位及侧位拍片，骨盆的前后轴拍片。另外，任何有症状的部位都应选择合适的检查方式进行检查。②若 X 线平片有可疑，如可疑溶骨性损害，则应加做 CT 检查，特别是那些平片难以直观的部位，如肋骨、胸骨和肩胛骨。③若 X 线平片检查结果为阴性，而临床有症状的部位，也应加做 CT 检查。④CT 或 MR 有助于判断软组织病变的性质和范围，这两个检查可以互补。⑤在 CT 监测下可行组织活检。⑥若患者出现神经系统的症状而考虑为脊髓压迫所致，可行 MR 检查。⑦若初步检查考虑是孤立性骨髓瘤，则不管骨损害指数是多少均应做全椎骨的 MR 检查，以发现微小的、无症状的骨损害。

另外，若怀疑患者出现脊髓压迫，即使没有脊柱压缩性骨折的表现，也应行紧急 MRI 检查，若暂时无法进行 MRI 检查，则应尽快行 CT 检查。某些部位（如肋骨、胸骨和肩胛骨）用 X 线检查不清楚，若发现可疑病变，也应加做 CT 检查。

5. 细胞免疫学检查　正常浆细胞是由 B 细胞转化而来的，在转化过程中，会丢失绝大多数 B 细胞表面抗原。主要表型为 $CD11a^+$、$CD19^+$、$CD20^+$、$CD13^+$、$CD38^+$、$CD40^+$、$CD44^+$、$CD49d^+$、$CD49e^+$、$CD54^+$、$CD138^+$ 和 $CD20^-$、$CD23^-$、$CD28^-$、$CD45^-$、$CD56^-$、$CD58^-$、$CD117^-$。

骨髓瘤细胞由较早期 B 细胞恶变而来，其主要细胞免疫表现为 $CD19^-$、$CD20^-$、$CD21^+$、$CD28^+$、$CD38^+$、$CD40^+$、$CD44^+$、$CD49d^+$、$CD49e^+$、$CD54^+$、$CD56^+$、$CD138^+$。其中 CD19、CD20 表达量与预后呈负相关；CD28 表达与疾病活动有关，其表达可能意味着疾病进入浆细胞高增殖的进展期；CD38 在 MM 中高表达，而在 MGUS 和反应型浆细胞增多症中表达很低或者不表达。CD56 高表达提示预后不良。若 CD56 下调而 CD44 表达升高可能意味着疾病向髓外侵犯。

6. 遗传学检查　细胞遗传学及分子遗传学检验异常是 MM 的重要特征。非整倍体染色体发生率占 80%～90%。多数研究认为，非整倍体核型在 MM 中具有独立预后意义，表现为亚二倍体患者预后差，超二倍体患者预后较好。

目前普遍认为 13 号染色体部分或完全缺失与 MM 预后密切相关。研究证实存在 13 号染色体缺失的 MM 患者经常规剂量化疗后生存期短、预后差。有大样本研究指出，del（13）和 14q32 易位与免疫球蛋白类型、轻链亚型、有无 MGUS 史及某些临床和预后特征紧密相关。预后分析显示无 14q32 异常者基本在低、中危组，有 14q32 者在高危组。

重链基因重排也是 MM 一个重要的遗传学异常，目前可以通过 PCR 方法检测 MM 细胞的这类标记。研究表明，*IgH* 基因重排与分期相关，Ⅲ期患者重排阳性率高于Ⅰ期、Ⅱ期患者，对这类患者应采取积极治疗措施。

7. 浆细胞标记指数　浆细胞标记指数（PCLI）是新诊断 MM 的一个重要预后因素，通过检测可渗入增殖浆细胞中的放射性核素氚标记的胸腺嘧啶脱氧核苷来测定浆细胞增殖活性，可反映 MM 的恶性克隆增殖程度。国外有报道研究 PCLI 对有小量轻链浆细胞负荷的稳定期 MM 患者的预后评价作用。

对一个怀疑骨髓瘤患者可通过这些检查先进行筛选，随后可做一些相关的检查进一步确诊。①M蛋白检查：先检查血清和尿蛋白电泳，阳性者可行免疫固定电泳以进一步明确分型。若血清和尿蛋白电泳阴性，而临床上高度怀疑为多发性骨髓瘤的也必须行免疫固定电泳检查，因 IgD、IgE 型不易在血清蛋白电泳中出现 M 蛋白峰，而轻链型在血清蛋白电泳中则完全见不到 M 蛋白峰。此外，还要检测各类免疫球蛋白的血清浓度，这对 IgA 和 IgG 型尤其重要。对轻链型患者，则可通过检测尿轻链定量来确诊。血清游离轻链水平和 κ/λ 比值可以取代尿轻链定量。②细胞学检查：如果说骨穿结果本身已足以明确诊断，骨髓活检或病理切片则为浆细胞浸润提供更有力的证据。若可行的话，建议在初次诊断时均行骨髓活检。③骨骼检查：所有患者都必须行骨骼拍片，CT 和 MRI 在某些特殊情况下可以帮助诊断。④骨髓瘤相关性器官损害的检查：必须认真检查相关项目，这对于 MM 患者是否需要接受治疗及对治疗的反应十分重要。⑤细胞遗传学检查：对预后有重要意义，但其对于治疗方法选择的意义则需临床试验进行分析。

二、诊断要点

1. 诊断标准　多年来，人们一直沿用 Durie 和 Salmon 诊断标准，见表 3-1。确诊 MM 的最低要求是具有 1 项主要诊断标准和 1 项次要诊断标准，或者是具有 3 项次要诊断标准，但其中必须包括第 1 项和第 2 项。

表 3-1　Durie 和 Salmon 的 MM 诊断标准 （1986）

主要标准

　1. 浆细胞瘤由组织活检证实

　2. BM 中浆细胞 >30%

　3. 单克隆免疫球蛋白 IgG >35 g/L 或 IgA >20 g/L 或 24 小时尿中轻链 ≥1 g/24 h（除外淀粉样变性）

次要标准

　1. 骨髓中浆细胞占 10% ~30%

　2. 单克隆免疫球蛋白水平低于上述标准

　3. 有溶骨性病变

　4. 正常免疫球蛋白 IgM <0.5 g/L，IgA <1 g/L，或 IgG <6 g/L

2001 年世界卫生组织（WHO）组织有关专家在审阅、参考已有的各家多发性骨髓瘤诊断标准后，制定了 MM 的诊断标准，见表 3-2。

表 3-2　WHO 的 MM 诊断标准 （2001）

1. 诊断 MM 要求至少具有 1 项主要标准和 1 项次要标准，或者至少具有 3 项次要标准且其中必须包括 1）项和 2）项。患者应有与诊断标准相关的疾病进展性症状

2. 主要标准

　1）骨髓中浆细胞增多 （>30%）

　2）组织活检证实有浆细胞瘤

　3）M 成分：血清 IgG >35 g/L 或 IgA >20 g/L 或尿本—周蛋白 >1 g/24 h

3. 次要标准

　1）骨髓中浆细胞增多（10% ~30%）

　2）M 成分存在但低于上述水平

　3）有溶骨性病变

　4）正常免疫球蛋白减少 50% 以上：IgM <0.5 g/L，IgA <1 g/L 或 IgG <6 g/L

2002 年国际骨髓瘤基金会（IMF）将骨髓瘤分为 8 大类，包括多发性骨髓瘤、MGUS、冒烟性骨髓瘤或称无症状骨髓瘤、不分泌性骨髓瘤、多发的孤立性浆细胞瘤、孤立性骨浆细胞瘤、髓外浆细胞瘤、

以及浆细胞白血病。其中多发性骨髓瘤的诊断标准见表3-3（需3点均符合）。这里的多发性骨髓瘤实际上就是传统意义上D/S分期除了Ⅰ期A以外的多发性骨髓瘤。

表3-3　IMF多发性骨髓瘤的诊断标准（2002）

1）骨髓中单克隆浆细胞增多（＞10%）或组织活检证实有浆细胞瘤

2）血清或尿中发现单克隆免疫球蛋白*

3）骨髓瘤相关器官损害（1个或多个）**

C：血钙水平升高（血清钙超过10.5 mg/L或者超过正常上限）

R：肾功能不全（血清肌苷＞2 mg/dL）

A：贫血（血红蛋白低于100 mg/L或者低于正常值20 g/L）

B：溶骨性病变或骨质疏松***

注：*若未检测到单克隆免疫球蛋白，则骨髓中浆细胞比例必须超过30%；

**偶尔可出现其他器官的功能损害，若可以证明这些器官功能损害与骨髓瘤相关，也可支持多发性骨髓瘤的诊断，且提示需要治疗；

***若仅发现单部位的浆细胞瘤（通过组织活检证实）或仅发现骨质疏松的表现（没有骨折），要求骨髓内浆细胞比例超过30%。

2003年国际骨髓瘤工作小组（IMWF）提出了一种新方法将MGUS和骨髓瘤进行分类，分类的标准根据血清M蛋白水平/浓度、骨髓浆细胞比例以及是否存在骨髓瘤相关性器官或组织损害，他们将这类疾病分为三类：MGUS、无症状性骨髓瘤和有症状性骨髓瘤（表3-4）。

表3-4　MGUS、无症状性骨髓瘤和有症状性骨髓瘤的诊断标准（2003）

MGUS	无症状性骨髓瘤	有症状性骨髓瘤
血清M蛋白＜30 g/L	血清M蛋白＞30 g/L和（或）骨髓克隆性浆细胞比例＞10%	血清和（或）尿有M蛋白**
骨髓浆细胞比例＜10%，骨髓活检浆细胞低水平浸润（如果有做该检查）		骨穿发现克隆性浆细胞或活检证实为浆细胞肿瘤
无骨髓瘤相关性器官或组织损害（包括骨破坏）或症状无其他B细胞异常增殖或轻链相关性淀粉样变或其他轻链、重链或免疫球蛋白相关性组织损害的证据*	无骨髓瘤相关性器官或组织损害（包括骨破坏）或症状***	有骨髓瘤相关性器官或组织损害（包括骨破坏）

注：*AL淀粉样变和IgM的M蛋白相关性神经综合征，可以视为单克隆免疫球蛋白血症的特殊表现；

**对M蛋白水平无特殊要求。一小部分患者可以检测不到血清或尿M蛋白，但有骨髓瘤相关性器官或组织损害和骨髓浆细胞增多的表现（不分泌型骨髓瘤）；

***没有症状但有明显的骨髓瘤相关型器官损害的患者，因治疗上的需要也被划分到有症状组。

2014年国际骨髓瘤工作组（IMWG）对MM诊断标准进行了修订，关于2015年6月对修订后的MM诊断标准进行解读和讨论。其标准见表3-5、表3-6。

表3-5　活动性（有症状）多发性骨髓瘤诊断标准
（需满足第1条及第2条，加上第3条中任何1项）

1. 骨髓单克隆浆细胞比例≥10%和（或）组织活检证明有浆细胞瘤

2. 血清和（或）尿出现单克隆M蛋白[a]

3. 骨髓瘤引起的相关表现

（1）靶器官损害表现（CRAB）[b]

- ［C］校正血清钙＞2.75 mmol/L[c]

- ［R］肾功能损害（肌酐清除率＜40 mL/min或肌酐＞177 μmol/L）

- ［A］贫血（血红蛋白低于正常下限20 g/L或＜100 g/L）

- ［B］溶骨性破坏，通过影像学检查（X线片、CT或PET-CT）显示1处或多处溶骨性病变

（2）无靶器官损害表现，但出现以下 1 项或多项指标异常（SLiM）

- ［S］骨髓单克隆浆细胞比例≥60%[d]

- ［Li］受累/非受累血清游离轻链比≥100[e]

- ［M］MRI 检查出现 >1 处 5 mm 以上局灶性骨质破坏

注：a 无血、尿 M 蛋白量的限制，如未检测出 M 蛋白（诊断不分泌型 MM），则需骨髓瘤单克隆浆细胞≥30% 或活检为浆细胞瘤并需要行免疫组化等证实 κ 或 λ 轻链限制表达；b 其他类型的终末器官损害也偶有发生，且需要治疗，若证实这些脏器的损害与骨髓瘤相关，可进一步支持诊断和分类；c 校正血清钙（mmol/L）= 血清总钙（mmol/L）−0.025 × 人血白蛋白浓度（g/L）+1.0（mmol/L），或校正血清钙（mg/dL）= 血清总钙（mg/dL）−人血白蛋白浓度（g/L）+4.0（mg/dL）；d 浆细胞单克隆性可通过流式细胞学、免疫组化、免疫荧光的方法鉴定其轻链 κ、λ 限制性表达，骨髓浆细胞比例优先于骨髓细胞涂片和骨髓活检方法，在穿刺和活检比例不一致时，选用浆细胞比例高的数值；e 建议使用英国 The Binding Site Group（Birmingham, UK）的检测技术，需要受累轻链数值至少 ≥100 mg/L。

表 3-6 无症状骨髓瘤（冒烟型骨髓瘤）诊断标准
［需满足第 3 条，加上第 1 条和（或）第 2 条］

1. 血清单克隆 M 蛋白≥30 g/L 或 24 小时尿轻链≥1 g

2. 骨髓单克隆浆细胞比例 10% ~60%

3. 无相关器官及组织的损害（无 SLiM、CRAB 等终末器官损害表现，包括溶骨改变）

注：SLiM、CRAB 表现的具体内容见表 3-5。

2. 临床分期 多年来，人们一直沿用 1975 年 Durie 和 Salmon 提出的多发性骨髓瘤的临床分期标准（D-S 分期）（表 3-7）。这个临床分期标准有肯定的应用价值。研究证实，这个分期标准与预后相关。国外一个 1 356 例 MM 患者的多中心研究发现，按 D-S 分期为 I 期的患者中位生存期为 48 个月，II 期为 32 个月，III 期仅为 20 个月。但这个分期标准所涉及的参数较多，临床应用起来较为烦琐。

表 3-7 Durie 和 Salmon 的临床分期标准

分期[*]	分期标准	瘤细胞数（×10¹²/m²）
I 期	符合下述 4 项 1）血红蛋白 >100 g/L 2）血清钙正常 3）无骨质破坏 M 成分水平：IgG <50 g/L，IgA <30 g/L，轻链型 24 小时尿轻链 <4 g	<0.6
II 期	既不符合 I 期又不达 III 期	0.6 ~1.2
III 期	符合下述一项或一项以上 1）血红蛋白 <85 g/L 2）高钙血症 3）进展性溶骨性病变 4）M 成分水平：IgG >70 g/L，IgA >50 g/L，轻链型 24 小时尿轻链 >12 g	>1.2

注：* 每期又分为 A 组和 B 组：A 组肾功能正常（血清肌酐 <176.8 μmol/L，尿素氮 <10.7 mmol/L）；B 组肾功能不正常（血清肌酐 >176.8 μmol/L，尿素氮 >10.7 mmol/L）。

2003 年国际骨髓瘤工作小组（IWMF）在分析了包括北美洲、欧洲和亚洲 17 个研究机构共10 750 名 MM 患者的临床资料后，提出一个新的骨髓瘤国际分期方法（international staging system, ISS）。它是根据血清 β₂ 微球蛋白和白蛋白水平将患者分期，各期患者预后不同。这个分期方法（表 3-8）简单易用，且与预后紧密相关，但缺陷是未将对预后有不良影响的细胞学和遗传指标包括在内。

表 3-8 MM 国际分期系统 ISS 分期标准

分期	指标	中位存活期
I	血清 β_2 微球蛋白 <3.5 mg/L（296 nmol/L）和人血白蛋白 >35 g/L（532 μmol/L）	62 个月
II	介于 I 和 II 之间*	45 个月
III	血清 β_2 微球蛋白 >5.5 mg/L（465 nmol/L）	29 个月

注：* 分为两个亚型：血清 β_2 微球蛋白 <3.5 mg/L，但人血白蛋白 <35 g/L 或血清 β_2 微球蛋白在 3.5～5.5 mg/L，不管人血白蛋白水平。

2015 年国际骨髓瘤工作小组按照传统的 Durie-Salmon 分期体系和国际分期体系（ISS）进行分期（表 3-9、表 3-10）。

表 3-9 Durie-Salmon 分期体系

分期	分期标准
I 期	满足以下所有条件：
	1. 血红蛋白 >100 g/L；
	2. 血清钙 ≤2.65 mmol/L（11.5 mg/dL）；
	3. 骨骼 X 线片：骨髓结构正常或骨型孤立性浆细胞瘤；
	4. 血清骨髓瘤蛋白产生率低：（1）IgG <50 g/L；（2）IgA <30 g/L；（3）本—周蛋白 <4 g/24 h
II 期	不符合 I 期和 III 期的所有患者
III 期	满足以下 1 个或多个条件：
	1. 血红蛋白 <85 g/L；
	2. 血清钙 >2.65 mmol/L（11.5 mg/dL）；
	3. 骨骼检查中溶骨病变大于 3 处；
	4. 血清或尿骨髓瘤蛋白产生率高：（1）IgG >70 g/L；（2）IgA >50 g/L；（3）本—周蛋白 >12 g/24 h
亚型	
A 亚型	肾功能正常中［肌酐清除率 >40 mL/min 或血清肌酐水平 <177 μmol/L（2.0 mg/dL）］
B 亚型	肾功能不全［肌酐清除率 ≤40 mL/min 或血清肌酐水平 ≥177 μmol/L（2.0 mg/dL）］

表 3-10 国际分期体系（ISS）及修改的国际分期体系（R-ISS）

分期	ISS 的标准	R-ISS 的标准
I 期	β_2-MG <3.5 mg/L 和白蛋白 ≥35 g/L	ISS I 期和细胞遗传学标危患者同时 LDH 正常水平
II 期	不符合 I 期和 III 期的所有患者	不符合 R-ISS I 期和 III 期的所有患者
III 期	β_2-MG ≥5.5 mg/L	ISS III 期同时细胞遗传学高危患者[a] 或 LDH 高于正常水平

注：β_2-MG：β_2 微球蛋白；a 细胞遗传学高危指间期荧光原位杂交检出 del（17p），t（4；14），t（14；16），标危即未出现此类异常。

三、鉴别诊断

1. 与可以产生 M 蛋白的疾病相鉴别。

（1）MGUS：MGUS 是指一种浆细胞增殖性疾病，血清中有单克隆免疫球蛋白，但没有相关器官损害的表现。MGUS 与 MM 同为老年性疾病，有单克隆免疫球蛋白增多，有部分 MGUS 可以进展为恶性疾病。与 MM 相比较，MGUS 具有以下特点：骨髓浆细胞增多，但一般 <10% 且形态正常；M 成分升高，但不如 MM 明显，一般 IgG <35 g/L，IgA <20 g/L，且水平长期保持稳定，正常免疫球蛋白不减少；血清 β_2 微球蛋白正常；没有骨质破坏的表现；没有 MM 相关症状如贫血、肾功能不全、高钙血症、高黏滞综合征、感染等；浆细胞标记指数 <1.0%。

（2）原发性巨球蛋白血症：又名 Waldenstrom 巨球蛋白血症，属浆细胞病范畴。此病容易与 IgM 型

MM 混淆。其主要特点是血清中出现大量单克隆免疫球蛋白 IgM，骨髓中有淋巴细胞样浆细胞增生、浸润。与 IgM 型 MM 鉴别要点如下：①细胞学检查：原发性巨球蛋白血症骨髓中是淋巴细胞样浆细胞增生，而 MM 骨髓中是以大量骨髓瘤细胞增生为主。②骨骼病变：原发性巨球蛋白血症一般没有溶骨性病变，而 IgM 型 MM 骨骼病变常见，骨骼病变也是 IgM 型 MM 诊断的条件之一。③其他：原发性巨球蛋白血症较少出现高钙血症和肾功能不全。

（3）原发性系统性淀粉样变性：原发性系统性淀粉样变是 AL 淀粉样变的一种，病因未明。临床表现是由于 AL 淀粉样物质（即免疫球蛋白的轻链）沉淀于组织器官中而引起，而 MM 也可以发生系统性淀粉样变，两者在临床症状及实验室检查上均有类似之处，容易混淆。原发性淀粉样变与 MM 最大的区别在于骨髓中没有骨髓瘤细胞的浸润，没有骨质破坏的表现，没有高钙血症和高黏滞综合征的表现。可以通过骨髓穿刺、骨骼 X 线检查等鉴别。

（4）重链病：重链病是一种罕见的恶性浆细胞病，其主要特征是单克隆浆细胞合成和分泌单独重链而没有合成轻链。与 MM 鉴别主要靠免疫固定电泳。在免疫固定电泳上可以发现单克隆重链蛋白存在，而没有相对应的单克隆轻链蛋白。

2. 反应性浆细胞增多症　可以引起反应性浆细胞增多的疾病有很多，包括：①恶性肿瘤：肠癌、乳腺癌、胆管癌。②慢性感染性疾病：结核病、骨髓炎、肾盂肾炎、胆管感染。③结缔组织病：系统性红斑狼疮、类风湿关节炎、干燥综合征等。④慢性肝病：慢性肝炎、肝硬化。⑤脂质代谢障碍：家族性高胆固醇血症。⑥其他：过敏性疾病、再生障碍性贫血、粒细胞缺乏。

与 MM 鉴别要点主要有：①骨髓中浆细胞增多有限，一般在 3% ~ 10%；而 MM 骨髓中浆细胞往往超过 15%。②浆细胞分化良好，均为正常成熟浆细胞；而 MM 中可见典型的骨髓瘤细胞。③分泌增多的免疫球蛋白多为多克隆性，且水平升高有限（如 IgG < 30 g/L），最重要的是，血清蛋白电泳可见基底部增宽峰或带，而且免疫固定电泳无 M 蛋白。④临床上常有原发性疾病的表现，而无 MM 相关临床表现。⑤浆细胞的免疫表型为 $CD38^+$、$CD56^-$，而 MM 的浆细胞多为 $CD38^+$、$CD56^+$。⑥遗传学检查：13 号染色体缺失，重链基因重排阴性。

3. 与可以发生骨痛和溶骨性病变的疾病相鉴别。

（1）骨转移癌：各种恶性肿瘤都可能发生骨转移，最常见的如肺癌、乳腺癌、前列腺癌等，骨转移癌和 MM 相似，也可有骨痛、溶骨性病变、贫血等临床表现。但骨转移癌多伴有成骨，X 线检查在溶骨缺损周围有骨密度增加的成骨表现，血清碱性磷酸酶常升高。骨痛多在安静时尤夜间更明显。血液检查没有 M 蛋白或 M 蛋白增高水平有限。骨髓细胞免疫学检查 AE1/AE3 阳性，而骨髓瘤细胞表型如 CD38、CD138、CD56 等阴性或比例较低。

（2）腰痛性疾病：MM 患者常常以腰痛为首发症状而到骨科就诊，容易被误诊为"脊柱退行性变""腰椎结核""腰肌劳损""椎间盘突出"等。因此，若老年腰痛患者伴有贫血、血沉增快、肾功能损害等其他器官损害表现时，应注意 MM 的可能。

（3）原发性甲状旁腺功能亢进症（简称原发性甲旁亢）：原发性甲旁亢由于甲状旁腺本身病变引起甲状旁腺素（PTH）合成和分泌过多，导致高钙血症和低磷血症。临床主要表现为反复发作的尿路结石、骨痛、消化性溃疡和精神改变等，实验室检查可发现有高钙血症、低磷血症、血清碱性磷酸酶增高、尿钙增高、血清 PTH 增高等。女性发病率为男性的 2 倍。X 线检查与 MM 的溶骨性病变不同，甲旁亢 X 线骨质改变特点为骨膜下皮质吸收、骨囊肿形成、多发性骨折或畸形和纤维囊性骨炎等。另外，甲旁亢血清中没有 M 蛋白，骨髓中没有骨髓瘤细胞，与 MM 不难鉴别。

4. 肾脏疾病　肾脏损害是 MM 的重要临床表现之一。鉴别肾脏疾病与 MM 并不困难，遇到老年患者有肾脏损害的同时还有骨骼疼痛或与肾功能不全并不平行的贫血时，进行有关 MM 相关检查如骨髓穿刺、M 蛋白、骨 X 线检查等，可以确诊。

四、临床类型

根据骨髓瘤细胞是否分泌和分泌的 M 蛋白类型不同，可将骨髓瘤分为 8 个类型。每一种又可以根

据轻链类型分为 κ 型和 λ 型。

1. IgG 型 是 MM 最常见的类型，占 MM 的 50%，其单克隆免疫球蛋白的重链是 γ 链，轻链是 κ 或 λ，异常球蛋白明显升高，正常免疫球蛋白减少在此型尤其明显，血清蛋白电泳出现典型的基底部狭窄的高峰，25% 的 IgG 型 MM 可出现本—周蛋白尿，此型具有 MM 的典型临床表现，继发感染很常见。

2. IgA 型 占 MM 的 15% ~ 20%，除一般 MM 的表现外，骨髓瘤细胞呈火焰状，容易发生高胆固醇血症、高钙血症和高黏滞血症等。其单克隆免疫球蛋白的重链是 α 链，轻链是 κ 或 λ，血清蛋白电泳也出现典型的基底部狭窄的高峰，20% 的 IgA 型 MM 可出现本—周蛋白尿。

3. 轻链型 占 MM 的 15% ~ 20%，其单克隆免疫球蛋白是 κ 或 λ，而重链缺如。患者血、尿有大量的单克隆轻链，但由于轻链分子量仅 23 kb，小于白蛋白的分子量，因此在血清蛋白电泳上不出现 M 成分，如不行免疫固定电泳检查该型容易漏诊。此型肾的病变突出（肾功能损害或肾病综合征多见），轻链尤其 λ 轻链还可沉积引起组织的淀粉样变。分泌 λ 轻链的患者生存期较分泌 K 轻链的患者生存期显著缩短。

4. IgM 型 占 MM 的 1.2%，其单克隆免疫球蛋白的重链是 μ 链，轻链是 κ 或 λ。IgM 容易聚集五聚体，易有高黏滞综合征及雷诺现象，另外，容易有肝脾淋巴结肿大、黏膜出血等表现，也有溶骨性病变、贫血、肾损伤、高钙血症、本—周蛋白尿。

5. IgD 型 占 6%，其单克隆免疫球蛋白的重链是 δ 链，轻链是 κ 或 λ，此型不易在血清蛋白电泳中出现典型的基底部狭窄的高峰，血清、尿中本—周蛋白阳性多见，发病年龄早，常合并肾功能不全，骨髓外浸润较常见，预后较差。

6. IgE 型 此型罕见，其单克隆免疫球蛋白的重链是 ε 链，轻链多为 λ，此型不易在血清蛋白电泳中出现典型的基底部狭窄的高峰。

7. 双克隆型 占 1%，常为单克隆 IgM 并单克隆 IgG 或 IgA，双克隆免疫球蛋白的轻链多是同一类型（κ 或 λ）。

8. 不分泌型 约占 1%，患者可有典型"MM"临床表现，但血和尿中无 M 蛋白，缺少与单克隆免疫球蛋白增多的有关临床表现（高黏滞血症、淀粉样变等），肾损害较少见。此型可进一步分为不合成型和不分泌型，前者瘤细胞内不合成 Ig，后者瘤细胞内有单克隆免疫球蛋白合成，但不释放到血液中。

第三节 治疗

一、治疗原则

骨髓瘤治疗的目标是：控制疾病；最佳化生活质量；延长生存期。对于年轻的患者，治疗目标是最大限度延长生命；对于老年患者（70 岁以上）以改善生存质量为主。

绝大多数的骨髓瘤患者需要治疗干预。总体来说这些治疗分为两类：系统性化疗以控制骨髓瘤进展，以及症状相关的支持治疗以防止因并发症而引起的严重疾病。治疗可以延长骨髓瘤患者的生存期以及提高患者的生活质量。

开始治疗的时机：目前绝大多数治疗指南均提出对无症状/冒烟型骨髓瘤，即传统 D-S 分期中的 I A 期患者不需治疗，待进展为有症状骨髓瘤再按多发性骨髓瘤进行治疗。D-S 分期中的 IB 期，所有 II 期、III 期的患者，或是上述合并骨髓瘤器官功能损害的患者（表 3-11）都应该进行系统性的联合化疗。

表 3-11 拟行 HDT + ASCr 的诱导化疗方案

化疗方案	具体剂量和用法	疗程
VAD	VCR，0.4 mg/d，iv（持续滴注），第 1~第 4 天	每 4 周重复 1 次
	ADM，9 mg/（m² · d），iv（持续滴注），第 1~第 4 天	
	DEX，40 mg，po，第 1~第 4 天，第 9~第 12 天，第 17~第 20 天	

续表

化疗方案	具体剂量和用法	疗程
VAMP	VCR，0.4 mg/d，iv（持续滴注），第1～第4天	每4周重复1次
	ADM，9 mg/（m²·d），iv（持续滴注），第1～第4天	
	MP，1 g/（m²·d），po/iv，第1～第4天	
VID	VCR，0.4 mg/d，iv，第1～第4天	每4周重复1次
	IDA，9 mg/（m²·d），iv，第1～第4天	
	DEX，40 mg，po，第1～第4天，第9～第12天，第17～第20天	
I-DEX	IDA，8 mg/m²，po，第1～第4天	每4周重复1次
	DEX，40 mg，po，第1～第4天，第9～第12天，第17～第20天	
DVd	Doxil，40 mg/（m²·d），iv，第1天	每4周重复1次
	VCR，2 mg/d，iv，第1天	
	DEX，40 mg，po，第1～第4天	
	Thal，100～400 mg/d，po，持续使用至少6个月，直至平台期后停用或直至疾病进展/复发后停用*	
T-DEX	DEX，40 mg/d，po，第1～第4天，第9～第12天，第17～第20天	每4周重复1次
HDD	DEX，40 mg，po，第1～第4天，第9～第12天，第17～第20天	每4～5周重复1次
	Bortezomib，1.3 mg/m²，iv，第1、第4、第8、第11天	每21天重复1次
PAD	Velcade，1.3 mg/m²，iv，第1、第4、第8、第11天	每21天重复1次
	ADM，4.5 mg或9 mg/（m²·d），iv，第1～第4天	
	DEX，40 mg，po，第1～第4天，第8～第11天，第15～第18天（第1疗程），第1～第4天（第2～第4疗程）	
Revilmid + DEX	Revilmid，25 mg，po，第1～第21天	每28天重复1次
	DEX，40 mg/d，po，第1～第4天，第9～第12天，第17～第20天	
	支持治疗：阿司匹林	

注：＊沙利度胺的最佳剂量目前尚未确定，不同临床实验所用剂量和维持时间均不同，但目前观点倾向于小剂量使用，大多数临床研究使用的中位剂量为200 mg。

VCR：长春新碱；ADM：阿霉素；DEX：地塞米松；MP：甲基泼尼松龙；IDA：去甲氧柔红霉素；Thal：沙利度胺；Doxil：脂质体阿霉素。

二、治疗计划

1. 初始治疗　标准剂量化疗。

（1）拟行干细胞移植患者的标准剂量化疗对那些年龄小于65岁，一般状态好的患者，首选自体造血干细胞移植；对年龄超过70岁或合并肾功能不全的MM患者，自体干细胞移植也不是绝对禁忌证，但预处理方案需减量。对那些已打算或将来有可能进行干细胞移植的患者，初次治疗的目的是快速降低肿瘤负荷的同时不影响干细胞动员。最常用的化疗方案为VAD及其相关方案。

VAD方案由长春新碱（VCR）、阿霉素（ADM）和地塞米松（DEX）组成。VAMP方案中VCR和ADM的剂量和给药方法均与VAD相同，将DEX改为甲泼尼龙（MP）以减轻激素的不良反应。VAD方案的有效率达60%～80%，完全缓解率小于10%。其主要优点为：起效快，对MM的临床血液学指标改善较快，2个疗程可使90%的患者达到最大疗效；对有肾功能不全的患者，不需要调节用药剂量，对合并有肾功能不全和（或）高钙血症的MM患者应首选此方案；另外，该方案不损伤干细胞，对准备进行干细胞支持下大剂量化疗治疗的患者可选择此方案。缺点是需中心置管，导致置管相关感染和血栓栓塞；类固醇相关的不良反应发生率高；缓解期不长，与MP比较，无长期生存的优势。

VID和IDA-Dex（I-Dex）是VAD改良的口服方案，疗效良好。VID方案是将VAD方案中的ADM换成去甲氧柔红霉素（IDA）。IDA-Dex是口服IDA加大剂量Dex，这个方案最大的优点在于它口服给药，患者依从性高。

DVD 是 VAD 的又一替代方案。这一方案中将 ADM 换成脂质体阿霉素（Doxil）。盐酸脂质体柔红霉素是一种脂质体制剂，系将盐酸多柔比星通过与甲氧基聚乙二醇（MPEG）的表面结合包封于一种叫 STEALTH 的脂质体中，有利于逃脱体内免疫系统的检测和吞噬，从而延长该药在血循环中的时间。MPEG 还可以在脂质体表面扩散形成一层保护膜，可减少脂类双分子层与血浆组分之间的相互作用，从而增加药物的稳定性。此外，这些脂质体很小（平均直径大为 85～100 nm），足以从肿瘤组织的高通透性血管中完整地渗透出来，并在肿瘤组织中蓄积。由于该药在血循环中的时间长，一次给药剂量相对较小，其不良反应如心脏毒性、骨髓抑制、胃肠道反应、脱发等均较传统 VAD 发生率低，从而也可以缩短住院时间。其他的如败血症的发生率、抗生素的使用、中心静脉置管、集落刺激因子的使用以及脱发的发生等，DVd 方案均显著少于 VAd 方案，提示 DVd 方案与传统 VAD 方案疗效类似，但不良反应则明显减轻，患者耐受性良好，可以作为 VAd 方案的替代方案。

在 2006 年 NCCN 关于多发性骨髓瘤诊治指南中，已经将沙利度胺与地塞米松联合（T-Dex）作为 HDT 初始化疗的一线常规治疗方案。目前在沙利度胺的应用上还有许多问题尚未解决，如沙利度胺的最佳剂量、地塞米松的用量和使用间隔时间，以及是否需要同时进行预防性抗凝等。目前多推荐使用沙利度胺 200 mg/d，但更低剂量如 50～100 mg/d 似乎也可取得相同的疗效且不良反应更小。沙利度胺的最佳剂量可能需要临床医生根据患者的耐受情况和治疗反应做出相应的调整。

一些新药用于 MM 一线治疗的临床研究也在进行当中。硼替佐米是一种 26S 蛋白体酶体抑制剂。临床前研究证实硼替佐米可以诱导多种血液肿瘤和实体肿瘤细胞出现凋亡。目前已有许多临床研究证实了硼替佐米单药或联合用药作为 MM 治疗一线方案的可行性。结果显示硼替佐米单药作为诱导化疗药物的疗效达 38%～50%，联合地塞米松后疗效进一步增加，达 80%～90%。还有许多硼替佐米联合用药的临床报道，均提示以硼替佐米为基础的化疗在初治 MM 中可以取得很好的反应率，但这些研究多随访时间较短。由于硼替佐米在治疗初治 MM 起效快，缓解率高，且不影响干细胞收集，可能是 MM 一个有效的一线治疗药物，特别是在拟行自体造血干细胞移植的患者中可能会得益更多。下一步的主要研究目标是这些方案是否可以延长 PFS 和 OS。

沙利度胺类似物雷利度胺（CC-5013）是较沙利度胺更为强效的第二代免疫调节药物。2006 年 6 月雷利度胺已被批准和地塞米松联合治疗至少接受过一个疗程化疗的骨髓瘤患者。目前许多临床实验在研究雷利度胺联合其他化疗药物在初治 MM 中的作用。主要的不良反应为血液系统毒性（47%），表现为血小板和中性粒细胞减少，其他的还包括乏力、肌无力、皮疹等。由于阿司匹林的预防性使用，DVT 的发生率仅 3%。

HDT 前治疗一般持续 4～6 个月，这样可以在绝大多数患者中取得最大的缓解。虽然 HDT 前取得 CR 是一个良好的预后因子，但这并不一定意味着为了达到 CR 延长 HDT 前治疗会改善结果。

（2）传统化疗：由于年老、体质较弱或自身选择等原因，部分患者不会接受干细胞移植。这类患者治疗的目的是以最小的治疗相关毒性获得缓解，方案可选择 MP 或以上接受的拟行干细胞移植患者的标准剂量化疗。MP 方案的特点是口服方便，即使对老年人也能很好耐受，总有效率 60%～80%，总生存期 3～5 年，但该方案起效较慢，对于病情发展快的患者不适合，且美法仑对干细胞有剂量蓄积性毒性作用，对于拟行自体造血干细胞移植者不适用。在 2006 年第 48 届美国血液年会上，报道了 MP 与 MD 方案治疗 MM 疗效的比较，在有效率及 CR 率上，MD 均较 MP 为优，而其毒性作用较 MP 大，权衡疗效与不良反应的利弊，目前仍认为 MP 优于 MD。

2. 造血干细胞移植。

（1）自体造血干细胞移植（ASCT）支持下的大剂量化疗（HDT）。

1）ASCT 与传统化疗（CC）：多个临床研究已证实 ASCT 支持下的 HDT 可增加骨髓瘤患者的反应率和延长存活时间，但并不能治愈，＞90% 患者最终会复发。多个以 ASCT 支持下的 HDT 作为一线治疗的临床研究报道，CR 率介于 24%～75%，PR 率达 75%～90%，疾病进展时间为 18～24 个月，中位总存活期为 4～5 年。由于支持治疗的改善，如生长因子的应用、抗生素的使用等，早期移植相关死亡率很低（<5%）。

考虑到治疗相关死亡率很低，且可以提高患者的疾病无进展生存，目前 HDT 联合 ASCT 被认为是 65 岁以下初诊患者的一线治疗方案。

2）患者的选择：大多数的移植试验收录的是相对年轻、重要脏器功能正常的患者。但是，不能忽略的是，过半数的 MM 患者确诊时已超过 65 岁。近年，造血生长因子的应用已显著改变了 ASCT 的使用。通过给予粒细胞刺激因子（G-CSF）和粒单核细胞刺激因子（GM-CSF）后进行外周干细胞（PB-PC）的收集，ASCT 已变得更为安全。由于自体移植的生存益处和低毒性，自体移植已开始在 70 岁以上的患者身上实施。

3）预处理方案的选择：一般来说，预处理是通过强烈化疗或放疗较为彻底地消灭体内肿瘤细胞，但正常造血组织也遭到严重损伤。最佳的预处理方案应该达到最大地清除恶性肿瘤克隆的能力和最小的不良反应的目的。在早期的单用大剂量美法仑的试验以后，其他的方案如 MEL 140 mg/m^2 与 TBI 合用，及白消安＋美法仑，白消安＋CTX±美法仑等联合化疗方案也有应用。目前多数研究中心均采用大剂量美法仑（200 mg/m^2）作为预处理方案。美法仑 140 mg/m^2 ＋全身放疗（TBI）曾经是 ASCT 预处理的经典方案，但最近研究发现这个预处理方案会增加毒性而没有明确证据证实可以改善生存期限。

4）移植的时机：有关多发性骨髓瘤的最佳移植时机问题，是在疾病早期进行还是传统化疗复发后进行，目前存在不同的认识。曾有学者认为对于某些类型的 MM 患者，因其自然病程长，所以可等待并观察病情发展，待出现临床进展迹象再进行治疗，而且对于多数恶性肿瘤而言，大剂量化疗一般总在多疗程常规化疗后进行。但近年来大剂量化疗的临床实践结果证明，能够明显提高 MM 的完全缓解率及远期生存率，因此越来越多的学者认为，在骨髓瘤发现早期及时采取大剂量化疗可能可以取得更加良好的结果。

但就目前的资料看，在对化疗敏感的 MM 患者中，前者的疗效并不优于后者。一项多中心的随机化研究，在相对年轻的患者中（<56 岁）比较了两种治疗方法的结果。

因此，在病程早期给予移植仍有一定的临床意义。如果决定在早期进行传统化疗，而在复发时接受移植，则造血干细胞应在化疗早期进行收集和保存，以保证足够的干细胞数量和减少干细胞在长期暴露于烷化剂后受到的损伤。

5）单次移植与双次移植：双次移植用于治疗 MM 始于 20 世纪 90 年代初，目的是加强细胞毒效果，进一步减少肿瘤负荷。但目前双次移植是否优于单次移植，仍有争议。

有些学者认为，应针对不同患者对移植后疗效不同而选择某些特定的患者接受双次移植。一般认为，13 号染色体异常、移植前高 β$_2$-微球蛋白水平、高 CRP 水平、IgA 型骨髓瘤和移植前化疗时间超过 12 个月或双次移植前复发等，是双次移植后预后不良的因素，建议选择无上述不良因素的患者进行移植，可进一步增加疗效。与已经死亡的患者相比，目前仍然存活的患者细胞遗传学异常发生率、复发率、CRP 升高和乳酸脱氢酶的比例均较低，且这些患者多在 12 个月内接受 2 次移植，没有亚二倍体和 13 号染色体缺失等遗传学异常，初始治疗前低 CRP 水平的患者总生存率和无事件生存率均较高。那些无染色体异常、非 IgA 型 MM、ISS 分期为 Ⅱ 期的患者以及在复发前接受双次移植的患者复发后生存期较长，10 年的 EFS 和 OS 分别为 15% 和 33%。

（2）异基因造血干细胞移植（Allo-SCT）：Allo-SCT 指在高剂量（清髓性）化疗和（或）放疗后，将健康供者的造血干细胞输入，干细胞可从骨髓或外周血中收集。目前认为异基因造血干细胞移植可能是最有可能治愈 MM 的方法，常可获得分子学缓解，但在单次自体移植中很少，而且许多研究证明分子学缓解的确可获得更好的预后。异基因移植比自体移植有个明显的优点，就是移植物无瘤细胞污染，并且更重要的是其具有移植物抗肿瘤效应（GVT）。

1）使用传统预处理方案的移植：传统预处理的 HLA 相符同胞供体 Allo-SCT 可以取得长期的生存，但是该疗法只适用于很少一部分经选择的患者。使用传统预处理方案移植的一个主要问题是高移植相关死亡率。然而，从 EBMT 和其他单中心研究得出的证据表明，在过去的 10 年 TRM 已得到改善；2 年 TRM 已经从 1994 年前的 46% 下降到 1994 年以来的 30%。这反映了移植在病程的更早期进行、支持治疗水平的提高以及患者的选择更为严格。

2）供者淋巴细胞输注（DLI）：目前，Allo-SCT 治疗恶性血液病仍有一定的复发率，而复发后的治疗颇为棘手，二次移植成功率又很低。研究发现，DLI 诱导的抗肿瘤效应，能够逆转 Allo-SCT 后的复发，表明异基因淋巴细胞输注能够消除逃逸放、化疗的肿瘤细胞，从而将 DLI 作为预防及治疗恶性血液病复发的重要手段，得到了越来越多的应用。

供者淋巴细胞输注应考虑使用于移植后疾病持续或进展的患者。

3）非清髓性异体造血干细胞移植：由于 Allo-SCT 高达 40% 的治疗相关死亡率和仍然较高的复发率，限制了该治疗方法在 MM 中的应用。虽然供者 BM 的 T 细胞清除显示了可减少急性 GVHD 和其他移植相关并发症的发生率，但其同时也消除了移植后的 GVL 效应。而 DLI 作为复发 MM 的免疫治疗方法，可达到 50% 的反应率，但是许多病例的缓解并不持久，而且 DLI 多伴有中重度 GVHD。为了减少传统 allo-SCT 的治疗相关死亡率和应用供者 T 淋巴细胞的免疫效应，一种新的方法即减少预处理剂量的非清髓性方案已用来治疗造血系统肿瘤，包括 MM。

多种不同的预处理方案都在使用，一般主张选择低毒、低不良反应、低剂量的药物，要综合分析患者疾病恶性程度、免疫状态、HLA 和基因配型相合性等因素。由于预处理的目的是抑制受者的免疫功能，消除移植物排斥，而不是清除受者的骨髓组织，故预处理的强度大幅降低。其主要优点有：①与预处理相关的并发症如黏膜炎、严重感染、肝静脉闭锁症、间质性肺炎、多脏器功能衰竭等明显减少。②GVHD 的发生率降低。GVHD 的发生率和严重程度与预处理强度密切相关，多因素分析表明，预处理强度越大，GVHD 的发生率和严重程度升高越明显。③扩大了干细胞移植的适应人群。清髓性预处理因其毒性大，不适合年龄较大或其他脏器功能不全者；而非清髓性预处理则克服了上述缺点。④移植所需的支持治疗及病房条件降低。因非清髓预处理后受者仍保留部分自身造血组织，故无急剧的三系血细胞下降，对胃肠外营养、抗感染、成分输血等需求较少，部分患者甚至可在门诊接受治疗。

非清髓性异体造血干细胞移植，可以单独使用或者在一次自体移植后使用；也就是说，作为双次移植的一个组成部分。和传统预处理一样，非清髓性异体造血干细胞移植也应该在疾病早期进行，最好的临床结果见于那些对化疗有反应的患者，可考虑应用于 70 岁以下有 HLA 相合同胞供者的患者。

3. 放疗。

（1）局部放疗：对于有严重局部症状的患者而言，如骨骼破坏引起的严重疼痛或脊髓压迫症状，小范围低剂量放疗可以有效缓解疼痛，减轻症状。最大的不良反应是照射部位的骨髓干细胞损伤。由于先行放疗再行化疗的患者，其骨髓抑制会比未行过放疗的患者严重且时间延长，因此，一般放疗宜选择在几次化疗后，仍残留局部病变明显者。

（2）半身放疗：半身放疗是一种有用的姑息治疗方案，适用于那些全身广泛转移骨痛的患者以及对化疗和类固醇耐药的患者。但该治疗可以引起显著的骨髓抑制，使用时要谨慎。

（3）全身放疗（TBI）：全身放疗往往作为预处理的一个组成部分，但现在研究发现 TBI 不能增加疗效且会增加毒性，目前已不推荐使用。

4. 维持治疗 在取得"平台期"后进行抗骨髓瘤维持治疗的作用还不清楚，不管"平台期"是在单纯化疗还是自体干细胞移植后获得的。已证实在取得"平台期"后继续传统化疗 2 疗程后再化疗没有益处。已研究了几个药物在维持治疗中的作用，这些药物包括 α 干扰素、糖皮质激素和更新的药物如沙利度胺、沙利度胺类似物以及硼替佐米，分述如下。

（1）α 干扰素（IFN）：目前对干扰素在多发性骨髓瘤维持治疗中的作用仍有争议。

在北欧骨髓瘤研究组的一个随机化试验中，IFN 在诱导化疗时已被加到 MP 方案中并持续使用作为维持治疗。IFN 使无复发生存期延长了 6 个月，但是总体生存期的增加很小而且没有统计显著性。这个试验还显示接受 IFN 的患者在治疗第 1 年期间的生活质量下降，以及每个质量调整寿命年的成本高。

（2）糖皮质激素：目前认为糖皮质激素可能是一个优于干扰素的有效的维持治疗药物。常用剂量为泼尼松 50 mg 每周 3 次。这个剂量的毒性较小且可以延长缓解期和生存期。

（3）沙利度胺和更新的药物作为维持治疗：几个新药应用于首次化疗或干细胞移植后"平台期"，

其维持治疗的作用正在被研究当中。虽然初步的资料显示缓解期可能被延长，但是这些药物在这种临床情况中的作用还是不清楚，有待于将来随访资料增加。

5. 原发耐药的治疗　已知对一种方案耐药的患者可能对另外一种方案有良好的反应。对烷化剂耐药的患者可能对 VAD 类化疗方案有反应；而一些较年轻的患者在计划干细胞移植前初次治疗时对 VAD 耐药，但仍可能对大剂量美法仑有反应，对这些患者仍建议早期用 HDT + ASCT 治疗。

沙利度胺单用和（或）地塞米松联用或者联用地塞米松加上环磷酰胺，正越来越多地被广泛使用于原发耐药的病例。对较为年轻的患者，更强地联合方案如 ES-HAP 或 DCEP 都可以获得缓解并动员了干细胞以支持大剂量美法仑的巩固治疗。

必需根据患者的个体情况来决定，取决于患者的年龄、以前的治疗情况和临床状况。对于原发性耐药的较年轻患者，如果可以用二线化疗方案稳定病情并获取足够的干细胞，大剂量美法仑 + ASCT 可能带来最佳的预后。

6. 复发的治疗　几乎所有骨髓瘤的患者都会复发。对复发患者的治疗目的仍然是控制疾病、减轻症状、改善生活质量，以及延长生存期。复发时间早晚预后不一致，复发早的病例预后差，可能对大多数治疗的反应差；而那些经过很长平台期后才复发或出现疾病进展的患者，可能对后来的治疗反应较好，其复发/进展后的生存期可能比初次缓解期的时间更长。

若第一次复发在缓解后的至少半年到 1 年，可以考虑用原来的诱导缓解方案再次诱导。约 50% 的患者可以获得再次缓解。若第一次复发在缓解后 1 年以上，则用原诱导方案的缓解率会更高。比如患者若首次治疗用的是 MP 方案并取得稳定平台期，在 1 年后出现疾病复发/进展时，可以使用 MP 方案再次诱导化疗。

若第一次复发在缓解后 6 个月以内发生，则应考虑改用其他治疗方案。同样的，在患者出现第二次甚至第三次复发时，也应选择其他治疗方案。

在过去的 3~4 年里，沙利度胺在疾病复发治疗中取得了惊人的效果，这使得沙利度胺单药或与地塞米松联合被广泛应用于疾病复发的治疗。沙利度胺作为单药已被显示可以在至少 30% 的复发/难治患者中获得反应。大多数对沙利度胺有反应的患者通常在使用 3 周后其 M 蛋白下降，8 周后作用达高峰；若 8 周后无效者应考虑对沙利度胺无效。目前对沙利度胺的剂量大多数研究者认为，200 mg/d 可取得与大剂量相近的效果，但不良反应明显减少，因此，目前临床推荐 100~200 mg/d，晚上临睡前顿服，可以减少白天服用的嗜睡不良反应。

已经观察到联合使用沙利度胺和地塞米松或者沙利度胺、地塞米松和环磷酰胺在复发/难治患者中的反应率更高，达到 60%。深静脉血栓形成的发生率似乎是随着地塞米松的加用而增加。

雷利度胺是第二代免疫调节药物，目前也被用于治疗复发难治 MM。一期临床实验发现雷利度胺在治疗复发 MM 的反应率可达到 74%，主要的不良反应是骨髓抑制，可以出现 3~4 级血小板减少，DVT 和周围神经病变的发生率均低于沙利度胺。但目前缺乏这个药物长期生存疗效的随访和评价，需进一步研究。

蛋白酶体抑制剂硼替佐米的出现为难治性 MM 患者带来福音。硼替佐米单药可在约 30% 复发的患者中取得反应。硼替佐米加上地塞米松后可以使一些原来对单用硼替佐米无效的患者产生反应。

联合应用硼替佐米与其他药物的作用正在评价当中。目前美国 FDA 已批准硼替佐米用于治疗既往曾经接受过至少一种治疗方案并出现疾病进展的 MM。推荐用法是每次推注 1.3 mg/m²，第 1、第 4、第 8、第 11 天各一次，每 21 天重复一次。

单用类固醇可以应用于患者第二次或两次以上复发时，或应用于这些患者有化疗禁忌证的情况，如全血细胞减少症。每周口服或静推环磷酰胺对有细胞减少症的患者而言仍然是一个有用的方案。

那些之前没有进行过干细胞移植的患者，可以考虑 HDT + SCT。对经选择的初次自体移植后复发的患者，选择双次移植可能是一个有效的策略。双次移植的有利因素包括：复发时间晚（ >12 个月），β_2 微球蛋白水平低，非 IgA 型 MM，无 13 号染色体异常等。

7. 骨髓瘤并发症的治疗。

（1）骨髓瘤骨病。

1）一般治疗：除非脊柱骨折的急性期，一般不建议患者绝对卧床，因为这样患者更容易发生脱钙，鼓励患者进行适当的活动。但应避免剧烈运动或对抗性运动。有脊柱病变的患者应卧加有软垫的硬板床，预防脊柱骨折导致的脊髓压迫。

2）化疗：因骨骼并发症引起的疼痛是骨髓瘤最常见的临床表现，特别是因骨质疏松引起的椎骨压缩性骨折，80%的患者在疾病发展过程中都会发生。系统性止痛治疗是骨髓瘤整体治疗的一个组成部分，主要包括化疗和止痛药的规范使用。化疗可以通过延缓疾病的病理进程，达到止痛的作用。许多患者在接受化疗和（或）局部治疗后，疼痛明显减轻。

3）止痛剂的使用：若患者出现严重疼痛时需选择止痛药物。止痛药的用药剂量应作为临床治疗正式记录的一部分。这些记录可以作为疼痛治疗评估的一个半定量指标。止痛需求的减少往往意味着治疗有效。处方类止痛药的应用应遵照世界卫生组织的"止痛阶梯"原则，但尽量避免使用或要小心使用非甾体消炎药，因为它们有肾功能损害及胃肠道刺激等不良反应。①单一非阿片类止痛：如对乙酰氨基酚等，主要用于轻至中度疼痛。②非甾体消炎药，尽量避免使用。③弱阿片类：如可待因 8 mg/对乙酰氨基酚 500 mg 的合成片剂，常用剂量为 2 片/6 小时；可用于非阿片类止痛效果不佳的中度疼痛。这类药物在开始使用时可能会出现精神错乱、嗜睡等；且有便秘的不良反应，往往需要给予缓泻药。④强阿片类：可用于中至重度疼痛。以吗啡为例，在重度疼痛时，起始剂量为口服溶液或片剂 5~10 mg/4 h；若每天均需要时可改用缓释剂，突发剧痛可另外加用 5~10 mg 吗啡的短效制剂。应强调按时给药，保证疼痛的持续缓解，而非按需给药，主要不良反应和处理方法与弱阿片类一样。⑤合成阿片类：目前市面上有一些合成阿片类药物，也可有效治疗中至重度疼痛，如芬太尼的经皮缓释剂，可作为中至重度慢性疼痛除外吗啡的另一选择。

其他一些佐剂的使用也可能缓解部分疼痛。阿米替林、卡马西平或加巴喷丁可能在神经痛方面有一定的作用。糖皮质激素，特别是地塞米松 5~20 mg/d 有助于减轻晚期患者的骨痛。

4）二磷酸盐的使用：二磷酸盐是一种内源性焦磷酸盐类似物。二磷酸盐对骨无机质有高亲和力，可被优先输送到那些骨形成或骨再吸收增加的部位。一旦沉积到骨表面，便被有溶骨作用的破骨细胞摄入，抑制破骨细胞骨质再吸收的作用，对恶性肿瘤相关的高钙血症、Paget's 骨病和绝经后骨质疏松症均有疗效。

目前临床应用的二磷酸盐有三代。第一代包括依屈膦酸钠和氯屈膦酸钠。其中临床研究证实口服依屈膦酸钠在骨髓瘤中是无效的，而且可能导致矿物质流失。而氯屈膦酸钠试验表明，该药在开始首次化疗的患者中应用有好处，包括没有溶骨病灶的患者。第二代主要为帕米膦酸钠。

使用的适应证、疗程、不良反应的处理：①适应证：对所有需要化疗的 MM 患者都推荐使用，不管患者有没有骨骼病变。②疗程：一般建议从开始治疗就使用，疗程至少持续 2 年以上，直至出现明显不良反应或患者体力状态出现明显下降。③选择哪一类二磷酸盐，氯屈膦酸钠、帕米膦酸钠、唑来膦酸和伊班膦酸钠都证实有效。它们各自的优缺点，与使用方便程度、不良反应和成本有关。目前没有任何一个在效应方面有明显的优越性，因此可以根据临床情况和患者的偏好来选择。④低钙血症的预防：在使用氯屈膦酸钠时罕见有症状的低钙血症，但在更强效的二磷酸盐中可以发生。建议在使用唑来膦酸时口服补充钙剂 500 mg 和维生素 D 400 U。⑤肾脏毒性：已有多篇文章报道了使用帕米膦酸钠和唑来膦酸会引起肾功能损害，在超推荐剂量使用或滴速过快情况下很容易发生。中到重度肾功能不全的患者必须谨慎使用二磷酸盐。在使用二磷酸盐的过程中注意监测肾功能，必要时也要调整剂量。二磷酸盐的使用剂量、输注时间和频率应按照厂家的推荐使用。其中氯屈膦酸钠：肌苷清除率 10~30 mL/min，剂量减半；肌苷清除率 <10 mL/min，禁忌使用。帕米膦酸钠：每次滴注时间不小于 2 小时，如果肾功能不良，滴速减慢（20 mg/h）。唑来膦酸：每次滴注时间不小于 15 分钟，每次注射前均应检测肌苷水平，滴注时需水化；血清肌苷 >265 μmol/L 不推荐使用。美国 ASCO 关于二磷酸盐的临床指南中指出，若使用过程中出现不可解释的蛋白尿（超过 500 mg/24 h）或氮质血症（在原血清肌酐水平正常的患者出现血清肌酐上升超过 0.5 mg/dL 或总量大于 1.4 mg/dL），则必须停药，直至肾功能恢复正常。这些患者必须每 3~4 周检查一次 24 小时尿蛋白定量和尿蛋白电泳。在肾功能恢复正常后，帕米膦酸的输注时间应更长，大于 2 小时，且剂量不能超过 90 mg/4 周。

5）局部放疗：局部放疗可以有效迅速缓解骨病和软组织病变的疼痛。在多个随机对照研究中都发现，缓解各种骨转移性肿瘤引起的骨痛，包括骨髓瘤在内，单次放疗（通常是 8 Gy）的作用与分次放疗作用相仿。对长骨骨折的患者来说，局部放疗可以有效控制疼痛，并有可能促进骨折愈合。2006 NC-CN 指南建议使用单次低剂量放疗（10~30 Gy）治疗化疗不能缓解的疼痛、预防病理性骨折及预防即将发生的脊髓压迫。

6）手术治疗：若患者出现长骨骨折、脊髓压迫或椎体不稳等情况，可能需要寻求矫形外科协助。对发生长骨病理性骨折的患者，可行骨内固定术。若由于脊椎压缩性骨折引起腰背部持续性疼痛，经化疗、放疗和二磷酸盐等保守治疗后缓解不明显，可考虑行椎骨成形术或椎体后突成形术。

（2）骨髓瘤肾病：肾功能损害是骨髓瘤常见的并发症，其中严重肾功能衰竭的发生率为 3%~12%。骨髓瘤引起肾功能衰竭的发病机制是多因素的，其中免疫球蛋白轻链损伤近曲小管是最重要的一个因素，因而轻链型患者更容易出现肾功能损害。其他损害肾脏的因素包括脱水、高钙血症、高尿酸血症、感染和使用有肾毒性的药物。比较少见的原因还有肾淀粉样变以及浆细胞浸润。使用非甾体消炎药是一个常见的诱发因素。

1）预防肾功能衰竭：MM 患者一旦出现肾功能损害，若时间较短，经有效治疗后有可能完全恢复正常，但如发生肾功能损害时间较长，则往往很难逆转，因此需要强调早期预防。应注意维持足够的液体摄入量，保证每日的尿量达到 2 000 mL 以上，以促进轻链蛋白、尿酸和钙的排出。需让患者意识到无论有没有化疗，在疾病的全过程都要保持高液体摄入量的重要性。避免使用有肾毒性的药物，包括氨基糖苷类药物、非甾体消炎药。尽快开始抗骨髓瘤的治疗，若开始治疗时以及有肾功能损害的表现，则一般不使用有肾毒性的化疗药，如美法仑。可以通过血浆置换术减少体内的 M 蛋白，迅速降低体内的 M 蛋白水平，减少轻链对肾脏的损害作用。避免感染，及早治疗高钙血症和高尿酸血症。

2）肾衰竭的早期处理：如果可以早期发现并纠正肾功能不全，可能可以避免长期的肾功能损害。出现早期肾功能不全时应紧急处理：①大量静脉补液维持尿量超过 3 L/d。②当尿量减少时要根据监测中心静脉压进行补液。③必须积极纠正高钙血症、高尿酸血症和治疗感染。④高钙血症的患者对单纯水化没反应时，应联合使用静脉双磷酸盐。⑤对已经出现急性少尿或急性肾小管坏死表现的患者，可进行透析治疗。⑥对那些高 M 蛋白血症或轻链型患者，可考虑使用血浆置换。

（3）高钙血症：有症状或无症状的高钙血症在 MM 的发生率高达 30%，通常发生在疾病活动期间。及时诊断和治疗高钙血症可减少对肾脏损害。应在严格监测体液平衡和肾功能的前提下予以静脉滴注盐水积极水化，合并静脉二磷酸盐等。

1）轻度高钙血症的治疗对校正后血钙在 2.6~2.9 mmol/L 的患者，可以通过口服水化来降低血钙水平。应尽量进食低钙饮食，注意保证每日钠及水的摄入量。

2）中重度高钙血症的治疗：①水化：对校正后血钙≥2.9 mmol/L 的患者应尽快进行静脉水化。高钙危象患者一般常有脱水、循环血量不足等表现，需尽快纠正患者的脱水。补液量根据患者脱水情况而定。一般每日需补液 3 000~4 000 mL，首先用生理盐水补液。②利尿剂的使用：静脉使用利尿剂（如呋塞米）可增加肾脏对钙的清除率，也可用于维持体液平衡。在输入生理盐水 1 000~2 000 mL 后，可静脉推注呋塞米 40~80 mg，以促进钙离子排出。③糖皮质激素的使用：MM 患者合并高钙血症时，用糖皮质激素有较好的疗效。可静脉使用地塞米松 10~20 mg/d 或口服泼尼松 40~60 mg/（m² · d）。④二磷酸盐的使用：有两个随机对照临床试验比较了两种剂量的唑来膦酸（4 mg 或 8 mg 静脉推注 15 分钟）与帕米膦酸钠（90 mg 静滴 2 小时）在治疗中重度高钙血症（血清钙浓度 >3.0 mmol/L）的作用。结果发现两种剂量的唑来膦酸的降钙效果都比帕米膦酸钠优越，表现为更高的完全缓解率和更长的持续缓解时间。一般高钙血症初次治疗推荐使用唑来膦酸 4 mg；而 8 mg 剂量推荐使用于复发或顽固性的高钙血症。唑来膦酸有肾毒性的不良反应报道，因此在其使用过程中必须紧密检测肾功能。⑤降钙素：降钙素可抑制破骨细胞活性，抑制骨质溶解，并且可以减少肾小管对钙、磷的重吸收，促使钙、磷从尿中排出。2～8 U/（kg·d）皮下或肌内注射。⑥透析治疗：若患者合并肾功能衰竭或急性心力衰竭，或者是顽固性重度高血钙，可考虑透析治疗。

（4）贫血：几乎所有患者在疾病进程中均会发生贫血。贫血的原因有多种，如骨髓内正常红系受抑制、肾功能损害、促红细胞生成素（EPO）减少、出血、缺铁、溶血等。通常经过积极的治疗后贫血症状会有所改善。对有症状的贫血可以考虑予以成分输血。但需注意对那些高 M 蛋白血症患者输注红细胞要慎重，因为可能会有加重高黏滞血症的危险。

现在有越来越多的证据证实，重组人促红素对治疗骨髓瘤化疗相关贫血的疗效。一项临床试验结果显示，MM 患者在接受 EPO 治疗 12～16 周后，输血需求下降和血红蛋白水平提高，结果有统计学意义。已有研究表明，疗效与患者治疗前血清 EPO 水平、输血需求量、血小板计数、细胞毒药物治疗时间和机体内可利用铁水平等有关：治疗前血清 EPO 水平高于 200 U/mL、输血需要量大、血小板计数低、细胞毒药物治疗时间长于 12 个月、可利用铁减少者 EPO 治疗反应差，应延长治疗时间。如果 MM 患者接受 EPO 治疗 4～6 周后没有见效，剂量加倍；如果治疗 6～8 周后血红蛋白水平没有提高 10～20 g/L，EPO 起效的可能性小，则应停药；当血红蛋白水平超过 120 g/L 时，予停用或减量使用 EPO。EPO 治疗 MM 相关贫血的优越性在于能减轻患者的贫血症状、减少输血需求量、改善生活质量等。

目前尚无 EPO 治疗 MM 相关性贫血的标准剂量，一般推荐剂量为：初次皮下注射至少 5 000 U/d 或隔日 10 000 U，渐增至 900 U/（kg·w）其不良反应多较轻微，如血压升高、瘙痒、发热、恶心、头痛、关节痛等，一般均可耐受。

（5）感染：由于骨髓瘤患者体内 M 蛋白增加，正常免疫球蛋白减少，体液免疫功能低下；另外，骨髓瘤患者 T 细胞功能缺陷，细胞免疫功能也出现异常，容易患细胞内病毒感染；化疗、放疗及糖皮质激素的应用也使患者更容易发生感染。

骨髓瘤患者最常见的感染病原菌有肺炎链球菌、流感嗜血杆菌、大肠杆菌等，随疾病进展，金黄色葡萄球菌的感染率增多。病毒感染则以水痘带状疱疹病毒多见。

1）抗生素的使用：一旦发热，应立刻给予广谱抗生素。广谱抗生素必须覆盖引起骨髓瘤感染最常见的感染菌。在严重系统性感染情况下，要静脉使用抗生素。慎用氨基糖苷类药物，即使患者的肾功能检查正常。对合并深部真菌感染的患者可选用氟康唑、伊曲康唑等。

对于是否进行预防性抗感染治疗，目前仍存在很大的争议。目前多数学者建议仅在进行自体干细胞支持下的大剂量化疗时，可以预防性应用抗生素、抗真菌药物和抗病毒药物。需注意的是，预防性使用抗生素会增加二重感染的机会。

2）免疫球蛋白的使用：在一个研究平台期骨髓瘤的随机临床试验中已表明，预防性静脉输注大剂量的免疫球蛋白 0.4 g/（kg·d）可以显著地降低感染的概率。但是该试验中有临床意义的感染事件少，以及随诊时间短，预防性使用免疫球蛋白对死亡率和患病的临床意义不明确。这种治疗昂贵，只有在反复感染的患者才考虑使用。另外，若出现严重感染，可予免疫球蛋白静脉滴注，0.4 g/（kg·d）连续 5 天，有助于控制感染。

（6）神经系统损害。

1）脊髓压迫：5%～10% 的 MM 患者因髓外病变导致脊髓压迫。脊髓压迫是一个临床急症，必须在出现症状 24 小时内得到诊断和处理。若怀疑发生脊髓压迫，首选检查项目为紧急核磁共振成像。如果没有核磁共振成像检查或者由于患者的耐受性或禁忌证而不能进行检查（如眶内金属异物、心脏起搏器），则行紧急 CT 扫描。一旦出现明显症状，应立即使用地塞米松，8～16 mg/d，以减轻局部水肿。在确诊脊髓压迫后，首选治疗为局部放疗，应在诊断后 24 小时内开始治疗。若有椎体不稳表现、存在发生截瘫的危险或已经发生截瘫，则需紧急手术治疗。

2）外周神经病变：外周神经病变在骨髓瘤患者中很少出现，如果出现很可能合并淀粉样变性或者为骨硬化型骨髓瘤，另外包括长春新碱、沙利度胺、硼替佐米在内的能引起或者加重外周神经病变药物的使用，使症状性神经病变发生率提高。

若出现由于淀粉样变所引起的腕管综合征，可行腕管肌筋膜切开减压术。由于非淀粉样变性所引起的外周神经系统症状，可通过治疗原发病、糖皮质激素（20 mg/d）等处理。尽量避免使用上述可以加重外周神经病变的药物。

（7）高黏滞血症：高黏滞综合征可能发生在血浆异常蛋白浓度高的患者，尤其是那些 IgM 型（但 IgM 型在骨髓瘤中相当少见）、IgA 型和 IgG 3 型的骨髓瘤病例。有症状的患者应行紧急血浆置换，并马上开始化疗，这是治疗高黏滞血症最有效的两个环节。一般每置换 2 500~3 000 mL 血浆，血清 M 蛋白水平平均可下降 35.5%，但置换后疗效持续时间很短，部分患者可出现反跳，因此应尽快化疗，以抑制肿瘤细胞继续产生 M 蛋白。

（8）淀粉样变：大约 15% 的骨髓瘤患者会合并轻链淀粉样变性。轻链淀粉样变性的并发症包括心功能衰竭、肾功能损害和神经病变，这些并发症导致包括蒽环类药物、激素和沙利度胺的各种治疗方案毒副反应发生的可能性增加。

三、治疗方案选择

1. 拟行 HDT + SCT 的患者。

（1）诱导化疗：推荐选择使用 VAD、HDD、T-DEX 或 DVD 等方案诱导化疗，这些方案最大的优点在于不影响干细胞的采集，同时从确诊开始予二磷酸盐治疗。

（2）强化治疗：一般在治疗进入平台期后（4~6 个疗程）可以选择 HDT + SCT。推荐使用 HDT + ASCT；对年轻、一般情况良好且有合适供体的患者，可以考虑异基因造血干细胞移植；预处理方案多采用 MEL 200 mg/m²，对年龄超过 65~70 岁的患者或合并肾功能不全的患者，预处理剂量应减少。若治疗后进入 CR 或 VGPR，可以进入维持治疗；若移植后未达到 CR 或 VGPR，可以考虑早期双次移植。

（3）维持治疗：在移植后可以选择 IFN、泼尼松或沙利度胺作为维持治疗。

（4）疾病进展或复发：若患者一般情况良好，可以考虑再次移植，可选择自体干细胞移植或小移植。否则可以根据复发时间的快慢选择不同的化疗，若第一次复发在半年以上，可用原诱导方案诱导；若在半年以内或多次复发，选择其他以往未使用的化疗方案。

2. 不拟行移植的患者。

（1）诱导化疗：推荐选择 MP 或 MPT 口服方案化疗，这些方案最大的好处是患者无须住院，耐受性良好。但对有肾功能损害的患者应慎用。

（2）维持治疗：患者进入平台期后可选择 IFN、泼尼松或沙利度胺作为维持治疗，不推荐继续化疗作为维持治疗，因有诱发第二肿瘤和容易合并感染等危险。

（3）疾病进展或复发：同样根据复发时间快慢选择不同的化疗方案。

3. 原发耐药的治疗　对于原发耐药的患者，可以选择其他化疗方案，也可以考虑直接进行 HDT + ASCT。

4. 肾衰竭患者的化疗方案选择　对肾功能不全的患者，治疗的首要目的是在肾功能不全的情况下安全使用的化疗方案，以快速减少异常蛋白和轻链。对于较为年轻的患者，即使肾衰竭没有改善，也应考虑 HDT。

VAD 方案中的长春新碱、阿霉素和地塞米松在有肾功能损害的情况下不需要调整剂量，对有严重肾衰竭的患者可以考虑使用 VAD 或 HDD。但由于排泄能力下降，在肾功能不全的患者中使用 IDA 有可能导致毒性增加。

美法仑主要通过肾脏来水解和排泄，所以对有肾功能不全的患者使用需要注意。对那些有肾功能损害合并对 VAD 或含大剂量激素的治疗相对禁忌的病例可以考虑使用美法仑。如果 GRF < 30 mL/min 首程治疗剂量应减少 25%，在以后的疗程中根据骨髓毒性反应决定剂量。

沙利度胺可能是合并肾功能衰竭患者的一个有效的药物。在有肾功能不全的患者中沙利度胺的药代动力学没有明显改变，透析时沙利度胺的清除率增加，但并不需要予以补充剂量。对肾功能不全的患者使用沙利度胺不需要调整剂量。

第四章

白血病

白血病起源于造血干、祖细胞，是细胞遗传学累积变异的结果。白血病的致病机制、细胞发育特点、临床表现、治疗和预后等存在较大差异，具有高度异质性。一般可分为急性和慢性白血病。急性白血病（AL）的白血病细胞分化阻滞于造血发育的早期阶段，原始细胞无控性增殖、积聚，逐渐抑制和取代正常造血，出现贫血、出血、感染和多种组织器官浸润等表现，病情进展迅速，自然病程仅数周或数月。按白血病细胞系列归属分为急性髓系细胞白血病（AML）和急性淋巴细胞白血病（ALL）两大类，少数不能明确归类的称为系列模糊的急性白血病。慢性髓系细胞白血病（CML）具有特征性的 $t（9；22）/BCR-ABL1$融合基因，祖细胞池的显著扩增导致髓细胞过度增殖，粒细胞生成增多而清除缓慢，形成粒细胞在体内积聚。慢性淋巴细胞白血病（CLL）归属为"成熟 B 细胞肿瘤"，为功能缺陷的成熟单克隆 B 小淋巴细胞增生、蓄积。高度异质性要求白血病的诊断、分型要充分考虑各种疾病要素，治疗上实施个体化原则，按复发风险进行分层治疗。

第一节　急性髓系细胞白血病

一、定义

是一类起源于造血干、祖细胞的髓系造血系统恶性肿瘤。白血病细胞分化阻滞于不同髓系发育的早期阶段，表现为髓系发育的形态和免疫表型特征。

二、流行病学

AML 年发病率（2~4）/100 000，中位发病年龄为 64~70 岁，为老年性疾病。发病随年龄增大而增加。AML 约占急性白血病的 70%，分别占婴儿、儿童和成年人 AL 的 55%~70%、17%~20% 和 80%~90%。婴儿发病以女婴多见，儿童无明显性别差异，成年人男性稍多于女性（3：2）。成年人以北美、西欧和大洋洲发病最高，亚洲和拉美最低；儿童发病则以亚洲最高，北美和南亚次大陆最低。美国 AML 年死亡率约为 2.2/100 000；我国缺乏相关统计数据，估计高于西方发达国家。

环境因素、化学品和药品以及放射线等与 AML 致病有关，某些有前趋血液病史和遗传病史的患者易患 AML。离子射线、烷化剂可诱导 DNA 双链断裂，引起点突变、遗传物质丢失或染色体易位等。烷化剂治疗相关的 AML 发病与患者年龄和药物累积剂量有关，一般潜伏期为 4~8 年，常先有 MDS 表现，具有 $-7/7q^-$、$5/5q^-$ 等染色体核型改变，疗效差。拓扑异构酶Ⅱ（TopoⅡ）抑制药可稳定 TopoⅡ与 DNA 的结合，使 DNA 断裂。TopoⅡ抑制药治疗相关的 AML 潜伏期一般仅 1~3 年，主要为 M4、M5，也可为 M3 或 M4Eo，常无 MDS 前趋病史，主要遗传学改变为 $11q23/MLL$ 基因易位，也可为 $AML1$ 基因易位或 $inv（16）$、$t（15；17）$ 等，预后相对较好。某些血液系统疾病，如 MDS、CML、PV、ET 和 PNH 等，可继发 AML。MDS 病程中 10%~50% 继发 AML。CML 急性变占 70%~85%，AML 或髓、淋双表型 AL 占 75%。约 26% 的 SAA 经 ATG 治疗 8 年继发 AML/MDS；CSA、G-CSF 治疗的 AA 也有 22% 继发 AML/

MDS。PNH 继发的 AML，恶性细胞来源于 PNH 克隆。遗传因素对 AL 发病有重要影响。体质性 8-三体综合征和 Down 综合征（21-三体）可发生家族性白血病。Down 综合征白血病患病率增加 10～18 倍，其中 AML-M7 发病率是正常人群的 500 倍；3 岁以下多为 AML，3 岁以上则以 ALL 为主。Down 综合征继发 AML 与 21q22.3/AML1 基因异常和造血转录因子基因 GATA-1 缺失突变有关。DNA 损伤修复缺陷的遗传病如 Bloom 综合征、Fanconi 贫血等，AML 患病率明显增高。多发性神经纤维瘤位于 17q11.2 上的 NFI 抑癌基因突变失活，继发 AML/MDS 的机会增加。常染色体显性遗传病 Li-Fraumeni 综合征有抑癌基因 p53 突变失活，X 连锁免疫缺陷病 Wiskott-Aldrich 综合征存在 WASP 基因突变，常染色体隐性遗传病 Kostmann 婴儿遗传性粒细胞缺乏症有 G-CSF 受体基因突变，这些患者以及 Blackfan-Diamond 综合征的 AML 患病率均有增加。

三、发病机制

细胞、分子遗传异常是 AML 的致病基础。AML 约 60% 有克隆性染色体数量、结构异常，更多的患者存在与细胞增殖、生存或分化调节有关的基因突变或表达异常。遗传学变异主要表现为抑癌基因丢失或突变失活、癌基因表达增高或突变激活等。AML 中常见 Ras、KIT 和 Flt3 等原癌基因激活突变，与细胞获得增殖、生存优势有关。Tp53、Rb 和 Myc 等抑癌基因失活突变将使细胞周期停滞，凋亡受抑。与实体肿瘤不同，AML 还常伴有特异的染色体易位或基因重排。易位基因包括转录因子基因、造血发育必需基因、造血分化基因、同源功能基因及凋亡相关基因等，以转录因子基因易位最为多见。易位形成融合基因，编码融合蛋白，使基因表达异常，或表达产物的稳定性、定位和功能异常，引起造血干/祖细胞恶性转化和增殖、分化或凋亡障碍。AML 染色体易位和基因突变类型多达 200 多种，常见的有 t（8；21）（q22；q22）；AML-1-ETO/t（15；17）（q23；q21）；PML-RARα 及其变异易位、inv（16）或 t（16；16）（p13；q22）；CBFp-MYHII 和 11q23 易位/MLL 基因重排等；与 11q23/MLL 基因易位相关的伴侣基因则多达 80 余种。AML 中以 t（9；11）（p22；q23）；MLL-AF9、t（11；19）（q23；p13.1）；MLL-ELL 和 t（6；11）（q27；q23）；MLL-AF6 等最为多见，MLL 基因的内部部分串联重复（MLL-PTD）也与 AL 发病有关。不同细胞、分子遗传特征的 AML 在致病机制、临床表现和预后等方面各有特点。

1. 核心结合因子异常　CBF 是由 CBF 和 CBFα2（也称为 AML-1）组成的异二聚体化的转录调节因子，通过 AMLI 的 runt 结构域结合 DNA，在其他转录因子或转录辅助因子的协同下，激活或抑制 IL-3、T 细胞受体 α、GM-CSF、M-CSF 受体、髓过氧化酶等靶基因的转录，促进造血干/祖细胞的分化成熟。AML1 能与核共激活复合物结合，募集组蛋白乙酰基转移酶，使组蛋白赖氨酸乙酰化，激活靶基因转录。累及 CBF 的融合基因在功能上多通过表现为 CBF 的负显性作用导致白血病的发生。非随机染色体异常 t（8；21）（q22；q22）累及 21 号染色体的 AML1 和 8 号染色体的 ETO（eight twenty one）基因形成 AML1-ETO 融合基因。AML1-ETO 中保留了 AML1 的 runt 结构域，仍能与 DNA 结合，并能与 CBFβ 形成异二聚体，而 ETO 蛋白在 AML1-ETO 中几乎保持完整。由于 ETO 部分可以通过核共抑制复合物募集组蛋白脱乙酰化酶（Histone deacetylase，HDAC），AML1-ETO 结合 AML-1 的靶基因序列后，许多由 AML-1 激活的基因被 AML1-ETO 所抑制，并呈显著负性作用。AML1-ETO 还可干扰 C/EBPα、PU.1、E 蛋白、GATA1 和 Sp1 的功能。最近发现 AML1-ETO 可以抑制 miR-223 的表达，而 miR-223 可促进造血细胞分化。此外，AML1-ETO 还可促进造血干细胞的自我更新促进白血病的发生。但单独的 AML1-ETO 并不能导致白血病的发生，这可能是由于 AML1-ETO 也具有抑制细胞增殖和诱导细胞凋亡的作用。AML1-ETO 在导致白血病发生时需要其他突变协同，克服 AML1-ETO 抑制增殖和诱导凋亡的作用才能导致白血病的发生。

t（3；21）（q26；q22）多见于治疗相关的 MDS 和 AML，以及 CML 的急变期。易位形成 AML1-EAP、AML1-MDSI、AML1-EVI1、AML1-MDSI/EVI1 融合基因转录本。AML1-EAP 融合基因中 EAP 读码框架易位，导致该融合基因 mRNA 编码 AML1 的 1～24 laa，这种短 AML-1 对全长野生型 AML-1 发挥负性作用。AML1-MDS1 及 AML1-MDS1/EVI1 可抑制 AML-1 对靶基因的转录激活作用。AML1-MDS1/

EVI1一方面可以抑制 AML-1 活性，另一方面与 EVI-1 相似，均可与 Smad3 作用，从而抑制 TGF-p 的信号传递，解除 TGF-β 对细胞生长的抑制作用。

AML-M4Eo 最常见的染色体异常是 inv（16）（p13；q22），在 AML 的染色体异常中占 12%，少数为 t（16；16）（p-13；q22）。inv（16）与 t（16；16）均形成 *CBFβ-SMMHC* 融合基因。*CBFβ* 基因定位于 16q22，是 CBF 的亚单位，与 AML-1 构成异二聚体。CBFβ 在胞质内表达，呈弥散样分布。AML-1可以将 *CBFβ* 自胞质带至胞核。*CBFβ* 本身不具备 DNA 结合能力，但与 AML-1 形成异二聚体后，能增强 AML-1 对 DNA 的结合力，从而增强 AML-1 的转录激活作用。平滑肌肌凝蛋白重链（SMMHC）也称为 MYH11，是一种很大的分子。SMMHC 中的 α 螺旋可以介导其形成二聚体和多聚体。CBFβ-SMMHC融合蛋白定位于细胞质。由于 CBFβ-SMMHC 仍能与 AML-1 形成异二聚体，这样就可以将 AML-1 扣留于细胞质内。由此可干扰 AML-1 激活转录作用以及 AML-1 与 CBFβ 的协同激活作用。CBFβ-SMMHC以显著负性作用抑制 CBFβ 的作用，抑制造血细胞分化。CBFβ-SMMHC 还减低 p53 的表达，抑制细胞凋亡；也能抑制细胞由 G_1 期进入 S 期，减低细胞增殖；提示其他突变或"第二次打击"事件绕过 CBFβ-SMMHC 的生长抑制作用，导致 AML1-M4Eo 的发生。

2. *MLL* 基因异常　MLL 蛋白有 3 个区域与果蝇三胸蛋白同源。累及 *MLL* 基因的白血病既可见于 *ALL*，也可见于 AML。MLL 蛋白包括氨基端的 AT 吊钩、SNL1 和 SNL2 基序、CxxC 结构域，这些结构域通常保留在融合蛋白中。AT 吊钩可以特异地结合于 AT 富集的 DNA 小沟。*MLL* 羧基端包括 PHD、转录激活和 SET 结构域，通常被伙伴蛋白取代。其中的 SET 结构域具有组蛋白甲基化活性，可以使组蛋白 H3K4 甲基化，从而激活包括 *Hox* 基因家族等靶基因的转录。*MLL* 作用于造血干细胞向定向祖细胞发育和扩增的早期造血阶段。*MLL* 对 *Hox* 基因家族中的许多基因都有调控作用，其中 *Hoxa9* 和 *Hoxa10* 在造血调节中发挥作用。*MLL* 调节有造血调节作用的 *Hox* 基因，也是 MLL 融合蛋白导致白血病的重要机制。

目前已经发现 80 多种 *MLL* 易位的伙伴基因。t（4；11）（q2l；q23）；*MLL-AF4*、t（9；11）（p22；q23）；*MLL-AF9*、t（11；19）（q23；p13.3）；MLLENL、t（10；11）（p12；q23）；*MLL-AFIO* 和 t（6；11）（q27；q23）；*MLL-AF6* 等是 5 种最常见的融合基因，占所有 *MLL* 基因易位的 80%。仅一部分 *MLL* 的伙伴基因可以分类，大致可分为 5 类。第一类是 AF4、AF9 和 AF10 等核蛋白；第二类是带有螺旋—螺旋寡聚化结构域的胞质蛋白，这些寡聚化结构域对于转化很重要；第三类是 septin 蛋白家族的蛋白；第四类是组蛋白乙酰化酶 p300 和 CBP，在形成融合蛋白时保留了乙酰化酶活性；第五类是 *MLL* 的部分串联重复（MLL-PTD）。所有的 *MLL* 伙伴基因保持原有的读码框架，提示伙伴基因对相应融合蛋白的转化活性是必需的。所有 MLL 融合蛋白的共同特点是都保留了 AT 吊钩和锌指 CxxC 基序，这两个结构域对于融合蛋白的转化能力是必需的。除 MLL-PTD 外，所有的融合蛋白都缺失了甲基化组蛋白 H3K4的 SET 结构域，但绝大多数融合蛋白还是能够上调 *Hox* 等 *MLL* 靶基因的表达。*Hox* 等基因表达的上调对于 MLL 融合蛋白转化细胞是非常重要的。MLL 融合蛋白不仅能够将造血干细胞转化为白血病干细胞，还可以将造血祖细胞 CMP 和 GMP 重编程为白血病干细胞，导致白血病的发生。苏氨酸天门冬氨酸酶1是一种内肽酶，能切割 *MLL*，切割后的 *MLL* 片段对调节 *Hox* 基因的表达具有不同的作用。MLL 融合蛋白中缺失了 taspasel 切割位点，提示 MLL 融合蛋白可以模仿未切割的 MLL，在造血细胞中不能适当调节造血细胞中 *Hox* 基因的表达，在白血病发生中发挥作用。这可以部分地解释 MLL 的伙伴蛋白缺少相似性，而且提示 *Hox* 基因的异常是融合蛋白转化细胞的重要机制。

3. *RARα* 基因易位及其变异易位　APL 最常见的染色体易位为 t（15；17）（q22；q12），其他几种少见的染色体易位有 t（11；17）（q23；q12）、t（5；17）（q35；q12）、t（11；17）（q13；q12）、der（17）、t（4；17）（q12；q12）和 PRKARIA-RARα。野生型 *RARα* 是核受体型转录因子，它与视黄醛受体（RXR）形成异二聚体后，可以与许多基因启动子中的维 A 酸反应元件（retinoic acid response elements，RAREs）结合。*RARα* 对靶基因转录的调节是双重性的，当 RARα 不与配体结合时，其配体结合区与核共抑制复合物结合，从而募集 HDAC，HDAC 使组蛋白的赖氨酸脱去乙酰基，抑制靶基因的转录。当 RARα 结合配体后构象发生改变，就与核共抑制复合物解离，转而与核共激活复合物结合，募集组蛋白乙酰基转移酶，使靶基因组蛋白赖氨酸乙酰化，激活靶基因转录。*RARα* 的靶基因中许多都与髓系分化密切相关，包括粒细胞集落刺激因子（*G-CSF*）、*G-CSF* 受体（*G-CSFR*）、*CD11b*、*Hox* 基因等。

t（15；17）（q22；q12）使 *PML* 与 *RARα* 形成融合基因，编码蛋白后，*PML-RARα* 与 *RARα* 竞争结合 RXR 形成异二聚体，与正常的 *RXR/RARα* 竞争结合 *RAREs*，并处于优势地位。*PML-RARα* 抑制转录的程度大于 *RARα*，生理水平的全反式维 A 酸（ATRA）可以使 *RXR/RARα* 与核共抑制复合物解离，而 *PML-RARα* 仍能与之结合，导致 *RARα* 靶基因启动子组蛋白的异常去乙酰化。最近发现 *PML-RARα* 还可以募集甲基化酶（Dnmt1 和 Dnmt3a）导致 *RARα* 靶基因 DNA 的异常甲基化。因此 *PML-RARα* 通过组蛋白修饰和 DNA 甲基化表观遗传学机制抑制 *RARα* 靶基因的转录，阻断髓系分化的某些关键基因的表达。在药理剂量水平 ATRA 刺激下，PML-RARα 可与核共抑制复合物解离，而与核共激活复合物结合，诱导髓细胞分化基因的表达和 APL 细胞的分化。ATRA 与 DNA 甲基化抑制药联合具有协同作用，诱导 APL 细胞分化。

PML 正常分布在细胞核内的核小体结构中，正常的 PML 具有抑制细胞生长、转化和促进凋亡的作用。APL 细胞中 PML-RARα 与 PML 形成异二聚体，正常的核小体遭到破坏，PML 抑制细胞生长，促进凋亡的功能便会丧失。经维 A 酸治疗后 APL 细胞的 PML 又重新定位于核小体中，PML 抑制生长和促进凋亡的功能可能得到恢复。

t（11；17）（q23；q12）累及早幼粒细胞白血病锌指（*PLZF*）基因，形成 *PLZF-RARα* 融合基因，仅占 APL 的 0.8%。*PLZF-RARα* 可以结合于 RARE，还可与 *RARα* 竞争结合 RARE、RXR 及辅助激活因子。*PLZF-RARα* 中除 RARα 部分可以对 RARα 靶基因的表达有调节作用外，PLZF 部分也可通过核共抑制复合物募集 HDAC，即使药理剂量水平的 ATRA 也不能使之与复合物解离。由此可以解释 ATRA 治疗 t（11；17）APL 无效的原因。

PLZF-RARα 转基因小鼠发生慢性髓系白血病，而非急性白血病。*RARα-PLZF* 的转基因小鼠不发生白血病，只产生髓系造血异常。*RARα-PLZF* 可结合 PLZF 的 DNA 结合位点，激活转录。同时转染 *PLZF-RARα* 和 *RARα-PLZF* 的转基因小鼠发生 APL，证实 t（11；17）APL 的发病需要 *PLZF-RARα* 和 *RARα-PLZF* 两者的共同参与。可能是前者以显著负性作用抑制 RARα 靶基因转录，阻断髓细胞分化。而后者以显著负性作用抑制 PLZF 的功能，激活细胞周期素 A 的表达，使细胞生长能力增强。两种作用共同导致 APL 表型的产生。

t（5；17）（q35；q12）累及 *NPM* 基因形成 *NPM-RARα* 融合基因，*NPM-RARα* 可以结合 RARE，与 ATRA 结合后激活靶基因的转录，因此，t（5，17）APL 病例对 ATRA 敏感，白血病细胞可被诱导分化。t（11；17）（q13；q12）累及核基质有丝分裂器蛋白（NuMA）基因形成 *NuMA-RARα* 融合基因，*NuMA-RARα* 可能与野生型 NuMA 竞争 caspase 干扰细胞凋亡。也可如其他 RARα 融合蛋白一样，显著负性作用抑制 RARα 靶基因转录。ATRA 可以诱导 t（11；17）（q13；q12）APL 细胞分化，推测药理剂量水平的 ATRA 可以使 NuMA-RARα 变成转录激活作用。Arnould 等在一例 AML-MI 的患者发现了 *STAT5b-RARα* 融合基因。*STAT5b-RARα* 可以结合于 rRARE 上，抑制 RARα/RXα 对转录的激活作用。药理剂量水平 ATRA 可以调控 *STAT5b-RARα* 的转录调节作用。

4. NPM1 突变　位于人类染色体 5q35 的 *NPM1* 基因包含 12 个外显子。NPM1 是高度保守的磷酸化蛋白，可以在胞核和胞质之间穿梭，绝大部分分布在胞核。NPM1 主要生理功能包括：①作为伴侣蛋白和输出信号在核糖体的合成中发挥重要作用。②通过调控中心体的复制维持基因组的稳定性。③NPM1 可以通过与 p53 和 p19ARF 相互作用调控细胞的增殖和凋亡。基因敲除实验发现 NPM1 在造血尤其是红系造血中发挥了作用。而 NPM1 半倍体不足则会导致基因组的不稳定，产生类似 MDS 的血液系统异常。

大约 1/3 的 AML 患者存在 NPM1 的 12 外显子突变。这一突变使 NPM1 结合核仁所需的色氨酸缺失，同时产生了出核信号基序，导致正常本应定位于胞核的 NPM1 异常定位到胞质。NPM1 突变主要见于核型正常的 AML。NPM1 突变也主要是见于原发 AML，很少见于 MDS 患者。突变的 NPM1 抑制抑癌基因 *p19ARF* 可能是其导致白血病发生的机制之一。此外，NPM1 还可以被募集到维 A 酸的靶基因，作为共抑制因子使组蛋白去乙酰化抑制基因转录。NPM1 异常定位在胞质后，这些转录抑制作用被解除，这也是突变 NPM1 致白血病的机制之一，因此使用药物恢复这些异常的转录可能是靶向治疗这些疾病的策略之一。

5. *FLT3* 突变 *FLT3* 基因位于染色体 13q12，属于 Ⅲ 型受体酪氨酸激酶亚家族成员，与其配体（FL）在造血干/祖细胞的增殖和分化中起重要的调节作用。近年来发现，*FLT3* 突变与急性白血病的发生密切相关，是 AML 中最常见的分子异常。现在所知的 *FLT3* 突变主要包括两种：内部串联重复突变（ITD）和酪氨酸激酶结构域（TKD）点突变。*FLT3-ITD* 见于 25% ~ 35% 成年人 AML 和 12% 的儿童 AML。正常时，*FLT3* 与其配体 FL 结合后，激活 PI3K 和 Ras 途径，导致细胞增殖加快，细胞凋亡受抑。ITD 突变导致 *FLT3* 受体组成性激活，*FLT3-ITD* 除了可以激活 PI3K/Akt 和 RAS/MAPK 外，还可激活 STAT5。突变型 *FLT3* 和野生型 *FLT3* 的抗凋亡途径也不同，野生型 *FLT3* 通过保持 Bad 的磷酸化状态抗凋亡，而 *FLT3-ITD* 除保持 Bad 的磷酸化状态，还使 Bcl-XL 低表达抗凋亡。*FLT3-ITD* 不仅存在抗凋亡和促增殖信号传导通路，而且还可以通过抑制 C/EBPα 和 PU.1 导致细胞分化阻滞。*FLT3* 还可以使 β-catenin 磷酸化，有助于细胞转化，增加活性氧的产生导致基因组 DNA 的不稳定。*FLT3-ITD* 转基因鼠能产生慢性骨髓增殖表型，却不能引起以造血干/祖细胞分化受损为特征的急性白血病。一系列的证据显示，在急性白血病的发生过程中尚需其他"打击"共同参与，最近就发现 *FLT3-ITD* 可协同 *AML1-ETO* 或 *CBFβ-SMMHC* 导致白血病的发生。*FLT3-TKD* 可见于 5% ~ 10% 的 AML，这些突变主要为 D835 和 I836，较少见的突变有 Y842C、K663Q 和 V592A。现已发现点突变也能使 *FLT3* 组成性激活，与 *FLT3-ITD* 不同，*FLT3-TKD* 不能激活 STAT5，也不能抑制 C/EBPα 和 PU.1。*FLT3-TKD* 只能产生寡克隆性的淋巴增殖性疾病。和 *FLT3-ITD* 突变不同的是，*FIT3-TKD* 的临床相关性还有一些争议。

白血病细胞有不同的年龄层次，仅一小群白血病细胞具有自我更新能力，可重建白血病，称为白血病干细胞（LSC）。LSC 多处于静止期，对化疗不敏感，是耐药的重要机制。除 APL 外，LSC 和正常造血干细胞（HSC）的免疫表型特点均为 CD34⁺ CD38；LSC 表达 CD96 和 IL3R，而 HSC 则表达 CD90 和 c-kit。不同的白血病可能具有不同的白血病干细胞，其免疫标志可能也是不同的。HSC 生命周期长，有足够的时间获得多次打击而转化为 LSC。没有自我更新能力的定向造血祖细胞表达某些白血病癌基因后，也可重新获得自我更新能力，成为白血病干细胞，可在体外连续培养，也可在小鼠连续移植重建白血病。现在认为，AML 发病是个多步骤的过程，是多种不同致病机制相互协同作用的结果。2002 年 Gilliland 等提出 AML 的二类突变致病假说。所谓 Ⅰ 类突变是指 FLT3、RAS、c-KIT 或 BCR-ABL 和TEL-PDGFBR 等遗传变异，能引起细胞内固有信号传导通路的蛋白质激酶活性发生改变，使造血干/祖细胞获得生存、增殖优势；而 *AML1-ETO*、*CBFβ-MYH11*、*PML-RARα*、*NUP98-HOXA9*、*MOZ-TIF2* 和 *MLL* 基因重排等称为 Ⅱ 类突变，改变了与发育、分化有关的转录因子功能，使细胞获得自我更新能力或分化阻滞。两类突变共同作用最终形成显性白血病。

四、临床表现

AML 临床表现主要是骨髓正常造血受抑和白血病髓外浸润。起病前可先有感冒样症状，或局部皮肤破损后难愈、感染扩散，或骨、关节肿痛，有时也可先表现为 Sweet 综合征（正常中性粒细胞浸润引起的皮肤红斑、结节）。Sweet 综合征可先 AML 数月出现，与白细胞多少无关，皮质激素治疗有效。继而出现头晕、乏力、苍白、心悸等贫血表现。血小板减少或并发凝血障碍（DIC 或原发性纤维蛋白溶解症）时可有皮肤、黏膜自发出血或创伤后出血不止。感染以口咽、呼吸系统、胃肠道或肛周等最多见，少数表现为阑尾炎、急性坏死性结肠炎或肠梗阻，尤其是强化治疗期间。也有相当多的患者找不到明确感染病灶。一般以细菌感染最为多见。白细胞低、中性粒细胞功能异常、长期使用广谱抗生素等也可导致真菌和其他机会性感染。真菌感染以念珠菌和曲霉菌最多见。念珠菌感染常发生于舌、软腭、硬腭等处，有时也发生肺、食管念珠菌病，甚至念珠菌血症。曲霉菌感染多在肺部和鼻窦。也可发生疱疹病毒或巨细胞病毒（CMV）感染。AML 可有轻、中度脾或肝大。脾肿大一般不超过肋下 5 cm。巨脾提示可能继发于 MPD。与 ALL 不同，AML 一般无淋巴结和胸腺浸润表现。牙龈增生、皮肤浸润性结节或斑块多见于 AML-M4、AML-M5。粒细胞瘤常为孤立性的皮下包块，以颅骨、眼眶、硬脊膜等处多见。原始细胞含较多髓过氧化物酶颗粒，瘤体切片在遇空气时易氧化成绿色，故称绿色瘤。粒细胞瘤在 t（8；21）、inv（16）和白细胞显著增多的 AML 较多见。AML 初诊时中枢神经系统白血病（CNSL）少见，脑脊液检查仅发现 5% ~7% 初诊患者存在 CNSL，多为外周血原始细胞数过高、血清 LDH 增高以及 M4、M5 的患者。软脑膜或脑实质可见原始细胞浸润性瘤灶。脑神经根麻痹较罕见，一般见于 WBC > 50×10^9/L 者，与白血病浸润神经根梢有关，以第 V（三叉神经）、Ⅶ（面神经）脑神经损害较多见。脑神经根浸润可见于无 CNSL 的患者，脑脊液可找不到白血病细胞，MRI 或 CT 检查可见神经鞘增厚。白血病细胞浸润眼部视盘、视神经浸润可致突然失明，也可浸润脉络丛、视网膜等其他组织。眼底镜检查时如发现视盘水肿和视盘苍白即应考虑白血病眼部浸润。而眼部浸润高度提示脑膜白血病；患者的复发率高，生存期较短。外周血原始细胞超过 50×10^9/L 时易发生颅内和肺内白血病细胞淤滞。颅内白血病细胞淤滞与白血病细胞黏附、浸润和颅内局部解剖结构有关，表现为弥漫性头痛、疲乏，可迅速出现精神错乱、昏迷。肺内白血病细胞淤滞在单核细胞白血病和 M3v 较为多见。此时肺内微血管栓塞、麻痹，体液渗漏，患者可突然出现气短、进行性呼吸窘迫，或有发热，双肺广泛水泡音；胸片见弥漫性肺间质渗漏。有高碳酸血症、低氧血症和进行性酸中毒时，即使迅速降低白细胞数、机械辅助通气，预后也差。心功能改变通常是肺功能障碍和代谢、电解质紊乱的结果。化疗毒性是心功能改变的主要原因。蒽环类药物可致急、慢性心脏毒性，且与其他药物有协同作用。应于开始化疗前评估心脏功能及左心室、右心室射血分数。

五、实验室检查

AML 常有代谢紊乱、电解质异常。高尿酸症最为多见。低血钾症主要见于 AML-M4、AML-M5。单核细胞内溶菌酶浓度较高，大量溶菌酶释放可损伤近端肾小管，使钾离子经肾丢失过多；白血病细胞合成肾素样因子及抗生素、化疗药物、腹泻、呕吐和低镁血症等也与低血钾症形成有关。白血病细胞迅速杀灭也可致高血钾症。高钙血症与骨质浸润、破骨细胞活化和继发性溶骨有关，也可能与白血病细胞释放甲状旁腺素或甲状旁腺素样物质有关。血钙水平与疾病严重程度正相关。低钙血症可能与白血病细胞释放加快骨形成的因子有关，或与肾损害后血中磷酸盐过多有关，表现为手足抽搐，甚至致命性心律失常。乳酸酸中毒可能与白血病细胞无氧糖酵解有关，主要见于原始细胞数极高和髓外浸润、白血病细胞淤滞表现的患者。外周血大量原始细胞时也可出现假性低血糖和动脉血氧饱和度降低，可能与白血病细胞代谢时消耗氧和血糖有关。原始细胞数极高或增殖快的 AML 易发生肿瘤溶解综合征，尤其是接触化疗药物之后，表现为高尿酸血症、高钾血症、高磷酸盐血症和低钙血症、代谢性酸中毒等，病情快速进展，可出现急性肾损害、致死性心律失常和手足抽搐、肌痉挛等。

AML 常有 RBC、PLT 减少，WBC 可高可低，多为（5 000 ~ 30 000）×10^9/L。外周血涂片可见原始和幼稚髓系细胞，有时也可见有核红细胞。根据典型症状、体征和外周血常规，多数患者能确定 AL 诊断意向。骨髓和外周血细胞形态、免疫表型、细胞遗传学检查能进一步明确诊断、分型。AML 骨髓增生多明显至极度活跃，也可减低，少数甚至骨髓"干抽"，主要见于白血病显著增高或并发骨髓纤维化的患者，需骨髓活检明确诊断。细胞形态是 AL 诊断、分型的基础。AL 骨髓或外周血中原始细胞应≥20%。AML 原始细胞包括原始粒细胞（Ⅰ型和Ⅱ型）、M3 中的异常早幼粒细胞、M4/M5 中的原始和幼稚单核细胞以及 M7 中的原始巨核细胞，但不包括原始红细胞。细胞化学染色是形态诊断的重要组成部分。AML 原始细胞髓过氧化物酶（POX）、苏丹黑（SBB）、特异性酯酶（CE）或非特异性酯酶（AE）等染色阳性；单核细胞白血病的 AE 染色可被氟化钠抑制。电镜下原始细胞的 MPO 阳性率≥3%，M7 的原始巨核细胞 PPO 染色阳性。原始细胞表达 CD117、cMPO、CD33、CD13、CD11b、CD14、CD15、CD64、血型糖蛋白 A 和 CD41、CD42b、CD61 等髓系抗原标记，以及 CD34、HLA-DR 等早期造血细胞抗原；也可跨系表达淋系相关抗原。某些特殊类型的 AML 诊断需依赖细胞免疫表型。如 MO 在形态上不能辨认，MPO 和 SBB 染色阴性，只能通过免疫表型加以确认，需至少表达一个髓系特异抗原（cMPO、CD13/Cy-CD13 和 CD33/CyCD33 等）；M7 诊断需有 CD41、CD42b、CD61 抗原表达或通过电镜证实 PPO 阳性。细胞遗传学检查可确定克隆性特征，对 AML 诊断有重要意义，也是判断预后、确定治疗选择的最重要的因素之一。常规染色体核型通常分析 20 ~ 25 个分裂中期细胞，需至少 2 个分裂中期细胞具有相同的染色体增加或结构异常或至少 3 个细胞有一致的染色体缺失方能定义为异常克隆。某些特殊易位如 t（8；21）和 inv（16）或 t（16；16）等，只要在一个分裂中期细胞发现就能确定为异常克隆。荧光原位杂交（FISH）、Southern 印迹杂交、RT-PCR 和基因芯片等分子遗传学检测方法敏感性高，特异性强，是染色体核型分析的重要补充。敏感的分子检测方法可用于对有特殊遗传标记的 AML 治疗后微小残留白血病检测。

六、鉴别诊断

1. 类白血病反应　表现为外周血白血病增高，可见幼稚细胞或有核红细胞。骨髓增生，原始、幼稚细胞比例可增高，可有核左移。但患者一般有感染、中毒、肿瘤或应激等病理基础；一般无贫血、血小板减少，无髓外白血病浸润表现；骨髓、外周血中原始细胞比例低于 20%，无 Auer 小体；无克隆性细胞遗传学异常；粒细胞胞质内中毒颗粒多，中性粒细胞碱性磷酸酶不低；去除原发病后血常规、骨髓象可恢复正常。

2. 再生障碍性贫血　急性再障以感染、出血为主要表现，进行性贫血，病情进展快；慢性再障以贫血为主，可有反复感染、出血，病情迁延。一般无脾肿大，无白血病髓外浸润表现。外周血常规示"全血细胞减少"，无幼稚粒、单核细胞，网织红细胞比例和绝对计数减少。骨髓增生低下，造血细胞减少，原始、幼稚细胞比例不高，而非造血细胞比例相对增多，小粒空虚，巨核细胞绝对减少。

3. 骨髓增生异常综合征　表现为贫血、出血，反复感染；起病缓慢，病史较长。外周血常规示 1 ~ 2 种或全血细胞减少，可见幼稚粒细胞、有核红细胞，可见巨大红细胞或巨大血小板。骨髓增生程度不一，有一系、二系或三系病态造血的形态特点；原始和幼稚粒细胞比例增高，原始细胞达不到急性白血病的诊断标准；可有 Auer 小体，可有 +8、-7/7q⁻、-5/5q⁻、+11 等克隆性染色体异常，高风险发展为 AML。

4. 慢性粒细胞性白血病　一般慢性起病，进展缓慢。初期可无贫血、血小板少。骨髓和外周血中粒系比例显著增多，以中幼粒、晚幼粒和杆状核粒细胞为主，脾显著增大。骨髓增生极度活跃，原始粒细胞比例在慢性期、加速期不超过 20%，嗜酸性、嗜碱性粒细胞可增多。中性粒细胞碱性磷酸酶减低。具有特征性 Ph 染色体，或 *BCR-ABL* 融合基因阳性。

5. 淋巴瘤　一般表现为淋巴结、脾（肝）、胸腺或结外淋巴组织、器官肿大，可伴发热、骨痛、皮疹、瘙痒等表现，可有贫血、血小板减少，外周血可见幼粒、幼红细胞。淋巴组织或骨髓病理检查可见淋巴瘤细胞增生、浸润，淋巴组织正常结构破坏。有淋巴细胞克隆性增殖的证据（异常染色体核型、异常淋巴细胞免疫表型、*TCR* 或 *IgH* 基因重排等）。

6. 其他　如乳腺癌、肺癌、胃癌或肝癌等实体肿瘤骨转移所致的骨髓结核性贫血可依据相应病史和检查除外。

七、诊断与分型

AML 的诊断分型从最初的形态诊断逐渐过渡到结合形态、细胞免疫表型和遗传特征的 MIC（M）诊断分型体系。2001 年国际卫生组织（WHO）又借鉴淋巴瘤 REAL 的分型原则，综合现已认知的各种疾病要素来精确定义疾病，制订了包括急性白血病在内的造血与淋巴组织恶性肿瘤新的诊断分型标准。这一开放性的诊断分型系统更为科学、客观地反映了疾病的本质，现已为广大血液学工作者所接受。经过数年的实践，在新的临床和实验研究证据基础上，2008 年 WHO 对此又作了重新修订。以下着重介绍 FAB 分型和 WHO 2001 年诊断分型。

（一）FAB 分型

1976 年法—美—英协作组（French-American-British Cooperative Group）首先提出了 AL 的诊断分类标准，沿用至今。FAB 标准将原始细胞≥30% 作为 AL 的诊断门槛。按细胞形态和细胞化学染色将 AML 分为 M1 ~ M6 型，后来又增加了 M0 和 M7 2 个亚型。为与 MDS 相区分，1986 年新修订的 FAB 标准要求分别计数原始细胞占骨髓全部有核细胞（ANC）的百分数和占骨髓除外有核红细胞的有核细胞百分数（NEC）。当有核红细胞≥50%（ANC）时，如原始细胞≥30%（NEC），即使原始细胞＜300%（ANC），也可诊断为AML（即M6）。NEC计数是指不包括浆细胞、淋巴细胞、组织细胞、巨噬细胞及有核红细胞的骨髓有核细胞计数。

FAB-AML各亚型的形态特点。

1. M0（急性髓系白血病微分化型）　骨髓原始细胞胞质透亮或中度嗜碱性，无嗜天青颗粒及Au-er小体，核仁明显；原始细胞POX和SBB染色阳性率＜3%；免疫表型CD33及CD13髓系标志可阳性，淋系抗原阴性，但可有CD7、TdT表达；免疫电镜MPO阳性。

2. M1（急性粒细胞白血病未分化型）　骨髓原始粒细胞（Ⅰ型+Ⅱ型）≥90%（NEC），原始细胞POX和SBB染色阳性率≥30%；早幼粒以下各阶段粒细胞或单核细胞＜10%。

3. M2（急性粒细胞白血病部分分化型）　骨髓原始粒细胞（Ⅰ型+Ⅱ型）占30%~90%（NEC），早幼粒以下至中性分叶核粒细胞＞10%，单核细胞＜20%；如有的早期粒细胞形态特点不像原始粒细胞Ⅰ型和Ⅱ型，也不像正常或多颗粒的早幼粒细胞，核染色质很细，核仁1~2个，胞质丰富，嗜碱性，有不等量的颗粒，有时颗粒聚集，这类细胞＞10%时，也属此型。

4. M3（急性早幼粒细胞白血病）　骨髓中以异常的多颗粒早幼粒细胞为主，＞30%（NEC），多数＞50%，且细胞形态较为一致，原始粒细胞和中幼粒以下各阶段细胞均较少；其胞核大小不一，胞质内有大量嗜苯胺蓝颗粒。分为两个亚型：M3a为粗颗粒型，胞质内的嗜苯胺蓝颗粒粗大，密集甚至融合；M3v为细颗粒型，胞质内嗜苯胺蓝颗粒细小而密集。

5. M4（急性粒—单细胞白血病）　有以下多种情况。

（1）骨髓原始细胞＞30%（NEC），原粒加早幼、中性中幼及其他中性粒细胞占30%~80%，原、幼及成熟单核细胞＞20%。

（2）骨髓同上，外周血中原、幼及成熟单核细胞≥5×10⁹/L。

（3）骨髓同上，外周血中原、幼及成熟单核细胞＜5×10⁹/L，但血清溶菌酶及细胞化学染色支持单核系细胞数量显著者。

（4）骨髓象类似M2，但骨髓原、幼及成熟单核细胞＞20%，或外周血中原、幼及成熟单核细胞≥5×10⁹/L，或血清溶菌酶超过正常［（11.5±4）mg/L］3倍，或尿溶菌酶超过正常（2.5 mg/L）3倍。

M4Eo（急性粒单细胞白血病伴嗜酸性粒细胞增多）：除具有上述M4各型特点外，骨髓嗜酸性粒细胞＞5%（NEC），其形态除有典型嗜酸性颗粒外，还有大而不成熟的嗜碱性颗粒，核常不分叶，CE及PAS染色明显阳性。

6. M5（急性单核细胞白血病）　分为两个亚型。

（1）M5a（未分化型）：骨髓原始单核细胞≥80%（NEC）。

（2）M5b（部分分化型）：骨髓原始单核细胞＜80%（NEC），其余为幼稚及成熟单核细胞等。

7. M6（急性红白血病）　骨髓原始粒细胞及原始单核细胞≥30%（NEC），有核红细胞≥50%（ANC）。

8. M7（急性巨核细胞白血病）　骨髓原始巨核细胞≥30%，如原始细胞形态不能确认，应做免疫电镜PPO染色检查或CD41、CD61单抗检查；如因骨髓纤维化而骨髓干抽，需行骨髓活检及免疫化学染色证实有原始巨核细胞增多。

（二）WHO 2001年诊断分型

FAB标准统一了AL在诊断、分型上的混乱，使各家的白血病资料具有可比性，极大地促进了AL的诊断、治疗，至今仍是AL诊断分型的工作基础。但FAB标准诊断的可重复性仅60%~70%，将原始细胞≥300/（NEC）定义为AL太武断，根据胞质中嗜天青颗粒多少将原始粒细胞分为原粒Ⅰ型和Ⅱ型在实际工作中不易掌握，易有歧义；除t（8；21）主要见于AML-M2，t（15；17）见于AML-M3，inv（16）或t（16；16）主要见于M4Eo外，多数形态学分型与细胞遗传学改变无关；除M3临床出血重、早期死亡率高，M7伴有骨髓纤维化，M4和M5常有牙龈增生和脾浸润外，多数形态学分型与临床特点无关，也不能反映预后。1986 年国际上提出了白血病 MIC（形态、免疫、细胞遗传学）分型，明确了 AML 亚型与免疫表型、染色体核型之间的密切关系。2001 年国际卫生组织（WHO）又借鉴淋巴瘤的 REAL 分型原则，结合病因、发病机制、细胞系列归属、临床、治疗和预后特点，提出了 AML 新的诊断分型标准，把 AML 分为"伴重现性染色体异常的 AML""伴多系增生异常的 AML""治疗相关的 AML 和 MDS"和"不另分类的 AML"4 类，以下又分若干亚类。因 MDS-RAEBt 的临床转归和治疗、预后与 AML 一致，WHO 分型建议将骨髓或外周血中原始细胞≥20％作为 AML 的诊断标准，摒弃了 MDS-RAEBt 的诊断。对于 t（8；21）（q22；q22）、inv（16）（p13q22）或 t（16；16）（p13；q22）等特殊染色体易位，即使原始细胞比例达不到 20％ 也可诊断。WHO 分型标准更为科学、准确、可靠，已逐渐为国内外广大血液学工作者接受。

1. AML 伴重现性染色体异常。

（1）t（8；21）（q22；q22）；（AMLI-ETO）/AML：主要见于年轻患者；初诊时可有粒细胞肉瘤，骨髓原始细胞比例可少于 20％。细胞形态多为 FABM2 型，原始细胞胞体较大，胞质丰富，常有较多的嗜天青颗粒，部分原始细胞还可见假 ChediakHi-gashi 颗粒；Auer 小体常见，呈两头尖的针棒状，亦可见于成熟中性粒细胞；外周血中较易见到胞体较小的原始细胞；骨髓早幼粒、中幼粒和成熟中性粒细胞有不同程度增生异常的特点，表现为核分叶异常（假 pelger-Huet 核），或均匀一致的粉红色胞质；不成熟嗜酸性粒细胞常增多，但形态和细胞化学染色特点与 inv（16）的异常嗜酸性粒细胞不同；也可见嗜碱性粒细胞及肥大细胞增多；而原始红细胞和巨核细胞形态正常。白血病细胞表达 CD13、CD33、MPO 和 CD34 抗原，且常表达 CD19 和 CD56；CD56 的表达可能与预后不良有关；部分患者 TdT 也可阳性。具有特异的 t（8；21）（q22；q22）和 AML1-ETO 融合基因；部分患者无 t（8；21），但融合基因阳性；多数还伴有性染色体丢失或 del（9）（q22）等继发性染色体异常。t（8；21）（q22；q22）/AML 患者对化疗敏感，CR 率高，采用含 HD-Ara-C 的方案治疗无病生存期较长。

（2）inv（16）（p13；q22）或 t（16；16）（p13；q22）；（CBFβ-MYH11）/AML：主要见于年轻患者。初诊时可有粒细胞瘤，有时粒细胞瘤为复发的唯一表现。细胞形态一般为 FAB-M4Eo，骨髓中可见各分化阶段的嗜酸性粒细胞，少数患者的骨髓嗜酸性粒细胞可不增多。外周血中嗜酸性粒细胞常不增多。异常的嗜酸性颗粒较大，主要见于早幼粒和中幼粒细胞，有时因嗜酸性颗粒太多而使细胞形态难于辨认。这类异常嗜酸性粒细胞 CE 染色弱阳性，与正常嗜酸性粒细胞或 t（8；21）所见的嗜酸性粒细胞不同。原始细胞可见 Auer 小体，MPO 阳性率 >3％。原始和幼稚单核细胞的 AE 染色阳性，部分患者阳性程度较弱。患者的骨髓中性粒细胞较少，成熟中性粒细胞比例减低。极少数患者原始细胞比例可低于 20％。原始细胞表达 CD13、CD33 和 MPO 抗原，常表达单核细胞分化抗原 CD14、CD4、CD11b、CD11c、CD64 和 CD36，也常共表达 CD2。细胞遗传学异常以 inv（16）居多，t（16；16）较少；两者都形成 CBFβ-MYH11 融合基因。inv（16）有时核型分析不易发现，这时融合基因检测阳性。由于 inv（16）/t（16；16）和 t（8；21）均涉及组成核心结合因子（CBF）的 CBFβ 和 AML1 基因易位，发病机制上存在共同之处，因此常将两者并称为 CBF AML。采用 HD-Ara-C 治疗 CR 率高，生存期长。

（3）t（15；17）（q22；q21）；（PMLRARα）/AML 及其变异型：t（15；17）（q22，q21）/AML 主要见于中年患者，常伴 DIC，临床出血重，早期死亡率高；FAB 分为 M3（粗颗粒型）和 M3v（细颗粒型）两型。M3 的核形和大小不规则，常为肾形核或双叶核；胞质内充满粗大的嗜天青颗粒，部分细胞胞质则充满细小的粉尘状颗粒；Auer 小体粗大，常呈"柴束状"，电镜表现为六边形的管状结构；MPO 染色强阳性；近 25％ 的患者 AE 染色弱阳性。M3v 白血病细胞无颗粒或少颗粒，多为双叶核形，易与急性单核细胞白血病混淆，但仍可见少量的白血病细胞有典型的 M3 细胞形态特点；患者 WBC 常显著增高，MPO 染色强阳性，与急性单核细胞白血病不同。ARTA 治疗复发的患者异常早幼粒细胞胞质常呈强嗜碱性。APL 细胞均匀一致地高表达 CD33，CD13 表达程度不一，HLA-DR 和 CD34 一般阴性；CD15 常为阴性或弱阳性；常共表达 CD2 和 CD9。有学者根据白血病细胞抗原表达谱的特点（即 CD33 和 CD13 阳性，CD117、CD15、CD11b、CD34 和 HLA-DR 阴性）来诊断粗颗粒型 t（15；17）/AML，但有假阴性和假阳性；Paietta 等认为，M3 和 M3v 的 t（15；17）APL 都低表达 HLA-DR、CD11a 和

CD18，这一特点在 3 种不同 PML、RARα 断裂融合的患者间无差异，可依此作出明确诊断，但尚需进一步证实。M3 和 M3v 都有特征性的 *t*（15；17）和 *PML-RARα* 融合基因，少数患者复杂易位检测不到 *t*（15；17），但 *PML-RARα* 融合基因阳性。t（15；17）/AML 对 ATRA 极为敏感，采用 ATRA、As2O3 或蒽环类药物治疗能取得良效。

t（11；17）（q23；q21）/AML 的白血病细胞核形较为规则，胞质颗粒较多，常无 Auer 小体，易见假 Pelger-Huet 核细胞，与典型 APL 不同；患者 MPO 染色强阳性；对 ATRA 治疗无反应。t（5；17）/AML 细胞多为粗颗粒型，少数细胞呈细颗粒型，且无 Auer 小体，ATRA 可取得疗效。

（4）11q23（MLL）异常的 AML：临床上婴儿 AML 和 TopoⅡ抑制药治疗相关的 AML 易见 *11q23* 或 *MLL* 基因异常。11q23（MLL）异常主要见于儿童患者，可伴 DIC，也可发生单核细胞肉瘤或牙龈、皮肤浸润；细胞形态常为 M4 或 M5，以 M5a 多见；AE 染色常为强阳性，原始单核细胞 MPO 染色常阴性；白血病细胞免疫表型并不特异，常表达 CD13 和 CD33，可表达 CD14、CD4、CD11b、CD11c、CD64、CD36 及溶菌酶等单核分化抗原，M5a 患者 CD34 常阴性。与 11q23 易位相关的染色体区带或基因多达 40 余种，均涉及 *MLL* 基因重排。AML 中最常见的易位类型为 t（9；11）（p21；q23）、t（11；19）（q23；p13.1）和 t（11；19）（q23；p13.3），分别形成 *MLL-AF9*、*MLL-ELL* 和 *MLL-ENL* 融合基因；分子检测常较常规核型分析更为敏感，通常应用 *MLL* 基因离断探针进行 FISH 检查，或用长片段反向 PCR 技术确定 *MLL* 基因重排及其伴侣基因。少数正常核型或 +11 的患者 *MLL* 基因不重排，而是发生内部部分串联重复（MLL-PTD）突变。具有 *11q23/MLL* 基因异常的患者预后中等或较差。

2. AML 伴多系增生异常　AML 伴多系增生异常可为原发性，也可发于 MDS 或 MDS/MPD。诊断主要基于细胞形态。患者多为老年人，常有严重的全血细胞减少，骨髓或周围血中原始细胞≥20%。未经治疗患者骨髓中至少有 2 系超过 50% 的细胞存在增生异常的形态特点。粒系表现为中性粒细胞颗粒少，核低分叶（假 PelgerHuet 核）或多分叶，在部分患者的外周血中粒细胞增生异常更为明显。红系常有巨幼样变、核碎裂、核分叶或多核有核红细胞，环型铁粒幼红细胞、胞质空泡易见，PAS 染色阳性。有小巨核细胞、单叶或多分叶的巨核细胞。诊断时主要需与 M6 和 M2 鉴别。骨髓原始细胞 CD34、CD13 和 CD33 阳性，常表现 CD56 及 CD7，粒系分化抗原表达可与正常发育分化的粒细胞不同。原始细胞 MDR-1 表达率高。染色体异常类似 MDS，常见-7/7q⁻、-5/5q⁻、+8、+9、+11、11q⁻、12p⁻、-18、+19、20q⁻和 +21，t（2；11）、t（1；7）和 3q21 与 3q26 易位较少见；inv（3）（q21；q26）、t（3；3）（q21；q26）和 ins（3；3）的患者常伴血小板增多。inv（3）（q21；q26）也见于其他类型的 AML 和 MPD，伴血小板增多，骨髓中巨核细胞增多。t（3；21）（q21；q26）常与治疗相关，或见于 CML 急变期，而 t（3；5）（q25；q34）表现为多系增生异常，但无血小板增多。患者的 CR 率低，预后差。

3. 治疗相关的 AML 和 MDS　包括烷化剂相关、TopoⅡ抑制药相关和其他药物相关的 AML 和 MDS。患者如有特异的形态或遗传学异常应归类到其他相应的类别，但需冠名"治疗相关"。

烷化剂治疗相关的 AML 和 MDS 发病的中位潜伏期为 5~6 年，与患者年龄和烷化剂的累积用量有关。常先发生 MDS：2/3 为 RCMD，1/3 的环形铁粒幼红细胞超过 15%，近 1/4 符合 RAEB1 或 2 的诊断。多数患者死于 MDS 的造血衰竭，少数逐步进展为多系增生异常的 AML。也有直接表现为 AML，伴多系增生异常。增生异常一般涉及所有髓系系列，几乎所有病例都有粒系和红系病态造血。60% 的患者环形铁粒幼红细胞增多，25% 的患者骨髓嗜碱性粒细胞增多，1/4 的患者巨核细胞增生异常、数量增多。少数患者可见 Auer 小体。部分患者的细胞形态与 M2 一致，少数为 M4、M5、M6 或 M7，M3 罕见。骨髓病理显示 50% 的患者增生活跃，25% 增生正常或减低，近 15% 伴不同程度的骨髓纤维化。免疫表现也具异质性；原始细胞比例不是很高，一般表达 CD34、CD13 和 CD33，常表达 CD56 及 CD7，其他髓系抗原的表达也与正常的分化细胞不同。原始细胞 MDR-1 表达增高。常有克隆性细胞染色体异常，类似于 AML 伴多系增生异常或原发性 MDS-RC-MD、MDS-RAEB，主要涉及 5 号及 7 号染色体长臂部分或全部缺失或不平衡易位，5 号染色体长臂缺失常包含 5q23-q32；也可见 1、4、12、14 和 18 号染色体的非随机异常；复杂核型最为多见。患者一般对化疗不敏感，生存期短。

TopoⅡ抑制药治疗相关 AML 和 MDS 见于各种年龄患者，发病潜伏期短，中位时间仅为 33~34 个月（12～130个月）；常无 MDS 期；形态表现以 M5a、M4 为主，也可为其他类型的急性粒细胞型白血病，偶有 MDS 的特点，或表现为 M7。Topo Ⅱ 抑制药治疗也可致 t（4；11）（q21；q23）ALL。AML 中遗传学异常主要为 *11q23* 或 *MLL* 基因的平衡易位，t（9；11）、t（11；19）和 t（6；11）常见，也可见 t（8；21）、t（3；21）、inv（16）、t（8；16）和 t（6；9）等，t（15；17）（q22；q21）也有报道。患者的疗效和预后与遗传学异常的类型有关。

4. 不另外分类的 AML　包括了不能归类为上述任一疾病实体的其他 AML，诊断主要依赖细胞形态和细胞化学染色。白血病细胞比例需达 AL 诊断标准。除原始粒细胞外，APL 中的异常早幼粒细胞、单核细胞分化的 AML 中原始、幼稚单核细胞都归类为原始细胞。纯红细胞白血病的诊断应基于异常原始有核红细胞的比例，较为特殊。

（1）AML 微分化型：即 FAB 分型中的 MO，占 AML 的 5%，绝大多数为成人患者。白血病细胞形态上难以确认是属于 AML 还是 ALL，MPO、SBB 和 CE 染色阴性（即原始细胞阳性率 <3%），且 AE 和 NBE 染色阴性或弱阴性，与单核细胞不同。电镜可见原始细胞的胞质内小颗粒、内织网、高尔基体或核膜 MPO 染色阳性。原始细胞表达至少一种髓系抗原（CD13、CD33 和 CD117），anti-MPO 常为阴性，但少数原始细胞可阳性；一般不表达粒细胞和单核细胞分化抗原如 CD11b、CD15、CD14、CD65 等；无淋巴细胞特异抗原 CyCD3、Cy-CD79a 和 CyCD22 等的表达；绝大多数 CD34、CD38 和 HLA-DR 阳性，1/3 的患者 TdT 可阳性，常有 CD7、CD2 或 CD19 等淋系相关的非特异抗原弱表达。骨髓病理常显著增生，原始细胞分化程度低。本病需与 ALL、M7、双表型 AL 鉴别，有时也要与大细胞淋巴瘤（LCL）白血病相鉴别。鉴别主要依靠细胞免疫表型。染色体异常多为复杂核型、+13、+8、+4 和 -7 等，不具有特异性；*IgH* 和 *TCR* 基因多为胚系结构。患者预后较差，CR 率低，生存期短，早期复发率高。

（2）AML 不成熟型：即 FAB 分型中的 M1，占 AML 的近 10%，大多为成人患者，中位发病年龄 46 岁。骨髓增生明显活跃，也可正常或增生减低；骨髓中原始细胞显著增多（≥90% NEC），MPO 或 SBB 阳性率 ≥3%，胞质内可有细小颗粒或 Auer 小体。应主要跟 ALL 鉴别，尤其是当胞质内无颗粒、MPO 阳性率低时。原始细胞至少表达两种髓系抗原，如 CD13、CD33、CD117 或 MPO 等；CD34 和溶菌酶可阳性；一般 CD11b 和 CD14 阴性，淋巴细胞抗原 CD3、CD20 和 CD79a 阴性。无特征性的重现性染色体异常。绝大多数患者 *IgH* 和 *TCR* 基因为胚系结构。高白细胞数的患者病情进展较快。

（3）AML 成熟型：即 FAB 分型中的 M2，占 AML 的 30%～45%，见于各年龄阶段，40% 的患者 >60 岁，<25 岁者占 20%。骨髓或外周血原始细胞 ≥20%，早幼粒以下阶段粒细胞 ≥10%，常可见不同程度增生异常；单核细胞 <20%。原始细胞胞质可有或无嗜天青颗粒，Auer 小体易见。不成熟嗜酸性粒细胞常增多，但形态和细胞化学染色有异于 inv（16）AML。有时也可见嗜碱性粒细胞、肥大细胞增多。骨髓增生活跃，原始细胞的 MPO 和溶菌酶反应阳性。原始细胞比例较低时应注意与 MDSRAEB 鉴别，比例较高时应与 M1 急性粒细胞白血病不成熟型鉴别，伴单核细胞增多时应与急性粒—单核细胞白血病鉴别。原始细胞表达 1 个或多个 CD13、CD33 和 CD15 等髓系抗原，也可表达 CD117、CD34 和 HLA-DR。伴嗜碱性粒细胞增多的病例可有 12p11-13 缺失或易位，也可有 t（6；9）（*p23；q34*）/ *DEK-CAN* 融合基因；极少数患者有 t（8；16）（p11；p13），常有血细胞吞噬现象，特别是噬红细胞现象。患者经强化治疗有效，但伴 t（6；9）的患者预后较差。伴 t（8；21）者应归类为 t（8；21）（q22；q22）/AML。

（4）急性粒—单核细胞白血病（AMML）：即 FAB 分型中的 M4，占 AML 的 15%～25%，以年龄较大的患者多见，中位发病年龄为 50 岁，男女之比为（1.0～1.4）：1。骨髓中原始细胞比例 ≥20%；原始、幼稚粒细胞和单核细胞增生，原始、早幼粒细胞和单核细胞比例均 ≥20%，有别于 AML 不成熟型和成熟型。外周血白细胞可增高，可有单核细胞增多（常 ≥5×10^9/L）。原始和幼稚单核细胞有时不易区分。原始单核细胞胞体较大，胞质丰富，呈中度或强嗜碱性，可有伪足；可见散在的细小嗜天青颗粒和空泡；核圆或类圆形，染色质纤细呈起伏状，可有 1 个或多个大的核仁。幼稚单核细胞形态较不规则，染色质纤细，较致密，胞质嗜碱性偏弱，颗粒相对易见，有时较大，也可见空泡。外周血中易见较成熟的单核细胞。细胞化学染色时原始细胞 MPO ≥3%；单核系细胞的 AE 染色一般阳性，部分患者可弱阳性或阴性；形态似单核细胞而 AE 染色阴性不能除外诊断；AE 和 CE 双染色时可见双阳性细胞。原始细胞常表达 CD13 和 CD33，一般表达某些单核细胞分化抗原如 CD14、CD4、CD11b、CD11c、CD64、CD36 和溶菌酶等；CD34 可为阳性。绝大多数患者无特异的细胞遗传学异常，有 inv（16）或 11q23/MLL 基因重排的应归类到"伴重现性染色体易位的 AML"。临床上应主要与 AML 成熟型和急性单核细胞白血病鉴别。患者需接受强化治疗，预后不一。

（5）急性原始单核细胞白血病和急性单核细胞白血病：即 FAB 分型中的 M5a 和 M5b，M5a 占 AML 的 5%～8%，主要见于年轻患者；M5b 则占 3%～6%，主要见于成年人（中位发病年龄 49 岁），男女之比为（1.0～1.8）：1。临床常见出血，皮肤、牙龈和 CNS 浸润较常见。M5a 80% 的白血病细胞为原始、幼稚和成熟单核细胞，且以原始单核细胞为主（≥80%），粒系比例可低于 20%；M5b 中则以幼稚单核细胞为主。原始和幼稚单核细胞的形态如上所述。M5a 中 Auer 小体罕见，骨髓中如有噬血细胞或噬红细胞现象常提示有 t（8；16）（p11；p13）。绝大多数患者原始和幼稚单核细胞 AE 染色强阳性，而 10%～20% 的 M5a AE 染色阴性或弱阳性，需经细胞免疫表型加以确定。MPO 染色在原始单核细胞为阴性，幼稚单核细胞一般为弥散阳性。M5a 和 M5b 都常表达 CD13、CD33、CD117 等髓系抗原，一般同时表达某些如 CD14、CD4、CD11b、CD11c、CD64、CD36 和溶菌酶等单核细胞分化抗原，CD36、CD64、CD4 和 CD11c 的表达较 CD14 多见；CD34 常阴性，但 CD33 常为强阳性。11q23 缺失或易位主要见于 M5a，偶可见于 M5b 和 AMML 或 AML 成熟型和不成熟型，需归类到"伴 11q23/MLL 基因易位的 AML"；t（8；16）（p11；p13）可见于 M5b 或 AMML。患者常需强化治疗。

（6）急性红白血病：一类以红系细胞群为主的 AML，根据有无原始粒细胞显著增多分为 M6a（红白血病，即 FAB 分型中的 M6a）和 M6b（纯红细胞白血病）两类。M6a 主要见于成年人，占 AML 的 5%～6%；骨髓中有核红细胞比例≥50%，且原始粒细胞≥20% NEC。M6b 极罕见，可见于任何年龄阶段，为有核红细胞恶性增殖性疾病，红系比例≥80%，但无原始粒细胞显著增多。个别 CML 急性变时可呈 M6a 或 M6b。

M6a 既可原发，也可继发于 MDS-RAEB 或 RCMD；骨髓增生活跃以上，各阶段有核红细胞均可见，并有增生异常的特点，表现为巨幼样变或双核、多核有核红细胞，胞质内可有分界不清的空泡；巨核细胞也可增生异常；原始粒细胞中等大小，胞质内常含少许颗粒，Auer 小体偶见；骨髓铁染色可见环形铁粒幼红细胞，有核红细胞 PAS 染色可阳性；原始粒细胞 MPO 或 SBB 染色可阳性。原始红细胞一般不表达髓系抗原标记，anti-MPO 常阴性，但血型糖蛋白 A 和血红蛋白 A 抗原阳性。原始粒细胞表达多种髓系相关抗原，如 CD13、CD33、CD117 和 MPO 等，CD34 和 HLA-DR 可为阳性或阴性。本病应与 MDS-RAEB、伴有核红细胞增多的 AML 成熟型以及 AML 伴多系增生异常相鉴别。当骨髓红系≥50% 有核细胞，而原始粒细胞少于 20% NEC 时，应诊断为 RAEB；如红系或巨核系≥50% 的细胞有增生异常的特点，则应诊断为"AML 伴多系增生异常"。

M6b 未分化型的原始有核红细胞体中等大小或较大，核圆，染色质细，有 1 个到多个核仁，胞质强嗜碱性，常无颗粒，有分界不清的空泡，PAS 染色常阳性；少数情况下原始红细胞类似于原始淋巴细胞，但电镜可发现有典型的有核红细胞特点，如胞质内可见游离铁蛋白和铁蛋白体等；PPO 可阳性。原始红细胞 MPO 和 SBB 染色阴性，AE、ACP 和 PAS 染色阳性。有核红细胞分化较好时免疫表型的特点为血型糖蛋白 A 和血红蛋白 A 阳性，而 MPO 或其他髓系抗原阴性，原始有核红细胞 CD34 和 HLA-DR 阴性；分化差时血型糖蛋白 A 也常为阴性或弱阳性，CD36、碳脱水酶 1 和 Gero 抗原等常阳性。CD41 和 CD61 一般阴性，但某些病例可部分表达。应与维生素 B_{12}、叶酸缺乏所致的巨幼红细胞性贫血相鉴别。有核红细胞分化差者应与其他类型 AML（特别是 M7）、ALL 和淋巴瘤鉴别；无淋巴细胞抗原表达可排除 ALL 和淋巴瘤的诊断，如存在有核红细胞免疫表型特点则可与 M7 区分开来；确有少数患者免疫表型模棱两可，可能红系和巨核系都受累，此时如有多系增生异常的特点，应归类为"AML 伴多系增生异常"。

本组疾病无特异遗传学异常，常为复杂核型，5 号和 7 号染色体异常最为多见。

M6a 临床恶性程度较高，原始粒细胞比例可逐渐增多，中位生存期仅为 25 个月。M6b 原发耐药，中位生存期仅为 3 个月。

注：近来又有人把骨髓原始红细胞（占红系比例）和原始粒细胞（NEC 比例）均超过 30% 的患者归类为 M6c；白血病细胞对现有药物原发耐药，中位生存期仅为 10 个月。

（7）急性原始巨核细胞白血病：为 FAB 分型的 M7，占 AML 的 3%~5%，成年人和儿童均可发病。患者外周血细胞减少，通常血小板减少，偶也可增高；中性粒细胞和血小板可有发育异常的形态特点。一般无肝脾肿大，但伴 t（1；22）的儿童患者常有明显的腹腔包块；患儿可有溶骨性损害；年轻男性发病可能与胚细胞瘤有关，常于胚细胞瘤发生后 0~122 个月出现白血病。原始巨核细胞中等大小或较大，核圆或稍不规则、锯齿状，染色质细网状，有 1~3 个核仁；胞质嗜碱性，常无颗粒，可有明显空泡或假伪足；一些患者以小的原始细胞为主，核浆比高，类似淋巴细胞；同一患者中可见大和小的原始细胞，原始细胞有时呈小簇状分布。外周血中亦可见小巨核细胞、原始巨核细胞碎片和发育异常的大血小板、少颗粒中性粒细胞。小巨核细胞有 1~2 个圆形核，染色质较致密，胞质成熟，不属于原始细胞。骨髓纤维化是本型患者的特点之一，但并不是所有患者都存在。因骨髓广泛纤维化而"干抽"，常需通过骨髓病理切片来确定诊断。伴 t（1；22）（p13；q13）婴儿患者的骨髓有如转移瘤细胞浸润。原始巨核细胞 SBB、MPO 染色阴性，PAS、ACP 和 AE 可阳性；电镜显示核膜和内质网 PPO 阳性，MPO 仍为阴性。原始巨核细胞表达一种以上的血小板糖蛋白抗原（CD41、CD61），CyCD41 和 CyCD61 检测更为敏感，CD42 的表达较低；也可表达 CD13 和 CD33 等髓系抗原，CD34、CD45 和 HLA-DR 一般阴性，尤其是儿童患者；CD36 也为阳性，但 anti-MPO、髓系分化抗原、淋系标记和 TdT 阴性，而 CD7 可为阳性。成人患者无特异的核型异常，有时可见 inv（3）（q21；q26），但也见于其他类型 AMl。儿童、特别是婴儿患者可有 t（1；22）（p13；q13）；继发于间质胚细胞瘤的年轻男性患者可见包括 12p 等臂染色体在内的数种染色体异常。诊断上应与 AML 微分化型、急性全髓增殖症伴骨髓纤维化、ALL、M6b、CML-BC 及特发性骨髓纤维化相鉴别。后两种疾病一般病史较长，脾明显肿大。特发性骨髓纤维化的红细胞异形明显，CML 则有 Ph 染色体或 BCRABL 融合基因。某些转移瘤骨髓浸润的改变与本病类似，特别是儿童患者；如神经母细胞瘤骨髓转移就类似于 t（1；22）婴儿急性巨核细胞白血病。本病与急性全髓增殖症伴骨髓纤维化不易区分；一般而言，前者以原始巨核细胞增殖为主，后者则表现为粒、红和巨核系三系增殖。患者预后常常很差，特别是 t（1；22）婴儿患者。

（8）急性嗜碱粒细胞白血病：为 AML 的一种罕见类型（<1%），部分患者源于 CML 急性变。可有皮肤浸润、器官肿大和高组胺血症表现。患者白血病细胞向嗜碱性粒细胞分化。外周血可有或无原始细胞。骨髓或外周血中的原始细胞中等大小，核浆比高，核呈卵圆、圆形或双分叶形，染色质松散，有 1 个至多个明显的核仁；胞质中度嗜碱性，含数量不等的粗大嗜碱性颗粒，甲苯胺蓝染色可阳性，亦可见胞质空泡。成熟嗜碱性粒细胞常较少见，散在分布。有核红细胞可有发育异常的特点。电镜显示嗜碱性颗粒具有不成熟嗜碱性粒细胞或肥大细胞颗粒的超微结构特点。一些不成熟细胞可同时含嗜碱性颗粒和肥大细胞颗粒。原始细胞最大的特点是甲苯胺蓝染色阳性；ACP 染色常为弥漫阳性，一些患者 PAS 染色呈团块状，而 SBB、MPO 和 AE 常为阴性。电镜下原始细胞的核膜、内质网和胞质颗粒 POX 染色可阳性。骨髓病理显示原始细胞弥漫性浸润，不成熟嗜碱性粒细胞增多；白血病细胞向肥大细胞分化时，核卵圆形，胞质细长，骨髓网状纤维增生常较明显。原始细胞 CD13、CD33 等髓系抗原和 CD34、HLADR 等早期造血标记阳性，常表达 CD9，有时 TdT 阳性，但无特异的淋系标记。患者无特异的染色体核型异常，少数为原发性 Ph 染色体阳性的 AML。临床上应主要与 CML-BC、伴嗜碱性粒细胞增多的 AML [如 M2、12p 异常或 t（6；9）的 AML] 及急性嗜酸性粒细胞白血病鉴别，少数情况下也要与具有明显粗大颗粒的 ALL 相鉴别。临床特点、细胞遗传学和原始细胞形态有助于与 CML-BC 和伴嗜碱性粒细胞增多的 AML 鉴别，通过免疫表型可与 ALL 相区别，MPO 染色和电镜特点与急性嗜酸性粒细胞白血病不同，可资鉴别。患者预后一般较差。

（9）急性全髓增殖症伴骨髓纤维化：临床罕见，主要为成人患者。既可是原发性，也可继发于烷化剂或放疗后。常有严重的全血细胞减少，脾不大或稍肿大，临床进展快，化疗反应差，生存期短。外周血可见红细胞大小不均、大红细胞和有核红细胞，但红细胞异形性不明显；偶见原始和幼稚粒细胞，且常有发育异常；也可见不典型的血小板。骨髓穿刺常"干抽"。骨髓病理示增生活跃以上，粒、红、巨核三系均有不同程度增生；包括原始细胞在内的不成熟粒细胞散布其中，较晚期阶段的有核红细胞成簇分布；大量巨核细胞异常增殖且形态异常，细胞大小不一，核常不分叶，染色质松散；胞质嗜酸性，PAS 染色阳性；Ⅷ因子相关抗原和 CD61 可阳性。骨髓纤维化程度不一，网状纤维显著增生，胶原纤维增生较少见。细胞免疫表型较具异质性，原始细胞表达一种或多种髓系相关抗原（CD13、CD33、CD117 和 MPO），部分患者的不成熟细胞可表达红系或巨核系分化抗原。骨髓免疫组化可见 MPO、溶菌酶、CD41 和 CD61、Ⅷ因子等巨核细胞标记，也不同程度地表达血型糖蛋白 A 和血红蛋白 A 等红系标记。常有异常染色体核型，如复杂核型，或 5/7 号染色体异常等，无特异性。临床上应主要与急性原始巨核细胞白血病、伴骨髓纤维化的其他类型 AL、伴纤维结缔组织增生的骨髓转移瘤以及慢性特发性骨髓纤维化（CIMF）相鉴别。应该注意的是，伴骨髓纤维化的急性原始巨核细胞白血病、AML 伴多系增生异常和急性全髓增殖症伴骨髓纤维化的区别是人为定义的，目前还不知道它们之间是否有一定的临床相关性。一般地说，如果增殖是以一个髓系系列为主，应将其归类为该系列类型的 AML（伴骨髓纤维化）；如果增殖见于所有髓系系列或大多数髓系系列，则归类为急性全髓增殖症伴骨髓纤维化较为准确。应做骨髓免疫化学染色以对髓系系列类型加以确定。CIMF 起病缓慢，脾肿大明显，骨髓中增多的巨核细胞大多数核扭曲、染色质致密，是较成熟的巨核细胞；而急性全髓增殖症伴骨髓纤维化的患者起病急，发展快，一般无脾肿大，骨髓中巨核细胞较不成熟，核不分叶或少分叶，染色质松散。伴骨髓纤维化的转移瘤细胞不属造血细胞，通过细胞免疫表型可资鉴别。

（10）髓细胞肉瘤：为原始、幼稚髓系系列细胞浸润髓外或骨形成的瘤性包块，见于 AML、MDS 或 CML 等慢性骨髓增殖性疾病。可独立发生，或与以上疾病同时发生，亦可为 AML 治疗后复发的初始表现。髓细胞肉瘤最常见于颅骨、鼻窦、胸肋骨、椎骨和盆骨等骨膜下骨质，也见于淋巴结、皮肤等处，可先 AML 数月或数年发生。髓细胞肉瘤一般包括两类，一类是最常见的粒细胞肉瘤，根据细胞成分不同可分为原始粒细胞型、不成熟粒细胞型（以原始和早幼粒细胞为主）和分化型（以早幼粒和更成熟的粒细胞为主）；另一类是较少见的单核细胞肉瘤，含较多的原始单核细胞，常先于或与急性单核细胞白血病同时发生。慢性骨髓增殖性疾病进展期也可发生粒、红、巨核细胞浸润性瘤块，或有核红细胞、巨核细胞为主的瘤块。临床上髓细胞肉瘤需主要与霍奇金淋巴瘤、Burkitt 淋巴瘤、大细胞淋巴瘤和一些小圆形细胞肿瘤，特别是儿童神经母细胞瘤、横纹肌肉瘤、尤因肉瘤/原始神经外胚层瘤（PNET）和髓母细胞瘤等鉴别。应根据病理组织的细胞化学染色或免疫组化来确定髓细胞肉瘤的诊断。组织印片中原始粒细胞和中性粒细胞的 MPO 和 CE 染色阳性，单核细胞 NSE 染色可阳性；免疫组化检测 MPO 和溶菌酶以及 CE 染色是诊断的关键指标。粒细胞肉瘤的原始粒细胞表达 CD13、CD33、CD117 和 MPO 等髓系相关抗原；单核细胞肉瘤的原始单核细胞可表达 CD14、CD116、CD11c 等，且溶菌酶和 CD68 常阳性。绝大多数髓细胞肉瘤表达 CD43。当肿瘤细胞 CD43$^+$CD3$^-$时应高度怀疑髓细胞肉瘤，可行 MPO、溶菌酶、CD61 等检查加以确认。粒细胞肉瘤可能发现 t（8；21）（q22；q22）、inv（16）（p13；q22）等遗传学异常，单核细胞肉瘤则可能发现涉及 *11q23/MLL* 基因的易位。MDS 或 MPD 发现髓细胞肉瘤时应视为急性变。单纯髓细胞肉瘤可局部放射性治疗。

八、治疗

近 40 年来 AML 治疗已取得长足进展，完全缓解（CR）率已达 50%～80%，30%～40% 可望获得"治愈"；其中 60 岁以下 CR 率 70%～80%，3 年总生存（OS）率 50%。疗效提高主要得益于化疗方案改进、依复发风险进行危险度分层治疗、支持治疗的加强和干细胞移植技术的进展与广泛应用等。ATRA、砷剂治疗 APL 是 AML 治疗史上的一大创举，改变了以往单纯依赖化疗来试图"完全杀灭"白血病细胞的治疗观念。如今 APL 的 CR 率已达 90% 以上，5 年 OS 率为 80%。尽管如此，仍有 10%～20% 的 AML 不能取得缓解，大约 10% 的患者在诱导治疗期间死于各种并发症，CR 患者中 50%～70% 仍终将复发，再缓解率亦仅 25%～40%，中位生存期不足 6 个月。老年人 AML 的 CR 率不足 50%～60%，3 年 OS 率低于 10%。难治、复发和老年人 AML 成为临床治疗难点。

现行 CR 标准是由 1990 年 NCI 提出来的，包括：①骨髓增生正常，原始细胞 <5%。②外周血无原始细胞。③无髓外白血病表现。④PLT≥$100.0×10^9$/L，PMN≥$1.5×10^9$/L。随着治疗强度加大和微小残留病监测水平的提高，CR 标准已日趋严格。患者骨髓恢复期出现的原始细胞也并非都是白血病细胞，30%～50% 属正常克隆造血来源；2001 年一个国际工作组重新修订了 AML 的疗效标准，提出了"形态学无白血病状态"的概念，即计数 200 个骨髓有核细胞，原始细胞 <5%，不存在有 Auer 小体的原始细胞，无髓外白血病。在此基础上将 CR 分为形态学 CR、形态学 CR 伴不完全血常规恢复（CRi）、细胞遗传学 CR（CRc）和分子生物学 CR（CRm）。形态学 CR 需符合形态学无白血病状态，且外周血 PMN≥$1.0×10^9$/L，PLT≥$100.0×10^9$/L，不需红细胞输注。CRi 是指符合形态学无白血病状态，但外周血常规未达形态学 CR 的标准。CRc 是指在形态学 CR 基础上，如患者治疗前有克隆性细胞遗传学异常，在治疗后基于常规显带技术或 FISH 核查恢复到正常核型。CRm 是指在形态学 CR 基础上，应用敏感的方法（如 RT-PCR 等）检测原有的阳性特征分子标记（如 PML-RARα 等）转阴。而部分缓解（PR）是指血常规符合 CR 的标准，而骨髓原始细胞降低 50% 以上，达 5%～25%；或虽然骨髓原始细胞 <5%，但仍发现含 Auer 小体的原始细胞。借此可更深入地研究不同 CR 状态的预后意义，更好地指导治疗。

AML 治疗的根本目的就在于取得 CR，降低死亡，使患者长期无病生存乃至治愈。达 CR 患者的生存期显著延长。CR 维持 3 年以上的，复发率不到 10%。持续 CR 3～5 年以上的基本可认为"治愈"。病情不同治疗目的也不尽一致。老年人、伴有其他疾病、身体条件差或继发于 MDS 和放、化疗的患者，总体疗效差，可根据个人意愿采取以支持治疗为主的姑息性治疗；复发患者则力争取得再次缓解，延长生存。

AML 的治疗是一个整体，除抗白血病治疗外，支持治疗和并发症处理是取得预期疗效的重要保证。支持治疗以抗感染、血制品和细胞因子输注为代表。AML 整体疗效的提高很大程度上与支持治疗的改进有关。感染患者应及时应用高效、广谱抗生素治疗，并根据疗效和微生物培养结果及时调整。明显贫血、出血时应输红细胞、血小板，一般将 Hb 维持在 80 g/L 以上、PLT 维持在（10～20）×10^9/L 以上较为安全，APL 的 PLT 应达（30～50）×10^9/L 以上。化疗后粒细胞缺乏期应用 G-CSF 可促进粒细胞恢复，缩短粒缺持续时间。白细胞显著增高可导致肺内或颅内白血病细胞淤滞、肿瘤溶解综合征，可给予降白细胞治疗。发生肿瘤溶解时应水化、碱化利尿，抑制尿酸形成，保护肾功能。有 CNSL 表现者应及时做腰穿检查，明确诊断后药物鞘注治疗，或局部放疗。

现阶段抗白血病治疗仍以联合化疗为主，是以循证医学为依据的经验性治疗。一般采用一种蒽环类或蒽醌类药物联合阿糖胞苷（Ara-C）为基础的方案，分为诱导治疗和缓解后治疗两个阶段。诱导治疗的目的在于尽快降低白血病负荷，取得 CR，恢复正常造血。CR 越早、越彻底，CR 维持时间就越长、治愈希望越大。AML 十分重视诱导缓解治疗，要求在 1 个疗程内，至多 2 个疗程达到 CR，否则 CR 率降低，CR 持续时间短，易于复发。诱导治疗方案包含标准剂量 Ara-C［SDAC，Ara-C 100～150 mg/（m^2·d）×7］或中、大剂量 Ara-C（IDAC 0.5～2 g/m^2 q 12 h，HDAC 3 g/m^2 q 12 h，×3～5 天），20 世纪七八十年代形成的"DA（3 +7）"方案［DNR 45 mg/（m^2·d）×3，联合 SDAC］是 AML 标准诱导治疗方案，用于 60 岁以下患者首次 CR 率可达 60%～70%，长期生存（OS）率 10%～20%，将 DNR 改为其他蒽环类或蒽醌类药物［如 IDR 10～12 mg/（m^2·d）×3、MTZ 8～12 mg/（m^2·d）×3、VP16 75 mg/（m^2·d）×7 或 150 mg/（m^2·d）×3、VM26 75～100 mg/（m^2·d）×3 或 AM-SA70 mg/（m^2·d）×5 等］，或三药联合治疗［如 HAD、HAM、HAA、HAE 或 AAE 等；HHT 用量为 2.5～3 mg/（m^2·d）×7］，发现总的疗效并未明显提高。与标准 DA 方案相比，IA 方案（IDR + SDAC）可提高 50 岁以下预后良好和中等组患者的 CR 率，延长患者生存，但骨髓抑制重，肝损害多见，老年患者使用需慎重。将 VP16 与 DA 或 MA 方案联用可能提高 CR 率，但不改善 OS，且可诱导继发白血病。IDAC 或 HDAC 可与一种蒽环类或蒽醌类药物联用。理论上 IDAC 或 HDAC 可提高白血病"庇护所"CNS 和睾丸内 Ara-C 浓度，也提高白血病细胞内活性三磷酸 Ara-C 浓度。HDAC 诱导治疗虽可延长 CR 期，但不提高 CR 率，不改善总体生存，且毒性较大，一般不推荐使用。HDAC 可使 t（8；21）、inv

（16） AML 和正常核型患者的治愈率分别由 70% 提高到 80%、30% 提高到 40%，但不改善不良核型患者的预后。HDAC 的骨髓抑制较重，可出现小大脑功能失调、非心源性肺水肿、心包积液和结膜炎等毒性反应，一般不适用于 65 岁以上老年 AML 治疗。双诱导治疗是指患者在首轮诱导治疗后，不管是否 CR，均于开始化疗后第 2 周或第 3 周再给予一次相同或不同方案的诱导治疗。两次诱导治疗的间隔时间一般为 6~11 天。其基本理论为：白血病细胞首次接触细胞毒剂后可被同步驱赶进入细胞周期，使之对细胞周期特异药物更加敏感。这一作用在化疗开始后 6~10 天最大。尽管治疗强度加大，但治疗相关死亡率并未增加，而 CR 率和无病生存（DFS）率却有提高。德国的资料表明，含 HDAC 的强烈双诱导（如 TAD-HAM）可提高不良预后组患者的疗效。将标准 DA 方案中 DNR 由 45 mg/（m² · d）×3 增量为 60~90 mg/（m² · d）×3 可提高疗效。ECOG 报道大剂量 DNR［90 mg/（m² · d）×3］可提高17~60 岁成人初治 AML 的 CR 率。延长 OS。日本报道 15~64 岁成人 AML 诱导治疗应用大剂量 DNR［50 mg/（m² · d）×5］联合 SDAC 的疗效与 IA 方案相当。欧洲 HOVONSAKK 协作组比较了大剂量 DNR［90 mg/（m² · d）×3］联合 SDAC 和标准剂量 DA 方案诱导治疗 60~83 岁初治 AML 的疗效，发现大剂量 DNR 组可提高 60~65 岁患者的 CR 率、EFS 率和 OS 率，且不增加治疗毒性。理论上说，不同预后分层的患者宜采用不同的诱导治疗策略，首次诱导的治疗反应和达 CR 的速度对预测未来复发具有重要意义。但目前仍缺乏按预后分层来指导诱导治疗的前瞻性随机对照研究报告。诱导治疗开始时多无遗传学资料，主要根据患者的年龄、白血病类型（APL 和非 APL）、前趋病史（血液病、放化疗）、器官功能状况和体力评分等来确定诱导治疗方案，动态观察疗效，及时调整用药。根据 NCCNAML 治疗指南，诱导治疗一般可分为 4 种情况：①年龄 <60 岁、无前趋血液病史的患者，可选择临床试验、IDR［12 mg/（m² · d）×3］/大剂量 DNR［60~90 mg/（m² · d）×3］联合 SDAC 的方案，或 IDR［12 mg/（m² · d）×3］/标准剂量 DNR［45~60 mg/（m² · d）×3］联合 HDAC（2~3 g/m² q 12 h×3 天）的方案。②年龄 <60 岁、有前趋血液病史或治疗相关性 AML，可选择临床试验（联合化疗或低强度治疗），配型相合的同胞或非亲缘供者异基因干细胞移植，或仅给予蒽环类 + Ara-C 联合化疗。③年龄 >60 岁、一般情况良好（PS 评分 0~2 分）的患者，如有预后良好遗传学标记且无 MDS 或治疗相关 AML 病史，可给予临床试验，标准剂量 IA、DA 或 MA 方案，或给予皮下注射 Ara-C、5-阿杂胞苷、地西他滨或氯法拉滨治疗；有不良遗传学标记、MDS 病史或为治疗相关 AML，可给予临床试验，5-阿杂胞苷、地西他滨或氯法拉滨治疗，或标准剂量 IA、DA 或 MA 方案。④年龄 >60 岁、一般情况较差（PS 评分 >2 分）的，可给予临床试验，或 5-阿杂胞苷、地西他滨、皮下注射 Ara-C 治疗，或仅给予最好的支持治疗；有严重共患病的，也仅给予最好的支持治疗。

诱导治疗期间应复查骨髓：①对年龄低于 60 岁、采用 SDAC 诱导治疗的，于诱导治疗结束第 7~10 天复查骨髓：如增生活跃且原始细胞明显易见，可给予 HDAC 或 SDAC 联合 IDR 或 DNR（与 SDAC 联合时可大剂量）再诱导治疗，或按"诱导失败"处理。如骨髓增生低下且原始细胞比例较低，可给予 SDAC 联合 IDR 或 DNR（可大剂量）再诱导治疗。如骨髓增生低下且原始细胞在 5%~10%，可待血常规恢复后再评价疗效。如诱导失败，则给予临床试验、异基因干细胞移植、包含 HDAC 的方案（首次诱导未用过 HDAC 的）或最好的支持治疗。②对年龄低于 60 岁、采用 HDAC 诱导治疗的，于诱导治疗结束第 7~14 天复查骨髓：如增生活跃且原始细胞明显易见，按"诱导失败"处理。如骨髓增生低下且原始细胞比例较低，或骨髓增生低下且原始细胞在 5%~10%，可待血常规恢复后再评价疗效；如诱导失败，给予临床试验、异基因干细胞移植或仅给予最好的支持治疗。③对年龄 >60 岁、采用标准剂量 IA、DA 或 MA 方案诱导治疗的，于诱导治疗后 7~10 天评价骨髓，如增生活跃且原始细胞明显易见，按"诱导失败"处理，或仅给予最佳的支持治疗。如骨髓增生低下且原始细胞比例较低，可再给予标准剂量 IA、DA 或 MA 方案再诱导治疗，或给予减低预处理剂量的异基因干细胞移植（RIC-Allo-SCT），或待血常规恢复后再评价疗效。如骨髓增生低下且原始细胞在 5%~10%，可待血常规恢复后再评价疗效。如诱导失败，给予临床试验、RIC-Allo-SCT 或仅给予最好的支持治疗。中国医科院血液病研究所在 AML 诱导期间常规做 3 次骨穿，诱导治疗第 5~7 天如骨髓增生活跃，不管有无原始细胞，均加用1~3 天 SDAC 化疗，一般情况好的可加用 HDAC。一般停化疗第 7~第 10 天骨髓抑制程度最大，此时观察骨髓可初步估计疗效：如增生减低且分类基本上是淋巴细胞，则缓解可能性大；如仍见原始细胞则可能不缓解，此时可考虑双诱导治疗。停化疗第2～第3周即骨髓恢复期观察骨髓可确定疗效，指导下一阶段治疗。

理论上CR后患者体内仍残留10^9以下的白血病细胞，称为"微小残留病"（MRD），是疾病复发的根源。缓解后的治疗目的就是要清除这些残余白血病细胞，阻止耐药，预防复发，延长生存。缓解后化疗根据治疗强度可分为巩固、强化和维持治疗。联合、大剂量和早期强化是缓解后治疗的基本原则。联合不同作用机制和毒性的药物可提高疗效，降低毒性。一定范围内药物剂量越大，白血病细胞杀灭也越多。患者治疗早期器官功能状态较好，骨髓储备较高，能耐受强烈化疗，白血病细胞也尚未耐药，早期强化治疗可延长CR期和生存期，防止复发。应根据预后分层和治疗反应来决定缓解后治疗对策。经过强烈诱导和巩固强化治疗后再进行维持治疗，并不增加3年无复发生存率（relapse free survival，RFS），这类患者可不需维持治疗。如果缓解后治疗的强度不够大，则可能需要维持治疗，维持治疗的强度应以达到骨髓抑制为标准。根据NCCN AML治疗指南，缓解后治疗一般可分为2种情况：①年龄<60岁的，如有预后良好的细胞、分子遗传学依据，可接受4疗程HDAC（1.5～3 g/m² q 12 h×3）强化治疗，或接受1～2个疗程含HDAC方案巩固治疗后行自体干细胞移植，或进入临床试验；中等预后的可行异基因干细胞移植，或1～2个疗程含HDAC方案巩固治疗后进行自体干细胞移植，或4疗程HDAC（1.5～3 g/m² q 12 h×3）强化治疗，或进入临床试验；预后不良或治疗相关AML则进入临床试验，或异基因干细胞移植，或接受1～2个疗程含HDAC方案巩固治疗后行自体干细胞移植。②年龄≥60岁的CR患者，可推荐临床试验，RIC-Allo-SCT，或1～2个疗程标准剂量IA、DA方案巩固治疗；一般情况良好（PS评分0～2分）、肾功能正常、有预后良好遗传学标记的，可给予1～2个疗程IDAC［1～1.5 g/（m²·d）×4～6剂］巩固治疗；或每4～6周给予持续的小剂量化疗（5-阿杂胞苷、地西他滨）直至疾病进展。

AML如取得持续CR，于CR后2年内每1～3个月复查血常规，之后每3～6个月复查1次，直至CR后5年。发现血细胞减少或血涂片异常的，应立即复查骨髓，以确定是否复发。复发后对于：①年龄<60岁的患者，如CR期低于12个月，推荐临床试验，或经挽救治疗（如克拉曲滨联合IA或MA方案，HDAC联合蒽环类，FLAG，或MEA等二线方案）后给予Allo-SCT；如CR期超过12个月，推荐临床试验，挽救治疗后Allo-SCT，或采用原来有效的诱导治疗。②年龄>60岁的患者，如CR期低于12个月，推荐临床试验，最佳的支持治疗，或挽救治疗后Allo-SCT；如CR期超过12个月，推荐临床试验，原来有效的诱导方案再诱导治疗，挽救治疗后Allo-SCT，或仅给予最佳的支持治疗。

急性早幼粒细胞白血病（APL）是AML中较特殊的一个类型，易并发弥散性血管内凝血（DIC）和纤维蛋白溶解，既往绝大多数患者在达CR前死于出血。20世纪80年代引入全反式维A酸（ATRA）治疗后，约90%的初治APL可达CR；缓解后继续予含有ATRA的缓解后化疗，约70%的患者可以治愈。由于APL患者早期出血死亡率较高，临床一旦形态学、免疫表型和出凝血筛选怀疑该类型时即应开始ATRA和蒽环类药物治疗，而不应等分子学证实后再予治疗。若遗传学排除APL，则应停用AT-RA，开始按一般的AML进行诱导治疗。ATRA是诱导治疗的首选药物。ATRA单用或与细胞毒药物联合应用可以使90%以上的APL患者达CR。诱导缓解时ATRA的常规剂量为25～45 mg/（m²·d），有效者平均用药35～45天（范围1～3个月）达CR。ATRA治疗的主要问题在于用药1～2周后患者都有外周血白细胞数升高（一般可达治疗前白细胞数的5～20倍，甚至百倍以上），以及发生与此相关的分化综合征（发生率6%～31%，主要表现为发热，呼吸困难，肺间质浸润，心包、胸膜渗出，水潴留，肾损害和心功能衰竭等）。本综合征原因不明，多发于治疗前体内白血病细胞高负荷或治疗中白细胞数迅速增高的患者，中位发生时间为ATRA治疗的7～11天，发生分化综合征时的白细胞计数多在30×10^9/L以上。ATRA诱导缓解治疗期间同时应用细胞毒药物如蒽环类、Ara-C或羟基脲，或采用白细胞单采术（目前多不主张在APL患者过早采用白细胞单采术），以降低白细胞可有效地防止此综合征的发生。一旦发生分化综合征，及时、足量地应用糖皮质激素（如地塞米松10 mg iv，q 12 h，连续3天或直到症状消失）切实有效。与ATRA相关的其他不良反应还有颅高压综合征、高组胺血症等。随着AT-

RA 治疗，病理性早幼粒细胞向下分化成熟，白细胞数恢复正常，外周血和骨髓象逐渐缓解。ATRA 的常见不良反应有口唇、皮肤黏膜干燥，脱屑，阴囊皮炎，鼻塞，头痛，恶心呕吐，腹泻，骨关节痛及肝功能异常等。出血导致早期死亡仍是 APL 治疗失败的首要因素。诱导死亡的高危因素包括 WBC $> 10 \times 10^9/L$，年龄 > 60 岁，肌酐 $\geqslant 1.4$，男性患者。尽管 ATRA 可以迅速改善临床出血症状、降低凝血因子消耗，但在用药 10 天内仍无法完全防止早期致命的出血。治疗中及时、有效的支持治疗，如血小板、冷沉淀物、新鲜血浆输注，纠正凝血异常应是取得成功缓解的关键。多数学者认为在 ATRA 诱导治疗过程中加用蒽环类药物可以减少复发、改善长生存、降低分化综合征的发生，但诱导治疗是否加用阿糖胞苷应按危险度分组考虑。基于法国 APL2000 和 PETHEMA 临床试验，NCCN 建议低、中危 APL 诱导治疗联合应用 ATRA 和蒽环类药物，高危组患者同时加用 Ara-C 可以提高疗效。ATRA 的诱导分化作用可以维持较长时间，在开始诱导治疗后过早地评价骨髓可能不反映实际情况，骨髓评价一般在第 4 ~ 6 周、血细胞计数恢复后进行。

三氧化二砷（ATO）是 APL 治疗中另一重要药物，于 20 世纪 90 年代末正式应用于临床。开始作为二线用药治疗难治、复发 APL，目前已开始用于新诊断 APL 的诱导缓解治疗，常用剂量为 0.16 mg/kg 体重，单周期可用至 2 个月。ATO 既可单药应用，也可以与 ATRA 联合。单药的完全缓解率为 85.6% ~91%，联合用药的完全缓解率为 88.6% ~ 93.3%。目前还提出了从诱导治疗中去除蒽环类药物（Ara-C）的 APL 治疗方案，即在不能耐受蒽环类药物治疗的中、低危组患者可以采用 ATRA 加 ATO 诱导。该方案更适合 60 岁以上的老年患者。高危组患者可以加抗 CD33 单克隆抗体（GO 抗体）以提高疗效。为规范 ATO 的用药，2008 年美国血液学年会（ASH）提出了 ATO 作为 APL 初始治疗的指征：①诱导治疗和巩固治疗中任何原因不能接受或耐受化疗 + ATRA 的患者（如心力衰竭、治疗相关性 APL、老年患者/身体状态差、拒绝化疗等）。②低危或可能是低危的患者，诱导治疗和巩固治疗均可以用。③传统 ATRA + 蒽环类为基础的诱导治疗达完全缓解后的巩固治疗，尤其是高危患者。④不依赖于白血病细胞生物学的治疗（如附加细胞遗传学异常、FLT3、CD56、PML 异构体等）。

单用 ATRA 诱导和维持治疗患者的主要问题是早期复发，中位 CR 期仅 5 个月。始终单用 ATRA 治疗的缓解患者 PML-RARα 融合基因表达大都持续阳性，且其表达与白血病复发高度相关。但若加用化疗（至少 2 ~ 3 个疗程），则可使 PML-RARα 表达转阴，缓解生存期也显著延长。因此，尽管使用 ATRA 治疗已经获得高 CR 率，化疗对 APL 的长期缓解乃至治愈依然是必不可少的。APL 的缓解后治疗包括单用化疗，联合使用化疗加 ATRA，以及造血干细胞移植三种方法；涉及 ATRA、蒽环类药物和 Ara-C、ATO 等的用药问题。ATRA 治疗缓解后，通常连续给予 3 个疗程化疗即可使 >90% 的患者 PML-RARα 转阴，对持续阳性者应考虑异基因骨髓移植。NCCN 建议：①ATRA 为基础的方案诱导缓解后至少应予 2 个疗程的蒽环类药物为基础的化疗；中危组患者的巩固治疗中应加用 ATRA，高危组患者的巩固治疗中建议包括 $\geqslant 1\ g/m^2$ 的 Ara-C 或 ATO。②不能耐受蒽环类药物、采用 ATRA 加 ATO 诱导缓解的患者，予 6 个周期的 ATRA 加 ATO 巩固治疗。

多数报道认为 APL 缓解后予维持治疗可以降低复发率。维持治疗方案如 ATRA 或 ATRA + 6MP、MTX，每 3 个月用药 15 天。NCCN 建议巩固治疗结束后对 PCR 检测融合基因阴性的患者进行 1 ~ 2 年的 ATRA ±6 巯基嘌呤、甲氨蝶呤治疗。但也有临床试验结果表明，中低危组患者巩固治疗结束时分子学阴性的病例给予维持治疗意义不大。

用 ATRA 联合化疗的治疗策略，70% 以上的 APL 患者可达治愈，因此，多数学者不主张在 CRI 阶段对 APL 患者行造血干细胞移植（包括自体和异基因干细胞移植），但如果 CRI 患者持续 PML-RARα 融合基因阳性或 CR2 患者可选择造血干细胞移植。

APL 患者 CNS 复发并不常见，3 年内的累积发生率 1% 左右，主要与高 WBC、bcr3 PML-RARα 异构体、年龄 <45 岁等有关。高 WBC 患者 CNS 复发的危险可达 5%。因此，WBC $< 10 \times 10^9/L$ 的患者不是太积极主张 CNSL 的预防，而 WBC $> 10 \times 10^9/L$ 的患者应积极预防。

APL 复发后，如复发前停用 ATRA 超过 6 ~ 12 个月的患者，再用 ATRA 仍有望获得二次缓解，但一般缓解期短。巩固治疗结束后分子学持续阳性的患者或分子学复发的患者，NCCN 建议应用 ATO 治疗。

ATO 单药治疗血液学复发的患者，CR 率可达 80% ~ 90%，分子学缓解率达 70% ~ 80%，长期生存率仍可达 60% ~ 70%。由于 ATRA 和 ATO 之间有协同作用，巩固治疗中未应用 AT-RA 的患者可以考虑两者的联合。ATO 诱导达 CR2 的患者缓解后治疗的意见不统一，包括：①重复数疗程的 ATO 治疗。②与标准化疗联合。③造血干细胞移植等。采用 ATO 作为二线治疗并取得分子学缓解的患者只要无大剂量化疗的禁忌证应考虑 ASCT，7 年总生存率可达 75%；而接受 Allo-SCT 的患者总生存率仅为 52%。有造血干细胞移植禁忌证的 2 次 CR 患者，建议继续 6 疗程的 ATO 治疗。由于 Allo-SCT 的高治疗相关死亡率，NCCN 不再积极建议持续达不到分子学 CR 的患者进行异基因干细胞移植。

APL 整个治疗过程中应定期采集骨髓或外周血标本进行以 *PML-RARα* 融合基因为标记的微量残留病监测，2 年之内每 3 个月 1 次，第 3 年每 6 个月 1 次。若融合基因由阴性转为阳性，应在 4 周内复查，仍为阳性的患者考虑分子学复发，应进行积极的干预（如 ATO 治疗）；若第 2 次检查为阴性，应在此后的 2 年内每 2 ~ 3 个月监测 1 次。对融合基因阴性，无其他原因出现血细胞减少的患者，应复查骨髓、染色体核型，以除外继发的骨髓增生异常综合征和 AML。

已证明新的维甲类药物（Am80），脂质体 ATRA 治疗初治、复发 APL 有效。由于 APL 患者高表达 CD33 抗原，抗 CD33 单克隆抗体（如结合毒素的 Gemtuzumab ozogamicin-GO；人源化的 HuM195）已广泛用于临床 APL 治疗，并取得了可喜的结果。目前较成熟的是 GO，常用剂量为 6 ~ 9 mg/m^2，间隔 2 周 1 次。治疗分子学复发的患者，2 个剂量的再缓解率达 91%、3 个剂量的再缓解率达 100%。NCCN 建议 ATO 治疗缓解后 6 个月内复发的患者给予 GO 治疗；ATRA + ATO 作为初始挽救治疗，GO 可作为二线挽救治疗。由于 GO 可以增加肝静脉闭塞病的发生，有 ASCT 或 Allo-SCT 意向的患者，尽量避免应用。其他如 9-顺式维 A 酸、组胺去乙酰化酶抑制药（苯丁酸钠）、针对 *FLT3* 基因的分子靶药物（SU5416、SU5614、PKC4512 等）也已进入临床试验。

2008 年 ASH 会提出的 APL 治疗策略。

（1）诱导治疗：①就诊时怀疑 APL 即应开始应用 ATRA。②积极的血制品支持治疗。③ATRA + 蒽环类药物为基础的化疗，不能接受蒽环类药物者采用 ATRA 联合 ATO，高危组患者应同时预防中枢神经系统白血病。

（2）巩固治疗：①蒽环类药物为基础的化疗 2 ~ 3 个疗程，取得分子学缓解。②高危组患者采用中剂量阿糖胞苷或 ATO。

（3）维持治疗：ATRA + / - 低剂量化疗 1 ~ 2 年。

（4）分子学监测：采用 RT-PCR 方法监测外周血的 *PML-RARα* 融合基因，每 3 ~ 6 个月 1 次；高危组患者可以更频繁。

（5）复发患者的治疗：ATO 再诱导达完全缓解后行自体造血干细胞移植（融合基因阳性者行异基因干细胞移植），同时预防中枢神经系统白血病。

九、预后

影响 AML 疗效的预后因素有很多。一类主要与诱导治疗死亡相关，包括年龄、器官功能状况和体力状况等；另一类主要与白血病化疗耐药相关，如细胞和分子遗传特征、治疗反应、继往血液病史及放、化疗病史等。体力状况按 WHO 推荐的 Zubrod 评分标准评定如下。0 分：无症状，可自由活动和工作；1 分：有症状，卧床时间不增加，可从事较轻的劳动；2 分：有症状，每日卧床时间少于 12 小时，可自我照料，但不能劳动；3 分：每日卧床时间超过 12 小时，可下床活动，自我照料能力有限；4 分：需完全卧床休息。年龄 >60 岁、器官功能差、Zubrod 评分 3 ~ 4 分的患者早期诱导相关死亡率较高。有不良细胞/分子遗传特征、治疗反应差和继往有血液病史或放化疗史的难治病例较多，复发率高。

细胞遗传学是影响 AML 预后最重要的因素之一。1998 年和 2000 年，英国 MRC 与美国西南肿瘤研究组（SWOG）分别在总结各自 AML 治疗经验的基础上，提出根据染色体核型来进行预后分层，把 AML 分为预后良好、中等和不良三组，三组的 CR 率分别为 84% ~ 90%、76% ~ 84% 和 55% ~ 58%，5 年 OS 率分别为 56% ~ 65%、35% ~ 41% 和 12% ~ 26%，均有显著差异；主张根据预后分层来决定

AML 的治疗。经过几年的实验，现认为该标准对临床具有普遍的指导意义。然而，对某些特殊的染色体核型异常（如 11q23 等）的预后分层意见尚未达成一致；通过染色体核型来确定预后也欠精确——即使同一预后分层的患者预后也可能差别较大，尤其是中等预后组患者。德国 AML 国际协作组认为伴 +22 的 inv（16）AML 无复发生存（RFS）率相对较高；GALGB 认为 t（8；21）AML 伴 -Y 的生存期较短，非白种人 t（8；21）AML 对诱导治疗反应较差；归类为预后良好的患者如 WBC 数过高预后也差。分子遗传异常与 AML 的预后也密切相关。t（8；21）和 inv（16）的 c-Kit 和 RAS 基因突变常见，这些患者的复发率相对较高。Flt3 突变激活是 AML 最常见的分子异常，主要有两种形式：一种是受体跨膜区的内部串联复制，见于 20% ~ 25% 的 AML，以 M3 和 M5 多见；另一种是位于第 2 个酪氨酸激酶结构域的密码子 D835 错义或缺失突变，见于 5% ~ 10% 的 AML。两种突变都使 Flt3 发生非配体依赖的自主磷酸化激活，通过 Ras 和 STAT5 途径介导细胞增殖，抑制凋亡，促进细胞转化。Flt3-ITD 主要见于中等预后组，最常见于染色体核型正常的 AML，常有高白细胞和高原始细胞数，复发率高，预后差；Flt3-ITD 与野生型 FLT3 高比率的患者生存期较短。Flt3 D835 点突变虽不发生高白细胞症，但患者无病生存期也缩短。MDRI、BCL2、WT1 表达增高和 p53 突变的患者预后也差。EVI-1 基因表达增高可见于 3q26 易位和非 3q26 易位的 AML，占 AML 的 10%，预后极差。MLL-PTD 见于 9% 的中等预后核型患者，预后不良。BAALC 基因（Brain and acute leukemia, cytoplasmic）正常表达于神经外胚层来源的组织和造血前体细胞，表达该基因的正常核型 AML 预后不良。C/EBP-α 是转录因子，在造血中起关键作用；C/EBP-α 基因突变大多见于中等预后核型组，具有较高的生存率。60% 左右的正常核型 AML 表达胞质核磷蛋白（NPM），NPM 表达与诱导治疗缓解相关，但对预测患者的预后意义还不清楚。通过高通量筛选和基因表达谱分析可发现 AML 的分子异常，可能对 AML 的预后作出更精确的归类，同时也为 AML 治疗提供了可能的新的靶点。

CR 期微小残留病（MRD）监测能及早预测复发，对确定缓解后治疗强度和治疗方法有重要指导意义。MRD 监测的主要方法有多参数流式细胞仪免疫表型分析和 PCR 检测标志基因（融合基因）；前者利用白血病细胞抗原表达差异、跨系表达、非同步表达或异位表达等特点来量化残存的白血病细胞，后者则以白血病细胞稳定的遗传分子标记作为检测对象。高 MRD 的患者复发率显著增高。然而白血病细胞可能存在"抗原漂移"现象，即抗原表达在治疗前、后可能并不一致，会使多参数流式细胞仪检测 MRD 的特异性降低。PML-RARα 融合基因监测的临床意义在 t（15；17）AML 已得到充分肯定，而 t（8；21）AML 患者则可长期荷瘤生存而不表现白血病状态。RT-PCR 定性监测 AML1-ETO 融合基因的意义尚有争议，采用实时定量 PCR 的方法可能更有裨益。

第二节　急性淋巴细胞白血病

一、定义

急性淋巴细胞白血病（ALL）简称"急淋"，是起源于造血干细胞、祖细胞的以原始、幼稚淋巴细胞增殖积聚为特征的一种恶性疾病。以儿童患病多见，成年人 ALL 仅占 25%。成年人 ALL 的 CR 率可达 75% ~ 89%，3 ~ 5 年 OS 率为 28% ~ 39%，多数预后不佳。

二、流行病学

据美国国家肿瘤研究所资料显示，美国白种人中 ALL 的年龄调整总发病率为 1.5/100 000，而黑种人中为 0.8/100 000，男女比例为 1.4 : 1.0。此病约占全部白血病的 12%，多见于儿童，发病率在 2 ~ 5 岁达到高峰（5.3/100 000），随后逐渐下降，35 岁左右再次升高，80 ~ 84 岁达到发病小高峰（2.3/100 000）。研究发现，ALL 的发病率存在地区差异。北欧、西欧、北美洲、大洋洲人群中发病率较高，而亚洲及非洲人群发病率则较低。

三、病因与发病机制

一般认为以下因素与 ALL 致病有关。

1. **遗传易感性** 先天性染色体异常患者发生包括 ALL 在内的白血病风险增加。Down 综合征患者患急性白血病（多为急性髓系白血病，少数为前体 B 细胞 ALL）的危险较预期值高 20 倍左右。某些遗传性疾病如共济失调—毛细血管扩张症、Klinefelter 综合征、Fanconi 贫血、Bloom 综合征、多发性神经纤维瘤等发生 ALL 的风险增加。在共济失调—毛细血管扩张症患者的淋巴细胞和白血病细胞中常常发现染色体重组，包括 7p13-p14、7q32q35、14q11 和 14q32 等，这些区带分别是编码 T 细胞受体（TCR）γ、β、α/δ 及免疫球蛋白重链（IgH）的基因位点。这些突变使得 V（D）J 重排时染色体易位的产生大大增加，从而易患 ALL。其他先天性或获得性免疫缺陷病患者，如先天性 X 连锁丙种球蛋白缺陷症，免疫球蛋白 A 缺陷和易变性免疫缺陷患者也是 ALL 易患人群。同卵双生者可同时或先后发生 ALL，提示遗传易感性在 ALL 致病中的作用，同时也提示子宫内发生的某种可能同时影响到孪生胎儿的事件或许与这种现象有关。

2. **辐射** 核辐射与白血病致病有关。日本原子弹爆炸后幸存者中受到辐射剂量大于 1 Gy 者发生白血病的风险增加近 20 倍，发病高峰期为受到辐射后 6~7 年，主要为 AML，也包括 ALL。核电站辐射也可能是致病的危险因素。

3. **化学制剂** 苯及其他能引起骨髓抑制的化学制剂，包括化疗药物可以导致 ALL 的发生。继发性 ALL 可见于少数接受化疗或放疗的患者。

4. **病毒** 没有直接证据表明病毒能造成人类 ALL，但有证据提示某些病毒在淋巴系统肿瘤的病理过程中起作用。日本与加勒比海地区人类 T 细胞白血病病毒 Ⅰ（HTLV-Ⅰ）的流行感染被认为是成人 T 细胞白血病/淋巴瘤的病因，EB 病毒是一种非洲地方性 Burkitt 淋巴瘤的强致病因素。

肿瘤的发生是多重因素共同作用的结果。在对 ALL 发病机制的研究中，有学者发现多种体细胞获得性遗传学改变与白血病细胞的生长、分化异常以及恶性转化密切相关。这些改变所累及基因多为转录因子或转录调节因子的编码基因，这些基因的改变可能导致基因转录紊乱，从而使淋巴系祖细胞发生分化阻滞及生长异常，最终发生白血病。

（一）B 系 ALL 常见的染色体易位

t（1；19）（q23，p13）使位于 19 号染色体的 E2A 基因与 1 号染色体上的 PBX2 基因发生融合，产生 E2A-PBX1 融合基因，该基因翻译产生几种不同形式的嵌合蛋白。正常的 E2A 基因编码一种 bHLH 转录因子，而 PBX1 基因与果蝇的 EXD 基因相关，为一种同源盒基因，两种基因与各自的靶基因结合，通过各自的效应区对基因转录进行调节。两种基因发生融合后，E2A 蛋白的 DNA-结合结构域，即 bHLH 结构域被 PBX1 的同源盒结构域所取代，这种嵌合蛋白仍能与 PBX1 的靶基因结合，但由于反式激活结构域的改变，其对靶基因的转录调节紊乱，可能参与 ALL 的进展。最早的实验证实，给接受致死量照射的小鼠输注经有 E2A-PBX1 融合基因的反转录病毒感染过的骨髓干细胞后，小鼠很快发展为 AML。此后发现这种融合基因可以转化 NIH3T3 细胞，并能诱导转基因小鼠发生 T 细胞淋巴瘤。转基因小鼠模型表现为 B 细胞和 T 细胞均减少，提示在表达融合基因的 T 细胞发生恶性转化之前细胞凋亡增加。对融合基因产物的进一步研究显示，E2A 激活结构域的缺失将导致嵌合蛋白转化活性丧失，但 PBX1 同源盒结构域的缺失不影响蛋白的转化活性。不过同源盒结构域及其旁侧结构是 E2A-PBX1 与其他同源盒蛋白相互作用以及与特异靶基因序列结合所必需的。

t（17；19）易位形成 E2A-HLF 融合基因，见于 Pro-B ALL。HLF 基因属于基本亮氨酸拉链转录因子（bZIP）的 PAR 亚家族成员，其蛋白的正常功能仍未完全明了，但它与线虫发育过程中调节特定神经细胞死亡的 CES-2 蛋白相似，推测与细胞生存有关。E2A-HLF 嵌合蛋白中两个 E2A 反式激活结构域与 HLF 的 DNA 结合/蛋白—蛋白相互作用结构域。推测嵌合蛋白以同源二聚体形式和 DNA 结合。近来的实验结果提示 E2A-HLF 嵌合蛋白可能通过抑制细胞凋亡发挥致白血病作用。在具有 t（17；19）易位的细胞中以显性负性方式封闭 E2A-HLF 基因表达，细胞即出现凋亡，而正常的 B 祖细胞中表达

*E2A-HLF*基因，此细胞可以拮抗 IL3 依赖的和 p53 诱导的细胞凋亡。以上结果提示 E2A-HLF 蛋白可能激活正常情况下被 CES2 样蛋白所抑制的靶基因表达，造成细胞生存异常以及白血病转化。

11q23/MLL 基因异常见于约 80% 婴儿 ALL、5% AML 及 85% 拓扑异构酶Ⅱ抑制药治疗相关的继发性 AML 患者，也可见于少数治疗相关 ALL 患者，成年人 ALL 中约占 7%。位于 11q23 的 MLL 基因由于染色体易位等可与 80 余种基因发生融合，ALL 中最常见的是 t (4；11)，部分可见 t (11；19)，其致白血病机制参见"急性髓系白血病"。

t (12；21) */TEL-AML1* 融合基因在儿童 ALL 中最为多见，约占 B 细胞急淋的 1/4，成人 ALL 中罕见，文献报道发生率仅为 1% ~ 4.5%。*TEL* 基因的生理功能仍未完全明了，在嵌合蛋白中，*TEL* 的 HLH 结构与几乎全长的 AML1 蛋白发生融合，包括反式激活结构域和 runt 同源结构域。TEL-AML1 融合蛋白仍能与 AML1 的靶基因序列，即核增强序列结合，但不同的是这种融和蛋白所募集的是组蛋白去乙酰化酶而不是辅激活因子，因而使 AML1 的靶基因转录活性受抑。这种改变影响了造血干细胞的自我更新与分化能力，可能在白血病的发病中发挥重要的作用。

t (9；22) (q34；q11) */BCR-ABL* 融合基因见于 95% CML、1% ~ 2% AML、5% 儿童 ALL 和 15% ~ 30% 成年人 ALL。易位致使 9 号染色体长臂上的 *ABL* 基因与 22 号染色体上的 *BCR*（*BCR*）基因融合。*BCR* 基因由 23 外显子构成，在各种组织中广泛表达。从氨基到羧基端可以划分为几个结构域：①二聚体区（DD）介导了 BCR 之间二聚体的形成。②SH2 结合区，可以结合 ABL 的 SH2 区。③丝氨酸/苏氨酸激酶激活区。④Rho 鸟苷酸交换因子（Rho-GEF）同源区，该区加速 Ras-GTP 的转换，使 Ras 的活性提高。⑤Ras 相关蛋白 p21 和 p21rac 的 GTP 酶激活蛋白（GAP）同源区，可使 Ras 结合的 GTP 加速水解成 GDP，而使 Ras 失活。*ABL* 基因由 12 个外显子组成，在脾脏、胸腺、睾丸高表达。由于转录后不同剪切，产生两种 mRNA，长度分别为 6 kb 与 7 kb，编码蛋白均为 145 kd，是细胞生长负性调节因子。B 型蛋白氨基末端的甘氨酸可以被肉豆蔻酰化，引导蛋白定位于细胞膜上。而 a 型蛋白则无肉豆蔻酰化信号，主要定位于细胞核内。

从氨基端到羧基端可以划分以下几个结构域：①SH3 区，参与蛋白间的相互作用，ABL 失去 SH3 后，则可激活转化细胞的能力。②SH2 区，可以结合蛋白中磷酸化的酪氨酸残基。③SH1 区，也称之为酪氨酸激酶区，可以使酪氨酸残基磷酸化。④ABL 结合位点。⑤核定位信号（NLS）。⑥DNA 结合区。⑦肌动蛋白结合区。

形成 *BCR-ABL* 融合基因时，*ABL* 断裂点主要位于第 1 或第 2 内含子上，而 *BCR* 的断裂点有 3 个区域。①主要断裂点聚集区（M-bcr），在绝大部分 CML 及 50% 以上成人 ALL 的 t (9；22) *BCR* 断裂于此区，早期认为 *BCR* 断裂于第 2、第 3 内含子上，产生的融合基因转录本有 2 种，分别为 b2a2、b3a2，以 b3a2 多见。随着 *BCR* 基因结构清楚之后，发现上述断裂点实际位于第 13、第 14 内含子上，b2a2 与 b3a2 分别包含了 *BCR* 第 1 ~ 第 13 与第 1 ~ 第 14 外显子。目前仍然用 b2a2、b3a2 描述上述两种 *BCR-ABL* 融合基因，两者均编码 210KD 蛋白（p210BCR-ABL）。②次要断裂点聚集区，（m-bcr）位于 BCR 的第 1 内含子，见于 50% 的 Ph⁺ 的成人 ALL，80% Ph⁺ 的儿童 ALL。这样 *BCR* 的第 1 外显子与 *ABL* 融合（ela2），翻译产生 190 KD 蛋白（p190BCR-ABL）。③微小断点聚集区（U-bcr），位于 *BCR* 第 19 内含子。*BCR* 的 1 ~ 19 外显子与 *ABL* 融合（e19a2，前称为 c3a2），编码 230KD 蛋白，（p230BCR-ABL）。p190、p210 和 p230 蛋白中的 ABL 蛋白结构几乎保持完整。*BCR-ABL* 定位于细胞质内，依靠 *BCR* 的双聚体区形成二聚体，使 *BCR-ABL* 酪氨酸激酶活性明显提高，并且可以相互使酪氨酸磷酸化。*BCR-ABL* 致白血病的机制是 *BCR-ABL* 可使细胞恶性转化、增殖；可以诱导造血细胞脱离对造血生长因子的依赖性，抑制造血细胞凋亡；抑制髓系祖细胞对骨髓基质细胞的黏附。*BCR-ABL* 本身有多个功能结构域，与多种下游信号传递途径有关联，从而导致上述现象的发生。

C-Myc 基因重排见于所有的 Burkitt 淋巴瘤和 FAB-L3 型 ALL。其中 80% 的 Burkitt 淋巴瘤为 t (8；14) (q24；q32) 导致 C-Myc 与免疫球蛋白重链基因调节区域并置，其余的为 t (2；8) (p11；q24) 导致与免疫球蛋白 κ 链基因调区域并置，而 t (8；22) (q24；q11) 导致与免疫球蛋白 λ 链基因调区域并置。*C-Myc* 基因定位于 8q24，是调控细胞增殖、分化和凋亡的转录因子。*C-Myc* 在细胞由静止期进

入增殖的细胞周期时发挥作用，除促进增殖外，*C-Myc* 还有阻碍分化的作用。*C-Myc* 可与 MAX 形成异源二聚体，另外 MAX 也可形成同源二聚体，或与 MAD、MXI1 形成异源二聚体。由于在整个细胞周期 MAX 的表达量恒定，C-Myc/MAX 二聚体的比例是由 C-Myc、MAD 和 MXI1 的相对量决定的。当 MAD 和 MXI1 相对表达多时，对靶基因的转录起负调控作用，抑制细胞增殖。当 *C-Myc* 表达多时，如同恶性血液病时 *C-Myc* 的组成性表达时，C-Myc/MAX 二聚体占主导，对靶基因的转录起正调控作用，促进细胞增殖。C-Myc/MAX 可能也是通过募集具有组蛋白乙酰化酶活性的蛋白而上调基因转录，而 MAX/MXI1 则通过募集 HDAC 抑制基因转录。染色体易位导致 C-Myc 过表达。*C-Myc* 基因自身 5′ 端抑制其表达的调节区域在一部分 t（8；14）易位中该区域缺失了，而在所有的 t（2；8）、t（8；22）和另一部分 t（8；14）易位中，*C-Myc* 基因虽然带有该区域，但易位的 *C-Myc* 基因的该区域都有突变，阻碍了能抑制 *C-Myc* 转录的转录因子与之结合。上述 2 种机制均与 Myc 相关 ALL 致病有关。*C-Myc* 的致转化能力得到了实验证实。体外强制表达 *C-Myc* 可使静止期细胞进入细胞周期。用 EB 病毒转染 B 淋巴细胞使其表达 *C-Myc* 可使 B 淋巴细胞永生，提示 *C-Myc* 是 EB 病毒阳性淋巴瘤导致肿瘤的可能靶基因。*C-Myc* 的转基因小鼠经过一个潜伏期很多都发生 B 细胞肿瘤。由于肿瘤的存在需要 *C-Myc* 的持续表达，抑制 *C-Myc* 的表达可使肿瘤失去肿瘤表型，因此 *C-Myc* 也是一个潜在的肿瘤治疗靶点。

（二）T 系 ALL 中常见的染色体易位

T 细胞肿瘤的染色体断裂点常会累及染色体 14q11 的 TCRα 位点或 7q35 的 TCRβ 位点，使 *TCR* 基因的增强子与其他转录因子并置，导致这些转录因子过表达而使细胞转化。

t（11；14）（p14；q11）和 t（11；14）（p15；q11）分别引起 *RBTN1* 和 *RBTN2* 基因与 TCRα 易位，导致 *RBTN1* 和 *RBTN2* 异常表达。*RBTN1* 和 *RBTN2* 高度同源，并且具有称为 LIM 结构域的蛋白质相互作用基序。*RBTN1* 和 *RBTN2* 能与 TAL1、TAL2、LYL1 相互作用，通过这些蛋白复合物促进转录的激活，在造血发育中起重要作用。在转基因小鼠过表达 *RBTN1* 或 *RBTN2* 能导致 T 细胞肿瘤。

t（1；14）（p32；q11）引起 TAL1（也称 SCL）异常表达，*TAL* 基因编码一种碱性螺旋—袢—螺旋（bHLH）转录因子，是各系造血细胞发生所必需的转录因子。它能与其他的 bHLH 蛋白 E47/E12[196] 形成转录复合物。*TAL1* 也能与 *RBTN1* 和 *RBTN2* 相互作用，提示这些不同染色体易位在致细胞转化机制中的联系。虽然累及 TAL1 的 t（1；14）易位只发生于 3% 的 T-ALL，但 *TAL1* 重排和异常表达可在 65% 的 T-ALL 检测到。提示 *TAL1* 过度表达在许多 T-ALL 的发病机制中起关键作用。

t（10；14）（q24；q11）引起 *HOX11* 基因易位到 TCRδ 位点，在 T 系 ALL 或淋巴瘤中都有发生。HOX11 是一种有转录活性的蛋白，具有 DNA 结合活性的同源异型盒结构域，这种蛋白正常情况下不在 T 细胞表达。在 T-ALL 还存在 t（7；19）（q35；p13）易位导致 *LYL1* 基因与 TCRβ 位点并置，使 *LYL1* 基因过度表达。其中 *HOX11*、*TAL1* 和 *LYL1* 在 T-ALL 中的异常表达是互斥的。

（三）二类突变基因

染色体重组所激活的癌基因多数不足以引发白血病的产生。上述基因主要损害细胞的分化能力，多数都需要具有改变造血干、祖细胞增殖与生存能力的第 2 类突变才能导致急性白血病的发生，动物实验以及对慢粒急变的细胞遗传学改变的研究为这一假说提供了佐证。单纯转染一种融合基因后动物仅表现为骨髓增殖性疾病样改变而非急性白血病，导入第 2 类基因突变后动物才产生白血病。以下的 ALL 常见 2 类突变基因在白血病致病中起重要作用。

1. FLT3 受体　FLT3 主要表达于不成熟造血干细胞和祖细胞，靶向破坏 FLT3 后骨髓定向 B 祖细胞缺陷，而且移植后 T 细胞和髓系细胞造血重建缺乏提示 *FLT3* 基因在多能造血干细胞的发育中发挥重要的作用。在造血系统恶性疾病中，包括 AML、ALL 以及 CML 急淋变中能检测到 *FLT3* 的高水平表达。据文献报道，ALL 中 *FLT3* 的组成性激活突变，包括内部串联复制（FLT3-ITD）和"活化环"（active loop）点突变在 ALL 中也可发现，其发生率分别为 3% 以及 3%～22%。FLT3 过度表达也可造成受体自我激活，另外 FLT3 配体自分泌刺激也参与了受体的激活。持续性受体活化可能参与白血病的发生。

2. RB 蛋白途径　RB 蛋白途径改变在 ALL 发生中也发挥着重要的作用。RB 蛋白在细胞周期调控中起着关键作用。低磷酸化状态的 RB 蛋白抑制细胞自 G_1 期进入 S 期。RBB 的磷酸化状态是由细胞周期素依赖的激酶（CDK）调控的，而 INK4 蛋白，包括 p16^{INK4a}、p15^{INK4b} 等通过抑制 CDK 而阻止 RB 蛋白磷酸化，从而使细胞阻滞在 G1 期。在 ALL 中虽然 RB 自身改变不多见，但 p16^{INK4a} 和 p15^{INK4b} 失活在 B 细胞 ALL（B-ALL）中很常见，可能在白血病的发生中发挥作用。

3. p53 途径　Tp53 是 p53 的编码基因，其自身突变在 ALL 中很少见。但 p53 途径中其他成员的突变却很常见。Tp53 是一种抑癌基因，其产物 p53 在细胞异常增殖、DNA 损伤以及低氧等条件下被激活，调节细胞发生细胞周期阻滞而修复 DNA 或诱导细胞发生凋亡而清除异常细胞。p53 可被 HDM2 结合后降解，而后者活性受到 p14^{ARF} 的抑制，以上各环节维持 p53 的稳态，确保细胞群体的正常。在 ALL 中 p14^{ARF} 的缺失、转录沉寂以及 HDM2 的过度表达极为常见，提示这一途径在白血病发生中的重要作用。

四、临床表现

成人 ALL 多起病急骤，白血病细胞在骨髓中累积导致骨髓造血衰竭而致红细胞、粒细胞及血小板减少而出现贫血、感染及出血等非特异性表现。白血病细胞在淋巴器官及髓外浸润，因累及不同组织而出现相应症状及体征，如纵隔、肝、脾及淋巴结肿大，神经精神症状等，体重减轻者偶见。T 细胞 ALL（T-ALL）、B-ALL 患者临床表现既有共性，又各有特点。

1. 贫血　患者多在就诊前数天至 1~2 个月出现进行性加重的面色苍白、乏力、活动后头晕、心悸等症状，颜面、口唇、甲床及结膜苍白，心率增快等体征。德国的一个多中心临床观察显示，近半数患者就诊时表现为中到重度贫血，约 1/5 患者可无贫血症状，可能与患者就诊及时与否、疾病进展程度有关。但绝大多数患者有不明原因的疲乏的主诉。

2. 感染　由于粒细胞减少甚至缺乏，约 1/3 急淋患者就诊时出现感染及发热等症状。感染部位主要为呼吸道、口腔及肠道。发热多为中到高热，部分为低热。虽然白血病本身因代谢等原因可出现发热，但一般温度不超过 38 ℃。较高的发热几乎均为感染所致。化疗后骨髓抑制期患者大多出现感染，常见部位为呼吸道及胃肠道，部分出现皮肤、软组织感染。

3. 出血　骨髓正常造血功能衰竭所致的血小板减少是 ALL 患者出血的主要原因，DIC 所致出血在初诊患者中很少见。约 1/3 患者就诊时有出血表现，多数表现为皮肤出血点及紫癜，个别见牙龈出血、口腔黏膜血泡，出现深部脏器出血如颅脑出血等。

4. 髓外浸润　成人 ALL 中 CNS 受累较为多见。初诊时有 CNS 浸润者在儿童 ALL 患者中不到 5%，而成人患者中达到 15% 以上。如果不进行有效的 CNS 预防，大多数 ALL 患者在病程中会出现 CNSL。有学者推测是由循环中白血病细胞"种植"在脑膜，或是颅骨骨髓中的白血病细胞直接浸润而致。脑膜是最常见的受累部位，但随着疾病的进展，白血病细胞也会累及脑实质和脊髓。临床上常出现颅内压增高的表现如头痛、恶心、呕吐、淡漠或易怒；查体可见颈项强直、视盘水肿。脑神经受累后可出现上睑下垂、面瘫等表现，常受累及的脑神经包括第Ⅲ、第Ⅳ、第Ⅵ、第Ⅶ对脑神经。有时脑神经受累可为 CNS 复发的唯一表现。成熟 B-ALL 患者常见中枢神经及脑神经受累，T-ALL 患者 CNSL 也较为常见。少数 CNSL 患者由于下丘脑受累而出现下丘脑—肥胖综合征，出现食欲旺盛及体重增加。个别患者出现外周神经麻痹的症状。

淋巴结肿大是 ALL 特征性表现之一。半数以上患者发病时可以检查到淋巴结肿大，典型临床表现为无触痛性、与周围组织无粘连性淋巴结肿大。病理活检示淋巴结的正常结构消失。淋巴结肿大可间接反映肿瘤负荷，与疾病预后有关。广泛淋巴结肿大和纵隔肿大常是 T-ALL 的特征性改变，与不良预后相关。

成年患者中 50% 初诊时有肝脾肿大。显著肝脾大多提示不良预后。白血病细胞浸润所致肝脾大多为弥漫性大，病理活检示脾的红髓与白髓界线消失，其间见原始淋巴细胞浸润。受累的肝中，原始淋巴细胞浸润多见于门脉区。尽管肝明显大，肝功能多数正常或仅有轻度异常。

其他器官浸润如睾丸浸润在成人 ALL 中很少见，发生率约为 0.3%，表现为无痛性单侧睾丸肿大。

五、实验室检查

1. 血常规及外周血细胞分类 患者多表现为红细胞、血红蛋白减少及白细胞增高,外周血涂片分类可见原始淋巴细胞。据统计,成人急淋中外周血白细胞增高患者约占 59%,14% 患者白细胞计数在正常范围,27% 患者出现白细胞减少。16% 左右患者白细胞计数 $> 100\ 000 \times 10^9/L$,通常高白细胞更多见于 T-ALL。92% 患者外周血涂片中可以见到不同程度的白血病细胞。23% 患者表现为中性粒细胞缺乏,30% 患者血小板明显减少($5 \times 10^9/L$),绝大多数患者就诊时有血红蛋白减少,部分患者就诊时外周血白细胞不增高甚至减少,因此对怀疑急性白血病患者应行光镜下白细胞分类检查以免误诊。

2. 骨髓细胞形态学 骨髓增生程度多为明显活跃至极度活跃,少数患者增生减低,骨髓小粒及油滴少见,细胞有成簇分布的趋势。骨髓中原始淋巴细胞比例明显增高,红系、粒系及巨核细胞减少。白血病细胞形态各异,美英法(FAB)协作组根据细胞形态不同将其分为三型,即 L1、L2 和 L3 型。其中 L1 型细胞以小细胞为主,核型规则,核染色质均一,核仁小或不可见,胞质轻、中度嗜碱,量少,空泡少见。L2 型细胞大小不一,大细胞为主,核染色质不均一,核型不规则,常见核裂,可见一个或多个大核仁,胞质量不等,常较丰富,嗜碱性程度不一,空泡少见。L3 型细胞体大而均一,染色质细致均一,核规则,呈圆形或卵圆形,核仁明显,为一个或多个,胞质丰富,深度嗜碱,空泡明显。WHO 对于造血系统及淋巴组织肿瘤的诊断标准建议不做形态学区分,因为 L1、L2 型细胞的免疫表型、细胞遗传学改变以及临床特征无明显差异,而 L3 型多为成熟 B 细胞表型,预后以及治疗策略与前两者不同。

3. 细胞组织化学染色 细胞组化检查有助于区分白血病细胞是淋系抑或髓系起源。50% 以上 ALL 细胞的过碘酸—雪夫染色(PAS),即糖原染色呈阳性反应,胞质内组化染色阳性物质呈颗粒状、珠状或块状分布,提示糖原代谢紊乱。AML 细胞中除 M6 的原红细胞外,多数为 PAS 染色阴性或弱阳性,阳性物质多呈弥漫性细颗粒状分布。末端脱氧核苷转移酶(TdT)常见于 T 细胞或 B 系前体细胞,成熟 B-ALL 或急性髓系白血病细胞中少见。过氧化物酶(POX)、苏丹黑 B(Sudan black B,SBB)等在淋巴系白血病细胞多为阴性。α-醋酸萘酚酯酶、α-丁酸萘酚酯酶,萘酚—AS-D 氯代醋酸酯酶等多表达于粒系及单核系,淋巴系少见。由于细胞组织化学染色在白血病细胞中表达差异较大,因此组化检查对疾病的诊断仅为辅助诊断,仍需要结合免疫表型等其他手段来明确诊断。

4. 免疫表型 免疫表型检查在目前的白血病诊断中占有重要地位。根据正常细胞发育过程中所表达的表面标志,临床医生可以判断白血病细胞的起源,因此能对白血病进行更为精确的分类,以便采取更适合的治疗方案,同时也有利于监测微小残留病,判断治疗的效果。ALL 的免疫学分型是根据细胞发育,不同阶段的分子表面特异性受体或抗原特征为标准进行的,以下按照细胞系别对其免疫表型分别进行说明。

(1)B 系急性淋巴细胞白血病:按照细胞分化不同阶段,B-ALL 可分为早期前 B(early pre-B)、CommonALL、前 B(pre-B)和成熟 BB-ALL。早期前 B 又称为前前 B(pre-preB)或 B 祖细胞(pro-B)ALL,细胞表面仅表达人类白细胞抗原 CD34、HLADR、末端脱氧核苷转移酶(TdT)和 B 系特征型抗原 CD19,不表达 CD10、胞质免疫球蛋白(CyIg)及细胞膜表面免疫球蛋白(SmIg)等,此型占成年人 ALL 的 11% 左右。CommonALL 是急性淋巴细胞白血病中的主要亚型,占成年人 ALL 的 51%,细胞除表达 CD34、HLA-DR、TdT 及 CD19 外,还表达 CD10 及糖蛋白(gp100/CD10),而 Cy19 与 SmIg 为阴性;Pre-B 以 CyIg 表达为特征,CD10 表达减低或缺如,无 SmIg 表达,此型占成年人 ALL 的 10%;B-ALL 以表达 SmIg 为标志,也可表达 CD10 及 CyIg,此型在 WHO 分类中被划分为 Burkitt 细胞白血病。

(2)T 系急性淋巴细胞白血病:T-ALL 的分类方法不一。四分法根据 T 细胞发育过程将之分为 T 祖(pro-T)、前 T(pre-T)、皮质 T(cor-tical T)和髓质 T-ALL,TdT、cy-CD3 和 CD7 为共同表达抗原,pro-T 表达造血干祖细胞标记如 CD34 及 HLA-DR,不表达 CD2、CD5、膜表面 CD3(sCD3)及 CD4、CD8 等抗原;pre-T 除 CD2 和 CD5 表达阳性外,其他标记同 pro-T;皮质 T-ALL CD34 和 HLA-DR 不表达,CD4 和 CD8 同时表达,CD1a 阳性,其他同 pre-T;髓质 T 细胞 sCD3 表达,CD4 或 CD8 表

达，CD1a 阴性，其他同皮质 T。一般认为，CD3，特别是 cyCD3 是 T-ALL 的特征性抗原，而 CD7、CD2 等与 AML 或 B-ALL 有交叉反应。

某些非系特异性抗原表达在 ALL 中也有一定意义。如在 70% ~80% B-ALL 中表达 CD34，而 T-ALL 中仅有 20% ~30% 患者表达。CD34 表达与 Ph¹ 染色体或 bcr-abl 融合基因表达密切相关，其预后意义仍未明了，有学者认为 T-ALL 中 CD34 与多药耐药蛋白共同表达与不良预后有关。

5. 细胞遗传学　成年人急性淋巴细胞白血病中有 60% ~70% 出现染色体异常，包括染色体的倍体和结构异常。其中最常见的是 t（9；22）（q22；q11），即 Ph 染色体，约占所有成年人 ALL 的 25%。其次为 9p21 染色体异常，见于约 15% 患者；11q23 异常见于 8% ~11% 的患者，其中最常见的是 t（4；11）（q21；q23）。t（1；19）（q23；p13）与前 B 表型密切相关，占成年人 ALL 的 5% ~7%。儿童 ALL 中多见的染色体改变如高二倍体及 t（12；21）（p11；q22）在成年人 ALL 中很少见到，发生率均在 5% 以下。成年人 ALL 中还可见到 8q24、7q35、14q11 等异常。

6. 分子生物学　聚合酶链反应（PCR）、基因特异探针的荧光原位杂交（FISH）等分子生物学技术的应用使临床医生能对 ALL 进行更为精确的分类，将其用于微小残留病检测能更为精确地判断疗效。成年人 ALL 中的分子生物学标记有 BCR-ABL、MLL-AF4 融合基因以及 TCR、IgH 重排等。目前有学者认为免疫球蛋白 κ 轻链的重排较重链重排更为稳定，更适用于微小残留病的检测。

7. 脑脊液检查　对于确诊为 ALL 的患者，行脑脊液常规及生化检查以明确患者有否 CNSL。ALL 患者 CNSL 常见的脑脊液改变包括脑脊液压力升高、白细胞计数增高、涂片中见白血病细胞。脑脊液生化检查显示蛋白升高，葡萄糖水平降低。

8. 血液生化检查　血尿酸水平增高见于近半数成年人 ALL 患者，其升高水平与肿瘤负荷成正相关，高白细胞以及显著肝脾淋巴结肿大患者易见尿酸水平增高。血清乳酸脱氢酶水平也与白血病负荷相关，明显增高见于 B-ALL。少数患者就诊时出现纤维蛋白原减低，但初诊时 DIC 极其罕见。患者在接受左旋门冬酰氨酶治疗后容易出现出凝血功能异常及低蛋白血症，应密切监视，及时处理。部分患者在接受诱导缓解治疗时因白血病细胞短期内被大量破坏溶解而出现"肿瘤溶解综合征"，血液生化检查显示血清钾、磷显著升高，血气检查显示以代谢性酸中毒为主的酸碱平衡紊乱。

六、诊断与鉴别诊断

患者短期内出现贫血、感染、出血、肝脾及淋巴结肿大等临床表现，外周血及骨髓中原始淋巴细胞 >20% 即可诊断为急性淋巴细胞白血病。急性淋巴细胞白血病亚型的区分有助于进一步掌握疾病的基本特征，从而对不同的亚型进行个体化治疗。FAB 协作组根据细胞的形态将急淋区分为 L1、L2、L3 三型（具体标准见实验室检查部分），即所谓 FAB 分型。由于形态学的主观性较强，导致不同检测者之间对部分疾病分型不一致。另外，ALL 的原始细胞与急性髓系白血病 M0、M1 等亚型的白血病细胞形态极为相似，光镜下很难区分。而细胞免疫表型检查不但可以大大提高诊断的符合率，还能将疾病进一步区分为不同亚型，从而对疾病的治疗和预后有指导意义。细胞形态学检查同样能揭示疾病的预后。上述三种检查的结合可以相互弥补各自不足。2001 年 WHO 关于淋系肿瘤的诊断分型标准认为，ALL 与淋巴母细胞淋巴瘤是同一疾病的两种不同临床表现，应并入淋巴母细胞淋巴瘤，但仍可保留白血病名称；ALL 诊断需满足骨髓原始、幼稚淋巴细胞 ≥25%，否则诊断为淋巴瘤；摒弃 L1、L2、L3 的形态诊断，改称为前体 T 淋巴细胞白血病/淋巴母细胞淋巴瘤（Pre T-ALL/LBL）、前体 B 淋巴细胞白血病/淋巴母细胞淋巴瘤（PreB-ALL/LBL）和 Burkitt 白血病/淋巴瘤，分型中应注明如 t（9；22）（q34；q11）；BCR-ABL、t（12；21）（p12；q22）；TEL-AML1、11q23 异常/MLL 易位、t（1；19）（q23；p13）；E2A-PBX1 及 8q24/Myc 易位等特征性的细胞遗传学异常。

根据典型的临床表现、血液及骨髓检查，急性淋巴细胞白血病不难诊断，但临床上应与以下疾病进行鉴别。

1. 传染性单核细胞增多症　是一种由 EB 病毒感染所致的疾病，临床表现为发热、咽峡炎、浅表淋巴结肿大（颈部淋巴结多见）、肝脾肿大，部分有皮疹。外周血淋巴细胞增高，异型淋巴细胞增高 >

10%，此种细胞分为三型，其中Ⅲ型细胞胞体较大，核形态较幼稚，见 1~2 个核仁，胞质嗜碱，有多数空泡，易与原始淋巴细胞混淆。但此种患者骨髓不见原始淋巴细胞，偶可见吞噬血细胞现象，血液检查示噬异凝集试验阳性，血清检查 EB 病毒抗体阳性，可与急性淋巴细胞白血病鉴别。

2. 急性髓系白血病 M0、M1 型及双表型急性杂合细胞白血病 此类白血病的临床表现与急性淋巴细胞白血病无明显区别，而且细胞形态学也很难区分，可检测细胞表面抗原及 MPO 等。关于急性杂合细胞白血病的诊断标准参见有关章节。

3. 慢性粒细胞淋巴细胞急性变 Ph 染色体阳性急性淋巴细胞白血病有时很难与慢性髓系白血病淋巴细胞急性变区分。一般来说，前者的融合产物多为 p190，而后者多为 p210。对于难以诊断的病例可以通过治疗反应来判断。Ph 染色体阳性急性淋巴细胞白血病治疗后获得完全缓解，外周血血常规可恢复正常，而慢性髓系白血病急变者治疗后仅能转至慢性期。

4. 非霍奇金淋巴瘤（NHL） 既往以骨髓中原始细胞比例 >25% 为急性淋巴细胞白血病，以此与 NHL 区分，但近来 WHO 的分型标准不将此二者进行区分。

5. 急性再生障碍性贫血 少数 ALL 患者发病时表现为全血细胞减少而且外周血不能见到原始细胞，此类患者应与急性再生障碍性贫血鉴别。后者无肝脾及淋巴结肿大，骨髓增生低下甚至极度低下，骨髓小粒空虚，油滴增多，淋巴细胞为成熟细胞，借此一般可与 ALL 区分。但少数 ALL 患者尤其是儿童在出现 ALL 典型表现前骨髓可表现为急性造血停滞表现，对此类患者应进行随访观察以免误诊。

6. 慢性淋巴细胞白血病及幼淋巴细胞白血病 此两种白血病均表现为淋巴细胞明显增高，可有肝脾肿大、淋巴结肿大，但多临床进展较为缓和，骨髓及外周血中以成熟淋巴细胞为主，后者可见幼稚淋巴细胞为主，大多在 55% 以上。细胞免疫表型检查可作鉴别。

七、治疗

成人 ALL 治疗上借鉴了儿童 ALL 的成功经验，几十年来疗效已有了明显提高，CR 率已达 70%~90%，30%~40% 的患者有望治愈，其中成熟 B-ALL 治愈率可达 80% 以上，Ph 染色体/BCR-ABL 融合基因阳性 ALL 的长期无病生存率也达到 40%~50%。疗效的提高得益于支持治疗的加强、化疗方案的改进、干细胞移植的推广和新药的应用等，也与按临床亚型和疾病危险分层来合理选择治疗的策略密切相关。成年人 ALL 不良预后因素多，对皮质激素和门冬酰胺酶等主要抗白血病药物耐受性差，接受大剂量 MTX 等强烈化疗时并发症多，与儿童患者相比总体疗效仍然很差。

成年人 ALL 的治疗是一个整体，包括支持治疗和抗白血病治疗。支持治疗是抗白血病治疗取得疗效的重要保证。抗白血病治疗主要是指多药联合化疗，一般分诱导治疗、巩固强化治疗和维持治疗三个阶段，总疗程需 2~3 年；在诱导、巩固强化治疗期间也十分重视"庇护所"白血病的防治。诱导治疗目的在于迅速清除机体内 99% 以上的白血病细胞负荷，重建正常造血，恢复受损的组织器官功能。诱导治疗达到"完全缓解"后，体内仍有 10^9 以下的残留白血病细胞，是白血病复发的根源。缓解后治疗包括巩固强化、维持治疗和 CNSL 防治等，目的就是要消灭体内这些残存的白血病细胞，阻止耐药和复发，延长生存，争取治愈。

支持治疗包括并发症处理、血制品输注、感染防治和造血生长因子应用等。患者入院后应尽快诊断，及时进行临床评估。对少数进展迅速的 B 细胞型 ALL 和纵隔包块、胸腔积液明显的患者，需立即进行降白细胞的治疗，一般在正式诱导治疗之前先给予泼尼松和（或）环磷酰胺。诱导治疗期间应充分补液、碱化尿液，防止尿酸沉积而损伤肾脏功能。别嘌醇为黄嘌呤氧化酶抑制药，可阻止尿酸的生成。拉布立酶为重组尿酸氧化酶，能促进尿酸氧化成更易排泄的尿囊素。拉布立酶降尿酸作用比别嘌醇快，且更安全，可用于肿瘤溶解综合征的治疗。贫血的患者应间断输红细胞悬液，维持 Hb 在 80 g/L 以上。血小板计数 ≤10×10^9/L，或血小板计数 ≤20×10^9/L 但有出血倾向或伴有发热的患者应及时输血小板。血小板输注无效可输 HLA 配型相合的血小板。

感染是急性白血病常见并发症，也是白血病治疗失败的重要原因。粒细胞缺乏是感染的主要危险因素，CD4$^+$ 淋巴细胞缺乏、抗体缺陷和异基因造血干细胞移植后免疫抑制药应用等也与感染密切相关。

化疗或白血病浸润等常可导致皮肤黏膜屏障功能破坏，大大增加了感染的机会。ALL 应用大剂量甲氨蝶呤、糖皮质激素长期应用、全身放射治疗、急性 GVHD 和患者营养不良、个人卫生状况差等是黏膜损伤、感染的危险因素。常见的致病菌为大肠埃希菌、肺炎克雷伯杆菌等革兰阴性菌。近年来金黄色葡萄球菌、链球菌等革兰阳性菌和机会性深部真菌感染也明显增多。一些预防措施能明显降低感染的发生。医护人员接触患者前应洗手，保持病房清洁，注意患者个人卫生，清洁饮食，勤漱口，保持大便通畅，便后坐浴，粒细胞缺乏时戴口罩有助于减少呼吸道感染。口服氟康唑能有效预防口咽部及消化道念珠菌感染。感染发生时应及时选用高效、广谱的抗生素经验性治疗，并根据可疑感染部位微生物培养结果和药敏试验及时调整用药。

ALL 治疗期间应用 G-CSF 或 GM-CSF 等造血生长因子能缩短粒细胞缺乏时间，减少感染发生与严重程度，降低死亡率。没有证据表明这些造血生长因子能刺激白血病细胞生长，促进临床复发。在接受 4 周诱导方案治疗的患者，造血生长因子与诱导治疗同用能明显降低感染的发生，而诱导治疗末期才开始应用则疗效有限。

联合化疗是 ALL 治疗的主要方法。基于儿童 ALL 的治疗经验，成人 ALL 除成熟 B-ALL 需采用短期强化治疗外，其他患者治疗一般分为三个阶段，即诱导治疗、巩固强化治疗和维持治疗；在积极全身治疗的同时重视 CNSL 等髓外白血病的防治。

1. 诱导治疗　成年人 ALL 的 CR 率为 78% ~ 93%，中位缓解时间可达 18 个月。标准诱导治疗一般包括长春新碱、糖皮质激素和一种蒽环类药，通常加入门冬酰胺酶（ASP）、环磷酰胺，有时也与阿糖胞苷、巯嘌呤等组成更强烈的多药联合方案。不同诱导治疗方案的疗效并无显著差别。某些临床亚型强化诱导治疗可能取得更好的疗效，例如 T-ALL 诱导治疗中加入 CTX 和 Ara-C，成熟 B-ALL 采用含大剂量 MTX、分次给予的 CTX 和 CD20 单抗的方案诱导治疗等。泼尼松是最常用的糖皮质激素。地塞米松体外抗白血病活性要强于泼尼松，药物作用时间更长，在脑脊液中能达到更高的药物浓度。有学者认为，地塞米松取代泼尼松可降低成人 ALL 的 CNS 复发，提高总的生存。然而大剂量糖皮质激素长时间应用不良反应多，感染发生率和死亡率增加，可能抵消地塞米松的优势。增加泼尼松用量也能达到类似地塞米松的疗效。柔红霉素是最常用的蒽环类药物，诱导治疗时一般用量为 30 ~ 45 mg/m^2，每周 1 次。有研究认为，柔红霉素增量（45 ~ 80 mg/m^2）连续 2 ~ 3 天应用可提高疗效。例如意大利 GIMEMA 诱导治疗时应用大剂量柔红霉素［30 mg/（m^2·d）×3，第 1、第 3、第 5 周，总量 270 mg/m^2］，结果 CR 率达 93%，6 年 EFS 率为 55%。但随后较大样本的多中心研究报道 CR 率和 EFS 率分别仅为 80% 和 33%，疗效并未提高，且骨髓抑制重，并发症多。目前认为，增加蒽环类药物用量并不能提高成年人 ALL 的总体疗效，也不确定某些特殊类型成年人 ALL 或特定年龄组的患者是否能从中受益。儿童 ALL 诱导或缓解后治疗加用 ASP 虽不增加 CR 率，但可提高 CR 质量，改善长期生存。ASP 对成年人 ALL 有无类似作用还不太肯定。临床上有 3 种不同来源的 ASP，即大肠杆菌属 ASP、欧文菌属 ASP 和聚乙二醇化的 ASP，生物半衰期分别为 1.2 天、0.65 天和 5.7 天；要获得稳定的血药浓度，需分别隔天、每天和间隔 1 ~ 2 周应用。大肠杆菌属 ASP 抗白血病作用强于欧文菌属 ASP，但后者毒性较弱，可通过增加剂量来达到同等疗效。与大肠埃希菌属 ASP 相比，聚乙二醇化 ASP 能提高儿童 ALL 的早期疗效，但并不能获得长期的生存优势。成人 ALL 应用 ASP 较儿童患者更易引起胰腺炎，与糖皮质激素合用可加重凝血异常，增加肝毒性，严重时需减量或推迟治疗。环磷酰胺一般在诱导治疗早期使用。意大利 GIMEMA 的报道认为，三药诱导治疗方案中加不加 CTX 并不影响 CR 率，但几个非随机临床试验发现，CTX 可提高 CR 率，对改善成年人 T 细胞型 ALL 的预后尤其明显。一些研究中心在诱导治疗中加用含大剂量阿糖胞苷（HDAC，1 ~ 3 g/m^2 q 12 h，3 ~ 6 天）的方案进行强化诱导治疗，结果 CR 率为 79%，并不优于常规诱导治疗。尚不明确这一治疗方式能否提高成年人 ALL 的总体疗效或改善某些特殊临床亚型的 LFS。诱导治疗晚期应用含 HDAC 的方案骨髓抑制较重，治疗相关死亡率较高，CR 率低于诱导治疗早期应用 HDAC 的患者。含 HDAC 的方案诱导治疗的患者在后续的治疗中易出现粒细胞缺乏，粒细胞缺乏持续时间也延长，甚至可能被迫推迟后续化疗，进而影响整体疗效。

目前已很难再通过调整诱导治疗方案来进一步提高 CR 率。诱导治疗应着重于提高 CR 质量，以获得分子缓解（微小残留病水平≤0.01%）为追求目标。现在成年人 ALL 标危组约 60% 的患者可达分子 CR，约 50% 的 Ph/BCR-ABL 阳性 ALL 经伊马替尼联合化疗诱导治疗也可达到分子 CR。

5%~15% 的成年人 ALL 经诱导治疗不能取得 CR，这些患者预后极差，需进入临床试验或进行干细胞移植。成年人 ALL 的诱导治疗相关死亡率为 5%~10%，且随着年龄增长而增加，60 岁以上可达 20%；感染是主要死因，真菌感染较为常见；需积极加强抗感染、支持治疗。

2. 巩固、强化治疗 成年人 ALL 巩固、强化治疗没有公认、一致的"标准"程序，不同诊疗中心的治疗方案和疗程数差别较大，难以比较优劣。巩固强化治疗一般采用原诱导方案、多种药物组成的新方案或大剂量化疗。干细胞移植亦属强化治疗。强化治疗方案通常包含 VM26、VP16、AMSA、MTZ、IDA 和 HDAC 或大剂量 MTX（HD-MTX）等。临床随机比较研究并未真正明确强化治疗有益于提高成年人 ALL 整体疗效。基于儿童 ALL 的治疗经验，目前已将强化治疗列为成年人 ALL 缓解后的标准治疗。HDAC 较普遍地应用于成年人 ALL 的强化治疗，但最佳剂量和最佳疗程数仍不明确。HDAC 可与 MTX 等其他药物联用。成年人 pro-B ALL 用含 HDAC 的方案巩固强化治疗后治愈率可达 50%。与儿童相比，成年人患者对 HD-MTX 的耐受性较差，易有黏膜炎、肝损害等，严重时可能需推迟后续化疗。应用 HD-MTX 时需积极预防黏膜炎，密切观察病情，监测 MTX 血药浓度，及时四氢叶酸钙解救。四氢叶酸钙过早解救或用量过大都可降低 HD-MTX 的疗效。成年人 ALL 标危组的 HD-MTX 用量通常限制在 1.5~2 g/m²，而在 TALL 和高危组前体 B-ALL，增大 MTX 用量（如 5 g/m²）可能会取得更好的疗效。MTX 持续 4 小时输注的毒性要比持续 24 小时输注的低，但疗效也减低。ASP 毒性较多见于诱导治疗阶段，而巩固强化治疗时较少见。依照儿童 ALL 的治疗经验，诱导或巩固强化治疗使用 ASP 都可能提高总体疗效。成年人 ALL 强化治疗也有应用大剂量蒽环类或鬼臼毒素的，但疗效有待进一步确定。

不同临床亚型和危险分层的患者应用不同的巩固强化治疗可能提高疗效。德国 GMALL 05/93 方案对成年人 ALL 在诱导治疗中应用含 HDAC 和 MTZ 的强化治疗，巩固强化阶段对前体 B-ALL 标危组给予 HD-MTX，前体 B-ALL 高危组给予 HD-MTX 和 HDAC，T-ALL 则给予 CTX 和 Ara-C。结果前体 B-ALL 标危组的中位缓解持续时间达 57 个月，5 年 OS 率为 55%；前体 B-ALL 高危组中除 Pro-B ALL 持续缓解率达 41% 以外，其余临床亚型的持续缓解率仅 19%，疗效并未提高；而 T-ALL 的疗效则与临床亚型明显相关，胸腺 T-ALL、成熟 TALL 和早期 T-ALL 的持续 CR 率分别为 63%、28% 和 25%。

HLA 配型相合的同胞或无关供者异基因干细胞移植和自体干细胞移植是高危 ALL 缓解后治疗的主要方法。移植前数疗程的巩固强化治疗可降低微小残留病水平，提高 CR 质量，进而提高移植疗效。

成年人 ALL 治疗中一个值得关注的问题就是化疗的间隔时间。经数轮化疗以后，部分患者粒缺时间延长，甚至需推迟后续化疗，这增加了复发的机会。因此成年人 ALL 治疗不能一味追求要达到强烈骨髓抑制，化疗方案安排上应注意强弱结合。

3. 维持治疗 ALL 经诱导和巩固强化治疗后，还需进行 2~2.5 年的维持治疗。已有多项临床研究证明，取消维持治疗会降低 ALL 的长期疗效。维持治疗主要药物是 MTX（20 mg/m²，每周 1 次，静脉注射为佳）和巯嘌呤（MP，75~100 mg/m²，口服，每日 1 次）。维持治疗应有足够的治疗强度，以达到 WBC≤3.0×10⁹/L、中性粒细胞为（0.5~1.5）×10⁹/L 为佳。还不清楚维持治疗期间间断强化治疗能否提高疗效。意大利 GIMEMA（0183）多中心研究发现，诱导和巩固强化治疗结束后进行间断强化治疗，10 年 OS 率并不优于常规维持治疗的患者，提示经充分的早期强化治疗后，维持阶段的间断强化治疗并不提高疗效。成年患者间断强化治疗的并发症较多，依从性也较差。可考虑给予较弱的 VP 等方案间断强化治疗。维持治疗应根据临床亚型和 MRD 水平来确定。成熟 BALL 不需维持治疗，Ph/BCRA-BL 阳性的 ALL 维持治疗可用酪氨酸激酶抑制药。TALL 持续缓解达 2.5 年后就很少复发，而前体 BALL 即使缓解 5 年仍有复发可能，维持治疗对后者的意义更大。

4. 中枢神经系统白血病预防 CNSL 防治是 ALL 整体治疗的重要组成部分。成人 ALL 初诊时 CNSL 发生率约为 6%，多见于 T-ALL（8%）和成熟 BALL（13%）。未经 CNSL 预防的成年人 ALL，中枢神经系统复发高达 30%。国外诊断 CNSL 需满足脑脊液 WBC≥5/μL 且发现原、幼淋巴细胞；脑脊液 WBC 低于 5/μL 但发现原、幼淋巴细胞的也可诊断。神经根浸润的患者脑脊液检查可正常。CNSL 预防包括

MTX、Ara-C、地塞米松联合鞘内注射，大剂量全身化疗（HDAC、HD-MTX 和 ASP）和颅脑—脊髓照射等。采用颅脑—脊髓预防照射存有较多的争议。照射后易引起神经毒性，主要表现为癫痫、痴呆、智力障碍、内分泌紊乱和继发肿瘤等。我们在临床工作中观察到，照射后一些患者的骨髓造血恢复较慢，有可能影响到下一阶段的治疗。即使对高危患者，鞘内注射联合全身大剂量化疗也能有效地预防 CNSL，CNS 复发可降到 7%。成年人 ALL 鞘内注射预防的次数取决于发生 CNSL 的风险大小。T-ALL、成熟 BALL、高白细胞数、血清 LDH 增高、髓外浸润明显或白血病细胞增殖旺盛的患者发生 CNSL 风险高，需接受 16 次鞘内注射预防；而中等风险和低风险患者可分别只接受 8 次和 4 次鞘内注射预防。CNSL 预防不仅能降低 CNS 复发，也是提高总体疗效的重要举措。应该注意到，CNSL 发生风险也与操作者的腰穿水平有关——腰穿有可能不慎将外周血中的白血病细胞带入脑脊液中。因此，腰穿应由有经验的操作者施行，并尽量在外周血白血病细胞数明显控制或消失以后执行。血小板低者在腰穿前应输血小板以防出血。

5. 特殊治疗。

（1）造血干细胞移植：造血干细胞移植（SCT）是成年人 ALL 极为重要的强化治疗手段，是高危患者治愈的主要方法，也是难治、复发患者挽救性治疗的重要选择。根据干细胞的来源可分为异体（Allo-SCT，亲缘和非亲缘）和自体移植（ASCT），按预处理方案的强度可分为清髓性和非清髓性移植。Allo-SCT 可诱导移植物抗白血病（GVL）作用而降低复发，但移植并发症多，移植相关死亡（TRM）率高。ASCT 的并发症少，TRM 率低，但复发率也高。国外多项临床随机比较研究认为，成年人 ALL 自体移植的疗效并不优于常规化疗。成年人高危 ALL 采用 Allo-SCT 能取得比常规化疗更好的疗效，但对标危组能否从中获益还不太清楚。Allo-SCT 的疗效主要取决于患者的年龄和白血病缓解状态。20 岁以下患者的长期 LFS 率可达 62%，而 >20 岁者仅 48%。CRI 期移植的疗效最佳，而 2 次或以上缓解（≥CR2）的患者和难治、复发患者的移植疗效明显减低。一般认为，≥CR2 的成人 ALL 仍应推荐 Allo-SCT，如无合适的同胞或非亲缘供者，可考虑试验性非清髓移植、脐血干细胞移植或半倍体移植。

成年人 ALL 异体干细胞移植已有了相当的经验，但移植的最佳时机、最佳预处理方案和最佳程序等仍不明确。德国 GMALL 认为高危患者应于诊断后 3~4 个月进行移植，未取得分子缓解的标危患者和复发后再次取得 CR 的成年人 ALL 也推荐移植。首选 HLA 配型相合或仅 1 个位点不相合的同胞供者移植，也可选择 HLA 配型相合或仅 1 个位点不相合的非亲缘供者移植；如无以上合适的供者，还可考虑脐血移植、半倍体移植或非清髓性移植。预处理方案多种多样，但一般都含 TBI。国际骨髓移植登记处（IBMTR）一项报道认为，VP16 联合 TBI 的预处理方案有一定优势。移植前去除 T 细胞是否有益尚无定论，应按各临床中心的自身经验来决定。

（2）难治、复发 ALL 的治疗：难治、复发的成年人 ALL 疗效很差，采用与标准诱导方案类似的方案再诱导治疗 CR 率一般不超 50%，HD-MTX、HDAC 或 MTZ 等单药诱导的再缓解率 ≤30%，而 AMSA、鬼臼毒素等则仅为 10%~15%，长期生存者罕见。MRC/ECOG 分析 609 例复发成人 ALL 的疗效，发现 5 年总生存率仅 7%；年龄小（≤20 岁）、CR1 期长（≥2 年）者预后相对较好，复发后接受 SCT 的部分患者可获长期生存，而复发前的治疗对复发后治疗的疗效并无影响。法国报道 LALA-94 方案治疗后首次复发的 421 例成年人 ALL，再缓解率为 44%，中位 DFS 仅 5.2 个月，5 年 DFS 率为 12%；复发后接受移植、CRI 期 ≥1 年和复发时 PLT $> 100 \times 10^9$/L 的患者预后相对良好，初诊时的危险分层和复发前的治疗不影响复发后治疗的疗效。两项研究都认为成年人 ALL 复发后现行的挽救治疗疗效很差，CR1 期短和年龄偏大的患者尤其如此。Allo-SCT 挽救治疗的疗效优于联合化疗，但 CR2 患者中仅 30%~40% 能有条件移植，我国能进行移植的患者更少。为提高疗效，应积极鼓励患者进行新药临床试验。克罗拉滨是第二代嘌呤核苷酸类似药，Ⅱ期临床研究发现治疗难治、复发儿童 ALL 的有效率为 31%，CR 率可达 20%，现已被美国 FDA 批准用于成年人 ALL 复发患者的试验性治疗。奈拉滨为脱氧鸟苷类似药，单药治疗 T-ALL 复发患者的有效率高达 50% 以上。其他新药如脂质体长春新碱、聚乙二醇化 ASP、伊马替尼和 CD20 单抗美罗华等，有望进一步提高难治、复发患者的疗效。

（3）青少年 ALL 的治疗：16~21 岁的青少年 ALL 是一组特殊患病人群。欧美一些临床研究机构回顾性比较了用儿童和成年人 ALL 治疗方案治疗这类患者的疗效，结果发现儿童方案的疗效要明显优于成人方案，两组长期生存率分别为 60%~65% 和 30%~40%。与成人方案比较，儿童方案更多地使用了糖皮质激素、ASP 和长春新碱等非骨髓抑制性药物，CNSL 的防治更早、更强，维持治疗时间也更长。此外，执行儿童方案的患者依从性较好、化疗间歇期短，亦与儿童方案取得较好的疗效有关。美国 CALGB-ECOG/SWOG 为此开展了前瞻性 II 期临床研究，将儿童方案用于 30 岁以下成人 ALL 的治疗，有些中心甚至推广到 50 岁以下的患者；经短期随访认为，儿童方案用于青少年甚至 50 岁以下成人 ALL 治疗是可行的，长期的疗效尚待进一步观察。

（4）老年人 ALL 的治疗：老年人 ALL 的 CR 率低于 50%，中位 CR 持续时间仅 3~12 个月，总生存率不到 10%。老年患者常并发多种器官、系统疾病，骨髓和髓外组织器官的代偿能力差，对化疗耐受性差，并发症多，治疗毒性较大，治疗相关死亡率高，常需强化支持治疗，且常被迫降低化疗强度，甚至推迟化疗；另外，老年 ALL 的 t（9；22）等不良预后因素多，白血病细胞化疗敏感性差，耐药发生率高。故老年患者应积极推荐进入临床试验；一般情况好、健康评分值低（PS 评分 0~2 分）的可给予标准剂量化疗，55~65 岁的 CR 患者条件允许时也可考虑 ASCT 或非清髓移植；否则应推荐减低剂量的化疗，或者仅给予积极的支持治疗。

八、预后

成年人 ALL 的预后主要与年龄、初诊时 WBC 数、疾病亚型、细胞遗传学特征、诱导治疗达 CR 时间和 MRD 水平等因素有关。这些临床和实验数据可用于指导 ALL 的治疗。年龄是决定预后的最重要的指标。<30 岁和 >50 岁的患者总生存率分别为 34%~57% 和 15%~17%。随着年龄增长，SCT 的疗效也逐渐降低。初诊时高 WBC 数 ［（30.0~50.0）×10⁹/L］ 的前体 B-ALL 治疗并发症多，复发率高，治疗上应注意根据 MRD 水平调整用药，采用试验性治疗和 SCT。但高 WBC 数对 T-ALL 的预后影响较小。细胞免疫表型是 ALL 的独立预后因素，不同临床亚型的治疗方法和生物靶向治疗不同。胸腺（皮质）T-ALL 约占成人 T-ALL 的 50%，应用现代治疗 CR 率可达 85%~90%，5 年 OS 率高于 50%；而早期 T-ALL 和成熟 T-ALL 的预后较差，CR 率仅为 70%，长期 LFS 率为 30%。细胞遗传学异常可能是不同亚型 T-ALL 具有不同预后的分子基础，*HOX11* 基因过度表达主要见于预后较好的胸腺 T-ALL，而 *HOX11L2*、*SIL-TAL1*、*ERG* 和 *BAALC* 等的高表达则多见于成熟 T-ALL 和早期 T-ALL，预后差。Notch1 激活突变见于 50% 的 T-ALL，预后意义还不明确，其活性可被 γ-分泌酶抑制药所抑制。*NUP214-ABL1* 表达增高的不成熟 T-ALL 可试用伊马替尼等酪氨酸激酶抑制药治疗。成年人 Common-B 和 Pre-B ALL 的 CR 率可达 80% 以上，但仅 1/3 能获得长期生存，少数甚至 CR 持续 5~6 年后仍有复发；高白细胞数（>30.0×10⁹/L）、取得 CR 时间超过 3~4 周和 Ph/BCR-ABL 阳性是这类患者的不良预后因素，长期生存者不足 25%；伊马替尼生物靶向治疗已明显改善了 Ph/BCRABL 阳性 ALL 的预后；而无上述不良预后因素的标危患者长期生存可达 50% 以上。Pro-B 或具有 t（4；11）的成年人 ALL 预后差，但包括 HDAC 和 HD-MTX 以及 SCT 在内的强烈治疗有望改善患者的预后，CRI 期接受 Allo-SCT 的长期生存率甚至可达 60%。成熟 B-ALL 经短期强化治疗、积极 CNSL 预防和 CD20 单抗治疗后疗效也有了显著提高。

治疗反应是成年人 ALL 除了年龄以外的最重要的预后因素。泼尼松治疗反应差、CR 延迟（3~4 周）或未获 CR 和 MRD 水平高的患者预后差。MRD 的检测方法主要有 PCR（融合基因和 TCR、Ig 重排）和流式细胞术。联合 TdT 和 CyCD3 单抗可检测 T-ALL 缓解后的 MRD 水平。正常 B 祖细胞（CD34⁺/CD10⁺）对皮质激素和其他化疗药物极为敏感，诱导治疗 2 周时在骨髓标本中用流式细胞术不能检出。前体 B-ALL 经治疗 2 周后，如流式细胞术仍能检出不成熟的 B 细胞，即可认为存在微小残留病变。治疗期间应动态检测 MRD，按 MRD 水平确定危险分层和实施治疗。诱导治疗早期快速取得分子 CR 的患者复发率仅 8%~10%，而巩固治疗阶段 MRD≥0.01% 的复发率高达 66%~88%，应推荐干细胞移植。此外，多药耐药蛋白（MDR1/P170）的表达也与不良预后有关。

按预后因素一般可将成年人 ALL 分为以下 3 组。

低危组：包括年龄 <30 岁，初诊时 WBC <30.0×10⁹/L、达 CR 时间 <4 周、非 pro-B 表型或无 t（4；11）的前体 B-ALL，胸腺 T-ALL 和达到分子 CR 的 ALL。这类患者宜采用多药诱导治疗，达 CR 后进行多轮巩固强化治疗，一般不推荐 CRI 期行 SCT；维持治疗给予 MM 方案共 2~2.5 年。诱导和巩固强化治疗期间给予 CNSL 预防。

高危组：包括年龄在 50~60 岁，初诊时 WBC >30.0×10⁹/L、达 CR 时间 >4 周、pro-B 表型或具有 t（4；11）的前体 B-ALL，早期-ALL 和成熟 T-ALL，以及诱导后未达分子 CR 的 ALL。这类患者也采用多药诱导治疗，达 CR 后巩固强化治疗 1 疗程，年轻患者如有 HLA 配型相合的亲缘或非亲缘供者应首选 Allo-SCT，也给予 ASCT 或强烈巩固强化治疗，或进入临床实验。诱导和巩固强化治疗期间给予 CNSL 预防。

极高危组：是指具有 Ph 染色体/BCR-ABL 融合基因阳性的 ALL。治疗推荐伊马替尼 + 联合化疗，具体见上。

成熟 B-ALL 的预后已大为改观，不再被视为不良预后的临床亚型，治疗选择见上。

第三节　慢性髓系白血病

一、定义

慢性髓细胞白血病（CML）是一种起源于多能干细胞的髓系增殖性肿瘤，具有特征性的 t（9；22）（q34；q11）或 BCR-ABL1 融合基因。

二、流行病学

CML 不同地区年发病率并不一致，以澳大利亚为最高，美国、日本、哥伦比亚、加拿大次之。国内资料表明，CML 发病率为 0.36/10 万，在各类白血病发病率中占第 3 位。本病可见于各年龄组，在美国以青年及中年人居多，我国以中老年人为多，其中 50~59 岁年龄组形成一高峰。男性高于女性，男女之比为 3：2。

三、致病机制

Ph 染色体是 CML 的特征性改变，它是由 Nowell 等 1960 年首次在费城发现并命名。最初发现是在 CML 患者分裂的血细胞 G 组染色体出现长臂缺失（22q），称为 Ph 染色体。20 世纪 70 年代初证实 Ph 染色体是由 22 号染色体的长臂缺失或 22 号染色体长臂与 9 号染色体长臂相互易位的结果，即 t（9；22）（q34；q11.21）。97.5% 的 Ph⁺ CML 具有典型的 t（9；22）易位，其余则以变异 Ph 易位形式出现，包括简单变异易位、复杂变异易位和隐匿性 Ph 染色体。简单变异易位是 22 号染色体长臂 1 区 1 带与非 9 号染色体之外的任何染色体易位；复杂变异易位是包括 9 号和 22 号染色体在内的 3 条或更多的染色体之间易位；隐匿性 Ph 染色体是通过显带技术难以鉴定的染色体易位，但分子分析仍然检测到 bcrabl 融合基因。不管存在何种变异易位，通过分子荧光原位杂交（FISH）技术和分子生物学手段总能检测到 bcrabl 融合基因。所有 Ph 染色体阳性的 CML 患者皆具相似的临床、血液学及预后特征。

与 V-abl 癌基因同源的 C-abl 原癌基因位于人类 9 号染色体长臂 3 区 4 带上（q34.11）。C-abl 原癌基因长 230 kb，具有 12 个外显子，其中第一个外显子被一长约 200 kb 的内含子分隔成 Ⅰb 和 Ⅰa。C-abl 编码蛋白 P145ABL 具有内在酪氨酸活性。在 CML，abl 断裂点通常位于外显子 Ⅰb 和外显子 2 之间，Ⅰb 外显子留在 9 号染色体上。bcr 定位于 22q11，长约 135 kb，含有 23 个外显子，编码 bcr 蛋白广泛分布于人类各组织中。在 CML，bcr 断裂点的位置变异较大，常见有 3 个断裂点区域：M-bcr、m-bcr、u-bcr。其中 M-bcr 为主要断裂点簇区，跨越 bcr 第 12~第 16 外显子，编码 P210 融合蛋白。发生于 m-bcr 断裂点区（bcr 第 1~第 2 外显子）产生融合基因编码 P190 蛋白。此种形式更易出现于急性淋巴细胞白血病（ALL）中。μ-bcr 位于 M-bcr 的下游，跨越第 17~第 20 外显子，蛋白产物为 P230。

bcrabl 融合蛋白定位于胞质中，具有显著增强的酪氨酸激酶的活性。可直接参与细胞向 CML 表型的转化。bcr-abl 蛋白除增加 bcr 蛋白自身磷酸化外，更重要的是改变了某些关键调节蛋白的正常磷酸化类型。而这些蛋白可能介导酪氨酸激酶的信号传导并调节基因表达，影响细胞的增殖与分化。如 Grb-2、shc、P21ras、P120GAP、Ph-p53、P160 bcr、CRKL、c-myc、c-myb、P120 CBL、bcl-2 及 PI-3 等一系列调节蛋白是假定的 bcr-abl 蛋白的作用靶点。P21ras 的活化具有生长调节作用，同时也是 CML 细胞增殖所必需的。许多上述蛋白在信号传导中均可导致 ras 原癌基因表达。如在原始纤维细胞中表达 P210 bcr-abl 可同时激活 P21ras 并抑制 GTP 酶激活蛋白 P120GAP 的活性。P210bcr-abl SH2 磷酸化域与连接蛋白 Grb2 联结，同样导致 ras 的活化。另外，Bcr-abl 导致细胞体外对化疗及其他 DNA 损伤性药物的耐药，并抑制凋亡。Bcr-abl 的表达可能影响造血细胞周期的分布，损伤的 DNA 通过延迟 G2/M 期的转换而得以修复。CML 细胞凋亡的失调可能与 bcl-2 表达增高相关，小鼠 bcr-abl 细胞可因 bcl-2 的过量表达而耐受凋亡且具致瘤性。Bcl-2 表达一旦被抑制，该细胞致瘤性消失。

造血祖细胞与基质相互作用的异常可能是 CML 致病的核心。CML 祖细胞黏附与锚定特性的异常导致细胞成熟与增殖的紊乱。CML 细胞不能如正常干细胞一样正常黏附于基质细胞，尤其缺乏由 β-整合素介导的黏附。黏附分子淋巴活化抗原 3 在 CML 细胞上的表达也减少。P210 bcr-abl 蛋白在胞质分布可直接参与细胞黏附功能异常，也可通过诱导整合素或其他黏附分子胞内部分的磷酸化改变其黏附特性。造血祖细胞黏附功能异常可部分解释了 CML 细胞过度增殖以及过多地从骨髓释放。骨髓微环境对造血的影响也是一个不容忽视的因素。骨髓微环境具有支持和调节造血细胞增殖与分化的功能，造血微环境的失调也可导致造血失控。尽管研究显示 CML 基质细胞分泌的造血生长因子与正常无异，且肿瘤坏死因子、细胞因子、巨噬细胞抑制蛋白 α 在 CMD 基质上清中水平显著减少，然而基质细胞的异常已经出现，如来源于 Ph（＋）祖细胞的恶性基质巨噬细胞与 CML 干细胞相互接触能选择性扩增白血病细胞，而抑制正常的造血。

CML 病情进展是克隆变化的结果，在 CML 向 AML 转化过程中，基因突变发生率提高，CML 进展过程中基因表达变化涉及核糖体形成、Wnt 信号通路、核小体、糖代谢、髓细胞分化、细胞凋亡、基因组的不稳定性以及 DNA 损伤修复等过程。CML 进展期 Rb 抑癌基因、ras 基因及 p53 基因改变早有报道，新近研究发现 TET2、ASXL1、IDH1 以及 JAK2 的突变亦可见于 CML 进展期。目前认为尽管加速期是在慢性期基础上演变而来，但它是以不同于慢性期发病的新的机制起病，P210 蛋白在维持 CML 急性变中并没有显著作用。

四、临床表现

CML 起病缓慢，其自然病程包括无症状期、慢性期、加速期及急变期 4 个阶段，多数患者是在症状出现之后方去就诊并得以诊断。只有极少数患者在体检和因为其他原因检验血液时才发现血液异常，此时脾脏可能已有轻度肿大或不肿大。

CML 染色体开始出现异常至出现典型症状大约为 6.3 年，称为增殖期。如以 CML 确诊后中位生存期为 3.5 年计算，整个 CML 的中位生存期约为 9.8 年。CML 疾病早期即已出现嗜碱性粒细胞绝对值升高，在白细胞计数 $<20 \times 10^9/L$ 时已表现出外周血中性粒细胞碱性磷酸酶活性降低，且随疾病进展加剧。在白细胞计数 $>20 \times 10^9/L$ 时脾脏在肋下可触及，在 $(30 \sim 90) \times 10^9/L$ 时出现症状。

慢性期（CML-CP）最早出现的自觉症状是乏力、头晕、腹部不适等表现，也可出现全身不适、耐力减低、恶心等症状还可表现为基础代谢增高的特点，如怕热、盗汗、多汗、体重减轻、低热、心悸和精神紧张等。随疾病进展，可出现器官增大相关症状，如脾肿大会引起腹胀、左上腹沉重感或左上腹疼痛、食后饱胀感等。早期出血少见，后期约有 30% 出现不同程度的皮肤、黏膜及消化道出血，女性可有月经过多，颅内出血少见。骨痛、关节痛是初诊时少见的症状，可因脾周围炎或脾梗死而表现为急性左下胸或左上腹剧痛。消化道溃疡较正常发生率高，可能与组胺释放过多相关。罕见的症状为痛风性关节炎，常与高尿酸血症有关。阴茎异常勃起，可能与白血病浸润或海绵体血栓所致有关。最常见的体征是脾肿大、面色苍白、胸骨压痛。肝大、淋巴结肿大、皮肤紫癜也可见。40%~70% 患者在初诊时脾在肋下 10 cm 左右，通常无触痛。如有脾周围炎可有触痛或摩擦感。胸骨压痛常局限于胸骨体。部分患者在诊断时可触及淋巴结肿大。早期多无面色苍白，随病情加重而显著，如伴有骨髓纤维化则更为明显。晚期常伴有髓外浸润表现。实验室检查异常经常出现于症状出现之前，约有 15% 的患者是在无症状时依据实验室检查发现而确诊。白细胞计数增加是本病的显著特征，诊断时白细胞通常在（30 ~ 90）× 10^9/L，少数高达 100×10^9/L 以上。白细胞计数增加与脾肿大呈正相关性。分类以成熟粒细胞为主，可见到各阶段原始及幼稚粒细胞，以中幼粒及晚幼粒细胞为主，原始细胞 + 早幼粒细胞 <10%。多数患者嗜碱性粒细胞、嗜酸性粒细胞比例增多。血红蛋白及红细胞早期可正常，血片中可以见到少量有核红细胞。网织红细胞正常或偏高。疾病发展过程中因出血、溶血、骨髓红细胞生成减少而出现血红蛋白下降。贫血多为正细胞正色素性，如伴有骨髓纤维化，红细胞可出现大小不均，呈现明显的异形性。血小板多数增高或正常，增高者可达 1 000 × 10^9/L 以上，血小板形态正常，功能多异常，血栓形成罕见；少数患者血小板可减少。

CML-CP 骨髓涂片呈明显增生或极度增生，造血细胞占骨髓细胞的 75% ~ 90%，以粒系增生为主，红细胞及淋巴细胞相对减少，粒：红常为（10 ~ 30）：1，甚至 50：1。分类中以中、晚幼粒细胞增多为主，原粒细胞 + 早幼粒 <15%，原始粒细胞（Ⅰ + Ⅱ 型）≤10%，嗜碱性粒细胞及嗜酸性粒细胞比例增多，可见幼稚阶段的嗜碱性及嗜酸性粒细胞。粒细胞可出现核浆发育不平衡，颗粒多少不一。巨核细胞数可增高也可正常，易见小巨核细胞。巨核细胞形成血小板良好，涂片中血小板不少，可成堆分布。骨髓中有时可出现类戈谢或类尼曼—皮克细胞。电子显微镜检查发现，这些细胞胞质内含物结构不同于戈谢细胞或尼曼—皮克细胞内的神经节苷脂或脑苷脂，表明这类细胞是巨噬细胞演变而来。

外周血或骨髓中中性粒细胞碱性磷酸酶（ALP）水平是异常减低的，约 90% 的 CML 缺乏此酶。

CML-CP 的粒—单核细胞系或嗜酸性粒细胞集落形成（CFU-C）的大小、成熟度、细胞类型的分布是正常的，但其集簇与集落之比常低于正常，密度也较正常集落为轻。

初治 CML 通常还可发生高尿酸症，治疗过程中可因细胞迅速破坏，进一步造成大量嘌呤的释放，导致尿酸沉淀而形成泌尿道结石，发生梗阻。一些患者还可发生痛风性关节炎或尿酸性肾病。

中性粒细胞中含有维生素 B_{12} 结合蛋白转钴Ⅰ和转钴Ⅱ。骨髓增殖性疾病患者通常具有高水平的维生素 B_{12} 结合能力，尤其在 CML 中可见到转钴Ⅰ及维生素 B_{12} 水平明显增加，常为正常的 10 倍以上，增加程度与白细胞总数成正比，治疗后明显下降。少数 CML 患者可发生恶性贫血，这是因为维生素 B_{12} 与转钴Ⅰ有高度亲和性，转钴Ⅰ升高导致血清中维生素 B_{12} 正常，而组织中维生素 B_{12} 缺乏的缘故。此外，患者的人血白蛋白正常，球蛋白中度升高，偶尔有血钙升高，与骨破坏有关。

加速期（CML-AP）是 CML 进入急变期（CML-BP）的过渡阶段，也是患者病情恶化的转折点，两者难以绝对分开，称为进展期。20% ~25% 的患者不经加速期而直接进入急变期。加速期常以不明原因的低热、乏力、食欲缺乏、盗汗、消瘦加重为特点，伴有与白细胞不成比例的脾迅速增大伴压痛，淋巴结突然肿大，胸骨压痛明显和骨骼发生溶骨性变化而骨骼疼痛等体征，贫血常进行性加重。进入急变期，除伴有上述症状外还表现为全身骨痛，肝、脾、淋巴结肿大，髓外浸润表现如皮肤结节，睾丸浸润，阴茎异常勃起，眼眶浸润出现绿色瘤等。严重的中性粒细胞缺乏常导致难以控制的细菌、真菌感染，表现为持续高热不退，甚至发生败血症。严重的血小板缺乏引起出血趋势加重，甚至发生脑出血而死亡。

进展期血常规检查发现大多数患者外周血白细胞计数上升，少数可减低，原始细胞及幼稚细胞比例增高，嗜碱性粒细胞比例增高，血红蛋白下降，血小板计数显著减少或增多。可有小巨核细胞出现。常伴有骨髓纤维化，表现为网状纤维或胶原纤维增多。粒细胞集落生长在加速期集簇形成增多，集落形成减少，集落：集簇减低。急变期则呈现急性白血病的特征，无集落生长，可见小的集簇，个别可见以幼稚细胞为主的大集落。进展期常有新的染色体核型出现，最常见的是双 Ph 染色体、+8、i（17q）、+19、+21 等，它们可单独出现或并发出现，常于临床诊断急性变前 2 ~3 个月出现，有预测急性变的价值。少数患者还可并发出现急性髓细胞白血病特异的染色体异位，如 t（8；21）、t（15；17）、inv（16）、inv（3）等。急性变时额外染色体出现常具有预后价值：①只具有 Ph 染色体或双 Ph 染色体，治疗效果好，中位生存期 5.7 个月。②同时存在 Ph⁺ 和额外染色体，半数患者治疗有效，中位生存期 4.9 个月。③全部为额外染色体者，疗效差，中位生存期为 2.5 个月。

CML 急性变最为常见的是急性粒细胞变，占 50% ~ 60%；其次为急性淋巴细胞变，占 1/3 病例。其他少见的类型有粒单核细胞变、嗜酸性粒细胞变、急性单核细胞变、巨核细胞变、幼红细胞和红白血病变、早幼粒细胞变等。CML 急性淋巴细胞变以 B 淋巴细胞或前 B 淋巴细胞膜抗原标记为主，T 淋巴细胞标志少见。CML 患者也可仅在身体某一部位先发生急变，而骨髓及外周血仍然显示出典型的慢性期状态，称之为局灶性急变。最常见的部位是淋巴结，皮肤和软组织、乳腺、胃肠道、泌尿道、骨骼及中枢神经系统也可发生急性变。淋巴结急性变表现为孤立性或弥散性淋巴结肿大。累及骨骼常出现骨骼疼痛、触痛及 X 线改变。中枢神经系统的急变可有头痛、恶心、呕吐、昏迷、脑神经瘫痪及视盘水肿等，脑脊液中出现细胞增多，蛋白异常及原始细胞等。局灶性急变意味着全身急变即将发生，因此应采取全身急变的治疗方案。CML 急髓变的平均病程为 2 个月，很少超过 6 个月。而急性淋巴细胞变的患者平均病程约 6 个月，超过 10 个月罕见。个别急变期者因缓慢的造血异常改变及髓外急性变生存期可达 1 年。

CML 除急变导致患者最终死亡外，有少数患者外周血及骨髓中并无急性变的改变，但呈现进行性衰竭，甚至为恶病质状态，或 CML 并发了第二肿瘤如恶性淋巴瘤等，这种情况均称为终末期。患者严重消瘦，多脏器功能衰竭，并发感染及出血，最终死亡。

CML 生存期受病例选择及治疗的影响差异较大。未治疗 CML 患者诊断后生存时间平均为 31 个月，随着治疗的不断改进生存期也逐渐延长，传统药物白消安或羟基脲治疗的 5 年生存率在 30% 左右，干扰素治疗者达到 60%，目前靶向治疗药物伊马替尼治疗 5 年生存率高达 80% 以上。

五、诊断与鉴别诊断

典型 CML 诊断并不困难，临床表现典型，并发 Ph 染色体和（或）有 bcr-abl 融合基因阳性即可确诊。CML 可分为慢性期、加速期、急变期。

（一）鉴别诊断

CML 主要需与以下疾病相鉴别。

1. 早期的慢性粒细胞白血病应与粒细胞类白血病反应相鉴别　粒细胞类白血病反应是机体受刺激而发生的类似于白血病的血常规变化。常见的原因为感染、中毒、癌肿、大出血、急性溶血、休克和外伤等。类白血病反应主要鉴别点为：①去除病因，类白血病反应会消失。②无胸骨压痛，脾不肿大或轻度肿大。③通常无贫血及血小板减少。④白细胞增多型类白血病反应白细胞可超过 50×10^9/L。一般在 100×10^9/L 以内，超过 200×10^9/L 罕见。⑤类白血病反应者中幼粒细胞百分率不高，原粒少见，嗜酸性粒细胞低于正常。⑥嗜酸性粒细胞类白血病中血及骨髓中以成熟嗜酸性粒细胞为主。⑦胞质中有明显的中毒颗粒和空泡，缺乏白血病中细胞异型，核浆发育不平衡等特征。⑧N-ALP 活性增高。⑨无 Ph 染色体。

2. CML 与其他骨髓增殖性肿瘤的鉴别　慢性髓细胞白血病与真性红细胞增多症（PV）、原发性骨髓纤维化（MF）及原发性血小板增多症（ET）同属于骨髓增殖性肿瘤范畴。在其发病过程及临床表现方面有着相似的临床特征，且可以相互转化，但预后明显不同。

PV 以红细胞增多为突出表现，伴有红细胞增多所致高黏血症，并多有脾肿大等临床表现；白细胞轻度增多，但一般不超过 50×10^9/L；血小板也有轻度增加，红细胞容量明显超过正常值。中性粒细胞碱性磷酸酶升高，Ph 染色体为阴性，95% 真性红细胞增多症患者出现 JAK2V617F 突变，部分患者存在 JAK2 第十二外显子突变。

ET 以血小板增多为主同时伴有血小板功能异常。白细胞计数轻度增多，多在 50×10^9/L 以下；嗜酸性粒细胞、嗜碱性粒细胞不增多。脾轻度增大，中性粒细胞碱性磷酸酶增高，Ph 染色体阴性，50% 左右血小板增多症患者存在 JAK2V617F 突变，1% 患者发现 MPL W515K/L 突变。

MF 患者多有贫血，脾多大且增大程度与白细胞数不成比例。外周血中易见幼稚粒细胞及有核红细胞，原始细胞及各阶段幼粒细胞甚至比骨髓中的比例还要多。成熟红细胞形态显著异常，有泪滴样改变或月牙形及盔甲形等。Ph 染色体、*BCR ABL* 融合基因阴性。50% 骨髓纤维化患者存在 *JAK2V617F* 突变，5% 患者发现 *MPL W515K/L* 突变。骨髓活检有助于骨髓纤维化的诊断。根据骨髓活检可将骨髓纤维化分为细胞期、胶原形成期、纤维化期及硬化期。

3. CML 与其他慢性白血病鉴别　CML 还应与慢性嗜中性粒细胞白血病（CNL）、慢性嗜酸性粒细胞白血病、嗜碱性粒细胞白血病、慢性粒—单细胞白血病相鉴别。CNL 少见，病情进展缓慢，白细胞增高以成熟中性粒细胞为主，中性粒细胞碱性磷酸酶活性增高，无 Ph 染色体，且极少发生急性变。嗜酸性、嗜碱性粒细胞白血病分别以各阶段嗜酸性或嗜碱性粒细胞增多为主要表现，且伴有嗜酸性、嗜碱性细胞形态异常。CML 急变期或加速期可发生嗜碱性粒细胞比例增多，若 CML 发生嗜酸性粒细胞或嗜碱性变时，嗜酸或嗜碱性粒细胞比例应超过 30%，且各阶段中幼粒、嗜酸性粒细胞或嗜碱性粒细胞比例增多，并伴有原始粒细胞和早幼粒细胞增多。CMML 临床特点及骨髓象极似 CML，但具有单核细胞增多的特点。前述疾病与 CML 鉴别的根本在于缺乏 Ph 染色体、*BCRABL* 融合基因。

4. 其他　CML 的脾肿大还应与肝硬化、血吸虫病、黑热病、霍奇金病、肝糖原累积病等引起的脾肿大相鉴别，CML 并发脾梗死引起的左上腹剧痛应与相关急腹症相鉴别。但由于本病有特殊血常规，鉴别并不困难，脾 B 超可以鉴别。

（二）CML 临床分期

1. 慢性期。

（1）临床表现：无症状或有低热、乏力、多汗、体重减轻等症状。

（2）血常规：白细胞计数增高，主要为中性晚幼和杆状核粒细胞，原始粒细胞（Ⅰ型＋Ⅱ型）≤5%～10%，嗜酸性和嗜碱性粒细胞增多，可有少数有核红细胞。

（3）骨髓：增生明显活跃或极度活跃，以粒系增生为主，中、晚幼粒和杆状核粒细胞增多，原始粒细胞（Ⅰ型＋Ⅱ型）≤10%。

（4）染色体：有 Ph 染色体。

（5）CFU-GM 培养：集落或集簇较正常明显增加。

2. 加速期　具有下列两项者可考虑为本期。

（1）不明原因的发热、贫血、出血加重，骨骼疼痛。

（2）脾进行性肿大。

（3）不是因药物引起的血小板进行性降低或增高。

（4）原粒细胞（Ⅰ型＋Ⅱ型）外周血和（或）骨髓中 10%～19%。

（5）外周血中嗜酸性粒细胞 >20%。

（6）骨髓中有明显的胶原纤维增生。

（7）出现 Ph 染色体以外的染色体核型异常。

（8）对传统的抗慢性髓细胞白血病药物治疗无效。

（9）CFU-GM 增殖和分化缺陷，集簇增多，集簇和集落的比值增高。

3. 急变期　具有下列一项可诊断本期。

（1）外周血或骨髓中的原始粒细胞（Ⅰ～Ⅱ型）或原淋＋幼淋或原单＋幼单≥20%。

（2）外周血中原始粒＋早幼粒细胞≥30%。

（3）骨髓中原始粒＋早幼粒细胞≥50%。

（4）髓外原始细胞浸润。

（5）CFU-GM 培养呈小簇生长或不生长。

六、治疗

CML 治疗经历了放疗、化疗、免疫治疗、骨髓移植、分子靶向治疗等一系列治疗措施，疗效逐渐提高，异基因骨髓移植使部分患者获得了治愈。随着新治疗手段的不断涌现，在过去的 20 余年里，

CML 的治疗发生了巨大的变化。20 世纪 90 年代末甲磺酸伊马替尼（IM）成功用于临床，开创了分子靶向治疗肿瘤的时代，患者生存期明显延长。作为 20 世纪 90 年代缺乏移植条件的 CML 患者治疗首选的干扰素已不再推荐为一线治疗。随着 IM 临床应用时间的延长，IM 耐药的问题逐渐显现，二代酪氨酸激酶抑制药不断问世，临床试验结果令人鼓舞，相信不久的将来会有更多的 CML 患者受益。CML 患者的生存期与治疗密切相关，治疗应以能治愈或达到细胞遗传学/分子生物学缓解为目的。

1. CML 慢性期的治疗　CML 治疗应依据患者的自身状况、预后分析、经济条件制订相应的治疗方案。CML 患者就诊或复发时常有高尿酸血症，因此，治疗前应予别嘌呤醇 300 mg/d，分次口服，并充分补液以维持尿量，如果患者有大量细胞溶解的危险因素，应维持尿量在 150 mL/h。由于别嘌呤醇可出现过敏性皮炎，因此在白细胞数下降至正常、脾肿大明显缩小、无明显高尿酸血症后应停用。目前 CML 慢性期患者主要采用下列治疗：化疗、干扰素治疗、分子靶向药物治疗、骨髓移植与外周血干细胞移植、中药治疗等。

（1）化疗：白消安（马利兰）是第一个广泛应用于 CML 治疗的烷化剂药物，作用于早期祖细胞，对 CML 慢性期有较好疗效。白消安代谢产物排泄较慢，治疗开始白细胞下降缓慢，一旦有骨髓抑制，则持续时间较长。常规剂量为 4 ~ 6 mg/d，应连续服用。用药后先有自觉症状如乏力、腹胀、多汗等好转，2 ~ 3 周后出现白细胞下降，外周血幼稚细胞减少，最后脾回缩。白细胞降至（20 ~ 30）× 10⁹/L 时可暂时停药，此时白细胞有可能继续下降达正常水平。少数患者可不服药而长期维持缓解，大部分患者常在白细胞下降至最低后 1 ~ 2 个月又逐渐上升，需小剂量白消安的维持治疗。一般每日或隔日 2 mg，由于患者对白消安敏感性的不同，常可导致同一剂量出现不同疗效，因此用药初期应及时检测血常规，每周查 2 次，如白细胞下降幅度过快，应及时减量或停药。如不及时停药有可能发生骨髓抑制而危及生命。白消安主要不良反应为骨髓抑制，有时治疗后血小板明显下降而白细胞下降不显著，造成治疗困难。白消安易发生皮肤色素沉着，尤以面部、躯干、四肢为明显。发生色素沉着可能与去巯基作用有关，白消安与谷胱甘肽的巯基起反应，使角质减少而形成黑色素。白消安还可能引起不可逆的闭经或睾丸萎缩、间质性肺纤维化等。

羟基脲是一种周期特异性抑制 DNA 合成的药物，它作用迅速，能使白细胞较快下降，但药物后作用小，没有白消安的严重骨髓抑制作用。羟基脲维持时间短，停药后复发快，故应小剂量长期维持。治疗量为每日 2 ~ 3 g，白细胞下降后逐渐减量，直至缓解。一般初始剂量为 2 g/d，白细胞降至 10 × 10⁹/L 时，可用维持量 0.5 ~ 1.0 g/d。羟基脲不良反应轻，可有轻度的消化道反应（食欲缺乏、恶心）、脱发、皮肤丘疹、月经量多、骨髓细胞巨幼变等，对胎儿有致畸作用，骨髓抑制少，无肺纤维化。靛玉红及其衍生物甲异靛是吲哚类抗肿瘤药物，用于 CML 缩脾效果较为明显。甲异靛或靛玉红可以与羟基脲、白消安交替或联合用药。

单用环磷酰胺、6-巯基嘌呤、美法仑、苯丁酸氮芥（瘤可宁）、二溴甘露醇、合 520（嘧啶苯芥）、秋水仙胺、二溴卫矛醇、卡波醌、三尖杉碱等治疗 CML 慢性期患者虽都有效，但没有一种药物疗效超过羟基脲或白消安。强烈联合化疗也不能明显延长生存期。

（2）干扰素：干扰素（IFN）是一种具有抗病毒、抑制细胞增殖、免疫调节和诱导分化作用的天然细胞因子，按生物化学结构及抗原活性分为 α、β、γ 三大类。干扰素通过与其特异的受体结合，促使一系列的蛋白表达，其中 2′-5′寡聚腺苷酸合成酶是已知的最重要的酶之一，它能激活 RNA 酶，从而降解了促癌基因来源的 RNA 以及编码生长因子如 TNF-α、IL-1α、IL-1β、IL-6 等基因来源的 mRNA。体外实验证明，它能抑制正常或是 CML 患者的造血干细胞的增殖。CML 来源的造血祖细胞对骨髓基质细胞的黏附作用存在缺陷，导致了外周循环中祖细胞大量增多。IFN-α 能恢复这种黏附作用，从而使循环池中的 CML 造血干细胞重新分布到骨髓中去。IFN-α 还抑制骨髓基质细胞因子的过量表达，抑制 GM-CSF、G-CSF、转换生长因子、MIP-1α、IL-1 表达。已知 IL-1、G-CSF、TNF-α 的过量表达可能有助于恶性造血克隆的增殖，并且证实 IL-1 是 CML 进展的一个重要的细胞因子，它的过量表达既可诱导 GM-CSF 的产生，又可协同刺激早期祖细胞导致髓系造血的扩增。IFN-α 对此类因子具有分化调节作用。另外，IFN 还升高 MHCII 类抗原的表达，提高对 T 细胞细胞毒的调节作用，还可能对基因组的稳定性具有保护作用，从而延缓了 CML 的进展。IFN 还可通过上调 Fas 受体/Fas 配基系统，诱导 Fas 阳性 CML 祖细胞的凋亡。1981 年 M. D. Anderson 癌症中心应用干扰素体外研究发现，它能够无选择地抑制正常细胞及 CML 的髓系 CFU 细胞；同年天然干扰素治疗 CML 获得成功，从而为 CML 的生物治疗开辟新纪元。IFN 治疗 CML 的血液学缓解率为 61% ~80%（中位 64%），29% ~65% 的患者有不同程度的细胞遗传学缓解，主要细胞遗传学缓解 15% ~30%，只有极少部分患者能消除 Ph$^+$ 的克隆，并且低危组患者的疗效明显优于中高危组，早期治疗的疗效明显优于晚期治疗。对 IFN 治疗敏感的患者可获得更长的生存期。干扰素治疗 CML 获得细胞遗传学疗效的时间一般比较长，获完全细胞遗传学缓解的中位时间为 22 个月，获部分遗传学缓解的中位时间为 18 个月，获得微小细胞遗传学缓解的中位时间为 12 个月，并且获得细胞遗传学反应的程度与患者持续缓解的时间呈正相关。细胞遗传学反应与疾病的分期、预后分组及干扰素的剂量相关。在 12 个月内获得任何细胞遗传学反应都会有明显的生存优势，5 年生存率约为 70%，且与 Ph 染色体阳性细胞减少程度密切相关。干扰素联合羟基脲可使病情迅速得以控制，取得更好的血液学缓解，减低干扰素的不良反应，缩短控制疾病的时间，但其遗传学反应与单用干扰素相比无改善。联合应用干扰素和小剂量阿糖胞苷可获得良好的血液学与细胞遗传学疗效。法国 CML 研究组随机将 721 例 CML 患者分为三组：干扰素、干扰素 + 羟基脲、干扰素 + 阿糖胞苷 [20 mg/（m^2·d），皮下注射，每月 10 天] 进行治疗。结果表明干扰素 + 阿糖胞苷组的血液学缓解率为 66%，高于其他组，治疗 12 个月，干扰素 + 阿糖胞苷组有 41% 患者获得主要细胞遗传学反应，而单用干扰素组仅有 24%。观察 24 个月，干扰素 + 阿糖胞苷组有 54% 患者获得主要细胞遗传学反应，15% 患者获得完全细胞遗传学反应，而单用干扰素组患者获得主要和完全细胞遗传学反应分别为 41% 和 9%。表明干扰素联合小剂量阿糖胞苷疗效优于单用干扰素。

目前应用的干扰素类型为 IFN-α。IFN-β 和 IFN-γ 的疗效均不及 IFN-α。干扰素使用剂量通常按体表面积计算为 [（2~6）×10^6 U/（m^2·d），国外用量通常为 5×10^6 U/（m^2·d）]。皮下注射或肌内注射优于静脉注射，静脉注射可使 5% 的患者产生抗体。白细胞计数明显增高的患者在 IFN 治疗前应先用羟基脲减少白细胞负荷。治疗原则是早期、大剂量及长期持续应用。初用时每日注射，获缓解后可改用隔日 1 次。

干扰素早期常见不良反应有发热、畏寒、头痛、疲乏、食欲缺乏、肌肉及骨骼疼痛，似流感样的症状，持续几天至 2 个月；晚期可有持续乏力、食欲下降、体重下降，少数患者可有贫血、血小板减少、肝肾功能损害、脱发，有时有甲状腺功能低下、忧郁等，严重者可有心绞痛、注意力不集中、记忆力减退及昏睡等神经系统毒性表现。剂量减少时以上症状可减轻或消失，给予小剂量解热镇痛药如对乙酰氨基酚等可解除上述不良反应。

（3）酪氨酸激酶抑制药：甲磺酸伊马替尼商品名 Gleevec、Glivec、格列卫，属小分子化合物，是一种酪氨酸激酶抑制药（TKI）。对体内众多酪氨酸激酶，它仅能抑制 *BCR-ABL* 融合基因产物 P210 和 P190，PDGFR 与 c-Kit。所以是一种特异性很强的基因产物抑制药，但并不能消除疾病基因。自 1999 末至 2001 年经过 Ⅰ 期和 Ⅱ 期临床试验证实了 IM 的安全性、适合剂量和有效性后，于 2001 年 5 月美国 FDA 经快通道批准 IM 用于治疗 IFN-α 失效或不耐受的慢性期和进展期 CML（我国于 2002 年获准上市）。由于国际 Ⅱ 期临床试验证明了 IM 疗效与病期明显相关，对慢性期的疗效明显优于加速期，更优于急变期，使人们推测 IM 早期应用可能更具优势。遂于 2001 年开始了一项著名的国际随机 Ⅲ 期临床试验（IRIS），共 1 106 例初诊未经治疗的 CML 慢性期患者根据 Sokal 评分随机分为两组，一组为 IM 400 mg/d，另一组为 IFN-α 联合 Ara-C [IFN-α 500 万 U/（d·m^2）皮下注射 + Ara-C 20 mg/d 皮下注射，每月 10 天]，每组各 553 例。如果出现以下情况之一则交叉到对照组：①不耐受。②失去完全血液学缓解（CHR）。③失去主要细胞遗传学缓解（MCyR）。④6 个月未达到完全血液学缓解。⑤12 个月未达到主要细胞遗传学缓解。⑥白细胞增高。

鉴于 IM 的显著疗效，2008 年国际上已公认 IM 是 CML 慢性期的一线治疗。2008 NCCN CML 治疗指南 1 类推荐 IM 400 mg/d 为 CML 的一线治疗，干扰素不再推荐作为 CML 的主要治疗选择，删去 2007 NCCN 关于异基因造血干细胞移植作为 CML 一线治疗的推荐，达沙替尼、尼洛替尼作为 CML 二线治疗的选择。2007 年欧洲白血病网（ELN）专家治疗推荐中 IM 由一线可选择治疗改为一线治疗，并建议 IM 治疗失败时进行突变检测；异基因移植由一线可选择治疗改为 IM 治疗失败的二线治疗。除非患者高疾病风险，低移植风险，否则药物优于移植；干扰素仅在 IM 不耐受时可选用，患者生活质量降低是其临床应用的主要缺点；达沙替尼和尼洛替尼作为二线治疗。

IM 治疗开始最初 2 个月每周测定血常规 1 次，血常规受抑时缩短测定间隔，血常规稳定后可每月查 1 次，达 CCyR 后可 1 ~ 3 个月复查 1 次。每 3 个月复查骨髓包括形态学，染色体核型，实时定量 PCR（RQ-PCR）测定 BCR-ABL mRNA 连续两年。达 CCyR 者两年后可每 6 个月复查骨髓。定期监测的目的是及时发现是否治疗失败或疗效不理想，2008 NCCN CML 治疗指南中推荐如果出现治疗失败，并且耐药不是因为出现了对 IM 高度不敏感的突变，在患者能够耐受的情况下应增加 IM 剂量至 600 ~ 800 mg/d；若出现了 IM 高度不敏感的突变如 Y253、E255，则应该换用二代酪氨酸激酶抑制药（TKIs）如达沙替尼或尼洛替尼；若为对伊马替尼和其他 TKI 都耐药的 T315I 突变则进行造血干细胞移植（HSCT）。如果出现疗效不理想，在患者能够耐受的情况下应增加 IM 剂量至 600 ~ 800 mg/d，若为高疾病危险、低移植风险患者可进行异基因 HSCT。2010 NCCN CML 治疗指南中对于 IM 治疗失败的患者强调了对患者依从性、药物相互作用的评价，并推荐考虑突变分析。ELN 2007 专家推荐中特别警告对那些诊断时属于高危组、有 Del 9q$^+$ 或者 Ph$^+$ 细胞出现附加染色体异常（ACA）的患者，以及 IM 治疗 12 个月未获得 MMoR 或者任何时间出现任何的转录水平升高或在 Ph 细胞中出现其他染色体异常的患者更应严密地监测，并检查患者治疗依从性。

分子学反应监测是评估治疗反应和微小残留病灶/复发监测的重要手段，bcr/abl mRNA 水平降低的水平和时间影响无进展生存，达到 MMoR 后仍可能丧失 MMoR。丧失 MMoR 或 bcr/abl mRNA 水平增高提示复发。丧失 MMoR 更常见于 BCR/ABL 转录水平没有持续下降的和无 CMoR 患者，获得 CMoR 是新的目标。临床前研究和 I 期研究的资料显示，IM 治疗存在剂量—疗效关系，有几个试验证实初治 CML 慢性期患者使用较高剂量 IM 治疗可获得更早、更高的细胞遗传学和分子学反应。上述结果虽可证明高剂量 IM 可提高和加速疗效，但观察时间尚短，病例数不多，早获 CCyR 或 MMoR 者是否肯定能提高长期 OS/PFS，减少抗药发生率等尚有待于长期观察。现今治疗 CML 慢性期的常规剂量仍为 IM 400 mg/d，疗效不满意时可增量至 600 ~ 800 mg/d，2010 NCCN CML 治疗指南推荐在可耐受的情况下直接增量至 800 mg/d，或改用二代 TKIs 或其他治疗。在 2008 NCCN CML 治疗指南中 2A 类推荐更高剂量 IM 为初治 CML 慢性期患者的治疗剂量，尤其是高危患者。

IM 耐药主要有两方面，白血病细胞以外的因素和白血病细胞因素，前者如由于口服生物利用度不同导致 IM 血药浓度个体差异大、血清蛋白与 IM 的高度亲和力影响 IM 作用于靶细胞、细胞对 IM 的摄入和排出影响细胞内 IM 药物暴露；后者又分为 bcr-abl 相关因素，如基因突变、不规则扩增、转录和 bcr-abl 非依赖因素，如克隆演变、DNA 修复功能缺陷、磷酸酶活性减低、干细胞休眠等。为了尽可能地预防 IM 耐药，应在慢性期早期开始 IM 治疗：疾病处于越早阶段，治疗后 Ph$^+$ 细胞的清除率越高，并且 IM 必须从 ≥400 mg/d 的剂量开始，低于治疗剂量的 IM 初始剂量可以导致耐药。迅速减少肿瘤负荷以及最大限度抑制 bcr-abl 激酶活性可能减少治疗中突变风险，使用大剂量 IM 或多种 TKI 联合使用可能减少治疗中突变发生。维持有效血药浓度和细胞内伊马替尼浓度是保证治疗效果、克服耐药的重要途径，对 IM 治疗反应不佳的患者，有必要检测血药浓度，对达不到有效血药浓度的患者，应加量保证达到最佳疗效。及时、积极处理不良反应，保证有效剂量治疗。密切监测治疗反应，及时地剂量递增使对标准剂量伊马替尼治疗失败或反应次优患者生存获益。依据细胞遗传学和分子学资料作出治疗决策，如换用二代 TKIs、进行异基因 HSCT 或 T315I 抑制药试验等。

IM 常见的不良反应是水肿、胃肠道反应、皮疹等过敏反应，肌痉挛，骨痛和血细胞减少等。多出现于治疗初期，以 1 级和 2 级居多，多可耐受或可控制。严重不良反应占 5%。在治疗 2 年后新发生的 3/4 级毒性少见，心力衰竭发生率 <1%。说明 IM 不良反应并不因为长期治疗而增加，未见积蓄毒性。IM 治疗 CML 的血液学不良反应多在 IM 应用早期或疾病进展时出现，应与疾病进展本身引起外周血细胞减少区别，可以给予成分输血支持和应用粒系集落刺激因子，但是 FDA 指南不支持红系集落刺激因

子在髓性恶性疾病中应用。NCCN 2010 对于非血液学不良反应的具体策略如下。腹泻：支持治疗；水肿：利尿、支持治疗；体液潴留严重：利尿、支持治疗，减量、暂停或中断治疗，考虑超声心动图检测左心室射血分数；恶心：服药同时进食，大杯饮水；肌肉痉挛：补钙、奎宁水；皮疹：激素治疗，减量、暂停或中断治疗。合理处理不良反应是坚持 IM 治疗取得最佳疗效的保证，因不良反应减量后的剂量应不低于 300 mg/d。

IM 半衰期 18~22 小时，食物对 IM 吸收影响甚小，IM 谷水平与性别、年龄、体重和体表面积不相关，不需依据年龄和体表面积调整剂量。但受多种药物干扰，所以 IM 治疗期间若患者有其他并发症时应注意药物的配伍。IM 对中枢神经系统白血病无预防和治疗作用。细胞色素氧化酶（CY）P450 是一组结构和功能相关的超家族基因编码的同工酶，500 多种产物，74 个家族，至少 14 个家族与人类有关，许多药物通过 CYP450 进行代谢，因此存在相互作用。IM 可能会引起 CYP2D6 和 CYP3A4/5 底物的血药浓度升高。NCCN 2010 CML 治疗指南简略列出了 IM 与其他常见药物的相互作用和应对策略。

如果治疗有效，IM 应继续应用多久，目前仍无定论。迄今为止所发表的最大的系列研究中，12 例 CML 慢性期患者获得 CMoR 后停止 IM 治疗，其中 6 例在停药 5 个月内出现了分子生物学水平复发，但是另外 6 例在 15 个月的中位随访期内依然处于完全分子生物学缓解状态。体外研究表明，"静态"白血病干细胞对 IM 高度耐药，即使获得完全的分子生物学缓解，部分患者体内的白血病干细胞仍可长期存活。总之，在前瞻性的研究提示其他结果之前，对于治疗有效的患者，IM 应用多久仍无定论。NCCN 2010 CML 治疗指南中对于 IM 治疗有效的患者依旧不推荐停药。

（4）造血干细胞移植（HSCT）：Allo-HSCT 是目前唯一可以使 CML 患者达到治愈的方法。受年龄和供者的限制，并非所有 CML 患者均可采用。另外 HSCT 存在移植相关死亡和远期并发症的风险，移植前又难以预测。以 IM 为代表的酪氨酸激酶抑制药治疗 CML 的巨大成功，撼动了 HSCT 治疗 CML 的绝对地位，使得 1999 年以后 CML 移植患者的数量显著下降。IRIS 试验的 7 年杰出疗效更使得"伊马替尼作为几乎所有初发 CML 患者的一线治疗"这一观点得到了广泛的认同。自 2008 年始，NCCN 指南上推荐将 HSCT 用于 IM 治疗无效的慢性期患者，或加速期、急变期的患者。另外，对已发生 BCR-ABL 区点突变的患者特别是达沙替尼和尼洛替尼所不能控制的突变是 HSCT 的适应证。目前移植的现状是多数 CML 患者移植前曾使用过 IM。为了解移植前 IM 的应用对移植结果的影响，美国西雅图一组学者报道 145 例在移植前用 IM 至少 3 个月的 CML 患者与历史对照 1999—2004 年移植前未用过 IM 的 231 例患者进行比较，认为移植前应用 IM 不增加肝毒性或延缓植活，IM 不影响 OS、无疾病存活率、复发及无复发死亡率。但 IM 疗效欠佳或失效者较获得 CCyR/MCyR 者的预后差。IM 对 CML 慢性期、加速期和二次慢性期总体生存无影响，可增加急变期移植总体生存率。

在移植方式的选择上，是异基因移植还是自体移植？是清髓性还是非清髓性 Allo-HSCT？是骨髓移植还是外周血 HSCT 或者脐血移植？CML 慢性期患者进行 HLA 匹配的同胞供者骨髓移植的 3 年存活率为 55%~70%，复发率约 20%，20%~30% 患者死于骨髓移植的相关并发症，通常为感染和 GVHD。影响骨髓移植疗效的因素可能与组织配型的相容性、病期、供者与受者的年龄、性别、预处理方案、GVHD 程度、移植前治疗、T 细胞去除等因素相关，欧洲骨髓移植组提出了移植风险评分以更好地判断预后。有一组单中心资料的回顾性分析显示非清髓性 Allo-HSCT 在总生存方面优于清髓性 Allo-HSCT，但其复发率高于清髓性组，急性 GVHD 两组相似，慢性 GVHD 在非清髓性组高于清髓性组。异基因外周血 HSCT 与异基因骨髓移植相比，前者造血重建和免疫重建更快，两者近期疗效相似，但 GVHD 发生率增多，远期疗效尚待确定。HLA 配型相合的同胞一直是异基因 HSCT 的最佳供者，但在同胞中，HLA 完全相合的概率仅为 25%，而随着我国独生子女家庭的普及，HLA 相合的同胞供者将逐年减少，如何跨越 HLA 的免疫屏障，使 HLA 配型不合的移植成为常规一直是人们的理想。随着移植技术的不断进步，HLA 相合的非血缘供者移植、单倍体血缘供者 HSCT 以及脐血移植越来越多，相信移植技术的完善将最终解决供者来源的问题。GVHD、感染一直是移植最常见的并发症，随着对并发症的认识不断深入、诊断技术的发展、新型药物的推出以及经验性治疗的早期应用等，移植相关死亡率逐渐降低。IM 问世前 CML 患者自体移植与药物治疗组相比，无生存优势。伊马替尼应用达 CCyR 患者可成功动员 bcr-abl 阴性 CD34$^+$细胞，对 CML 进展无影响。伊马替尼体内净化后自体移植，可能是 TKI 失败和异基因移植后挽救治疗的可行性方式。

强烈的移植前预处理方案并不能完全清除 CML 患者体内的白血病克隆。移植后 bcr-abl 阳性细胞的数量变化预示着疾病的转归，连续增高的 bcr-abl 转录水平预示着疾病的复发，因此，移植后应密切监测微小残留病（MRD）的变化。CML 患者移植后长期生存依赖移植后异体反应诱导的移植物抗白血病（GVL）效应，这也是移植后复发患者进行供者淋巴细胞输注（DLI）治疗的理论依据，目的是诱发 GVL，DLI 可使约 75% 复发患者再次获得 CR。

尽管上面已经提到现在 CML 慢性期的治疗进入了分子靶向治疗时代，但在我国 TRI 高昂的费用是个实际问题，而且我国 Allo-HSCT 治疗 CML 的疗效好，长期生存可以达到 75% 以上，因此对于年轻的第 1 次慢性期患者具有配型相合的亲缘供者时仍可首选 Allo-HSCT，若无 HLA 相合供者，则首选格列卫；非亲缘及 HLA 不合 HSCT 最好推迟至疾病有进展时进行。一方面医生应该严格地掌握移植的适应证，制订个体化移植方案，选择合适的供者、适当的移植时机以及适宜的移植方式。另一方面应该努力改进移植技术，提高 CML 慢性期患者移植的生存率，提高生存质量，比如改良预处理方案，用 IM 联合非清髓性预处理；通过 CD34$^+$细胞移植联合 DLI 减少 GVHD；加强 MRD 监测，及时应用 DLI、IM 进行干预治疗。

（5）脾切除术：20 世纪 70 年代国内外较推崇，但后来的研究证实此法不能延长慢性期或生存期，不能提高生存质量，已少用。只有在少数情况下如巨脾引起不适、脾梗死、脾破裂、出现脾功能亢进症状时才考虑切脾治疗。

（6）新的治疗措施。

1）VX680：也称 MK-0457，极光激酶抑制药，可抑制 T315I 突变和 JAK2。Ⅰ期临床试验治疗 15 例 CML，其中 11 例为 T315I 突变。经 8～40 mg/（m^2·h）持续静脉点滴 5 天。8（8/9）例有效，1 例获 CCyR，2 例获 PCyR，1 例获小部分 CyR。骨髓抑制较重，未见 4 级毒性，可发生黏膜炎。

2）PHA-739358：靶向 BCRABL 和 Aurora 激酶 A-C，抑制组蛋白 H3，CKRL 磷酸化和 Aurora B 活力。对 BCR-ABL 阳性（包括 T315I 突变）和阴性细胞具有抗增殖和抗凋亡作用。对未治 CML-CD34$^+$细胞有强烈抗增殖作用。

3）AP23464：为嘌呤类似物，抑制 SRC 和 ABL 激酶，在细胞株实验中抗增殖，阻断细胞周期，促凋亡。AP23846 可抑制 T315I，但有非细胞毒作用。

4）Virinostat：为一种组蛋白脱乙酰基酶抑制药（HDACI）。临床前实验证明它可激活外源与内源性细胞凋亡，诱导氧化损伤，诱导自体吞噬的细胞死亡和衰老。通过抑制 Class Ⅱ HDAC6 导致乙酰化和伴侣蛋白 Hsp90 的失功能，防止了包括 BCR-ABL 等蛋白的复合物形成、聚泛素化和蛋白水解。可增强 IM 及其他 TKIs 的作用，与极光激酶抑制药干扰有丝分裂。以 Virinostat 加 MK-0457 可抑制原代 CML-34$^+$细胞，T315I、E255K、K351T 突变的 BaF3 细胞和 IM 耐药的 K562（BCRABL 不依赖性，Lyn 依赖性）细胞，使野生型和突变 BCR-ABL 失活和下调。

5）反义寡核苷酸：以 BCR/ABL 为靶标设计的反义寡核苷酸可以降低 BCR/ABL 的转录水平和体外培养的 CML 细胞的增长（可能通过诱导凋亡），现主要用作 CML 自身干细胞移植的"净化"。已有用 BCR/ABL 和 C-MYB 反义寡核苷酸体外净化后骨髓成功植活和获部分细胞遗传学缓解的初步报道。反义寡核苷酸联合化疗药物方案现已在 SCID 小鼠动物实验证实可显著延缓白血病的发生。

6）基因治疗：已有用反转录病毒载体构建的 BCR/ABL 反义基因联合一个 MTX 耐药基因的所谓"双基因治疗策略"的报道，体外实验结果表明该方法可用于 CML 自身干细胞移植体外净化和移植后化疗，以进一步根除微小残留病。

7）免疫调节治疗：现已有具有免疫源性的 P210 BCR/ABL 融合片段和结合主要组织相容性Ⅰ类抗原等位基因复合物多肽的报道，亦已建立识别 BCR/ABL 表达细胞的肽特异性 CD4$^+$T 细胞系。体外实验证实利用肽特异性 CD4$^-$T 细胞可以使 P210 b3a2 产物降解。这些结果提示可以用人 T 细胞介导的肿瘤相关抗原的识别来进行 CML 的治疗。此外，有治疗潜能的还有白介素-2 激活 NK 细胞和细胞毒 T 细胞。

CML 患者自身 NK 细胞能抑制 CML 祖细胞生长，因此，可利用自身激活的 NK 细胞经体外扩增后用于自身干细胞移植净化和 CML 免疫治疗。最近，又有实验发现 CML 患者骨髓体外培养获得的树突状细胞能刺激自身细胞，并具有抗增殖作用，而抗正常骨髓活性极低，提示该方法可用于 CML 的过继免疫治疗。

（7）治疗策略的选择：应根据患者具体情况制订出一个最佳的个体化治疗方案。欧美国家每年都在更新 CML 的治疗指南。目前国际上已公认 IM 为 CML 慢性期一线治疗，但是在我国 IM 高昂的费用成为限制其广泛应用的瓶颈。Allo-HSCT 在国内仍作为 CML 的一线治疗，但是 Allo-HSCT 受年龄、供者以及医疗费的限制，同样不能使中国的大部分 CML 患者受益。中国还有很大一部分初治 CML 慢性期患者在接受干扰素治疗，甚至仅仅接受羟基脲治疗。作为中国的血液学工作者应该向 CML 患者细致地介绍 CML 的自然病程以及几种可选治疗方案的优缺点，再根据患者的年龄、有无合适供者、疾病危险分层以及经济状况等因素与患者共同商讨出最适合的个体化治疗方案，使我国的 CML 患者得到最佳的治疗方案。

2. CML 加速期和急变期的治疗　加速、急变期 CML 预后极差，髓系急变的中位生存期约 5 个月，淋系急变的中位生存期约 12 个月，故应尽早进行恰当的治疗。急髓变患者一般采用类似急性髓细胞白血病的治疗方案，如 DA、HAD，但缓解率很低，生存期很短。急淋变（仅占 CML 急变的 1/3 左右）的患者采用急性淋巴细胞白血病的治疗方案，如 VDCLP，约 1/3 的患者可达血液学缓解或回到慢性期。传统化疗总体血液学反应占 20%～50%，不良反应多，且血液学反应短暂。IM 对部分加速急变期患者依然有效，CHR 可达 40% 左右，CCyR 可达 20%。如果从没有接受过 IM 治疗，应该先接受 IM 至少 600 mg/d 治疗；如果慢性期接受过 IM，考虑为 IM 耐药的患者可以选择二代 TKI。尽管 TKIs 的血液学反应率相对高，但持续反应时间也很短并且不可治愈 CML，易复发，事实上每个急变期患者以及大部分加速期患者在 IM 治疗 5 年内都会复发。所以加速/急变期患者无论是通过 TKIs 治疗还是细胞毒药物联合化疗获得血液学缓解或回到慢性期后，无论 HLA 配型相合或不相合都应尽早选择 Allo-HSCT，3 年无病生存率为 15%～20%，少数患者可长期生存。

并发骨髓纤维化的加速期患者，可考虑配合 1,25-二羟维生素 D_3 及活血化瘀的中药，如白细胞增加可服用小剂量化疗药物，但不宜强烈化疗。

总之，CML 的治疗应从整体着手，既要考虑到不同病期采取不同的治疗方案，还要根据不同的预后分组及患者经济情况采用相应的治疗，体现出个体化治疗原则。治疗应以能治愈或达到细胞遗传学/分子生物学缓解为目的，延长患者生存期，提高生存质量。随着治疗手段越来越多，CML 患者的治疗选择趋于复杂，规范治疗显得尤其必要。

七、预后因素

有许多因素影响着 CML 的慢性期及生存期。早在 10 年以前，许多学者已发现年龄、白细胞数、嗜酸性粒细胞数、肝脾肿大小、贫血程度、血小板数等因素与预后密切相关。

近 10 年来，由于 CML 的分子靶向药物伊马替尼的研究成功，并得到了临床广泛应用，使 CML 患者的预后得到了显著改善。一组最新 IRIS 72 个月的研究数据表明，伊马替尼治疗 72 个月时，患者的总体生存率可以达到 88%，其中 CML 相关的死亡只有 5%，无事件生存率为 83%，无加速/急变的生存率为 93%。如果能够达到 CCR，第 3 年后加速/急变率几乎为 0。若疾病进展，这些患者增加伊马替尼剂量还会有部分患者达到 CCR。

除了伊马替尼外，目前还研究生产了第二代的酪氨酸激酶抑制药的 CML 分子靶向药物，如尼罗替尼、达沙替尼、Bosutinib 等，显著地影响着 CML 患者的生存期。所以 Sokal 等预后影响因素不一定完全合适，经过研究观察将会得到新的预后评估指标。

第五章

白细胞疾病

第一节　白细胞减少症和粒细胞缺乏症

白细胞减少症和中性粒细胞缺乏症是由各种病因引发的一组综合征。人体内白细胞和中性粒细胞的正常值随年龄、性别、民族、体质和生理状况而异。我国健康成人外周血白细胞计数为 $(4\sim10)\times10^9/L$，中性粒细胞计数为 $(2\sim7.5)\times10^9/L$。外周血白细胞计数持续低于 $(4\sim10)\times10^9/L$，中性粒细胞百分比正常或稍减少时称为白细胞减少症。中性粒细胞计数低于 $1.5\times10^9/L$，称为中性粒细胞减少症。外周血白细胞计数低于 $2\times10^9/L$，中性粒细胞计数 $<0.5\times10^9/L$，称为粒细胞缺乏症。此时，中性粒细胞百分数大多低于 $10\%\sim20\%$。当中性粒细胞计数 $<0.1\times10^9/L$ 被视为严重粒细胞缺乏症。

通常，当中性粒细胞计数 $<(0.5\sim1)\times10^9/L$，即有感染发生。当降至 $<0.5\times10^9/L$，严重感染发生机会更多。

一、病因和发病机制

在生理状态时，中性粒细胞由骨髓前体细胞经系列分裂和同步发育成熟，完全发育成熟的中性粒细胞贮存在中性粒细胞储池，在抗御微生物入侵需要时由储池释放在循环中运行。随即进入血管外间隙吞噬和杀死微生物。

引起中性粒细胞减少和缺乏的病因很多，根据各种病原和针对的部位而区分为骨髓区；末梢血区；血管外区。

（一）作用于骨髓区

1. 骨髓损伤　临床所见白细胞减少，大多为骨髓造血损伤，中性粒细胞不能正常生成和释放而致。最常见的药物损害（表5-1）。抗肿瘤药和免疫抑制药对增殖性细胞损伤导致骨髓直接抑制。辐射能导致骨髓急性自限性损伤和慢性衰竭。慢性放射性损伤可较后时间发生骨髓增生不良和非淋巴细胞白血病，二者皆可以中性粒细胞减少出现。苯中毒亦可致急、慢性中性粒细胞减少，发生骨髓造血衰竭和急性非淋巴细胞白血病风险很高。

免疫机制诱导的骨髓衰竭，是由于自体抗体作用或T淋巴细胞抑制骨髓前体细胞的生长，如获得性再生障碍性贫血，部分风湿和自身免疫性疾病患者同时伴有免疫性中性粒细胞减少。感染如伤寒、副伤寒，结核分枝杆菌，某些病毒、真菌感染时，会发生中性粒细胞减少。异常细胞侵入骨髓可致中性粒细胞减少，如肺癌、乳腺癌、前列腺癌、胃癌的恶性细胞侵入骨髓而使骨髓造血功能衰竭。

表5-1　可导致中性粒细胞减少或缺乏的药物

种类	药物
抗生素	氯霉素、青霉素类、磺胺药、利福平，万古霉素、异烟肼
抗惊厥药	苯妥英钠、美芬妥英、三甲双酮、卡马西平
降糖药	甲苯磺丁脲、氯磺丙脲

种类	药物
抗甲状腺功能亢进药	甲巯咪唑、硫氧嘧啶
降压药	甲基多巴、卡托普利
抗心律失常药	妥卡因、普卡酰胺、普萘洛尔、奎尼丁
抗疟药	氨苯砜、奎宁、乙胺嘧啶
抗组胺药	西咪替丁、溴苯那敏、曲吡那敏
抗炎药	氨基比林、保泰松、金剂、布洛芬、吲哚美辛
免疫抑制剂	抗代谢药、细胞毒性药、烷化剂、蒽环素类、长春碱、顺铂、羟基脲、放线菌素 D
其他药物	重组干扰素、别嘌呤醇、左旋咪唑、青霉胺、齐多夫定、链激酶

2. 成熟障碍、功能性骨髓衰竭 骨髓中虽然充满粒细胞的前体细胞，但其成熟停顿。如叶酸缺乏、维生素 B_{12} 缺乏，严重的缺铁性贫血。恶性和其他克隆性疾病如骨髓增生异常综合征，阵发性睡眠性血红蛋白尿。

（二）作用于外周血

遗传性良性假性中性粒细胞减少症；粒细胞过多地附着于毛细血管壁，致循环血液粒细胞减少，即"假性粒细胞减少症"。

（三）作用于血管外

血管外区在中性粒细胞需求增高的情况下，如急性严重感染，感染区急需中性粒细胞，大量中性粒细胞由骨髓释出，奔赴感染组织，如此期骨髓粒细胞增生未及时提供补偿，会导致短期中性粒细胞不足。不过此种情况会很快得到补偿，因为骨髓回应感染能力极为有效，中性粒细胞数能充分提升到正常水平以上。

但在自身免疫性中性粒细胞减少和脾功能亢进时，中性粒细胞的消耗超过骨髓增生能力，中性粒细胞减少持续存在。

综合上述，中性粒细胞减少发病机制：①粒细胞生成减少或无效生成。②粒细胞破坏过多。③粒细胞分布异常。

二、诊断

（一）病史采集要点

1. 起病情况 依中性粒细胞减少程度而定。中性粒细胞 $> 1.0 \times 10^9/L$，可不发病。当中性粒细胞 $< 0.5 \times 10^9/L$，会急骤起病。

2. 主要临床表现 中性粒细胞减少主要临床症状是感染、发热。中性粒细胞 $< 0.5 \times 10^9/L$，（粒细胞缺乏）起病急、突发畏寒、高热、头痛、困倦、全身关节酸痛。粒细胞缺乏性咽喉炎、咽痛、充血、肿胀、颌下和颈淋巴结肿大。常见扁桃体、软腭、唇、舌、皮肤、鼻腔、肛门、直肠及阴道等处坏死性溃疡。感染局部充血、疼痛和压痛。

患者发病前 2~3 天常感疲劳、极度乏力，易被忽视。

慢性中性粒细胞减少，患者常无症状，有的患者会有头晕、疲乏、失眠、多梦。有的患者不常感染，有的常有反复感冒、上呼吸道感染、泌尿道感染。

3. 既往病史 了解有无苯及其衍生物等化学品接触史，有无药物应用史、病毒感染史、各种射线（X 线、γ 射线）接触史。

（二）体格检查要点

（1）一般情况：精神状态、体温，有无感染存在。

（2）皮肤黏膜：唇、颊部、咽部、扁桃体充血、肿胀、触痛、溃疡。全身皮肤疖节。肛周、会阴肿胀、触痛、溃疡。

（3）肝、脾、淋巴结、颌下、耳后、颈部、腹股沟淋巴结肿大，肝脾一般不肿大，如发生败血症，肝脾可能会触及。

（4）呼吸道支气管炎、肺炎。叩诊浊音，语颤增强，可闻及干湿性啰音或呼吸音减少。

（5）心血管方面：发热，心率增快，若年龄大、感染严重者可能会发生心功能不全。严重肺部感染、败血症者可能会出现血压下降、休克。

（三）门诊资料分析

1. 血常规　白细胞、中性粒细胞计数减少或缺乏，淋巴细胞比例相对性增高。红细胞计数血色素水平正常。血小板计数正常。

2. 尿常规　并发泌尿系统感染、尿白细胞阳性，有时会出现红细胞阳性。

3. 大便常规　并发腹泻、肠道感染时，大便会出现白细胞、红细胞。

（四）进一步检查项目

（1）骨髓涂片、活检：了解粒系增生度、成熟度及有无形态学异常。如骨髓粒系增生低下或成熟障碍，提示粒细胞减少是骨髓增生不良所致；如粒细胞增生活跃，提示粒细胞无效生成或破坏过多。

（2）肾上腺素试验：注射 0.1% 肾上腺素 0.1~0.3 mL 以后，粒细胞增加至原来水平 1 倍或达到正常，提示"假性粒细胞减少"。本方法仅用于白细胞和粒细胞减少，而不用于缺乏。目前已很少应用该试验。

（3）泼尼松试验：口服泼尼松 40 mg，正常反应者在服后 5 小时中性粒细胞计数 $> 2.0 \times 10^9/L$。

（4）造血干细胞体外培养（如 G-CFU）。

（5）静脉血细菌培养 + 药敏试验：若中性粒细胞缺乏 > 10 天，发热持续不退（经有效广谱抗生素治疗），应进行静脉血真菌培养 + 药敏试验。

（6）咽拭子细菌培养 + 药敏：痰细菌真菌培养 + 药敏。其他体液、分泌物细菌培养 + 药敏。

（7）心电图、腹部 B 超：包括肝、胆管、脾、双肾、输尿管便于鉴别诊断和对全身重要器官了解。

（8）病毒学检查：病毒性肝炎全套血清学检查包括巨细胞病毒（CMV）、EB 病毒、微小病毒 B 19、疱疹病毒等。

（9）肝、肾功能生化检查。

（五）诊断要点

对于一个中性粒细胞减少或缺乏的患者首先要解决的问题是：疾病的严重程度（即该患者是否有感染发热、败血症）。若伴有败血症者，则应立即给予静脉经验性抗生素治疗并进行细菌学检查。然后是进行病因学的诊断。

（六）鉴别诊断

1. 低增生性急性白血病　病程进展较缓慢，白血病细胞浸润不明显，肝、脾、淋巴结一般不肿大。外周血三系细胞减少未见或仅见少量原始细胞。骨髓象呈增生减低，原始细胞 > 30%。

2. 重型再生障碍性贫血　起病急，血常规呈血小板严重减少，网织红细胞及中性粒细胞百分数和计数明显降低，淋巴细胞百分数明显增高的全血细胞减少。骨髓增生减低或重度减低，红系、粒系和巨核系均减少，淋巴细胞比例增高。

3. 急性造血功能停滞　起病急，多数患者有感染、药物、化学中毒、疫苗接种、接触射线等诱因，重度全血细胞减少，骨髓造血功能衰竭。去除诱因并充分支持治疗后血常规和骨髓象在 6 周内完全恢复正常且不复发。

4. 几种特殊类型的中性粒细胞减少症。

（1）自身免疫性中性粒细胞减少症：中性粒细胞自身抗体可加速中性粒细胞更新和造血损伤。抗中性粒细胞抗体实验一项或多项阳性是这类中性粒细胞减少患者的特征。有报道系统性红斑狼疮约 50% 的患者发生中性粒细胞减少，Felty 综合征患者持续性中性粒细胞显著减少为其特征，难治性感染常见。

（2）并发感染性疾病的中性粒细胞减少症：一些急性或慢性的细菌、病毒、寄生虫或立克次体病，通过损伤造血前体细胞而导致中性粒细胞减少和全血细胞减少。

三、治疗

（一）治疗原则

（1）病因治疗：停用导致粒细胞减少或缺乏的可疑药物，停止接触可疑毒物，即针对导致中性粒细胞减少的各种原发病的治疗。

（2）特异性治疗：中性粒细胞减少的主要表现是感染，对这些患者应迅速完成血液与体液的取样培养，不待培养结果回报立即开始经验性抗生素治疗。

（3）合理支持治疗。

（4）防治药物不良反应，注意药物选择尽量个体化。

（5）做好消毒隔离防护措施。

（6）做好基础护理，每天定期皮肤、口腔、会阴、肛周清洁消毒，病室消毒。

（二）治疗计划

1. 提升中性粒细胞数　促白细胞生成药物，重组人粒细胞集落刺激因子（G-CSF）。粒细胞—巨噬细胞集落刺激因子（GM-CSF）5 μg/kg 皮下注射 qd~bid。直到中性粒细胞升高 $>1.0 \times 10^9$/L，这对中性粒细胞缺乏症患者极为重要。临床证明集落刺激因子提升白细胞和中性粒细胞疗效好、快。促白细胞生成药物临床应用很多，维生素 B_4、维生素 B_6、利血生、肌苷、雄激素、碳酸锂、峰岭胶囊等。初始患者要选用 1~2 种，每 4~6 周更换一组，直到有效。提升白细胞的中药有女贞子、鸡血藤、党参、白术、黄芪、阿胶等。

2. 免疫调节剂治疗　糖皮质激素、大剂量丙种球蛋白［400 mg/（kg·d）］输注，对抗中性粒细胞抗体阳性或由 T 淋巴细胞介导的骨髓衰竭患者有效。

3. 抗生素应用　由感染引起者或因血细胞减少，粒细胞缺乏并发感染的患者及早使用有效的抗生素很重要。合理联合应用两种或两种以上抗生素提高疗效。

氨基糖苷类与第三代头孢菌素合用或氨基糖苷类与碳青霉烯类联合应用。有金黄色葡萄球菌感染，如皮肤、肛周感染，加用万古霉素，抗生素的剂量要足，用药时间够，血药浓度达到最大杀菌值，这对粒细胞缺乏的患者尤为重要。

经验性抗生素治疗 3~4 天，如病原菌已明确，应根据药敏调整抗生素，如病原菌尚未明确，而患者仍发热，应重复细菌、真菌培养，同时更换抗生素或加用抗真菌药。应认真检查患者有无组织器官脓肿形成，有无病毒感染或寄生虫感染。经上述治疗后仍应继续给予口服抗生素 7~14 天。

4. 异基因造血干细胞移植　适用于重型再生障碍性贫血、骨髓增生异常综合征，阵发性睡眠性血红蛋白尿、淋巴瘤等。先天性中性粒细胞减少症，要注意异基因造血干细胞移植相关并发症及死亡率，应权衡利弊，绝对掌握好治疗的适应证。

四、预后评估

（1）粒细胞缺乏，应采用有效的提升血细胞治疗和消毒隔离预防感染，有效地控制感染，否则病死率相当高。

（2）粒细胞减少，病情不如粒缺那么凶险，但要找出导致粒细胞减少的病因，病因治疗很重要，同时给予有效提升白细胞药物治疗。

第二节 粒细胞增多

正常人外周血白细胞总数为（4.0~10.0）×10^9/L，>10×10^9/L 称为白细胞增多。循环中的白细胞由粒细胞、单核细胞和淋巴细胞组成。粒细胞包括中性粒细胞、嗜酸性粒细胞和嗜碱性粒细胞，其绝对数增多即为粒细胞增多。由于中性粒细胞在循环血液中所占比例最高，且骨髓又有相当大的贮备量，故中性粒细胞增多最常见，其次为嗜酸性粒细胞增多。

一、中性粒细胞增多

（一）病因

1. 急性感染　可为局部或全身感染。其中最常见的是化脓性球菌感染，其次为杆菌感染。其他病原体如真菌（球孢子菌）、螺旋体、立克次体、寄生虫和某些病毒（水痘、带状疱疹、脊髓灰质炎、天花、风疹、流行性出血热等）感染也可引起中性粒细胞增多，但远比细菌感染少见。

2. 组织坏死　严重烧伤后中性粒细胞可升高，甚至可高达 70.0×10^9/L。手术后 12~36 小时也可见中性粒细胞增多，其升高程度与手术损伤范围及失血多少成正比。此外，创伤、挤压伤、电休克、中暑、低温、肠梗阻、急性心肌梗死、急性肺梗死、疝嵌顿引起绞窄等也可见中性粒细胞增多。

3. 非感染性炎症　Still 病、结节性多动脉炎和急性风湿热均可有中性粒细胞增多。成人的类风湿关节炎和系统性红斑狼疮，中性粒细胞一般不高，除非并发感染。此外，肾小球肾炎、血清病、脉管炎、某些类型的过敏反应及 Sweet 综合征等也可使中性粒细胞增高。

4. 代谢紊乱　糖尿病酮症酸中毒、尿毒症、甲状腺功能亢进危象、子痫、肝性脑病等代谢紊乱的患者可有轻至中度的中性粒细胞增高，白细胞可达 30.0×10^9/L，而不一定会有感染。急性痛风发作时中性粒细胞也可增多。

5. 药物与毒物　某些药物如锂盐、肾上腺皮质激素、粒（巨噬）细胞集落刺激因子引起粒细胞升高的作用最为明显。此外，肾上腺素、睾酮、洋地黄，化学物中的铅、汞、苯、有机磷中毒，以及毒蛇、昆虫螫咬后也可使中性粒细胞增多。异种蛋白质注入体内，如伤寒疫苗、内毒素注入后 1~2 小时暂时为中性粒细胞减少，但随后中性粒细胞可升高。

6. 急性失血　急性失血后 1~2 小时可使中性粒细胞升高，而内脏出血时粒细胞升高尤为明显，如异位妊娠破裂出血、脾破裂出血及颅脑外伤出血可使中性粒细胞显著增高。其机制一方面是失血，另一方面是由于疼痛刺激了肾上腺皮质激素和肾上腺素的释放。

7. 血液系统疾病（非肿瘤性）　急性溶血性贫血、输血反应、脾切除术后、粒细胞缺乏症或巨幼细胞贫血治疗的恢复期，中性粒细胞可升高。

8. 肿瘤性疾病　血液系统肿瘤如慢性骨髓增生性疾病（慢性粒细胞白血病、真性红细胞增多症、特发性髓样化生、原发性血小板增多症）、急性粒细胞白血病、急性粒—单细胞白血病、霍奇金淋巴瘤、多发性骨髓瘤，以及实体肿瘤如肝癌、胃肠道肿瘤、肺癌、前列腺癌、胰腺癌、黑色素瘤及任何肿瘤的骨转移，中性粒细胞可升高。

9. 生理性　如排卵期、妊娠、分娩，剧烈运动和劳动后，冷热或疼痛刺激，恐惧、愤怒或紧张等情绪刺激，都可引起轻至中度中性粒细胞增多。

10. 其他。

（1）遗传性中性粒细胞增多：为常染色体显性遗传性良性疾病，白细胞总数在（15~60）×10^9/L，肝脾肿大，颅骨骨板增厚，中性粒细胞碱性磷酸酶积分增高。

（2）慢性特发性中性粒细胞增多：为一种原因不明的良性自限性疾病，病程常在 20 年以上，表现为中性粒细胞绝对值增高，白细胞总数在（11~15）×10^9/L，无须治疗。

（二）发病机制

中性粒细胞增多可分为急性和慢性两型。

1. 急性中性粒细胞增多 急性中性粒细胞增多是由于某种突然的刺激，如急性物理刺激、剧烈运动和情绪紧张，在几分钟内就可以引起外周血中性粒细胞增高，其主要原因是中性粒细胞从边缘池迅速动员入循环池所致。此时外周血中的粒细胞总池仍正常，因此称为假性中性粒细胞增多。

炎症或感染时，内源性粒（巨噬）细胞集落刺激因子水平升高，刺激骨髓中性粒细胞生成增多，粒细胞增殖池和贮存池扩增，同时也加速粒细胞从贮存池释放入外周血中，从而表现为明显的中性粒细胞增多。

2. 慢性中性粒细胞增多 慢性中性粒细胞增多常由妊娠、感染、炎症、肿瘤、骨髓增殖性疾病等引起，其机制尚不完全清楚，一般认为主要通过骨髓生成粒细胞及释放入血流的速度增加、中性粒细胞利用减少所致。

（三）临床表现

中性粒细胞增多无特异性临床表现。若显著增多，可暂时性阻塞毛细血管，减少局部血流量而引起局部缺血，如引起心肌再灌流损伤和梗死等。少见的临床表现有阴茎异常勃起，可偶见于慢性粒细胞白血病患者有明显外周血粒细胞增高时。

（四）辅助检查

1. 血常规 白细胞升高，以中性粒细胞上升为主，绝对值 $> 7.5 \times 10^9/L$。严重感染患者外周血粒细胞中可看到中毒颗粒，胞质中有空泡、核固缩和 Dohle 小体。如外周血分类中出现幼红、幼粒细胞，可能为严重的急性溶血性贫血、骨髓浸润（结核、真菌、纤维化、肿瘤细胞）、慢性骨髓增生性疾病。

2. 中性粒细胞酶活性测定。

（1）硝基四氮唑蓝（NBT）试验：正常人中性粒细胞阳性率 $< 10\%$。细菌感染患者 NBT 升高。

（2）中性粒细胞碱性磷酸酶（NAP）测定：正常 NAP 积分为 40～80 分。在生理性中性粒细胞升高、类白血病反应、原发性真性红细胞增多症、骨髓纤维化和急性淋巴细胞白血病时，NAP 升高。在急性和慢性粒细胞白血病时 NAP 显著下降。

3. 骨髓检查 如中性粒细胞增多，同时外周血分类看到幼稚细胞，则须行骨髓检查，以明确病因。

二、嗜酸性粒细胞增多

嗜酸性粒细胞增多是指外周血中嗜酸性粒细胞绝对值 $> 0.5 \times 10^9/L$。嗜酸性粒细胞增多是临床上多种疾病的一种表现，致病主要是由于嗜酸性粒细胞在脱颗粒时释放出一种碱性蛋白质，对人体组织和器官有一定的损害，产生相应的症状。

（一）病因和分类

嗜酸性粒细胞增多综合征（HES）病因较多，有学者将其分为 4 类：反应性、继发性、克隆性和特发性。相对于前两者而言，又有学者将克隆性和特发性嗜酸性粒细胞增多统称为原发性 HES。

1. 反应性嗜酸性粒细胞增多。

（1）变应性疾病：支气管哮喘、急性荨麻疹、血管神经性水肿、变应性鼻炎、花粉症（枯草热）、过敏性药物反应及吸烟者通常嗜酸性粒细胞中等度增高，为（0.2～1.5）$\times 10^9/L$。有报道支气管哮喘、血管神经性水肿患者嗜酸性粒细胞极度增高。药物中以金制剂、卷曲霉素及两性霉素 B 最常见，发生率分别为 47%～99%、40% 及 30%。

（2）寄生虫感染：是最常见的病因，包括原虫、蠕虫、绦虫或节肢动物。旋毛虫病在感染后 1～2 周嗜酸性粒细胞可增多，在第 3 周末嗜酸性粒细胞最高可达 $15 \times 10^9/L$，并且可持续 6 个月，个别可达 1 年。棘球蚴病时嗜酸性粒细胞可轻度增多。血吸虫潜伏期，嗜酸性粒细胞显著增多。约 1/3 丝虫病患者嗜酸性粒细胞升高。颚口线虫病时嗜酸性粒细胞可达 50%～80%。肝毛细线虫感染后嗜酸性粒细胞可占 78%。在疟疾感染患者，嗜酸性粒细胞变化很大，绝对计数可为（0～1.35）$\times 10^9/L$。肠道寄生虫感染，嗜酸性粒细胞增多有时不很明显，仅当肠道寄生虫成虫大量黏着在肠黏膜表面或幼虫移行入组织时，血中嗜酸性粒细胞数才显著增多。

（3）皮肤病：以天疱疮和瘤疹样皮炎多见。此外，在剥脱性皮炎、银屑病、癌症、湿疹、中毒性皮炎、鱼鳞癣病时也可出现嗜酸性粒细胞增多，其增多程度取决于病变的情况。

2. 继发性嗜酸性粒细胞增多。

（1）结缔组织病：类风湿关节炎、Wegener 肉芽肿、结节性多动脉炎等。

（2）肿瘤：20%霍奇金淋巴瘤患者有轻或中度嗜酸性粒细胞增多，极少数患者嗜酸性粒细胞比例可达90%。恶性贫血时嗜酸性粒细胞比例可为20%，甚至达60%。脾切除术后几个月有轻度嗜酸性粒细胞增多，同时伴淋巴细胞增多。嗜酸性粒细胞增生性淋巴肉芽肿是一种病因不明的良性疾病，仅见于青年男性，病变累及腮腺与局部或全身淋巴结，血常规示明显的嗜酸性粒细胞增多，一般为20% ~ 40%，也可高达60% ~70%，淋巴结和骨髓病理检查示淋巴组织增生，伴大量嗜酸性粒细胞与单核细胞浸润。癌转移至浆膜表面及有中心坏死灶的肿瘤常伴有嗜酸性粒细胞增多。

（3）内分泌疾病：如 Addison 病、垂体功能不全等。

（4）免疫缺陷病：如 IgA 缺乏症、Wiskott-Aldrich 综合征、移植物抗宿主病等。

（5）胃肠病：如嗜酸性粒细胞胃肠炎、溃疡性结肠炎、蛋白质丢失性肠病、节段性肠炎或变应性肉芽肿。

（6）其他：如结节病、缺氧、慢性肾病、腹膜透析、肺出血肾炎综合征、放疗后、猩红热、舞蹈症、多形红斑等。

3. 克隆性嗜酸性粒细胞增多　如慢性嗜酸性粒细胞白血病、慢性髓细胞白血病、急性髓细胞白血病（AML-MtEo）、骨髓增生性疾患。克隆性 HES 又可进一步分为骨髓增殖异常型和异常 T 细胞克隆型。

（1）骨髓增殖异常型：常伴有酪氨酸激酶受累的染色体异常，骨髓中肥大细胞异常增多，血清类胰蛋白酶、维生素 B_{12} 增高及肝脾肿大。

（2）异常 T 细胞克隆型：由于异常表型的 T 细胞克隆性增殖，产生大量的 IL-5、IL-3 和 GM-CSF 刺激嗜酸性粒细胞过度生成所致。

4. 特发性嗜酸性粒细胞增多　即患者嗜酸性粒细胞持续增高而不能找出其他确定的病因。

5. 其他未分型。

（1）Gleich 综合征：罕见，每月阶段性的嗜酸性粒细胞显著增多和血管性水肿，血中 IL-5 升高，激素治疗有效，部分患者最终发展为 HES 和（或）淋巴细胞克隆性疾病。

（2）家族性 HES：极罕见，属常染色体显性遗传病，染色体定位于5q31 ~33。家属中多数成员外周血嗜酸性粒细胞可达50%以上，症状多出现较晚，常为心内膜心肌纤维化和神经系统并发症，病程良性。本病诊断应排除其他引起嗜酸性粒细胞增高的原因。

（3）Churg-Strauss 样综合征：以嗜酸性粒细胞和自身抗体增多为主要表现的自身免疫病。

（二）发病机制

1. 细胞因子　异常转录因子 GATA-1、GATA-2 和 c/EBP 协同细胞生长因子 IL-3、IL-5 和 GM-CSF 调控嗜酸性粒细胞的正常成熟分化。文献报道表达 IL-5 的转基因小鼠可引起嗜酸性粒细胞明显增多；相反，缺失 IL-5 基因的小鼠，其外周血、肺部和胃肠道的嗜酸性粒细胞都显著减少。目前多数学者认为嗜酸性粒细胞增多是由于特异性单克隆 T 细胞活化，产生大量 IL-5，刺激嗜酸性粒细胞增多。

2. 克隆性分子细胞遗传学异常。

（1）*FIP1L1-PDGFRα* 融合基因：2001 年 Schaller 和 Burkland 报道了首例甲磺酸伊马替尼治疗 HES 患者，每日服用 100 mg，4 天后获得血液学完全缓解（CR），35 天后外周血嗜酸性粒细胞恢复正常。2002—2003 年又报道了 24 例应用伊马替尼治疗的 HES 患者，14 例血液学 CR，2 例部分缓解（PR），8 例无反应。伊马替尼作用的分子靶点是蛋白酪氨酸激酶 ABI、ARG、PDGFRα、PDGFRβ 和 KIT 等。上述结果提示以上靶点可能与 HES 发病的分子机制相关。Cools 等研究了 16 例 HES，11 例接受伊马替尼每日 100 ~400 mg 治疗，10 例 CR。他们发现在大多数患者（9/16）中其反应的分子基础是抑制了一个新的融合基因 *FIP1L1-PDGFRα*。

（2）其他：有报道 *PDGFRα*、*PDGFRβ*、*ETV6*、*FGFR1* 基因的重排可能与本病有关。

（三）临床表现

HES 的临床表现与原发病有关，差异很大。一些患者可能因为嗜酸性粒细胞释放的细胞毒性物质造成组织损伤而出现相应的症状及体征，这些物质包括：①阳离子蛋白。②酸性磷酸酶、硫酸酯酶。③炎症细胞因子前体。④花生四烯酸衍生物等。根据所损伤的组织器官不同，常以不同的疾病名称描述，并具有不同的临床表现。

1. 嗜酸性粒细胞肺炎（又称肺嗜酸性粒细胞浸润、过敏性肺炎，PIE）　表现为干咳、低热，痰中嗜酸性粒细胞增多，肺 X 线检查呈游走性片状阴影，多于 4 周内痊愈。不伴有心脏、神经系统或其他脏器受损。

2. 嗜酸性粒细胞胃肠炎　常有变态反应性疾病史，并与某种食物有关。表现为呕吐、腹痛、腹泻，重者可发生梗阻，少数出现脱水。胃镜检查可见黏膜皱襞粗大，呈乳头状或息肉样改变。活检显示黏膜内大量嗜酸性粒细胞浸润。

3. Churg-Strauss 综合征（又称嗜酸性粒细胞肉芽肿血管炎）　男性多于女性。早期为反复鼻窦炎和哮喘；渐出现发热、关节肌肉疼痛，呼吸道症状加重，为血管炎期，X 线检查示肺部有斑片状或结节状浸润，可形成空洞。皮肤、肾脏、神经系统皆可受累。外周血中周围型抗中性粒细胞抗体（PANCA）阳性。

4. 嗜酸性粒细胞性心内膜炎　为嗜酸性粒细胞大量浸润引起心内膜增厚、心肌纤维化和附壁血栓，导致心脏扩大、心律不齐和顽固性心力衰竭。

（四）诊断

HES 的诊断主要分 3 个步骤。

第一步，临床医生应尽力寻找病因或可能存在的疾病，首先要详细询问病史和认真体检，结合相应的实验室检查来排除继发性或反应性嗜酸性粒细胞增多的疾患，包括感染性疾病和非感染性疾病（药物反应、过敏性疾病、肿瘤性疾病等）。

第二步，排除继发性或反应性 HES 后，且患者符合以下标准：①嗜酸性粒细胞绝对数 $> 1.5 \times 10^9/L$，持续 6 个月以上。②未发现引起嗜酸性粒细胞增多的常见原因。③有多系统及多脏器受累的证据，可考虑为原发性 HES，则需要通过临床表现、骨髓组织学检查、细胞核型分析及其他分子细胞遗传学手段来鉴别克隆性或特发性。如果患者由 RT-PCR 或 FISH 检测到 *FIP1L1-PDGERα* 融合基因阳性，检测到染色体核型异常，或嗜酸细胞异常克隆，同时患者有以下 4 项以上临床特点（脾肿大、贫血、血清中类胰蛋白酶升高、维生素 B_{12} 升高、血小板计数减少、循环中骨髓前体细胞增多、嗜酸性粒细胞发育不良、骨髓纤维化、骨髓中纺锤体样肥大细胞增多），可诊断为骨髓增殖异常型。如果患者 T 细胞亚群表型异常、PCR 检测示 T 细胞受体基因重排、由 T 细胞产生的促嗜酸性粒细胞生成的细胞因子增加，且伴血清中胸腺和活化调节趋化因子、IgE 升高，皮肤症状明显，有过敏史及激素治疗有效等特点，可诊断为异常 T 细胞克隆型。

第三步，因原发性 HES 通常起病隐袭，可累及全身所有组织器官，其中皮肤、心脏和中枢神经系统是最常受累的部位，因此需排除相应的组织损伤，可通过非侵入性检查包括胸部 X 线、肺功能、超声心动图、血清肌钙蛋白水平检测等诊断。

（五）治疗

HES 的治疗随病因而异。

反应性或继发性 HES 患者，应积极寻找病因，针对病因治疗，如驱虫、抗感染等，只要病因去除，即可恢复。

原发性 HES 患者目前无统一的治疗方案，针对靶器官损害的治疗十分关键。如无明显器官受累症状，可暂时不治疗，密切随访。对于某些嗜酸性粒细胞显著增高者，可酌情试用肾上腺皮质激素，如泼尼松 40~100 mg/d 口服，可使部分患者嗜酸性粒细胞下降，但减量或停药后嗜酸性粒细胞往往可回升。

近年来，IFN-α 已用于治疗难治性原发性 HES，证明有一定疗效，剂量一般为 300 万 U，每周 3 次，有效后可逐渐减量。

最近，随着对特发性 HES 发病机制的深入了解，酪氨酸激酶抑制剂伊马替尼也被作为特发性 HES 的治疗。据报道，对具有 *FIP1L1-PDGERα* 融合基因的特发性 HES 患者，伊马替尼的有效率接近 100%。服用后嗜酸性粒细胞下降，除心脏损害外的其他临床症状改善。在缺少 *FIP1L1-PDGERα* 融合基因的患者，伊马替尼也可能有效，反应率约 40%，表明患者体内存在其他类型被激活的酪氨酸激酶。目前伊马替尼的使用剂量从 400 mg/d 开始，达到临床或分子生物学缓解后逐渐减量；如果有效，通常在 1 周后嗜酸性粒细胞即可降至正常。

第三节 传染性单核细胞增多症

传染性单核细胞增多症是由 EB 病毒引起的一种急性单核-吞噬细胞系统增生性疾病。病程常具有自限性，从数日到 6 个月不等，多数为 1~3 周，青少年多见。临床上是以不规则发热、淋巴结肿大、咽痛、肝脾肿大，外周血淋巴细胞显著增多为主要表现。其病因为 EB 病毒感染，病毒携带者和患者是传染源，主要传播机制为经口密切接触，飞沫传播的机会小。发病机制未完全明了，与 EB 病毒感染后 B 淋巴细胞及 T 淋巴细胞的免疫反应密切相关。

一、诊断

（一）病史采集要点

1. 起病情况　起病急缓不一，潜伏期 5~15 日，多数为 10 日，约半数有前驱症状。

2. 主要临床表现　起病后主要症状为发热、淋巴结肿大、咽峡炎、肝脾肿大、皮疹、神经系统症状，除轻型病例外，所有患者均有发热。60% 的患者有淋巴结肿大。半数患者出现咽峡炎，患者有咽痛。肝大少见，几乎均有脾肿大、皮疹、神经系统症状可出现，但罕见。

3. 既往病史　询问近期有与传染源密切接触史及上呼吸道感染史。

（二）体格检查要点

1. 一般情况　呈急性病容，大多为中等程度以上的发热，精神较差，疲乏，食欲缺乏明显。病程早期可有相对缓脉。

2. 发热　体温在 38.5~40 ℃，可呈弛张热、不规则热或稽留热，热程由数日至数周。

3. 淋巴结肿大　以颈部淋巴结最为常见，腹股沟次之，直径 1~4 cm，质韧，无粘连，无明显压痛，肿大淋巴结通常在 3 周内消退，也有持续时间较长者。

4. 咽峡炎　查体可见咽、腭垂、扁桃体充血，水肿或肿大。少数有溃疡或假膜形成。腭部可见小的出血点，牙龈也可以肿胀，并有溃疡形成，喉及气管阻塞少见。

5. 肝脾肿大　15%~62% 的患者出现肝大，大多在肋下 2 cm 以内，肝功能异常占肝大患者的大多数。部分患者出现黄疸。几乎所有的病例出现脾肿大，大约在肋缘下 2 mm~3 cm，偶有脾破裂，体查时需注意。

6. 其他　10% 的患者出现皮疹，皮疹呈多形性，偶可呈出血性，多见于躯干部，常在起病后 1~2 周出现，3~7 天消退，较典型的是黏膜疹，为多发性针尖样瘀点，见于软硬腭交界处。神经系统症状极少见，可有脑膜刺激征等。

（三）门诊资料分析

血常规起病初白细胞计数可正常，发病后 10~12 天白细胞常升高，高者可达（30~60）×10⁹/L，第 3 周恢复正常。血小板可减少，极个别患者有粒缺或淋巴细胞减少，大多见于病程的第一个月内。

（四）进一步检查项目

1. 补充门诊未做的血常规检查项目　白细胞分类后单个核细胞可达 60%。其中具有诊断意义的是异常淋巴细胞，可达 10% ~ 30%，异常淋巴细胞超过 10% 或其绝对值超过 1.0×10^9/L 具有诊断意义。异常淋巴细胞出现在第 1 ~ 21 天，一般在 10% ~ 20%，依其细胞形态可分为泡沫形、不规则形、幼稚形三型。

2. 嗜异凝集试验　阳性率达 80% ~ 90%，其原理是患者血清中含有属于 IgM 的嗜异性抗体，可和绵羊红细胞和马红细胞凝集，抗体在体内持续时间为 2 ~ 5 个月，其效价在 1 : 80 以上有诊断价值，若每周测定效价上升 4 倍以上则意义更大。

3. 肝功能检查　血清谷丙转氨酶在病程中大多升高，少数患者可出现胆红素升高。

4. EB 病毒抗体测定　人体感染 EB 病毒后，可产生膜壳抗体、抗膜抗体、早期抗体、中和抗体、病毒相关核抗体。

5. 骨髓检查　缺乏诊断意义，主要用来排除其他血液病等。

（五）诊断要点

根据临床症状，EBV 抗体，EBV DNA 检测，典型血常规以及阳性嗜异凝集试验进行诊断。尤以后两者较为重要。典型的血常规及嗜异凝集试验在病程的第 2 天即有改变或呈阳性，但嗜异凝集试验有在数月后升达有意义水平，因此 1 ~ 2 次阴性结果不能否定诊断，强调多次重复检查，需指出的是散发的病例易被忽视，当出现流行时，流行病学资料有很大参考价值，在无血清学检查时，根据血常规结合临床也可做出诊断。临床表现虽以高热、咽峡炎、颈部淋巴结肿大等比较常见，但非必有，血清谷丙转氨酶升高值得重视。

（六）鉴别诊断

需与一些临床表现和辅助检查结果相似的疾病相鉴别。

1. 巨细胞病毒感染　主要见于婴幼儿、新生儿特别是早产儿。重症者侵犯脏器广泛，如呼吸道、肝、胃、肠、肾、皮肤等。尿沉渣脱落的肾小管上皮细胞可见核内包涵体。胃洗出液、脑脊液组织活检可发现包涵体巨细胞。此外，还可进行病毒分离及测定血清中的特异性抗体。

2. 甲型病毒性肝炎　全身困乏与食欲不振显著，有黄疸患者多为"热退见黄"，轻度淋巴细胞增多仅见于黄疸前期或早期，肝功异常率高，而嗜异性凝聚试验阴性。

3. 链环菌性扁桃体炎　咽痛显著，扁桃体表面有白色点状渗出物，白细胞与中性粒细胞显著增高，青霉素 G 治疗效果好。

4. 弓形体病　先天性弓形体病严重者可引起全身感染及中毒表现，可侵犯多数脏器，表现为发热、贫血，肝、脾、淋巴结、心脏、神经、眼部病变，预后不良。后天性弓形体病侵犯淋巴系统，少数可累及脑、心肌、心包、肺、肝、肾等而出现全身症状。病变较轻，预后较好。现代医学治疗本病尚无特效疗法。

二、治疗

（一）治疗原则

（1）本病的治疗主要为对症性治疗。
（2）根据病情轻重及有无并发症制订合理的治疗方案。
（3）重视肝炎、脾破裂、喉头水肿等严重并发症的治疗。
（4）抗病毒药物如阿昔洛韦等不必常规使用。

（二）治疗计划

1. 无并发症的轻症患者　急性期需卧床休息，注意维持水电解质平衡，补充足够能量和维生素，无须特殊治疗。

2. 重症及并发症的处理　有咽喉严重病变及喉头水肿者，有神经系统并发症及心肌炎、溶血性贫血、血小板减少性紫癜者应用短程肾上腺皮质激素可明显减轻症状。当咽部、扁桃体继发细菌感染时应加用抗生素，一般应用青霉素，忌用氨苄西林及阿莫西林，因 95% 的患者应用后可出现皮疹。脾破裂重在及时发现及时处理。有肝功能损害时按照病毒性肝炎治疗。并发口腔毛白斑病的艾滋病患者及慢性进行性 EB 病毒感染者可考虑应用抗病毒药物如阿昔洛韦。

三、预后评估

本病预后大多良好。病程一般为 1~3 周，但可有复发。本病病死率为 1%~2%，死因为脾破裂、脑膜炎、心肌炎等。有先天性免疫缺陷者感染本病后，病情迅速恶化而死亡。

第四节 类白血病反应

类白血病反应是机体在某些情况下造血组织对刺激反应引起的一种类似白血病的血液学改变。外周血白细胞显著增高（ $>50 \times 10^9/L$ ），有异常未成熟的白细胞。一旦刺激（即病因）消除，血常规即恢复正常。

一、病因和发病机制

类白血病反应一般都有明确的病因，常见的有细菌感染：结核、败血症、肺炎、脑膜炎、感染性心内膜炎、腹膜炎、胰腺炎、附件炎等；病毒感染：传染性单核细胞增多症、传染性淋巴细胞增多症、水痘等；骨髓转移瘤、免疫性血管炎、皮肌炎、系统性红斑狼疮、急性溶血、严重出血、中性粒细胞减少恢复期、重度烧伤、甲状腺功能亢进症、药物（泼尼松）等。

类白血病反应发病机制尚不清楚。感染时可能刺激某些造血因子产生，加速细胞的生成和释放。骨髓转移瘤发生类白血病反应的机制可能是某些肿瘤细胞异常表达某些造血生长因子，促进了骨髓中血细胞的生成和释放。

二、诊断

（一）病史采集要点

1. 详细了解类白血病反应发病前基础疾病的情况　如感染、免疫性疾病、肿瘤等。原发基础疾病的发病情况。如为感染性疾病导致的类白血病反应，则起病急。了解原发病病程及进展情况。

2. 主要临床表现　临床表现主要是原发病的症状和体征。发热较常见，可有肝、脾、淋巴结肿大和皮肤紫癜。肝脾肿大仅轻度。

（1）中性粒细胞的类白血病反应：多见于严重细菌感染、播散性结核、癌肿转移、急性大出血、中毒等。

（2）淋巴细胞型类白血病反应：见于传染性淋巴细胞增多症、传染性单核细胞增多症、百日咳、粟粒型肺结核、肠道恶性肿瘤。

（3）单核细胞型类白血病反应：常见于结核（尤以严重结核病常见）、菌痢、急性溶血性贫血。

（4）嗜酸性粒细胞型类白血病反应：常见于寄生虫病、变态反应性疾病、药物过敏等。

3. 既往病史　询问近期有无与传染源密切接触史及上呼吸道感染史。

（二）体格检查要点

（1）一般情况：精神状态，贫血情况，感染性因素导致的类白血病反应可有不同程度发热。

（2）皮肤、黏膜：皮肤黏膜有无出血点、瘀斑、有无感染灶、溃疡等，有无炎症。

（3）肝、脾、淋巴结：原发病在肝者，可有肝脏肿大，脾肿大，转移性肿瘤也可有肝脾肿大、淋巴结肿大。

（4）感染：原发病为感染者注意查找感染部位（口腔、咽部、耳道、肺、泌尿道等）。软组织有无脓肿。仅高热而无病灶考虑有无败血症可能。

（5）注意心率、心功能、心脏杂音、肾脏情况。

（三）门诊资料分析

1. 血常规　类白血病反应患者血红蛋白和血小板计数一般正常。白细胞计数在（50～100）×10^9/L。白细胞分类以接近成熟阶段细胞为主，可见少量幼稚细胞核左移，但原粒细胞 >15%，无 Auer 小体。75% 的细胞为中幼粒和晚幼粒细胞。中性粒细胞常有中毒颗粒。有嗜碱粒细胞达 15% 的报道。若原发疾病为肿瘤骨转移，可有不同程度红细胞和血红蛋白下降。若原发病为急性失血则红细胞和血红蛋白明显下降。若原发病为急性溶血则在红细胞和血红蛋白下降的同时有网织红细胞明显升高。

2. 小便常规　如类白血病反应由泌尿系感染（肾盂肾炎、泌尿系结石并感染）而致，则小便常规有白细胞、红细胞，甚至脓细胞。若类白血病反应与急性溶血相关，则小便可检出血红蛋白、尿胆原。

3. 病史和体检　可发现患者咽部红肿、扁桃体肿大甚至有脓点；肺部啰音；肝脾肿大；浅表淋巴结肿大；巩膜及皮肤黄染；初步判断原发病部位、性质及感染程度。

（四）进一步检查项目

（1）骨髓涂片或骨髓活检：造血细胞增生活跃，粒系可有核左移，原始粒细胞少见。红系和巨核系一般正常。癌肿骨髓转移而致类白血病反应可找到数量不等的癌细胞。

（2）外周血中性粒细胞碱性磷酸酶正常或升高，在感染性类白血病反应时则显著升高。

（3）X 线胸部正、侧位照片，有必要时应行肺部 CT 检查，明确原发病。

（4）肝、胆、胰、脾 B 型超声波检查：病情需要者还应行双肾、输尿管和膀胱 B 型超声波检查，明确原发病。腹膜后 B 超探测腹膜后淋巴结有无肿大在某些患者是必要的。

（5）若病情需要还应进行上腹部 CT 或 MR 检查，以利于了解原发病及重要脏器情况。

（6）心电图、全套肝肾功能生化检查以利了解疾病对全身主要器官功能的影响。

（7）PPD 皮试、PPD-IgG 检查：以便鉴别类白血病反应是否由结核病导致。

（8）病毒学检查：EB 病毒、巨细胞病毒（CMV）、微小病毒 B_{19}、疱疹病毒、肝炎病毒全套检测。

（9）免疫学检查：细胞因子（白细胞介素）、肿瘤坏死因子（TNF）检测。

（五）诊断要点

典型类白血病反应患者有明确的原发疾病临床表现。同时出现血常规、骨髓象（骨髓涂片病理活检）、碱性磷酸酶等检查改变的特征，大部分患者可做出诊断。原发病隐匿者或病情复杂的病例应随访血常规及骨髓象的动态改变，以便明确诊断。

（六）鉴别诊断

1. 粒细胞类白血病反应的鉴别。

（1）慢性粒细胞白血病：白细胞明显升高，外周血有幼粒细胞，脾肿大要考虑慢性粒细胞白血病。应根据 ph$^+$（染色体）、*Bcr/abl* 融合基因检测，骨髓病理检查，粒细胞碱性磷酸酶积分等与慢性粒细胞白血病鉴别。

（2）急性粒细胞白血病：当早期贫血和出血不明显，仅白细胞计数轻中度升高，外周血有一定数量的幼稚粒细胞，与类白血病反应易混淆。进一步检查骨髓象，原粒、早幼粒细胞 >30%，有 Auer 小体，而红系巨核系正常系列细胞减少。染色体 t（11，20）、（p15，q11）、t（9，22）、（q34，q11）异常；*AMLI/ETO* 融合基因；MPO（+）、CD_{33}^+、CD_{13}^+ 表达；有别于类白血病反应。

2. 淋巴细胞类白血病反应的鉴别。

（1）慢性淋巴细胞白血病：外周血中白细胞 >10×10^9/L，其中淋巴细胞占 50% 以上，以小淋巴细胞为主，骨髓象可见有核细胞增生活跃，淋巴细胞 ≥40%，以成熟淋巴细胞为主，红系、粒系及巨核系细胞均减少。免疫分型淋巴细胞具有单克隆性。95%～98% 源于 B 细胞，其轻链只有 κ 或 λ 链中的一种，源于 T 细胞者，其绵羊玫瑰花结试验阳性，CD_2，CD_3，CD_8（或 CD_4）阳性。50%～80% 有染色体异常，这是淋巴细胞类白血病反应所没有的。

（2）急性淋巴细胞白血病：80% 以上的患者具有贫血，白细胞变异范围较大，75% 的患者血小板减少，骨髓涂片可见有核细胞增生程度活跃至极度活跃，以原始淋巴细胞为主，并有部分幼稚淋巴细胞，这些细胞占有核细胞的30%以上，糖原染色在多数细胞中有阳性粗颗粒，以粗块状为典型表现。B细胞系淋巴细胞白血病可有 CD_{10}^+、CD_{19}^+、CD_{20}^+、CD_{22}^+、TdT^+、HLA-DR$^+$，T细胞系淋巴细胞白血病中所有病例表达 CD_7^+，可有染色体 t（8；14），8q24 的 *myc* 基因移位到14号染色体并和免疫球蛋白重链基因发生并列。

（3）单核细胞类白血病反应的鉴别：多有正细胞正色素性贫血；血涂片中有数目不一的原始幼稚单核细胞。未分化型急性单核细胞白血病（M_{5a}）骨髓原始单核细胞≥80%，分化型<30%。常累及11号染色体。该病进展快，预后差。

三、治疗

（一）治疗原则

（1）主要是进行原发病因的治疗，原发病去除后血常规随之恢复。

（2）加强对症、支持治疗。

（二）治疗计划

类白血病本身不需要治疗，原发病去除后，可迅速恢复。因原发病不同每个患者用药也不尽相同。根据原发病因，选择相应药物进行治疗。

四、预后评估

主要取决于原发病的严重程度，一项76例系列调查中死亡率为29.7%。

第六章

出血性疾病

第一节　过敏性紫癜

过敏性紫癜是最常见的血管炎之一。以非血小板减少性紫癜、关节炎或关节痛、腹痛、胃肠道出血及肾炎为主要临床表现。

本病是一个常见于儿童期的疾病，但也有成年人患病的报道。常见发病年龄为 7~14 岁。男女之比为 1.4 ：1。发病有明显季节性，以冬春季发病为多，夏季较少。

一、病因及发病机制

尚不完全清楚。感染（细菌、病毒、寄生虫等）、食物（牛奶、鸡蛋、鱼虾等）、药物（抗生素、磺胺类、解热镇痛剂等）、花粉、虫咬及预防接种等都可以作为致敏因素，使具有敏感素质的机体产生变态反应，主要是速发型变态反应和抗原抗体复合物反应，从而造成一系列性损伤。然而，除少数患者与食物过敏、昆虫叮咬、药物或接触某些化学药物有直接关系外，大多数病例查不到所接触的抗原。多数患者在发病前 1~3 周常有上呼吸道感染史。本病也有可能由内源性抗原引起。有学者用抗动脉壁内皮细胞的抗血清，诱发实验动物发病，提示血管壁的某些成分也许是自身抗原。

二、病理学

本病的主要病理变化为血管炎，除毛细血管外，也可累及微动脉和微静脉。皮肤病理变化主要为真皮层的微血管和毛细血管周围可见中性粒细胞和嗜酸性粒细胞浸润、浆液及红细胞外渗以致间质水肿。血管壁可有纤维素样坏死。微血管可因血栓形成而堵塞管腔，肠道改变为出血和水肿，以黏膜下最为显著，重者可发生黏膜溃疡。肾脏改变多为局灶性肾小球病变。毛细血管内皮增生，局部纤维化和血栓形成，灶性坏死，亦可见新月型病变。病变严重时整个肾小球均受累，呈弥漫性肾小球肾炎改变。荧光显微镜检查，肾小球毛细血管有膜性和广泛性增殖性改变，并可见 IgG、C3 及颗粒纤维蛋白沉积。此外，关节受累时，可见滑膜片状出血。肺、胸膜、心脏、肝及颅内血管受侵犯时，分别出现肺血管周围炎、心肌炎、肝脏损害和颅内出血等改变。

三、临床表现

多数患者在发病前 1~3 周有上呼吸道感染史，发病急骤。以皮肤紫癜为首发症状。也可早期表现为不规则发热、乏力、食欲减退、头痛、腹痛及关节疼痛等非特异性表现。紫癜较轻微或缺如，此时往往早期诊断困难。

1. 皮肤症状　皮疹是本病的主要表现。主要分布在负重部位，多见于下肢远端，踝关节周围密集。其次见于臀部。其他部位如上肢、面部也可出现，躯干部罕见。特征性皮疹为高出皮肤，为小型荨麻疹或粉红色斑丘疹，压之不褪色，即为紫癜。皮损部位还可形成出血性水疱，甚至坏死，出现溃疡。紫癜可融合成片，最后变为棕色。一般 1~2 周消退，不留痕迹；也可迁延数周或数月。有时发病早期可出现手臂、足背、眼周、前额、头皮及会阴部血管神经性水肿。肿胀处可有压痛。

Osler 将各种皮肤症状加以归纳，分为 4 类：①单纯紫癜，可伴有水肿及水疱。②紫癜伴有荨麻疹或血管神经性水肿。③弥漫性瘀斑，伴或不伴水肿。④表皮坏死，继之溃疡形成。后两类较少见。

约半数以上患者常反复出现皮疹。每次发作时情况相同，但持续时间较前次发作为短且症状较轻。

2. 消化道症状　较为常见，约 2/3 患者出现消化道症状。一般出现在皮疹发生 1 周以内。最常见症状为腹痛，多表现为阵发脐周绞痛，也可波及腹部任何部位，可有压痛，但很少有反跳痛。同时伴有呕吐。约半数患者大便隐血阳性，部分患者出现血便，甚至呕血。如果腹痛在皮肤症状之前出现，易误为外科急腹症，甚至误行手术治疗。少数患者可并发肠套叠、肠梗阻、肠穿孔及出血性小肠炎，需外科手术治疗。

3. 肾脏表现　约 1/3 患者出现肾脏损害。可为肉眼血尿或显微镜下血尿及蛋白尿，或管型尿。一般于紫癜后 2～4 周出现，也可出现于皮疹消退后或疾病静止期。根据中华医学会儿科学分会肾脏病学组对紫癜肾炎的诊断，临床可分为 6 型。病情轻重不等，重症可出现肾衰竭和高血压。虽然半数以上患者的肾脏损害可以临床自愈，但少数患者的血尿、蛋白尿及高血压可持续很久。

4. 关节症状　大多数患者仅有少数关节疼痛或关节炎。大关节如膝关节、踝关节为最常受累部位。其他关节如腕关节、肘关节及手指也可受累。表现为关节及关节周围肿胀、疼痛及触痛，可同时伴有活动受限。关节病变常为一过性，多在数日内消失而不留关节畸形。

5. 其他症状　一些少见的症状如中枢神经系统症状，昏迷、蛛网膜下隙出血、视神经炎及格林巴利综合征。此外，还可出现肌肉内、结膜下及肺出血、反复鼻出血、腮腺炎、心肌炎及睾丸炎。

四、实验室检查

本病无特异性实验室检查。血小板计数正常或升高，这点可以与血小板减少性紫癜相鉴别。出血时、凝血时及血块收缩等均正常。部分患者白细胞总数增高达 $20 \times 10^9/L$，伴核左移。80% 有消化道症状如腹痛患者，伴大便隐血阳性者，可出现正色素性贫血，可能系消化道失血所致。血沉可增快，C 反应蛋白及抗链球菌溶血素可呈阳性，咽培养可见 β 溶血性链球菌。抗核抗体及类风湿因子常阴性。约半数患者在急性期时其血清 IgA、IgM 升高。肾脏受累时可出现镜下血尿及肉眼血尿。有时严重蛋白尿可致低蛋白血症。对有消化道症状者可进行腹部 B 型超声波检查，有利于肠套叠的早期诊断。肾组织活检可确定肾炎病变性质，对治疗和预后的判定有指导意义。中华医学会儿科学分会肾脏病学组对紫癜肾炎的病理分级分为 6 级。活检时可见肾小球系膜组织有 IgA 沉积。系膜上还有备解素、纤维素、补体 C3 沉积，这些改变与 IgA 肾病的改变相似，但二者的关系尚不清楚。皮肤活检有助于疑难病例的诊断。少数患者抗心脂抗体阳性。

五、诊断及鉴别诊断

皮肤症状典型者，如紫癜在大腿伸侧和臀部分批出现，对称分布，大小不等，诊断并不困难。急性腹痛、关节痛及尿液改变对诊断也有较大帮助。

1. 诊断标准。

（1）可触性紫癜。

（2）发病年龄 < 20 岁。

（3）急性腹痛。

（4）组织切片显示小静脉和小动脉周围有中性粒细胞浸润。

上述 4 条标准中，符合 2 条或以上者可诊断为过敏性紫癜。本标准的敏感性为 87.1%，特异性为 87.7%。

非典型病例，尤其在皮疹出现前出现其他系统症状时，易误诊。

2. 鉴别诊断。

（1）特发性血小板减少性紫癜：根据皮疹的形态、分布及血小板数量一般不难鉴别。过敏性紫癜时常伴有血管神经性水肿，而血小板减少性紫癜时则无。

（2）外科急腹症：在皮疹出现以前如出现急性腹痛者，应与急腹症鉴别。过敏性紫癜的腹痛虽较剧烈，但位置不固定，压痛轻，无腹肌紧张和反跳痛，除非出现肠穿孔才有上述情况。出现血便时，需与肠套叠、梅克尔憩室作鉴别。过敏性紫癜以腹痛为早期主要症状者大多数为年长儿。因此，对于儿童时期出现急性腹痛者应考虑过敏性紫癜的可能，需对皮肤、关节及尿液等做全面检查。

此外，还需与系统性红斑狼疮、弥散性血管内凝血及溶血尿毒症综合征相鉴别。

（3）细菌感染如脑膜炎双球菌菌血症、败血症及亚急性细菌性心内膜炎均可出现紫癜样皮疹。这些疾病的紫癜，其中心部位可有坏死。患者一般情况危重，且血培养阳性。

（4）肾脏症状突出时，应与链球菌感染后肾小球肾炎、IgA肾病等相鉴别。

六、治疗

目前尚无特效疗法。主要采取支持和对症治疗，急性期卧床休息。要注意入液量、营养及保持电解质平衡。有消化道出血者，如腹痛不重，仅大便隐血阳性者，可用流食。如有明显感染，应给予有效抗生素。注意寻找和避免接触过敏原。

1. 药物疗法。

（1）对症疗法：有荨麻疹或血管神经性水肿时，应用抗组胺药物和钙剂；有腹痛时应用解痉挛药物；消化道出血时，可静脉滴注西咪替丁20~40 mg/（kg·d）。

（2）糖皮质激素：单独皮肤或关节病变且较轻时，无须使用糖皮质激素。有严重消化道病变，如消化道出血时，可服泼尼松每日1~2 mg/kg，服用7天后逐渐减量，总疗程为2~3周。对有肾脏病变者，糖皮质激素无显著疗效。对于严重肾脏病变患者，有学者主张用甲泼尼龙冲击疗法，每次30 mg/kg，于1小时内静脉滴入，隔日或隔2日1次，6次为1个疗程，疗效有待进一步观察。

（3）免疫抑制剂：适用于肾型患者。硫唑嘌呤每日2~3 mg/kg或环磷酰胺每日2~3 mg/kg，服用数周或数月，用药期间，应严密监测血常规及其他不良反应。

（4）雷公藤：对肾型者疗效颇佳。大部分患者用药1.5~2个月后尿蛋白转阴。血尿于用药1~3个月后明显好转，2~6个月后大部分消失。临床上多采用雷公藤总苷片每日1~1.5 mg/kg，分2~3次口服。疗程为3个月。用药期亦应复查血常规和观察其他不良反应。

（5）其他药物：有学者主张应用尿激酶治疗紫癜性肾损害，可起到利尿、消肿作用。其作用是减少纤维蛋白在肾小球的沉积。用量为每次1万~2万U，静脉注射，每日1次，连用20天。

还可用抗血小板凝集药物如阿司匹林3~5 mg/（kg·d），或25~50 mg/d，每日1次口服；双嘧达莫3~5 mg/（kg·d），分次服用。

因本病可有纤维蛋白原沉积、血小板沉积及血管内凝血的表现，故近年来有使用肝素的报道。协和医院儿科报道使用小剂量肝素预防过敏性紫癜性肾炎，剂量为肝素120~150 U/kg加入10%葡萄糖溶液100 mL中静脉滴注，每日1次，连续5天，或肝素钙每次10 U/kg，皮下注射，每日2次，连续7天，能降低紫癜肾炎的发生。

此外，普鲁卡因具有调节中枢神经系统、抑制过敏反应、恢复血管功能的作用。用药前须做过敏试验，阴性者方可使用。剂量为3~5 mg/kg，加入5%葡萄糖内静脉滴注，每日1次，7~10天为1个疗程。

2. 其他治疗。

（1）大剂量丙种球蛋白冲击疗法有报道试用重症紫癜肾炎，疗效有待进一步观察。

（2）血浆置换可去除血浆中的抗体、补体、免疫复合物及炎性介质，用于治疗紫癜肾病引起的急进性肾炎。

七、预后

多数患者预后良好。部分患者可复发，复发间隔时间数周至数月不等。消化道出血较重者，如处理恰当，一般可以控制。肾脏受损程度是决定预后的关键因素。约有2%的患者发生终末期肾炎。大多数有轻度肾脏损害者，病理分型为Ⅱ级者，都能逐渐恢复，而有新月体形成的肾小球肾炎患者，病理表现为Ⅳ级以上者，80%以上于1年内发展为终末期肾炎。有报道在病初3个月内出现肾脏病变或病情反复发作并伴有肾病时常预后不良。

第二节　其他血管性紫癜

一、非过敏性紫癜

非过敏性紫癜是除血小板减少性紫癜和过敏性紫癜以外的紫癜病的总称。这类疾病的共同特征是血管完整性受损，伴有血管渗透性和脆性增加。其病因和发病机制多不清楚。

（一）维生素C缺乏病

维生素C缺乏病是缺乏维生素C（抗坏血酸）所致，可有严重出血表现，包括持续性齿龈出血以及皮下组织和肌肉出血。瘀点常分布在马鞍区（大腿内侧和臀部），以毛囊周围最明显。骨膜下出血是婴儿型维生素C缺乏病的特征，但罕见于成人。出血是由于胶原和细胞间胶结物合成缺陷导致小血管的内皮层和血管周围支持组织缺陷而引起。有些病例可能还有血小板功能异常。

束臂试验常阳性，偶有出血时间延长，其他出凝血试验均正常，部分患者有轻度血小板减少。

治疗：口服抗坏血酸，成人1 g/d，分次口服，婴儿50 mg/d。

（二）老年性紫癜

老年性紫癜是老年人的一种慢性病，以前臂桡侧、伸侧表面、手背和颈部出现明显的红色至浅红色瘀点为特征。基本缺陷是皮肤胶原、弹性蛋白和皮下脂肪丧失和退化。老年性紫癜的病损分布大体上与暴露部位一致。紫癜的产生是由于这些部位皮肤组织过多活动引起的切力损伤所致。损伤也可由诸如眼镜压迫鼻梁等轻微压力引起。老年性紫癜可持续几周，最终留下棕色色素沉着，无须特殊治疗。

（三）单纯性紫癜

单纯性紫癜的特点是身体无其他病症，而皮肤，尤其是双下肢反复出现紫癜，不经治疗可自行消退。本病常见于妇女，紫癜在月经期加重，类风湿关节炎和风湿热以及应用肾上腺皮质激素和阿司匹林均可能伴发单纯性紫癜，不需特殊治疗。

（四）药物性紫癜

本型紫癜多在停药后消失，临床意义不大。本病的病理生理机制尚不清楚，可能与个体特异质有关。曾有学者提出可能由自身免疫机制引起，但缺乏直接证据。

可引起本型紫癜的药物有：阿托品、奎宁、普鲁卡因、青霉素、阿司匹林、双香豆素、碘化物、磺胺药、水合氯醛、铋、汞及其他镇静药等。

（五）感染性紫癜

多种感染可因病原微生物损伤血管而引起紫癜，这类感染具体如下。

（1）细菌性：伤寒、猩红热、白喉、结核、心内膜炎、流行性脑脊膜炎和链球菌性败血症、钩端螺旋体病等。

（2）病毒性：天花、麻疹、流感。

（3）立克次体：斑疹伤寒、落基山斑点热。

（4）原虫：疟疾、弓形体病。

血管损伤可由病原微生物直接损伤血管内皮（如立克次体），也可由细菌产物、毒素和自身免疫而致。在细菌性心内膜炎患者可因血栓堵塞微血管而致。多数情况下，感染可导致血小板减少而引起紫癜。治疗以治疗原发病为主。

（六）暴发性紫癜

暴发性紫癜是紫癜的急重型，病变范围广泛，并可能成为坏死性。患者常处于休克状态，病理特征与 Shwartzman 反应有许多相同之处。凝血检查常显示急性血管内凝血和纤溶。除脑膜炎双球菌败血症外，其他如链球菌感染、革兰阴性败血症、猩红热、麻疹、风疹、白喉和水痘等均可导致本病。

（七）异常蛋白血症引起的紫癜

1. 良性高丙种球蛋白血症　此类患者紫癜主要分布在双下肢，以女性多见。紫癜每隔几周发生 1 次，随后自行消退，这种情况可延续多年。反复发生紫癜的部位可后遗含铁血黄素沉着，使紫癜的外观与单纯性紫癜或 Schamberg′s 病类似，血中有多克隆丙种球蛋白增加，常伴有其他疾病如干燥综合征及干性角膜结膜炎，皮肤活检示坏死性血管炎。

原发性高丙种球蛋白血症性紫癜，以多克隆性高丙种球蛋白血症，反复发生的急性紫癜（尤其是在过度劳累、长期站立或穿过紧的衣服等）为特征，病损常见于下肢。常有先兆性痒、刺痛、红斑等，且常导致进行性色素沉着。因此，本病与进行性色素沉着性紫癜类似。免疫电泳表明患者血浆中有大量抗 IgG 和抗原抗体复合物形成。偶有免疫球蛋白沉于皮肤的报道。长期随访表明：良性原发性高丙种球蛋白血症性紫癜常最终演变为干燥综合征或其他疾病。治疗原发病可减少紫癜的发生。

2. 冷球蛋白血症　紫癜是本病的主要表现之一。出血系由血管内冷球蛋白沉着损伤血管所致。30％的病例在寒冷环境中紫癜加重。紫癜多见于 I 型和 II 型冷球蛋白血症。病变好发于肢体、鼻、耳及面部，大疱、慢性溃疡和冷性荨麻疹亦多见。冷性纤维蛋白原血症可致相同的临床表现。

3. 巨球蛋白血症　患者黏膜出血较皮肤出血多见，以鼻出血、牙龈和阴道出血常见。

4. 淀粉样变　淀粉样物质沉积于小血管周围导致出血，血小板功能也有异常，有时患者亦可合并血小板减少性紫癜。此外，凝血功能也可异常，尤其是第 X 因子缺乏和其他凝血因子缺乏。有证据表明，组织淀粉样物质可结合第 X 因子。此外，凝血时间延长非常多见，系由抑制剂存在所致。

某些患者纤溶酶原激活剂活性增加导致纤溶亢进。与许多获得性疾病一样，止血缺陷涉及多种机制，以治疗原发病为主。

5. 高黏滞综合征　大量蛋白导致血浆黏滞性增加，微血管中血流减慢，导致缺氧，血管损伤和紫癜。这类患者亦可由血小板减少引起。异常蛋白可使血小板功能异常，影响纤维蛋白的聚合。除皮肤紫癜外，可有牙龈和视网膜出血。该综合征多见于原发性巨球蛋白血症和 IgA 或 IgG3 型骨髓瘤。

血小板功能异常、凝血异常、血小板减少等均有可能。在某一患者中通常不能准确判断。多数患者的血管损伤似为主要机制，系由异常蛋白直接或间接引起。引起高黏滞和红细胞呈缗钱状伴有血栓形成。异常蛋白的直接毒性作用甚至免疫机制均有可能。上述假设均无直接证据。本病无特效治疗，以治疗原发病为主。

二、对自身红细胞敏感所致的紫癜

自身红细胞敏感以自发出现单个或成批的痛性瘀斑为特征，由 Gardner 和 Diamond 于 1955 年首先报道，因此，又称 Gardner-Diamond 综合征。迄今，国外报道已逾 200 例，国内仅见个别报道。

（一）病因及发病机制

本病是由于患者对自身红细胞膜的一种组分敏感所致。常与心理疾病有关，当心理应激增加时即可出现新的病损，常见于癔症、受虐狂、抑郁症和焦虑症患者。皮肤试验的结果以及新病损的出现受暗示的影响。因此，本病似称为"心因性紫癜"更为恰当。

（二）临床表现

本病多见于女性，通常以局部痒、灼热或疼痛起病，继而在这一部位出现瘀斑，周围常有红斑或水肿，以肢体（尤其是手）最为多见。许多患者在发病前有物理或外科创伤，病损可出现于损伤部位或其他部位。还可有胃肠道出血、鼻出血、血尿、腹痛、腹泻、恶心、呕吐、胸痛、头痛、晕厥、月经过多等。体格检查无恒定的异常发现。

（三）实验室检查

无恒定的异常发现。皮下注射自身全血、洗涤红细胞或红细胞基质常常可在注射部位迅速出现疼痛、肿胀、硬结等。注射自身血红蛋白或从自身红细胞中提取的磷脂酰丝氨酸亦可呈现阳性反应。但皮下注射自身 DNA、RNA、自身白细胞和血浆等均不引起反应。皮试部位应选择患者自己不易接触到的部位。

（四）鉴别诊断

本病应与"良性"瘀斑、对自身 DNA 和白细胞敏感等相鉴别。

（五）治疗与预后

本病尚无特效治疗措施，在某些患者心理治疗有效。抗组胺药、糖皮质激素、氯喹或脾切除等的疗效均不佳。本病为良性，病程中可出现恶化和长期或持续缓解。

三、对自身 DNA 敏感所致的紫癜

本病由 Levin 和 Pinkus 于 1961 年首先报道，以疼痛性皮肤瘀斑为特点。

（一）病因及发病机制

病损可在皮下注射微量 DNA 或自身裂解白细胞悬液后迅速出现，用 RNA、自身血浆或红细胞，用 DNA 酶或氯喹处理的 DNA 或白细胞等做皮试均阴性。被动皮肤过敏试验表明无体液或细胞结合的抗体。未见循环 DNA 抗体。皮试与解剖部位密切相关。例如，臂部试验强阳性者在躯干可能为阴性，在植皮部位皮试的结果取决于试验部位而不取决于皮瓣来源。

（二）临床表现

本病多见于女性。开始病损为疼痛性风团或结节（通常位于某一肢体），继而迅速扩大，伴有疼痛和硬节。在 24 小时之内发展为瘀斑（疼痛性），有时为大疱。从散在的、硬币大小至大片瘀斑（几乎覆盖某个肢体屈肌或伸肌表面），病变消退需要 4~5 天甚至 2~3 周。病变可单独或成批出现。以肢体为最多见，亦可见于面部或躯干。体格检查仅有疼痛性病变而无其他异常。

（三）实验室检查

可有毛细血管脆性增加。

（四）鉴别诊断

应与系统性红斑狼疮及人为性紫癜相鉴别。

（五）治疗及预后

氯喹对本病有效，剂量为 250 mg，每天 4 次，共 1 周，此后改为 250~500 mg/d。其作用机制不明，可能和氯喹与 DNA 亲和力高有关。本病预后良好。

第三节　特发性血小板减少性紫癜

特发性血小板减少性紫癜（ITP）是一种原因不明的获得性出血性疾病，以血小板减少、骨髓巨核细胞数正常或增加，以及缺乏任何原因包括外源的或继发性因素为特征。目前公认绝大多数 ITP 是由免疫介导的血小板破坏增多所致，因此，又称之为免疫性血小板减少性紫癜。根据病程可以分为急性 ITP 和慢性 ITP 两种，按照年龄又可以分为成人 ITP 和儿童 ITP 两大类，由于在这两类人群中 ITP 的发病机制和处理原则不尽相同，因此，本章将分别介绍成人 ITP 和儿童 ITP。

一、成人 ITP

（一）病因与发病机制

目前认为成人 ITP 是一种器官特异性自身免疫性出血性疾病，是由于人体内产生抗血小板自身抗体导致单核巨噬系统破坏血小板过多从而造成血小板减少，其发病原因尚不清楚，发病机制也未完全阐

明，但是目前已经发现 ITP 患者在人体免疫调节的各个环节几乎都有异常。

1. 抗血小板自身抗体　研究发现将健康人的血小板输给患者，输入的血小板在患者体内也迅速破坏，提示患者血浆内存在一种使血小板减少的因子。此外，患 ITP 的母亲其婴儿血小板常有一过性减少，说明血小板破坏是由体液因素所致。以后研究证实，这种能破坏血小板的因子是 IgG，能被正常血小板吸附，具有种属特异性。

1975 年，血小板相关免疫球蛋白（PAIgG、PAIgM、PAIgA）首次被定量检测，随后发现绝大多数成人 ITP 患者 PAIgG 和（或）PAIgM 升高，其中 IgG 最常见（92%），IgM 也常见（42%），有时 IgA 升高（9%）。IgG 所有四种亚类均可出现，但以 IgG1 和（或）IgG3 最常见，IgG1（82%），IgG2（11%），IgG3（50%），IgG4（29%）。此外，也发现 30% ~70% 的患者血小板相关的补体成分 C3、C4 及它们的衍生物水平升高。虽然检测 PAIg 及补体的敏感性超过了 90%，但特异性很差，30% ~90% 的非免疫性血小板减少性紫癜患者 PAIg 亦升高。正常血小板含有两个 IgG 池，一个位于膜表面，另一个位于细胞内。仅有 100 个 IgG 分子位于膜表面，而 α 颗粒中有 20 000 个 IgG 分子。因此，检测血小板 IgG 的方法有两种：一种是检测总的血小板 IgG 含量，主要是 α 颗粒内的 IgG；一种是检测血小板表面 IgG。如果一种检测方法不能将表面 IgG 与 α 颗粒 IgG 区分开，就会导致血小板相关自身抗体假性升高。90% 的 ITP 患者血小板表面 PAIgG 量超过 800 分子，而相比之下非免疫性血小板减少性紫癜患者只有 7%。为了检测血小板特异性抗体，一些针对 ITP 患者血小板膜表面糖蛋白（GP II b/III a、GP I b/IX、GP I a/ II a 等）的检测方法如：MAIPA、MACE、PIFT 等相继被开发，使得在 ITP 患者中检出血小板特异性抗体的特异性高达 85% ~90%，但敏感性仅为 50% ~70%。

抗体的产生及作用部位：目前尚不清楚 ITP 患者产生抗血小板抗体的初始因素。脾脏是产生抗体的主要部位，研究表明 ITP 患者脾组织比正常人脾组织能产生更多的抗血小板抗体。此外，ITP 患者骨髓淋巴细胞也能产生血小板特异的 IgG 自身抗体。研究发现：（32/42）例成人 ITP 患者的血小板洗脱物能与正常血小板结合，而不能与 2 例血小板无力症患者的血小板结合，首次提供了成人 ITP 患者存在自身抗体的证据。因为血小板无力症缺乏 GP II b 及 III a，因此他们推测，某些 ITP 患者的自身抗体可能是针对血小板膜 GP II b/III a 分子上抗原决定簇。此后，多数学者的研究证实了这一点，并发现 ITP 患者的自身抗体还可以作用于 GP I b/IX、GP I a/ II a、GP IV、CD9 等。

2. T 细胞异常　现有研究表明，B 细胞产生抗血小板自身抗体需要抗原特异的 CD4$^+$T 细胞的帮助。已经在 ITP 患者的血液中发现了血小板反应性 T 细胞，其主要靶抗原就是 GP II b/ III a。抗血小板自身抗体的产生以及抗原特异的血小板反应性 T 细胞的激活说明 ITP 患者的外周免疫耐受丧失，其原因可能有以下几点：研究表明，慢性 ITP 患者的 HLA-DR + T 细胞数量增多。我们和其他学者的研究均表明 ITP 患者 T 细胞极化异常，Th1/Th2 和 Tc1/Tc2 比率均高于正常人。我们的研究表明，与正常人相比，ITP 患者的 CD4$^+$CD25$^+$T 细胞（一类调节 T 细胞）数量减少，功能也有缺陷。这一结果已经得到其他学者研究的证实，由于这一缺陷使得自身反应性 T 细胞不能从患者体内及时清除。

3. 血小板生成与破坏　血小板（放射性核素标记的自身血小板）动力学试验表明，ITP 患者的血小板在血管内生存时间缩短。体表显像（用 ^{111}In-oxine 标记血小板）表明，血小板主要在脾脏被扣压和清除。成人 ITP 的血小板破坏是由血小板抗体与其相关抗原结合后引起的，不论补体有无活性，血小板都会被吞噬。当血小板抗体以其 Fab 片段与血小板相关抗原结合后，抗体分子的 Fc 片段暴露，并与巨噬细胞的 Fc 受体结合，导致血小板被吞噬破坏。当血小板表面结合的抗体量多时可形成 IgG 二聚体，从而激活补体 C1q，随之补体系统中各成分相继被激活，C3 裂解产物 C3b 附着于血小板表面，并与巨噬细胞的 C3b 受体结合，也导致血小板被吞噬破坏。当病毒感染时，巨噬细胞上的 Fc 或者 C3b 受体量增加，亲和力会升高，使血小板更易被破坏。此外，在危重病例中，抗血小板抗体与血小板相关抗原结合后，在补体 C5 ~C9 的作用下，可直接使血小板溶解。

尽管普遍认为成人 ITP 患者血小板减少是由免疫破坏增多引起。但是，近年有学者发现本病患者巨核细胞相关 IgG 明显升高，可能抑制巨核细胞造血。另有研究发现，PAIg 水平与血小板更新率有相反关系，认为本病患者血小板生成减少、清除增加与其发病有关。新近开发的血小板受体激动剂的临床疗效也从另一个角度证明至少部分 ITP 患者的血小板生成或者释放有缺陷。

目前已经证明脾脏是破坏血小板的主要场所。脾脏不仅产生抗血小板抗体和巨噬细胞,而且提供血小板与抗体相结合的环境。约有 1/3 的血小板储存在脾脏,脾血流缓慢,而且在高浓度抗体存在下,无疑使血小板破坏增加。肝脏为血小板破坏的另一场所,但因血流速度较快,故破坏程度不大,一般 PAIgM、PAIgA 引起者血小板多在肝脏破坏。骨髓不仅储存血小板和巨核细胞,还能产生抗血小板抗体,这种抗体能与血小板及巨核细胞结合,所以骨髓也是破坏血小板的场所,同时也是影响血小板生成的部位。此外,淋巴结可能也是血小板潴留的场所。

(二)临床表现

一般起病隐袭,表现为散在的皮肤出血点或其他较轻的出血症状,如鼻出血、牙龈出血等。有的患者明确诊断前数月甚至数年,已有易发小出血点及瘀斑、月经过多或反复鼻出血的病史。

紫癜及瘀斑可发生在任何部位的皮肤或黏膜,但最常见于下肢及上肢的远端。皮肤自发性紫癜或抓搔后出现紫癜是特征性表现,为针尖到针头大小的红到紫的出血点,平坦,压之不退色,出现或消退均成批。严重血小板减少时口腔及舌黏膜可发生血泡。受伤后皮肤深处可发生瘀斑,但关节、视网膜出血少见。结膜下出血、泌尿生殖道出血及消化道出血也可发生。

成人 ITP 颅内出血很少见,但在急性发作期血小板明显减少时仍可发生,因此,在急性发作期应密切注意神经系统症状及体征。

脾脏在深吸气时有时可触及,但一般无明显肿大,否则不符合成人 ITP 的诊断。

(三)实验室检查

1. 血小板计数及其他指标 由于血小板减少,故出血时间延长,血块收缩不佳,束臂试验阳性。血小板大小及形态异常,外周血中血小板直径可达 $3 \sim 4 \, \mu m$,但若发现如红细胞大小的巨大血小板明显增多,应考虑有先天性血小板减少的可能。异常小的血小板及碎片也可见到。如果出现贫血,一般为失血引起,多为正细胞贫血;若出血严重且持续时间长,可为缺铁性贫血;偶尔严重出血时可发生网织红细胞增多。白细胞分类及计数一般正常。

2. 骨髓检查 除了由于失血引起的幼红细胞增多外,主要为巨核系有改变。骨髓巨核细胞一般明显增多,有时正常,较突出的变化是巨核细胞的核浆成熟不平衡,胞质中颗粒较少,嗜碱性较强,产生血小板的巨核细胞明显减少或缺乏,胞质中可出现空泡。这些改变并非特异,但在血小板减少症的鉴别中有一定价值。

3. 抗血小板自身抗体 绝大多数成人 ITP 患者 PAIgG 和(或)PAIgM 升高,有时 IgA 升高。血小板特异抗体检测表明,多数患者可检测到抗 GP Ⅱb/Ⅲa 的自身抗体,部分患者可以检测到抗 GP Ⅰb/Ⅸ、GP Ⅰa/Ⅱa 或者其他血小板膜糖蛋白的自身抗体。

(四)诊断

1. 全国第五届血栓与止血学术会议修订的 ITP 诊断标准。

(1)多次实验室检查血小板计数减少。

(2)脾脏不肿大或仅轻度肿大。

(3)骨髓检查巨核细胞数增多或正常,有成熟障碍。

(4)以下 5 项中应具有其中一项。

1)泼尼松治疗有效。

2)切脾治疗有效。

3)PAIg 增多。

4)PAC3 增多。

5)血小板寿命缩短。

(5)排除继发性血小板减少症。

（6）ITP 重型标准。

1）有 3 个以上出血部位。

2）血小板计数 $<10 \times 10^9/L$。

2. George 等制定的慢性难治性 ITP 的诊断标准。

（1）糖皮质激素和脾切除无效。

（2）年龄 >10 岁。

（3）病程 >3 个月。

（4）无其他导致血小板减少的疾病。

（5）血小板计数 $<50 \times 10^9/L$。

3. 鉴别诊断　成人 ITP 必须与各种继发性血小板减少性紫癜鉴别：如各种自身免疫性疾病、药物、HIV 感染等所致血小板减少。其他可表现为单纯血小板减少的疾病还有各种感染、MDS、慢性 DIC 等。此外，还应与各种先天性血小板减少症鉴别。

（五）治疗

1. 治疗原则与方案　成人 ITP 自发完全及持久性缓解者 <10%。本病治疗的主要目的应该是止血而不是将血小板提升至正常。是否需要治疗也应该主要取决于患者的出血严重程度而不宜过多关注血小板计数。成人 ITP 的治疗应根据病情采取不同方法，血小板数超过 $30 \times 10^9/L$ 而无症状的患者，不需要治疗。当然，在进行治疗抉择时还必须考虑患者是否过分焦虑。

（1）紧急处理：对于有脑出血或其他严重出血并发症者，应紧急输注血小板和（或）大剂量静脉丙种球蛋白（IVIg）。自从 1981 年 Imbach 等报道以 IVIg 治疗 ITP 以来，IVIg 在临床上得到广泛应用。其作用机制是：①可使体内 IgG 明显升高，增加了血清 IgG 对 Fc 受体的竞争，使巨噬细胞上的 Fc 受体被 IgG 裂解的 Fc 片段所饱和，因而阻碍了单核—吞噬细胞系统对血小板的破坏。②能抑制自身抗体的产生，也减少单核—巨噬细胞系统对血小板的破坏。③抑制自身抗体与血小板的结合。常用剂量为 IVIg 2 g/kg 分 2 天或 5 天输注，不良反应轻微。

对于无泌尿道出血者可使用 6-氨基己酸，但应密切观察有无血栓性并发症。

（2）常规治疗。

1）糖皮质激素：主要适用于血小板数小于 $30 \times 10^9/L$，并有严重出血或有出血危险者。首选泼尼松，剂量为 1 mg/（kg·d），70%~90% 的患者有较好的临床效果，一般在 2~3 周出血症状改善，血小板计数升高，15%~60% 的患者血小板数恢复至正常水平，但持续完全有效者仅约 25%。达到缓解后，可以将泼尼松减量至最小维持量，维持 3~4 周后可考虑停药。如果停药后复发，重新使用糖皮质激素治疗仍可有效。泼尼松治疗 4 周仍无效者，必须迅速减量直至停药，维持治疗不宜超过 6 个月，因为已有随机对照临床试验表明，即使是生理剂量的肾上腺皮质激素长期维持也可以明显增加患者的骨质疏松发生概率。目前，大剂量地塞米松（40 mg/d，共 4 天，28 天后若无效可以重复一疗程）在临床上也获得广泛使用。但关于哪种药物或者剂量与疗程对于成人 ITP 疗效最好、不良反应最小，还没有大规模的随机对照临床试验。

糖皮质激素治疗 ITP 的机制可能是：①抑制单核—吞噬细胞系统（尤其是脾）吞噬和破坏被抗体包被的血小板，使血小板生存时间延长。②减少抗血小板抗体的形成。③降低抗体对巨核细胞产生血小板的影响。④抑制抗原—抗体反应并可使结合的抗体游离。⑤可改善毛细血管脆性。

不良反应包括库欣面貌、血压升高、水钠潴留、胃酸过多、骨质疏松、骨坏死、精神不安、血钾降低和血糖升高等，应引起重视。

2）脾切除术：为本病最有效的治疗方法，完全缓解率为 60%~80%。对糖皮质激素无效或依赖者、出血症状顽固或危及生命（如颅内出血）者宜尽早进行脾切除术。作用机制：①消除了抗体包被的血小板破坏的主要场所。②消除了抗血小板抗体产生的主要场所。

切脾前常用皮质激素治疗，已用皮质激素维持治疗者将激素剂量加大，使血小板上升至安全的止血水平（＞30×10^9/L），必要时可以输注 IVIg 及血小板，同时加用糖皮质激素。脾切除后，血小板迅速上升，而且常伴有 PAIgG 下降，血小板水平有时在 24 小时内即升高，但大多数患者需要数天后才起效，偶尔也有 1～2 周见效者，切脾有良效者其每天血小板上升率一般至少为 20×10^9/L，甚至是该值的数倍，一般在 7～12 天达峰值。目前尚未发现公认的可以预示脾切除疗效的临床参数，但年轻患者比年老者疗效好。约 10% 的脾切除无效或复发的患者是由于有副脾的存在，所以，在手术中若发现副脾应一并切除。

脾切除术死亡率 ＜1%。主要并发症为继发感染，儿童有发生暴发性败血症的危险，成人发生率较儿童低。术前应给予多价肺炎球菌，脑膜炎球菌，流感嗜血杆菌 B 疫苗接种。年幼儿童除接种疫苗外，还应考虑给予预防性长效抗生素。

3）脾区照射：对于不能耐受手术者可考虑行脾区照射，总剂量一般为 75～1 370 cGy，在 1～6 周完成。

（3）慢性难治性 ITP 的治疗：慢性难治性 ITP 的治疗是一个非常棘手的难题，至今尚无理想的治疗手段。

1）硫唑嘌呤：剂量一般为 150 mg/d 或 1～2 mg/（kg·d），平均见效时间为 4 个月。不良反应很少，但对于长期使用者应警惕诱发恶性肿瘤。

2）环磷酰胺（CTX）：剂量为 2～4 mg/（kg·d），口服，一般用药 2 个月后起效，需治疗 6 个月以维持疗效。不良反应包括血小板生成受抑，使出血加重，白细胞减少，肝炎，出血性膀胱炎，继发性肿瘤等。

3）长春生物碱：给药方法有三种。一种是静脉注射长春新碱（VCR）每周 0.02 mg/kg（1～2 mg）或长春碱（VLB）每周 0.1 mg/kg（5～10 mg）；另一种方法是持续缓慢滴注，剂量与上述相同，输注 6～8 小时；第三种方法是将血小板在体外与 VLB 孵育后再给患者输注，负荷 VLB 的血小板被巨噬细胞吞噬后，通过 VLB 直接损伤其功能，减少血小板的破坏而发挥疗效。如果用药 4～6 周无效，不必继续用药。VCR 的主要不良反应包括脱发、周围神经病；VLB 的主要不良反应为骨髓抑制。

4）达那唑：Ahn 等于 1983 年首先用达那唑治疗 22 例成人难治性 ITP 患者，剂量为 400～800 mg/d，持续 2 个月以上，有效者一般在用药 2～6 周后血小板数开始升高，6～10 周达高峰。达那唑需逐步减量，以维持安全止血水平的血小板数为宜。停药后大多数患者复发。达那唑与泼尼松有协同作用，与泼尼松合用可减少泼尼松用量，尤其适用于需较大量泼尼松维持治疗的患者。

其作用机制尚不完全清楚，可能与其减少单核巨噬细胞 Fc 受体的表达，调整 T 细胞免疫功能，降低抗体的产生有关。不良反应包括体重增加、疲倦、肌痛、食欲减退、脱发等。此外，至今有 5 例因其他疾病服用本药引起血小板减少症的报道，应引起重视。

5）抗 Rh（D）免疫球蛋白：其作用机制为：①抗体包被的红细胞与抗体包被的血小板竞争性结合单核—吞噬细胞系统的 Fc 受体，从而造成对 Fc 受体的封闭，减少血小板的破坏。②免疫调节作用。

不良反应包括轻度血管外溶血、胆红素轻度增高、暂时性 Coombs 试验阳性，极少数患者（＜2%）可发生寒战。

6）联合化疗：我们采用不同组合的 VCR、CTX、硫唑嘌呤、高三尖杉酯碱、表鬼白毒素和泼尼松对 31 例慢性难治性 ITP 患者进行治疗，13 例（41.9%）获得完全缓解，9 例（29%）获得部分缓解，中位随访时间 37 个月。

7）血小板生成素受体激动剂：近年来，两种血小板生成素受体激动剂（分别为 Romplostim 和 Eltrombopag）治疗慢性/难治性 ITP 的临床试验取得了较好的疗效，其中，33 例（33/42，79%）慢性难治性 ITP 患者和 36 例（36/41，88%）慢性 ITP 患者对 Romplostim 有效。国产血小板生成素对于慢性/难治性 ITP 的临床疗效也较好。但这类药物的长期疗效和不良反应还有待于进一步观察。

8）免疫吸附：将患者血浆通过葡萄球菌蛋白 A 柱过滤后再回输给患者，从而清除其血浆中的 IgG 和含 IgG 的循环免疫复合物。Snyder 等对 72 例难治性 ITP 患者每次吸附 250～2 000 mL 血浆，在两周内平均进行 6 次治疗，结果 33 例有效，其中 18 例完全有效，7 例疗效短暂，26 例平均随访 8 个月无复发。治疗时，给予小剂量泼尼松能减少其不良反应和过敏反应的发生。此法价格昂贵，可作为其他方法无效时的贮备手段。

9）其他：除上述治疗方案外，还有用维生素 C、秋水仙碱、血浆置换以及大剂量地塞米松（Dex）治疗难治性 ITP 的报道。

（4）妊娠合并 ITP 的治疗：对于这类患者首先必须明确 ITP 是导致其血小板减少的原因。所有分娩时血小板少的患者 ITP 仅占 2%。在妊娠早期，治疗原则与一般成人 ITP 相同，但脾切除术应尽可能延期进行，因为本病在分娩后可能自发缓解，而且脾切除术可增加胎儿死亡和早产的危险。对于必须手术者最好选择在中期妊娠的早期进行。IVIg 可作为一种替代治疗措施。

2. ITP 的疗效标准　全国第五届血栓与止血学术会议修订的疗效标准如下：

（1）显效：血小板计数恢复正常，无出血症状，持续 3 个月以上。维持 2 年以上无复发者为基本治愈。

（2）良效：血小板计数升至 $50 \times 10^9/L$ 或较原水平上升 $30 \times 10^9/L$ 以上，无或基本无出血症状，持续 2 个月以上。

（3）进步：血小板计数有所上升，出血症状改善，持续 2 周以上。

（4）无效：血小板计数及出血症状无改善或恶化。

另外，国外学者多采用如下标准判断近期疗效：①完全反应（CR）：血小板计数 $> 100 \times 10^9/L$。②部分反应（PR）：血小板计数 $50 \times 10^9 \sim 100 \times 10^9/L$。③无反应（NR）：血小板计数 $< 50 \times 10^9/L$。

病程及预后：成人 ITP 自发缓解者很少。约 1/3 的患者对糖皮质激素及脾切除无效，这些患者常常迁延不愈，约 5% 的患者可死于颅内出血。另外，老年 ITP 患者发生严重出血的概率更高。

二、儿童 ITP

（一）病因与发病机制

儿童 ITP 有时又称感染后血小板减少性紫癜，发病前通常有病毒感染史。至于感染与随后出现的血小板暴发破坏之间的关系尚未完全阐明。血小板减少均在病毒感染恢复之后发生，因此，血小板减少不可能是病毒对血小板的直接破坏所致，而可能是机体对感染的一种天然免疫反应引起。

儿童 ITP 血小板减少的可能机制是：①病毒感染后，机体产生免疫应答，形成抗原—抗体复合物，附着于血小板膜 Fc 受体，使血小板易在单核—吞噬细胞系统内被破坏，导致血小板减少。②病毒改变血小板结构，使血小板抗原发生改变，引起自身免疫反应，产生抗血小板抗体，使血小板破坏增加。③抗病毒抗体与血小板膜表面成分存在交叉反应，引起血小板破坏。④机体抗病毒免疫反应过程中，过多地产生特异的抗血小板抗体，引起血小板破坏增多。

（二）临床表现

一般起病急骤，可有畏寒发热。主要的症状为皮肤和黏膜出血。皮肤有较明显的小出血点、紫斑和瘀斑，分布不均，通常首发于四肢，以后扩展至躯干。黏膜出血表现为鼻出血，牙龈出血，口腔、舌黏膜血泡，常有消化道、泌尿生殖系出血。结合膜下出血相当多见，少数有视网膜出血。出血程度与血小板减少的程度一致。3% ~ 4% 儿童 ITP 病情较重，但发生致命性颅内出血（通常为蛛网膜下隙出血）的可能性约为 0.1%。发生自发严重出血者的血小板水平一般在 $10 \times 10^9/L$ 以下，通常低于 $4 \times 10^9/L$。体检除皮肤有散在瘀点或瘀斑，口腔、舌黏膜可有血泡外，约 10% 患者可有轻度肝脾肿大，但极少超过肋下 2 ~ 3 cm，淋巴结肿大常见，反映了患者在近期内有病毒感染。如有脊髓、颅内出血时可有相应的体征。

（三）实验室检查

起病时血小板减少通常较严重，多数病例血小板 $< 20 \times 10^9/L$，血小板寿命明显缩短，通常只有几个小时。出血严重时可伴有贫血，一般为正细胞性贫血，出血过多，持续时间较长时为小细胞、低色素性贫血。嗜酸性粒细胞增多较常见。骨髓巨核细胞数正常或增加，以未成熟的巨核细胞为主，常见只有

一个核、胞质少、颗粒少的幼稚巨核细胞。

由于血小板明显减少，故出血时间延长，血块收缩不良，束臂试验阳性，凝血功能正常。众多研究表明，PAIg增高。

（四）诊断与鉴别诊断

根据患者的临床表现，前驱病毒感染史，实验室检查结果一般容易作出诊断。但尚需与以下疾病鉴别：败血症所致血小板减少，药物性血小板减少及各种先天性血小板减少等。

（五）治疗

儿童ITP患者症状相对较轻，多数能在数周内自发缓解，可以不给予治疗，对出血较重者应酌情给予以下治疗。

1. 糖皮质激素　首选泼尼松，推荐剂量为 $1 \sim 2 \, mg/（kg \cdot d）$，但也有报道表明 $0.25 \, mg/（kg \cdot d）$ 同样有效。

2. IVIg　儿童ITP患者以大剂量IVIg $400 \, mg/（kg \cdot d）\times 5$ 天治疗，60%～85%患者血小板水平明显升高，通常在数天内恢复正常水平，甚至有些患者在治疗第一天血小板即开始上升。也有学者报道单剂IVIg $1.0 \, g/kg$ 同样有效。鉴于IVIg毒性小，且能使大部分患者血小板水平迅速升高，因此儿童ITP出血症状很重时有必要选用IVIg治疗。IVIg不干扰其他形式的治疗，且与其他形式的治疗有协同作用，其主要缺点是价格昂贵。IVIg治疗儿童ITP公认有效，但是否应该常规应用则无定论。主要是因为：①儿童ITP颅内出血发生率低，无法确定其是否降低颅内出血发生率。②没有证据表明IVIg能降低儿童ITP发展为慢性ITP的可能性。

3. 抗Rh（D）球蛋白　几乎对所有患者都有效，对于慢性ITP，每5周静脉输注 $25 \sim 75 \, \mu g/kg$，可以防止血小板严重减少。

4. 脾切除术　4岁以下儿童一般不主张施行脾切除术，4岁以上的儿童如有必要，也应在确诊ITP12个月后才能考虑。

（六）病程及预后

80%以上的患者不管治疗与否，最终能恢复正常，半数患者在6周内血小板计数恢复正常。儿童ITP多可自发缓解。病情较严重者应积极治疗，血小板恢复正常一般是持久性的，但也有少数患者可能由感染、接种疫苗等因素触发下，再次或多次复发。约15%的患者在6个月内血小板不能恢复正常，这类患者一般考虑为慢性ITP，其中25%左右的患者在一年内血小板仍可恢复正常。目前没有证据证明药物治疗能阻止儿童ITP向慢性ITP发展。具有下列因素的患者，病程较易转为慢性：①发病前没有感染病史。②血小板呈中等减少。③PAIg较低者。

儿童ITP属良性疾病，少数重度血小板减少患者可并发颅内出血而死亡，死亡率不到1%。

第四节　药物性血小板减少性紫癜及其他类型血小板减少性紫癜

药物性血小板减少性紫癜是指由药物直接导致的血小板减少。一百多年前已有因服用奎宁后导致急性、严重的血小板减少性紫癜的报道。停用药物后血小板可恢复正常，再次用药则血小板又减少。本章还将就输血后紫癜、周期性血小板减少症、先天性和遗传性血小板减少症等进行阐述。

一、药物性血小板减少性紫癜

（一）病因及发病机制

多数药物引起的免疫性血小板减少主要是因为：①抗原是药物（半抗原）与某些血浆蛋白或载体分子形成的复合物。②抗体直接针对药物—载体复合物，而不针对血小板抗原决定簇。③药物与抗体结合形成抗原抗体复合物。④抗原抗体复合物以非特异过程黏附于血小板，导致血小板破坏。

进一步研究发现，药物或其代谢产物为半抗原，在体内与血浆蛋白结合形成抗原，进而刺激机体产生抗体。许多药物在患者体内都可产生抗体，但只有少数亲和力极强的抗体与药物结合，才导致血小板减少。大多数药物引起的抗体为 IgG 型；氢氯噻嗪、利福平、丙戊酸钠引起的抗体属 IgM；也有报道对乙酰氨基酚（醋氨酚）引起的抗体为 IgA 型。当药物再次进入体内，抗体与药物结合形成抗原-抗体复合物，以抗体 Fab 端与血小板表面 GP II b/ III a、I b-IX 或 GP V 结合，通过加速单核-吞噬细胞系统的清除或激活补体引起血小板溶解而导致血小板破坏。另一种可能的机制如青霉素、头孢菌素类药物与血小板结合，使之成为全抗原，引起抗体产生；抗体作用于药物-血小板复合物，再通过上述途径破坏血小板。再一种可能的机制是药物不通过与血小板结合，而直接诱导产生血小板自身抗体，如甲基多巴、金盐等。

药物所致血小板减少性紫癜根据发病机制可分为三类：

1. 药物抑制血小板生成。

（1）对骨髓粒、红、巨三系抑制的药物，如抗肿瘤化疗药、氯霉素、磺胺药、解热镇痛药（吲哚美辛、保泰松）、抗甲状腺药（甲巯咪唑、卡比马唑、丙硫氧嘧啶）、抗糖尿病药（氯磺丙脲）、镇静药（安定、安宁、氯氮䓬、氯丙嗪）等对骨髓造血组织的抑制，导致全血细胞减少。

（2）选择性抑制巨核细胞的药物，如氯噻嗪、乙醇、合成雌激素、甲苯磺丁脲等对巨核细胞抑制作用，导致获得性纯巨核细胞性血小板减少性紫癜。氯噻嗪对骨髓巨核细胞的抑制作用的证据大多是间接的，孕妇服用这类药物后所生婴儿有可能发生巨核细胞减少，但成人很少发生。有用己烯雌酚、甲苯磺丁脲、酒精中毒者发生获得性纯巨核细胞性血小板减少性紫癜的报道。国内亦有用 APC、速效感冒胶囊、安乃近或氨基比林引起本病的报道。本病一旦明确诊断，患病前所用各种药物必须停用，忌用骨髓毒性药物及乙醇。可用雄激素刺激造血。相同的血小板数，本病出血较慢性 ITP 严重，出血严重者应积极输注血小板，同时加用抗纤溶药如 6-氨基己酸以减少血小板的需求量，应告诫患者以后避免使用引起本病的药物。

2. 药物直接破坏血小板　瑞斯托霉素是一种临床上不再使用的抗结核药，它可促进血小板聚集，使患者发生轻度血小板减少。此外，鱼精蛋白、肝素在体内也可引起血小板聚集而导致某些患者发生血小板减少。这类患者的血小板减少程度一般较轻，不需特殊治疗。

3. 药物性免疫性血小板减少性紫癜　数百种药物可引起免疫性血小板破坏，其中常见的有如下几类药物：

（1）抗凝剂：肝素。

（2）金盐。

（3）金鸡纳碱：奎宁、奎尼丁。

（4）解热镇痛药：阿司匹林、吲哚美辛、对乙酰氨基酚、保泰松等。

（5）抗生素：青霉素、头孢菌素、磺胺类等。

（6）抗结核药：利福平。

（7）抗高血压药：呋塞米、噻嗪类、甲基多巴。

（8）神经精神病药：卡马西平、二苯基乙内酰脲、丙戊酸钠。

（9）口服降糖药：磺胺类。

（10）抗癫痫药：苯妥英钠。

（二）临床表现

本病最常见于年龄 > 50 岁者，但也可见于 1 岁以下的儿童。其发生率奎尼丁 0.1%、金盐 1% ~ 3%，具有 HLA-DRw3 表达者易发病。首次用药者一般至少需要 7 天引起免疫反应；先前已致敏者，再次用奎宁、奎尼丁等后，在 12 小时内可发生血小板减少，而用肝素者可在数分钟或数小时内发生血小板减少，金盐及有机砷作用较慢，一般在服用元素金 10 ~ 20 周，剂量达 225 mg 以后发生血小板减少。其前驱症状有过敏样表现：发热、寒战、嗜睡、瘙痒、荨麻疹等。出血一般突然发生，表现为皮肤、黏膜出血，极少数患者甚至发生溶血-尿毒症综合征或弥散性血管内凝血。停用有关药物后，出血症状很快改善。但金盐引起者停药后出血仍持续较长时间。

（三）实验室检查

血小板数一般低于 $10 \times 10^9/L$，出血时间延长，血块回缩不佳，束臂试验阳性，骨髓巨核细胞数正常或增多，产生血小板的巨核细胞减少或缺如。

用于诊断本症的试验很多，通常将正常人的血小板与患者血清及有关药物混合进行补体结合、聚集、血小板颗粒成分释放、血块回缩抑制、免疫荧光或 ELISA 等试验，一般能检测到高水平的抗体。一般不主张采用可疑药物进行体内试验。

（四）诊断与鉴别诊断

肯定的服药史，结合临床表现：①患者发病骤起，出血较重，往往有口腔血泡。②出血发生前有药物过敏样前驱症状。③一般在重复用药后发病，而停用有关药物后数天出血消失，实验室检测到抗体，可以确定诊断。

本病需要与急性 ITP 及其他突发的血小板减少症相鉴别，一般停药观察血小板的恢复情况有利于鉴别。

（五）治疗

立即停用可疑的药物及避免使用影响血小板功能的药物。症状较轻者一般不需要特别治疗，停药 3~7 天后血小板开始上升，2 周内完全恢复正常。严重出血者可以给予糖皮质激素，危及生命的出血宜输注血小板。此外，血浆置换及静脉输注丙种球蛋白治疗也有一定益处。金盐所致本症者在停药后需数月甚至数年血小板数才能恢复正常，可用二巯丙醇促进金排出体外。

（六）预后

如及时停药，给予适当治疗，多数患者预后良好，<5% 的患者死于颅内出血。医生应告诚患者终生禁用引起本病的药物。

二、肝素诱导的血小板减少性紫癜（HIT）

肝素相关的血小板减少性紫癜（HIT）由 Gollub 和 Uliri 于 1962 年首先报道。George 等综合文献报道的前瞻性研究发现在 2 169 例使用肝素的患者有 113 例发生了 HIT，发生率约 5%。骨科手术患者接受肝素治疗后 HIT 的发生率可达 5%，而内科患者接受肝素治疗后 HIT 的发生率仅约 0.5%。20%~50% 的接受心脏手术的患者可以产生 HIT 抗体，但其中仅约 2% 的患者会发生血小板减少和（或）血栓。各种肝素制剂均可导致血小板减少，如普通肝素、低分子量肝素及类肝素制剂等，其中牛型肝素制剂发生率高于猪型，肝素的用药量、给药方式与血小板减少的严重程度无关，但用药量少，皮下注射，其发生率相对较低。接受普通肝素治疗的患者中 HIT 的发生率明显高于接受低分子肝素治疗的患者。

HIT 分为两型：Ⅰ型，血小板中度减少，发生于应用肝素的头两天，随后即使继续使用肝素，血小板可自行恢复正常。Ⅱ型，血小板严重减少，常伴有血栓形成，发生于应用肝素的 5~14 天。此外，还有所谓迟发性 HIT，这类患者血小板减少和（或）血栓发生于停止肝素治疗之后。

（一）发病机制

肝素可直接作用于血小板。肝素与血小板上某一可饱和位点结合的表观分布常数与用药时血浆中水平相同（0.1~0.2 U/mL）。其高分子组分与血小板结合的亲和力高，可能与其总的负电荷增高有关。高分子组分更易导致血小板聚集，并能促进生理性诱聚剂诱导的血小板聚集与分泌，因而血小板数明显降低。

上述研究提示在肝素治疗时产生抗肝素抗体可能是一种普遍现象。已有研究表明，抗肝素抗体可导致血小板严重减少。肝素的作用可能是改变血小板表面，促进抗体与血小板抗原结合以及抗原抗体复合物与血小板的 Fc 受体结合。

此外，肝素与血小板因子 4（PF4）结合后分泌并与血小板表面结合，可能作为抗体的另一个作用位点。HAT 患者的 IgG 还可与内皮细胞结合。这可能与 DIC 和血栓并发症的发生有关。HAT 患者血小板表面 IgFcRⅡ受体（CD3）的浓度明显增高，提示这类患者易发生肝素—抗肝素抗体复合物所致血小板减少和血栓形成。

（二）临床表现

Ⅰ型 HIT 是在肝素治疗的最初几天发生的无症状性轻度血小板减少，在继续用药的情况下，血小板数可以恢复正常。

Ⅱ型 HIT 病情危重，一般发生在首次用药后 5～14 天，血小板进行性减少，一般比基线水平降低至少 40%～50%，但很少低于 $10 \times 10^9/L$。这类患者有时可以被骨科或者心肺手术相关的血小板减少掩盖，这种情况下，患者往往在手术后 1～4 天出现血小板减少，手术后第 6 天前血小板升高，然后再次发生血小板减少。患者少有出血表现，却发生动、静脉血栓，表现为肢体末端肿胀或局部缺血、呼吸困难、心肌梗死、心脏停搏、皮肤坏死、腹痛等，有时发生双侧肾上腺血栓而出血坏死致严重的低血压发生。

（三）实验室检查

检测肝素依赖性抗体的常用方法是将患者血清及肝素与正常血小板一起孵育，然后检测血小板的聚集和分泌反应，对于实验结果的解释往往比较困难。最近，检测方法有所改进，如用 ^{14}C-五羟色胺释放法等。目前，肝素依赖性抗体检测主要用于实验研究，尚不能广泛用于临床实践。

（四）诊断

本病的诊断比较困难，尤其是有多种可能解释患者血小板减少时。若无其他病因，接受肝素治疗 5～14 天的患者连续 2 天血小板计数低于 $100 \times 10^9/L$，应考虑为 HIT。对于疑难病例，可在停用 6～12 小时后再计数血小板，若血小板数开始上升，且有肝素依赖性抗体，则诊断可以成立。

（五）治疗及预后

经常计数血小板是最重要的预防措施。随着肝素治疗疗程缩短以及低分子量肝素的应用，HIT 的发生率可能下降。若血小板数大于 $50 \times 10^9/L$，停用肝素应慎重。因为部分患者血小板可自行恢复正常，且停用肝素后可使血栓症状加重或复发。若血小板数小于 $50 \times 10^9/L$，应立即停用肝素，因为这极有可能系肝素诱发 DIC 所致。停用肝素后数天之内血小板数即可恢复正常，且常常在停用肝素几小时后血小板即开始升高。Ⅰ型 HIT 患者不需治疗，Ⅱ型 HIT 患者除上述治疗外，应积极抗血栓，可用低分子量肝素和类肝素药物（但应注意可能与肝素有交叉反应）及维生素 K 拮抗剂或溶纤维蛋白药蛇毒蛋白酶治疗。Ⅱ型 HIT 死亡率 30%，20% 的患者需截肢。

三、新生儿同种免疫性血小板减少性紫癜

新生儿同种免疫性血小板减少性紫癜（NAT）发生率较低，为 1/（1 500～5 000）个新生儿，本病与母婴 Rh 血型不合所致的溶血性贫血类似，但第一胎即可发病。因母婴血小板抗原不同，母亲产生抗胎儿血小板抗体，引起胎儿及新生儿严重血小板减少。不同于先天性 ITP，本病患儿母亲不受影响，却导致 30% 的 NAT 患者颅内出血死亡或发生神经系统后遗症。

（一）发病机制

这是由于母亲缺少胎儿血小板抗原所致，胎儿的血小板特异性抗原刺激母体产生同种抗体，而抗体通过胎盘进入胎儿体内导致血小板减少。白种人引起本病的血小板抗原以 HPA-1a 最常见，占 80%～90%，其次为 HPA-5b，14%～20%，HPA-3a、HPA-1b 分别只占 2% 及 1%，极少数情况下 HPA-2b、HPA-3b、HPA-4b 不合者也能引起本病。而日本人以 HPA-4b 抗原不合最常见。胎儿血小板在妊娠早期即可表达血小板特异性抗原，一般在妊娠 14 周左右即可发生 NAT。实际上在 35～50 个妊娠妇女中，即有一个母婴 HPA-1a 不合，但只有少部分患儿发生 NAT，其敏感性可能与 HLAⅡ类抗原的表达有关，HPA-1a 致敏者，表达 HLA-DRw 52a 者易发病；而 HPA-5b 致敏者，表达 HLA-DRw6 易发病，此外，

可能有部分轻度无症状的患者漏诊。

（二）临床表现

多数情况下，首次妊娠的新生儿即发病，患儿通常出生时正常，但分娩后不久即出现全身散在出血点及瘀斑，甚至胃、肠道、颅内出血、出生后 1 周常出现黄疸。HPA-1、HPA-3、HPA-2 抗原引起的 NAT，约 60% 以上患儿发生在首次妊娠，其中 30% 母亲有过流产史，已生产过 NAT 患儿的母亲再次妊娠，其新生儿发生 NAT 的可能性为 97%，且出血症状重，宫内发生颅内出血的可能性高。而 HPA 5b 抗原性较弱，首次发病主要发生在经产妇。HPA-1a 性 NAT，只有 10% ~15% 的新生儿出生时无出血症状，14% ~30% 的患儿发生颅内出血，且半数在子宫内发生。HPA-5b 性 NAT 出血相对较轻，约 59% 的患儿有出血症状，颅内出血少见。

（三）实验室检查

有症状的患儿，其血小板数一般低于 30×10^9/L，出生后数小时，血小板数进一步降低，约在出生后 48 小时，近半数的患儿血小板数低于 10×10^9/L（HPA-5b 致敏者只有 3%）。多数患儿骨髓巨核细胞数正常或增多，少数减少，这可能是抗体直接作用于巨核细胞之故。少数患儿间接胆红素可上升至引起核黄疸的水平。出血过多可引起贫血。用血小板凝集、抗球蛋白消耗、补体结合、免疫荧光等试验，可从 20% ~70% 的母体血清中检测出同种抗体，用更敏感的方法如 Western blot 阳性率更高。

（四）诊断及鉴别诊断

本病需与先天性原发性血小板减少性紫癜、先天性巨核细胞生成不良、母亲服药引起的先天性免疫血小板减少性紫癜、病毒或细菌感染引起的血小板减少、巨大海绵窦状血管瘤所致血小板减少鉴别。在排除上述疾病后，结合临床，实验室检测出抗血小板特异性的同种抗体可以确诊。

（五）治疗

目前尚不能对所有孕妇进行产前抗血小板抗体的筛选检查，对已妊娠过 NAT 患儿的妇女再次妊娠应引起注意。治疗的目的是防止在宫内及出生时颅内出血的发生。有学者对这样的妊娠妇女从 23 周开始给予泼尼松 10 mg/d，认为可以增加胎儿的血小板数；也有学者给予孕妇 IVIg 每周 1 g/kg×5，认为能使胎儿血小板数增加，但 IVIg 低剂量无效。上述两种治疗对胎儿的疗效其他研究者未证实。对已妊娠过 NAT 患儿的妇女再次妊娠多数学者主张剖宫产，但其疗效未证实。近年来，对孕妇产前在超声引导下经皮脐静脉穿刺采血进行血小板计数，如果低于 20×10^9/L，进行宫内输注患儿母亲洗涤和照射了的血小板或其他供者与其母亲抗原相合的血小板，或宫内输注 IVIg，可使宫内颅内出血的发生率明显降低，初步结果令人满意。

出生后的治疗主要依据出血程度和血小板数，患儿出生时血小板数 $>30 \times 10^9$/L、无出血症状，可不给予治疗，而应进行仔细观察；如果出血症状轻微，可以给予泼尼松 2 mg/kg，以减少出血。如果出生时血小板数 $<30 \times 10^9$/L，出生后数小时内进一步降低或发生广泛性出血，必须立即给予患儿输注其母亲经洗涤和照射了的血小板或与其母亲抗原相合的供体的血小板，或进行置换输血，同时给予 IVIg，对于防止颅内出血明显有效，大多数患儿在治疗后 1 周内恢复正常。

（六）预后

约 15% 的患儿死于颅内出血，采取早期诊断，及时治疗，对选择患者实行剖宫产可降低死亡率。本病为自限性疾病，平均病程 2 周，极少超过 2 个月恢复者。

四、输血后紫癜

输血后紫癜（PTP）相当少见，其特征是输注含血小板成分血液后约 1 周患者突发血小板减少，其严重性类似于奎尼丁引起的药物性血小板减少性紫癜。

（一）病因与发病机制

本病的发生与血小板特异性抗原的同种免疫有密切关系，通常是血小板 HPA-1a 阴性的妇女曾因有过一次 HPA-1a 阳性妊娠或将 HPA-1a 抗原阳性的血小板输给了 HPA-1a 阴性患者而致敏，当再次妊娠 HPA-1a 阳性胎儿或输注 HPA-1a 阳性血小板，激发起回忆反应。导致本病的致敏抗原 90% 以上是 HPA-1a，少数为 HPA-4a、HPA-1b、HPA-3a、HPA-3b、HPA-5b 等。一般有 1% ~3% 的患者输血是 HPA-1a 抗原不匹配的，但本病罕见，形成抗 HPA-1a 抗体的能力可能与某些 HLA I、HLA II 类抗原的表达有关，一般表达 HLA-B8、HLA-DR3 者发生本病的概率较高。但针对供体血小板产生的同种抗体是如何引起患者自身血小板破坏的，其机制尚不十分清楚。可能是输注的 HPA-1a 阳性的血小板释放 HPA-1a 抗原（GP II b/III a）黏附到患者 HPA-1a 阴性的血小板上，使它成为抗 HPA-1a 抗体作用的靶标或引起自身抗体的产生，导致血小板在单核—吞噬细胞系统破坏增加。

（二）临床表现

患者输注含有血小板的血制品后 5 ~8 天，突发血小板减少，约 1/3 的患者输血时伴有寒战。起病急骤，血小板数在 24 小时内由正常迅速降至 $10 \times 10^9/L$ 以下，出血表现除有皮肤紫癜外，一般有黏膜出血，常有威胁生命的出血，死亡率约 10%，只给予支持治疗者出血症状一般持续 1 ~35 天，血小板恢复正常需 6 ~70 天。

（三）实验室检查

血小板数常 $<10 \times 10^9/L$，骨髓巨核细胞数正常或增加，凝血筛选试验正常，用经氯喹处理的血小板免疫荧光试验（PIET）、免疫印迹与 SDS-PAGE 同时应用及基于血小板抗原单克隆抗体免疫固定（MAIPA）的固相 ELISA 法等可以检测到特异的血小板同种抗体。

（四）诊断与鉴别诊断

通过临床表现，结合血清学检查，本病的诊断并不困难。本病需与急性 ITP、弥散性血管内凝血、药物引起的血小板减少性紫癜相鉴别。极罕见情况下，将已致敏具有高滴度抗 HPA-1a 抗体的 HPA-1a 阴性供体的血液输给 HPA-1a 阳性的受者，也引起类似于 PTP 的严重血小板减少，但潜伏期短，一般只有数小时。

（五）治疗

PTP 患者病情往往较重，一旦明确诊断，应迅速开始治疗，最有效的两种治疗方法是血浆置换与静脉输注 IVIg。血浆置换可以在数小时内止血，数天内使血小板数上升至正常水平，尽管有些患者需连续 2 ~3 天进行血浆置换，但 65% ~80% 的患者一次即可治愈。IVIg 0.4 g/（kg·d）×（2 ~5）天或 1 g/（kg·d）×1 天，能使血小板数迅速升高。如果患者发生严重出血，最好先行血浆置换，再给予 IVIg 治疗。皮质激素单用无效，可与 IVIg 或血浆置换合用，可能会增加疗效。本病一般不主张输注血小板，因为 HPA-1a 阳性血小板在患者体内迅速被破坏，且有可能发生严重的甚至危及生命的输血反应。

（六）病程及预后

若无严重出血，患者多在 1 ~6 周自行恢复，约 10% 的患者可发生颅内出血。

五、人类免疫缺陷病毒引起的血小板减少性紫癜

Morris 等 1982 年首次报道健康男性同性恋患者发生自身免疫性血小板减少，以后在静脉药物成瘾者、获得性免疫缺陷综合征（AIDS）及其相关性疾病、血友病患者也发现了类似的变化。血小板减少可以是人类免疫缺陷病毒（HIV）感染的首发症状。血清抗-HIV 阳性而无症状的患者血小板减少的发生率为 5% ~13%，而有症状者则高达 49%。本病国内尚无报道。

（一）发病机制

本病的发生可能与血小板上循环免疫复合物（CICs）的沉积和抗 HIV 糖蛋白抗体与血小板膜 GP II b/III a 的交叉反应有关；有些患者血小板生成减少，可能是 HIV 对巨核细胞的直接作用引起。有研究发现血清抗-HIV 阳性的血友病患者其血小板数与 CICs、PAIgG 水平呈负相关，而血清抗-HIV 阳性的静脉药物成瘾者、男性同性恋患者则无这种关系，具体机制尚不清楚。此外，有研究表明本病患者骨髓 GP

Ⅱb/Ⅲa+巨核细胞凋亡明显高于ITP及正常人，提示巨核细胞受损可能也是本病的发病机制之一。

（二）临床表现

本病可以发生于婴儿、儿童、成人，既可发生于抗-HIV阳性的无症状携带者，也可以发生于HIV感染的各阶段。虽然少数研究者认为HIV感染者发生血小板减少预示可能会发展为AIDS，但多数学者认为两者之间无相关关系。本病不同于ITP，经常伴有其他血液学异常，8%的患者可发生贫血，36%的患者粒细胞减少，16%的患者全血细胞减少。男性同性恋、静脉药物成瘾者、血友病患者的临床表现并不完全一致，前两者一般出血倾向较轻，后者则较重，如胃肠道及颅内出血等。

（三）实验室检查

血小板减少的程度轻重不一，血清抗HIV抗体阳性，PAIgG升高，通常高于慢性ITP，抗血小板抗体间接试验阳性，2/3的患者有循环免疫复合物，骨髓巨核细胞数正常或增加。由于HIV感染，本病患者CD4$^+$淋巴细胞减少、粒细胞减少和全血细胞减少常见。

（四）诊断及鉴别诊断

本病需与继发性免疫性血小板减少性紫癜、细胞毒性药物对骨髓的抑制、药物性免疫性血小板减少性紫癜、脾功能亢进、淋巴瘤、结核、真菌等对骨髓的侵入性损害引起的血小板减少鉴别。在排除上述疾病后，结合临床及实验室检查血清抗-HIV抗体阳性，诊断并无困难。

（五）治疗

尽管HIV引起的免疫性血小板减少与ITP相似，对各种治疗同样有效，但免疫抑制剂治疗会导致HIV相关性疾病恶化。其治疗与ITP类似，以出血症状为依据，对于无出血症状，血小板数 >30×10^9/L者，可以不给予特殊治疗，而只给予叠氮胸腺嘧啶脱氧核苷（AZT）以抗HIV感染，通常AZT 200 mg，每6小时1次，多数患者用药2~6周后血小板开始升高。出血症状严重者，血小板 <30×10^9/L，有学者主张给予IVIg。此法起效快，但维持时间短。多数学者主张给予泼尼松0.5 mg/（kg·d），快速减量至维持血小板数至无出血症状水平。如果泼尼松治疗无效，应考虑脾切除术，有效率在65%以上。与以往研究不同，近年研究认为，脾切除后机会性感染并未明显增加，也未加速本病向AIDS发展，因此，脾切除是安全的。如果切脾无效，可以考虑给予达那唑、IVIg或抗-D、α-干扰素、细胞毒性药物治疗。上述各种治疗均需同时给予AZT。

六、周期性血小板减少症

此病比较少见，国内有个别报道，到目前为止我们共收治了4例。病因不明。本病的特点是周期性发生血小板减少，多见于女性，多数患者血小板数的周期性波动与月经周期有关，发作及间隔时间有规律性，周期为20~40天，平均30天。发作时，血小板明显减少伴有不同程度的出血症状，在恢复期血小板数恢复正常，甚至发生血小板增多。

Baldini等总结报道的19例患者的特点认为本病可以分为两类：其一是周期性血小板生成减少。此组患者以男性居多，但也可见于绝经前及绝经后妇女。发作期巨核细胞明显减少，甚至缺乏，血小板生成减少，导致血小板减少，而血小板寿命及PAIg正常。对其中一例患者的研究表明，周期性无巨核细胞性血小板减少可能与抗体选择性封闭GM-CSF对巨核祖细胞的作用有关。其二是周期性出现免疫介导的血小板破坏增加。主要发生在绝经前妇女，但少数也可见于男性及绝经后妇女。研究表明，这可能与单核-吞噬细胞系统识别与破坏自身抗体包被的血小板的能力周期性波动或自身抗体产生的周期性波动有关。这种自身抗体多为IgG，也可以是IgM，主要针对血小板GPⅡb/Ⅲa或GPⅠb、GPⅢa。

对本病的治疗，泼尼松、甲泼尼龙、脾切除术、IVIg等疗效不佳，有以环孢素、硫唑嘌呤、达那唑治疗获成功的个别病例报道。有一例患者经过4年血小板数周期性波动后，发展为获得性纯巨核细胞再生障碍性血小板减少性紫癜。

七、先天性及遗传性血小板减少症

（一）分类

根据遗传方式可将先天性及遗传性血小板减少症分为三类：

1. 伴性隐性遗传性血小板减少症。

（1）Wiskott-Aldrich 综合征。

（2）单纯性（isolated）血小板减少症。

2. 常染色体显性遗传性血小板减少症。

（1）Trousseau 综合征。

（2）地中海血小板减少症伴巨大血小板。

（3）May-Hegglin 异常。

（4）慢性单纯性血小板减少伴巨大血小板。

（5）Alport 综合征。

3. 常染色体隐性遗传性血小板减少症。

（1）Bernard-Soulier 综合征。

（2）遗传性血栓性血小板减少性紫癜。

（3）Chediak-Higashi 综合征。

（4）Fanconi 贫血。

（5）血小板减少伴桡骨缺失（TAR）综合征。

（6）灰色血小板综合征。

（二）部分血小板减少症

上述血小板减少症有些将在其他章节介绍，本节仅就以下几种进行阐述。

1. Wiskott-Aldrich 综合征（WAS）　本病于 1937 年首先由 Wiskott 描述，Aldrich 再次对本病进行阐述，故名。本病是一种罕见的 X 连锁隐性遗传性疾病。但最近也有报道呈常染色体显性及隐性遗传者，约 1/3 的患者没有家族史。

WAS 的致病基因定位于 Xp11.22 ~ p11.23，有 12 个外显子，基因全长 9 kb，所编码的蛋白称 WASP，分子量为 65 000，其功能尚未阐明。免疫缺陷累及细胞免疫及体液免疫应答。本病患者对多糖类抗原不能产生抗体，使机体易受肺炎链球菌和嗜血流感杆菌感染，易受病毒及真菌感染表明 T 细胞异常。

临床表现为免疫缺陷、血小板减少和湿疹三联征。年幼时常因颅内出血、感染而死亡。出血通常在 1 岁以内发生，以后逐步减轻。本病患者血小板寿命缩短，电镜下显示血小板及巨核细胞结构紊乱。血小板聚集功能正常，出血时间延长，超过其血小板减少相应的程度，巨核细胞绝对数正常或增加，其血小板减少最可能的原因是血小板无效生成。

本病以糖皮质激素治疗无效，脾切除可使大多数患者血小板数及血小板体积恢复正常，但易复发；有采用异基因骨髓移植治愈本病的报道。除出血及感染等并发症外，约 2% 的患者可发生恶性肿瘤，如淋巴瘤和急性白血病等。死亡原因以感染为主，约占 50%，出血约 25%。

此外，一组所谓 X 连锁的血小板减少性紫癜可能是本病的一种变异型，因为两者的致病基因定位在同一位点，且临床表现也相似。

2. TAR 综合征　本病是一种少见疾病，其遗传方式报道不一，有常染色体显性、常染色体隐性、伴性隐性遗传几种方式。发病原因可能与母亲在妊娠 6 ~ 8 周感染风疹或服药（如甲苯磺丁脲）等有关，提示部分病例可能是获得性。其特征是新生儿两侧桡骨缺失伴骨髓巨核细胞减少。有的患儿肱骨、尺骨也缺失，约 1/3 的患儿还可有先天性心脏病，其中以 Fallot 四联症和房间隔缺损最常见，少数患者还可有小头、小颌及其他异常。患者常对牛奶过敏。

患者一般在出生时即可出现紫癜及瘀斑，有时出血严重，颅内出血也不少见。骨髓涂片巨核细胞减少甚至缺乏，红细胞系统也可低下。近半数的儿童白细胞数超过 $40 \times 10^9/L$，伴幼稚粒细胞和嗜酸性粒细胞增多。肝、脾、淋巴结肿大。有些患者血小板寿命缩短，功能异常。染色体异常不常见，可出现 D 组 13 号、E 组 18 号染色体三体型。

根据临床表现及骨髓检查，诊断并不困难。可以通过头皮静脉穿刺及超声引导下经皮肤脐静脉穿刺采血进行血常规检查、超声、X 线拍片等进行产前诊断。皮质激素、IVIg 和切脾等治疗无效，主要给予输注血小板支持治疗。最近有学者研究发现白介素-3（IL-3）对此类患者治疗有效。一例严重血小板减少的胎儿经脐静脉输注血小板后顺利分娩。本病患者多死于出血，有些成活至成人者，其血小板减少的症状逐步改善。

3. May-Hegglin 异常　这是一种少见的常染色体显性遗传性血小板减少症，至今文献报道病例数不足 200 例。其特征是中性粒细胞胞质中有嗜碱性包涵体，某些嗜酸性粒细胞和单核细胞内亦可有，与 Dohle 小体不同之处在于本病包涵体由 7 ~ 10 nm 沿纺锤体长轴平行排列的丝组成。其血小板体积在 30 ~ 80 fl，约 25% 的血小板体积更大，甚至比红细胞还大，但超微结构正常。血小板数一般在（40 ~ 80）× $10^9/L$，偶有严重减少者。血小板膜结构及寿命正常，巨核细胞数及形态正常，出血时间正常或轻度延长，核型分析正常。

大多数患者无症状，不需要治疗。糖皮质激素及切脾均无效。严重出血者首选血小板输注。手术及分娩前应预防性输注血小板。

4. Alport 综合征　本病亦称为 Epstein 综合征，呈常染色体显性遗传。其特点为间质性肾炎、神经性耳聋、先天性白内障、血小板减少伴巨大血小板。血小板数变化较大，可严重减少，体积较大，直径在 4 ~ 12 μm，平均体积在 20 ~ 27 fl，但超微结构相对正常，巨核细胞无异常，有些患者血小板功能正常，有些则异常。Fechtner 综合征为本病的一种变异型，除上述特点外，白细胞内有包涵体。

本病多于年轻时发现，常误诊为 ITP。糖皮质激素及切脾均无效。死因多为进行性肾功能衰竭。

5. Trousseau 综合征　本病呈常染色体显性遗传，其特点为血小板中存在巨大 α 颗粒，骨髓中巨核细胞增多，可见许多小巨核细胞，血小板寿命正常，其独特之处在于本病患者 11 号染色体远端缺失。

八、获得性纯巨核细胞再生障碍性血小板减少性紫癜

获得性纯巨核细胞再生障碍性血小板减少性紫癜是一种后天获得性疾病，临床上相当少见。其特征是骨髓巨核细胞明显减少或完全缺乏，导致血小板减少，而其他造血细胞成分很少累及。

（一）病因与发病机制

本病是由各种原因引起骨髓巨核细胞再生不良，产生血小板不足所致。本病的发生可能与以下因素有关：某些病毒如微小病毒、人类免疫缺陷病毒（HIV-1）等感染；某些药物如噻嗪类利尿药、雌激素、甲苯磺丁脲、酒精中毒及毒素如可卡因等；某些疾病如系统性红斑狼疮（SLE）或 IgG 抗体对巨核细胞集落形成单位（CFU-MK）的抑制；IgG 抗体封闭粒－单核细胞系集落刺激因子（GM-CSF）对巨核祖细胞的作用；T 细胞介导的巨核细胞生成的抑制作用等所致。此外，本病也可以是急性白血病与再生障碍性贫血的前驱表现。

（二）临床表现

可以表现为皮肤、黏膜出血，严重者可发生胃肠道出血、泌尿生殖道及颅内出血，一般无肝脾肿大。同时有各种继发性疾患的表现。

（三）实验室检查

通常血小板数 $< 20 \times 10^9/L$，血小板体积减小或正常，寿命正常，白细胞、血红蛋白正常。但出血可致贫血，一般为大细胞性。骨髓涂片及病理示髓系正常，多数患者红系也正常，偶有患者红系出现巨幼样改变，巨核细胞减少或缺乏。血清叶酸、维生素 B_{12} 正常，HIV-1、肝炎病毒血清试验有助于明确本病是否由病毒引起。部分患者可出现抗核抗体阳性，血小板相关免疫球蛋白（PAIg）升高。

（四）诊断

本病实际上是一种综合征，诊断主要依赖单纯血小板减少伴巨核细胞减少或缺乏。

（五）治疗

本病一旦明确诊断，患病前所用各种药物必须停用，忌用骨髓毒性药物及乙醇。出血严重者应积极输注血小板，同时加用抗纤溶药如6-氨基己酸以减少血小板的需求量。

本病的治疗应根据不同的病因采取相应的治疗手段，由乙醇及药物引起者，除停用这类药物外，应告诫患者以后避免使用，可用雄激素刺激造血；HIV-1 引起者尚无明确有效的办法，可用 AZT 及 IVIg 和（或）脾切除；微小病毒引起者，巨核细胞减少可能是短暂性的，如果持续存在，首选 IVIg 治疗；抗体引起的本病应采用类似于慢性 ITP 的治疗方法；由 IgG 抗体封闭 GM-CSF 作用引起者，往往对多种治疗手段无效，但用环磷酰胺治疗可能有效；本病大多数患者由 T 细胞介导的巨核细胞生成受抑引起或病因不明，这类患者首选抗淋巴细胞球蛋白治疗，如果无效，可用环孢素 A，经上述治疗仍无效者，可考虑用重组的细胞因子如 GM-CSF、IL-3、IL-6、IL-1 等。

（六）病程及预后

病程较长，常达数年，甚至 5～6 年以上，发作严重时可因颅内出血而死亡，有时可发展为再生障碍性贫血，少数可转变为急性白血病。

九、妊娠期血小板减少性紫癜

妊娠期间出现血小板减少较常见，其发生率约为 6%。较常见的原因有以下几种：①假性血小板减少。②良性妊娠性血小板减少。③ITP。④HIV 相关性血小板减少。⑤先兆子痫和 HELLP 综合征。⑥DIC。⑦TTP-溶血性尿毒综合征。⑧叶酸缺乏。⑨其他。其中以良性妊娠性血小板减少为最常见，占 60%～70%，其发生率报道不一，为 0.3%～4%，围生期的发生率为 3.6%～8.3%，血小板可低至 $80 \times 10^9/L$，但罕见低于 $50 \times 10^9/L$ 者，所有患者在产后血小板均可恢复正常。先兆子痫所致血小板减少约占妊娠期血小板减少的 20%，其中 5% 的患者血小板低于 $50 \times 10^9/L$，约 10% 的患者可发生 HELLP 综合征（微血管病性溶血、肝功能异常、血小板数降低）。但妊娠期新发生的 ITP 则不易与妊娠良性血小板减少症相鉴别，多数学者以血小板数为标准：$<75 \times 10^9/L$ 者考虑 ITP，而 $>75 \times 10^9/L$ 者，考虑后者，此外，妊娠良性血小板减少症具有：①只发生于妊娠期间。②无出血表现。③产后血小板数恢复正常。④胎儿及新生儿不发生血小板减少等特点，也有助于鉴别诊断。治疗是应针对不同病因采取相应的措施：假性血小板减少和良性妊娠性血小板减少不需治疗，其他病因所致者请参见有关章节。

十、其他因素所致血小板减少

（一）感染性血小板减少性紫癜

病毒性感染可引起血小板减少，多种病毒包括 EB 病毒、微小病毒 B10、登革热、流行性出血热、流行性腮腺炎病毒、麻疹、风疹病毒、HIV-1、巨细胞病毒等均可导致血小板减少。

1. 发病机制　病毒侵入巨核细胞，使巨核细胞生成血小板的能力减弱；病毒对外周血血小板的直接破坏作用；抗病毒抗体与血小板膜蛋白发生交叉反应或病毒抗原—抗体复合物黏附于血小板膜，导致单核—巨噬细胞系统对血小板的破坏增加。

革兰阳性、阴性细菌败血症，在无弥散性血管内凝血的情况下也常伴有血小板减少，最常见于婴儿和儿童。其发生机制可能包括细菌对血小板的直接破坏作用；有些外伤引起的败血症，血小板平均体积低于正常，表明骨髓生成血小板减少；最主要的机制是免疫复合物沉积于血小板膜，导致血小板破坏增加。有研究表明，发生革兰阳性或阴性细菌败血症者中 46% 患者 PAIgG 升高。

原虫如疟原虫感染也可引起血小板减少，有研究发现，疟疾患者循环血小板内有裂殖体，表明疟原虫对血小板有直接破坏作用；此外，自身免疫过程可能也起作用。锥虫病引起的血小板减少，可能是多因素作用的结果，与原虫的直接破坏作用、DIC、自身免疫作用、脾亢等有关。

2. 临床表现　感染引起的血小板减少，以新生儿血小板减少性紫癜、弥散性血管内凝血、流行性出血热、传染性单核细胞增多症等引起的血小板减少较明显，出血较重；其他患者血小板为轻至中度减少，出血表现轻微，有时甚至无出血症状。

3. 治疗　本病的治疗主要针对病因，出血严重时应加强血小板输注支持，败血症引起者用 IVIg 治疗有益，适当情况下，也可用皮质激素，可使出血改善。

（二）血管瘤—血小板减少（Kasabach-Merritt）综合征

本病是指由于巨大海绵窦状血管瘤导致血小板减少。虽然多数病例均在婴儿期发现，但血小板减少可到儿童甚至成人后才变得明显。

1. 发病机制　因为去除血管瘤可使血小板数恢复正常，因此，血小板在血管瘤内破坏显然是血小板减少的原因。某些患者血浆纤维蛋白原浓度降低，纤维蛋白原更新加速，提示血小板减少可能是局部血管内凝血所致。低纤维蛋白原血症可见于婴儿期，但更常见于儿童和成人。

2. 临床表现　本病的临床表现主要是巨大或广泛的海绵状血管瘤及血小板减少所致的紫癜。血管瘤通常为单一而且表浅，但也可见于肝脏、脾脏、心脏、胃肠道、中枢神经系统、骨骼或其他部位。皮肤与内脏很少同时发生病变。

3. 实验室检查　血小板减少一般不严重，红细胞碎片易见。纤维蛋白原减少，有时严重减少，致使凝血时间明显延长。凝血酶原时间延长，FDP 阳性或 3P 试验阳性。骨髓检查示巨核细胞正常或增多。

4. 治疗及预后　巨大血管瘤虽然可自发缓解，但由于严重出血或肿瘤本身必须治疗。一般采用血管瘤切除术，不宜手术者可采用放射疗法。约有 20% 的患者可因出血、感染、呼吸梗阻而死；肝脏海绵状血管瘤可致肝功能障碍，甚至肝功能衰竭而致死亡。

（三）血小板无效生成性血小板减少

本病的特征为：骨髓巨核细胞数量正常或增多，血小板更新率和产生率明显降低。叶酸、维生素 B_{12} 缺乏可引起本病，但多伴有贫血或白细胞减少。除血小板无效生成外，约 1/3 至半数患者尚有血小板寿命缩短，严重患者巨核细胞数可减少或缺乏。血小板减少一般为轻至中度，偶有严重减少。给予叶酸、维生素 B_{12} 常需同时补铁（往往合并缺铁）治疗，2 周后可以好转。

除叶酸、维生素 B_{12} 缺乏外，阵发性睡眠性血红蛋白尿症、缺铁性贫血也可以引起血小板无效生成。

（四）大量输血引起的血小板减少性紫癜

快速大量失血后，给予患者输注大量库血，可引起血小板减少，其发病机制尚未完全明确，可能是库血中出现血小板凝集因子，有用库血后引起微血管栓塞的报道；血小板减少的程度与输血量直接相关，如果给患者输注 14 个单位以上库血，大多会发生血小板减少，大量失血引起有活力的血小板丢失，而输入的库血血小板无活力，此时，骨髓增加血小板产生的能力有限，巨核细胞处于"耗竭"状态，因此引起血小板减少，对紧急输 10～12 U 以上库血的患者给予输注浓集的血小板能防止严重血小板减少的发生。

（五）低温麻醉所致血小板减少

因血小板在 37 ℃ 以下贮存时，其黏附性增高、肿大、形态改变，一般是可逆的，但若在低温环境下过久，则血小板可发生聚集，释放二磷酸腺苷，造成不可逆性聚集。在体内可发生类似的变化，引起血小板在脾、肝潴留增加，而导致外周血循环中血小板数量减少，体内血小板总数无减少。

低温麻醉（<250 ℃）时，有时会发生轻度、可逆性血小板减少，但一般无症状，有些患者在复温后血小板减少可以持续存在而导致出血。儿童经受深低温麻醉后，因血小板聚集而发生脑损伤；反复出现血小板减少、红系再生不良及铁粒幼细胞贫血的一种综合征也与低温麻醉有关。

低温麻醉时应用肝素可以降低血小板减少的发生率，但其治疗价值尚不肯定。

（六）假性血小板减少

临床工作者应注意，除实验误差及采血后形成血小板凝块等可引起假性血小板减少外，尚有一类由于血液中存在抗凝剂依赖性或不依赖性的凝集素引起血小板凝集而发生假性血小板减少，血常规检查常用的抗凝剂乙二胺四乙酸（EDTA）、肝素、枸橼酸或血液中存在冷凝集素等均可引起血小板凝集，其血小板自身抗体可以是 IgG、IgM 或 IgA。反复多次血小板计数，更换抗凝剂及仔细检查血涂片中血小板分布情况对于诊断假性血小板减少十分有用。最近有学者研究发现，在 EDTA 抗凝剂中加入高浓度氟化钠（>10 g/L）能有效防止 EDTA 所引起的假性血小板减少。

第五节　血栓性血小板减少性紫癜

一、定义

血栓性血小板减少性紫癜（TTP）是一种罕见的威胁生命的疾病，典型患者具有五联征：发热、血小板减少、溶血、肾功能损害和神经系统症状。

二、流行病学

国内尚无这方面的资料。国外报道的发病率为 $3.7/10^6$。近些年由于对该病的认识更深入，继发于其他疾病和药物的患者增多，估计发病率可能更高一些。在美国每年新增 1 000 多例病例。发病情况通常与种族差异无关，女性多于男性，二者比为 3 ∶ 2。虽然婴儿和 90 岁以上老年人均可发病，但是发病的高峰年龄是 20~60 岁，中位年龄 35 岁。

三、病因及发病机制

目前，原发性（或特发性）TTP 发病的分子机制已基本阐明，绝大多数患者是由于 vWF 蛋白裂解酶（vWFCP）异常所致。

1. vWFCP 的结构，功能及其与 TTP 发病的关系　vWF 是正常止血过程中必需的成分，在高剪切力血流状态时内皮细胞表面、血小板表面受体和 vWF 多聚体三者之间就会相互作用，导致血小板与内皮细胞黏附。vWF 水平过高会造成慢性内皮细胞损伤，可导致血栓性疾病。vWF 被分泌到血浆后要经历酶解过程，酶切位点是其 A2 结构域的 Tyr842-Met843，执行这一酶切作用的是 vWFCP。vWF 多聚体越大，止血活性越强。在复发性 TTP 患者易出现超大分子量的 vWF 多聚体，在高剪切力情况下与血小板结合能力要比平时强的多，从而形成广泛的微血栓。

二价金属离子条件下一种金属蛋白酶切割 vWF，其缺乏可导致超大 vWF 多聚体形成，这种金属蛋白酶即 vWFCP。vWFCP 结构缺陷与家族性 TTP 密切相关，而后天获得性 vWFCP 自身抗体则会造成非家族性 TTP。vWFCP 基因定位于 9q34（C90RF8），全长 37 kb，有 29 个外显子，编码 1 427 个氨基酸残基的蛋白。该蛋白为具有凝血酶敏感蛋白 1 基序的裂解素和金属蛋白酶家族新成员（ADAMTS），因而被命名为 ADAMTS13。与 ADAM 家族不同的是 ADAMTS 羧基端有一个或多个 TSP1 结构域，该结构域可调节细胞外基质相互作用。此外，ADAMTS 缺乏 EGF 重复序列、跨膜区和胞质尾等在 ADAM 蛋白酶中常见的结构。

近年来研究表明，vWFCP 与纤维蛋白、纤维蛋白原和血小板凝血酶敏感蛋白的 TSP1 结构相似，而后者 TSP1 结构可与细胞表面及细胞外基质的几种糖蛋白或蛋白糖苷结合，执行相应的生物功能。vWFCP 前导肽末端为 RQRR 序列，vWFCP 前体在细胞外切割与激活亦可被调节，反映了一种多水平的生物调控机制。

2. ADAMTS13 突变与 TTP 的关系　Levy 等通过对 4 个先天性 TTP 家族的调查发现，在 7 个患病个体血浆中 vWFCP 为正常人的 2%~7%（0.02~0.07 U/mL），并且其 vWFCP 抑制性抗体均呈阴性。而他们的父亲或母亲的 vWFCP 水平为 0.51~0.68 U/mL，表明具有杂合子携带特征。分析患者基因组 DNA 证实，在 ADAMTS13 基因发现了 12 种突变，涉及所研究的 15 个等位基因中的 14 个。这些突变包括插入、缺失、置换和剪切等，其后果是导致 vWFCP 结构和功能改变。例如，催化结构域的 H96D 和第一个 TSP1 结构域的 R398H 会造成所有 ADAMTS 成员最保守的氨基酸残基发生改变，导致其活性的明显改变。此外，剪切突变或移码突变常以反式形式出现并伴随另一个等位基因的误义突变。最近几项研究也发现在某些先天性 TTP 患者还存在着其他位点的 *ADAMTS13* 基因突变。这些事实说明 *ADAMTS13* 基因完全缺乏将是致死性的，这与观察到的家族性 TTP 患者仍有低水平的 vWFCP 活性的现象是一致的。

上述发现证实了大多数甚至全部家族性 TTP 发病的基本分子机制是 *ADAMTS13* 基因缺陷。尽管症状性贫血和血小板减少通常出现在出生时，但 Levy 所研究的患者中有 2 例患者直到 4 岁和 8 岁才出现第一次 TTP 发作。而这两个患者的同胞在新生儿期即出现了 TTP 发作，这种在同一家族中发病年龄的高度不一致，提示可能有其他基因和（或）环境的变更因素参与，似乎也可以解释某些成年发病的散发型 TTP 亚型可能与 *ADAMTS13* 突变有关，此突变的遗传方式可能是隐性的。尽管以前的研究已经证实在大多数成人患者存在 vWFCP 自身抗体，提示了一种自身免疫性病因的存在。虽然尚未发现任何明确的临床证据，但家族性 TTP 携带者或任何一种 *ADAMTS13* 突变的杂合子血栓形成的易感性或易于形成一种或几种获得性 TTP 的机会可能增加。

上述实验证实 vWFCP（*ADAMTS13*）在 TTP 发病中起病因学作用，而其活性低只是表现，本质的因素是其质、量或抗体存在。*ADAMTS13* 缺陷，活性降低，形成过多的超大 vWF 多聚体，可触发病理性血小板聚集，导致 TTP；同样，vWF 降解减少亦可看作是 *ADAMTS13* 活性降低的结果。*ADAMTS13* 也可能在血栓止血或维持血管壁完整性方面有重要作用，从而在多方面影响 TTP 发病。

四、病理

TTP 属于微血管病，全身微动脉和毛细血管均可以受累。过度增生的内皮细胞和血小板性微血栓堵塞了血管，这种不完全的堵塞造成红细胞在通过微血管时损伤形成碎片细胞（裂细胞）。光镜下微血栓呈颗粒状，PAS 和 GIEMSA 染色阳性。免疫荧光和电镜研究均证明这种血栓主要成分是纤维素和血小板，偶尔也能发现补体和免疫球蛋白。由于内皮细胞过度增生，导致有些血栓出现在内皮下。虽然不像通常的炎症病理那样有炎症细胞浸润，但是受累血管的内皮细胞还是有形态学和功能改变。电镜下这些细胞肿胀，胞质内微管样的纤维素成分很多。在血小板聚集区域的内皮细胞包含有大量的胞质成分，内质网表面粗糙，线粒体增多，Golgi 区变大，还有大量的溶酶体。血管损伤部位极其广泛，没有特异性，但是以肾脏、脑、脾、胰腺、心脏和肾上腺等部位最为常见，尤其是来源于心、肾、脑的内皮细胞更容易为体内的 TTP 血浆损伤。

皮肤、牙龈和骨髓活检可以发现 30%～50% 的患者有损伤证据。最常见的出血部位是受损血管附近，这些地方表现为紫癜，是活检的理想部位。虽然胰腺和肾脏出血与栓塞最常见，但是最广泛的出血经常发生在脑部，从而导致更严重的结果。

五、临床表现

（一）发热

尽管发热很常见，但是如果伴随其他并发症诸如全身不适、乏力、疲惫易倦，流感样症状就需要引起我们的警惕。还有 11%～14% 患者会伴发一些不常见的症状如突然的腹部不适，肌肉关节痛等。

（二）神经系统改变

包括头痛、精神改变、局部运动或感觉缺陷、视觉模糊甚至昏迷。这些症状可以时好时坏，可能是由于脑部的微量出血和微血管血栓变化所致。视觉并发症一般是由于视网膜脉络膜或玻璃体出血造成的，偶尔与视网膜剥离有关。

（三）肾脏改变

大约有 88% 的 TTP 患者可以累及肾脏。最常见的是蛋白尿，15% 的患者可以有大量血尿。严重病例可以发生急性肾衰竭。这些患者的肾小球毛细血管可以发现微血管堵塞现象。

（四）血液学改变

血小板减少最为常见，一般可以小于 $20 \times 10^9/L$。由于血小板减少而导致一系列出血表现，如皮肤紫癜。鼻、咽、喉、视网膜、中枢神经系统、胃肠道、泌尿道和肺间质出血虽然少见，一旦发生后果很严重。在这些出血情况中，颅内出血预后较差。

（五）其他临床改变

心脏方面可以出现心律失常和心力衰竭。虽然活检提示有广泛的心肌微血管受累，但是大多数 TTP 患者心脏方面症状并不很严重。心电图变化包括各种传导阻滞和非特异性的 ST-T 改变，表明心肌受损。Chang 等回顾性分析一系列患者，发现有相当一部分患者可以急性呼吸窘迫综合征起病。此外，继发于其他疾病的 TTP 同时也会出现相应疾病的特征。

六、临床分类及分型

传统分型如下：

（一）原发性

1. 急性型　较常见，进展迅速，7～14 天出现症状。在血浆置换用于临床前多在 3 个月内死亡。
2. 慢性型　少见，病情波动，时好时坏，可持续数月或者数年。
3. 反复发作型　由于治疗进展，有些患者可以数周或者数月反复发作，平均存活期 9～12 年。
4. 先天性或遗传性　可在婴儿期发病，多较重，多属于 *ADAMTS13* 质量异常。

（二）继发性

自身免疫病、恶性肿瘤、器官移植、药物、妊娠等诸因素都可以导致 TTP。

七、实验室检查

（1）外周血细胞计数与涂片：血小板减少最为常见，一般可以小于 $20 \times 10^9/L$。大多数 TTP 患者表现为中度贫血，血红蛋白在 100 g/L 以下，仅有 3% 的患者血红蛋白正常。TTP 患者外周血涂片可以见到大量的大小、形状各异的红细胞碎片（裂体细胞），碱性点彩红细胞也经常可见，网织红细胞增多。患者可以出现中度的白细胞增多伴随核左移，但是没有形态学异常和成熟障碍。

（2）骨髓检查：本病患者骨髓表现为代偿性增生，红系前体细胞和巨核细胞增多。骨髓偶尔会出现巨幼样改变，经过叶酸治疗后可以恢复。

（3）根据溶血的程度，本病患者可表现为血浆结合珠蛋白水平降低，未结合胆红素水平上升，乳酸脱氢酶增加，血红蛋白尿，红细胞生存时间缩短。部分患者可以出现蛋白尿和氮质血症。本病患者 Coombs 试验阴性。

（4）出凝血检查多数正常，可见纤维蛋白降解产物水平轻度增高。

八、诊断

本病的诊断目前主要靠临床表现、外周血涂片和血细胞计数等。多数学者认为满足三联征即可：微血管病溶血性贫血、血小板减少和神经系统症状，但也有部分学者仍然强调五联征。至于 *ADAMTS13* 活性测定，尽管近几年有大量的研究，但如何用于临床诊断还有待进一步观察。

需要指出的是许多疾病可以继发 TTP，而这类患者 *ADAMTS13* 活性通常并不缺乏。

九、鉴别诊断

1. DIC　首先需要鉴别的疾病是 DIC。详见有关章节和表 6-1。

表 6-1 TTP 与其他疾病的鉴别

诊断	TTP	HUS	HELLP	DIC
中枢神经系统症状/体征	+ + +	+/-	+/-	+/-
肾损害	+/-	+ + +	+	+/-
发热	+/-	-/+	+/-	
肝损害	+/-	+/-	+ + +	+/-
高血压	-/+	+/-	+/-	
溶血	+ + +	+ +	+ +	+
血小板减少	+ + +	+ +	+ +	+ + +
凝血异常	-	-	+/-	+ + +

2. HUS 关于 TTP 与 HUS 关系问题的争论已久,有学者认为这是同一种血栓性微血管病的两种不同临床表现形式,也有学者认为是两种不同的疾病,目前尚无定论。倾向于肾脏损害为主的诊断为 HUS,神经系统改变为主的考虑 TTP。对于实在难以区别的患者,可以暂定为 TTP-HUS 综合征。毕竟二者具有十分相似的发病机制(血管内皮损伤、血小板血栓形成)、临床表现(TTP 可以有肾脏表现而 HUS 可以出现肾外症状)和实验室检查结果。近几年的研究结果表明,TTP 患者 *ADAMTS13* 活性明显下降而后者则表现为正常 *ADAMTS13* 活性,这在一定程度上为二者的鉴别提供了有利的依据。这虽然可以解释血浆置换为什么对 TTP 患者较 HUS 患者有效,但是血浆置换对于初次发作的急性 TTP 疗效欠佳,这可能与这类患者体内的 ADAMTS 抗体数量大,作用时间长有关。另外,TTP 患者胃肠道缺血症状(如腹痛)、血小板减少、溶血性贫血的严重程度以及 LDH 升高的水平,TTP 患者常比 HUS 患者发生概率大一些,但是 HUS 患者伴有高血压的较多,且死亡率要低于 TTP。

3. HELLP 综合征 这是一种发生于妊娠期妇女的综合征,表现为子痫或溶血、肝脏酶学指标升高以及血小板减少。

4. Evans 综合征 该病也是免疫因素造成的自身免疫性溶血性贫血和血小板减少,容易误诊为 TTP,但是直接 Coombs 试验一般呈阳性,且多无神经系统改变。

十、治疗

(一)血浆置换

自从引入血浆置换法以后,原发性 TTP 的死亡率由过去的 90% 下降到现在的 10% 左右。血浆置换的作用原理可能是新鲜血浆的输入取代了原有的 *ADAMTS13*,去除了自身抗体和 vWF 多聚体。如果条件允许应该尽早进行血浆置换。国外文献推荐血浆置换血浆剂量为 40 mL/(kg·d)。血浆置换治疗终止的指征为血小板数目正常和神经系统症状恢复,血红蛋白稳定,乳酸脱氢酶正常。如果患者对开始的血浆置换不敏感,一般不推荐将血浆置换的频率提高到 2 次/天,而是主张用新鲜冰冻血浆(FFP)替代,因为血浆中的冻存上清被认为是 TTP 的有效治疗成分。血浆置换在各项指标恢复正常后还应该再继续用一段时间,如果病情无反复,可以在一两周的时间内逐步减量。复发患者多发生在血浆置换减量后 1 周到 1 个月时间内。有 12% ~ 40% 的患者在治疗后还会出现少量并发症,但是一般都能够耐受。这些并发症的原因多与枸橼酸毒性有关,常见症状包括感觉异常、抽动、肌紧张、低钙时的手足抽搐。与血浆输注/置换相关的并发症有发热、寒战、支气管痉挛、低血压、胸痛、心律失常、胃肠道症状等。

虽然 TTP 患者有严重的血小板减少,但是避免血小板输注还是非常关键的。许多报道提到了关于输注血小板以后患者病情迅速恶化甚至死亡。尸检发现这些血小板输注后死亡的患者血小板聚集在一起,特别是中枢神经系统更为明显,这表明血小板输注可能加剧 TTP 的病理生理学进展,造成更为严重的结果。

（二）血浆输注

对于遗传性 TTP 患者，应首选血浆输注。这类患者是由于 ADAMTS13 缺乏所致，而非存在 AD-AMTS13 抗体。此外，对于无血浆置换条件的，也可以选择血浆输注。

（三）糖皮质激素

糖皮质激素通常与血浆置换/输注联合应用。

（四）免疫抑制剂

有报道认为硫唑嘌呤和环磷酰胺对于难治性 TTP 可以通过抑制自身抗体产生而达到治疗的目的。此外，抗 CD20 单抗——利妥昔单抗（美罗华）已在 100 余例复发或难治性 TTP 患者中使用，具体用法为 375 mg/m², 每周 1 次共 4 周，95% 的患者获得完全缓解。也有报道用 IVIG 治疗对于部分血浆置换无效的患者有一定疗效。此外，环孢霉素也可能对部分患者有效。

（五）脾切除

脾切除适用于那些血浆置换效果欠佳或者复发的病例，有 50% 左右的患者经切脾治疗效果较好。从理论上讲，脾切除后红细胞和血小板扣留和破坏的场所消失，从而达到治疗的目的。

十一、转归与预后

随着血浆置换的临床应用，本病的预后大大改善。研究表明，ADAMTS13 活性是一个比较理想预测预后的指标。如果患者在缓解时 ADAMTS13 活性仍然缺乏，60% 的这类患者将复发，而如果缓解时 AD-AMTS13 活性正常，复发率仅 19%。至于继发性 TTP，其预后通常与原发病的控制与否有关。

第六节　先天性血小板功能异常

血小板在止血中起着重要的作用。血小板的功能与血小板膜、血小板颗粒、代谢以及信号传导等有关，其中任何一个成分或因素的异常都可引起血小板功能异常，导致不同程度的出血倾向。血小板功能异常可分为先天性与获得性，伴有或不伴有血小板数量减少。本章仅讨论先天性血小板功能异常。

先天性血小板功能异常包括多种疾病，按照血小板缺陷的部位，可以分为以下几类（表6-2），其中以巨大血小板综合征（BSS）、血小板无力症（GT）与 MYH9 综合征最为重要。应该指出的是，先天性血小板功能异常是一类极复杂的疾病，至今尚有半数的患者无法做出诊断。

表6-2　先天性血小板功能异常的分类

分类	疾病
血小板膜糖蛋白（GP）异常	巨大血小板综合征（BSS）
	血小板无力症（GT）
	血小板型 vWD
	GP I a/ II a
	GPIV
	GPVI
血小板膜骨架异常	Wiskott–Aldrich 综合征
血小板颗粒异常	α 贮存池缺陷
	δ 贮存池缺陷
	αδ 贮存池缺陷
	Quebec 血小板病
血小板促凝活性异常	
血小板信号传导和分泌异常	血小板激动剂受体或激动剂特异的信号传导异常

分类	疾病
MYH9 综合征	花生四烯酸和血栓烷代谢异常
	磷脂酶 C，Gαq 和钙离子反应异常
	May-Hegglin 异常
	Sebastian 综合征
	Epstein 综合征
	Fechter 综合征
其他遗传性巨大血小板疾病	

一、巨大血小板综合征

(一) 病因和发病机制

BSS 是一种罕见的常染色体隐性遗传性出血性疾病，多发生于近亲结婚的家族；其发病机制是血小板膜糖蛋白 GP I b/Ⅸ/Ⅴ复合物缺乏。该复合物在血小板膜上的分子数之比为 2：2：2：1，为 vWF 受体。在高切应力作用下，血小板通过 GP I b/Ⅸ/Ⅴ复合物与 vWF 的结合，使血小板黏附到损伤的血管内皮下启动止血。另一方面，GP I bα 有凝血酶结合部位，促进低浓度凝血酶激活血小板。

目前，已经在编码 *GP I bα*、*GP I bβ*、*GP Ⅸ* 的结构基因上发现的缺陷包括碱基缺失、误义突变、无义突变和框移突变等；在 *GPV* 结构基因上尚未发现异常。我们在国际上报道了 BSS 患者 *GP Ⅸ* 穿膜区丙氨酸 139→苏氨酸的一种新的基因突变，并提出 *GP I b* 与 *GP Ⅸ* 是通过穿膜区连接为复合物的假说。

(二) 临床表现

一般自幼发病，常在出生后数日至数月开始出血。以皮肤黏膜出血为主，可表现为鼻出血、瘀斑、牙龈出血、月经过多、胃肠道出血、外伤后血肿甚至颅脑出血等。一般自发性出血较轻，而在外伤或手术后出血较重。出血症状存在异质性，不同的患者或同一患者不同时期出血程度差异很大。

(三) 实验室检查

1. 血小板计数与大小 多数 BSS 患者有不同程度的血小板减少，少数病例血小板数正常。外周血涂片可见血小板体积增大，30% ~80% 以上的血小板直径大于 3.5 μm，有的可达 20 ~30 μm。电镜检查可见巨大血小板内有丰富的表面连接系统、致密管道系统、胞内空泡和致密颗粒。

2. 血小板功能 有与血小板减少程度不相称的出血时间延长，从轻度延长（5 ~10 分钟）到超过 20 分钟。瑞斯托霉素、布妥霉素及人或牛 vWF 不能使血小板聚集且不能被加入的正常血浆纠正，ADP、胶原和肾上腺素诱导的血小板聚集正常或增多，低浓度凝血酶诱导的血小板聚集降低及延迟相延长但能被高浓度凝血酶纠正。凝血酶原消耗减少。

3. 血小板膜 *GP I b/Ⅸ* 测定 运用特异的血小板单克隆抗体，采用流式细胞仪、放射自显影或免疫印迹手段，发现血小板膜 GP I b/Ⅸ量的减少或缺如。*GP I b/Ⅸ* 基因分析可发现各种基因突变。

(四) 诊断

BSS 诊断的主要依据为：①出血时间延长、血小板减少、血小板巨大。②有遗传性家族史。③瑞斯托霉素不能诱导血小板聚集，而 ADP、胶原和肾上腺素诱导的血小板聚集正常或增多。④血小板膜 *GP I b/Ⅸ* 缺陷。⑤排除其他血小板减少及功能异常的疾病。遗传性巨大血小板可见于多种疾病，应注意鉴别。绝大多数 BSS 患者在开始都被诊断为特发性血小板减少性紫癜（ITP），只是在激素治疗或脾切除无效，血片发现巨大血小板后才想到本病。此外，尚须与 MYH9 综合征、血管性血友病、血小板无力症以及灰色血小板综合征等鉴别。

二、血小板无力症

（一）病因和发病机制

血小板无力症（GT）是一种常染色体隐性遗传性出血性疾病，由于血小板膜糖蛋白 GPⅡb（αⅡb，CD41）和（或）GPⅢa（β₃，CD61）质或量的异常，导致血小板对各种生理性诱导剂的聚集大大减低或缺如，患者往往自幼有明显的出血倾向。血小板 GPⅡb/GPⅢa 的配体纤维蛋白原（Fg）为血小板对各种诱导剂的聚集所必需的；血块收缩需要完整的 GPⅡb/Ⅲa 受体，故患者常有血块退缩异常。

GPⅡb 基因与 *GPⅢa* 基因都位于 17 号染色体，*GPⅡb* 基因全长 17.2 kb，包括 30 个外显子；GPⅢa 基因全长 65 kb，包括 15 个外显子。*GPⅡb* 和 *GPⅢa* 在粗面内质网中形成复合物，通过转录后加工，转运至血小板膜表面。血小板表面有丰富的 GPⅡb/GPⅢa，在每个血小板表面大约有 40 000 个分子。复合物的形成保护了糖蛋白免遭蛋白酶解，如 *GPⅡb* 或 *GPⅢa* 缺乏或不能形成正确的复合物，则另一亚单位也很快被降解。因此，任一亚单位缺乏均会导致整个复合物缺乏。*GPⅢa* 也可结合 αV-整合素（CD51），形成 αVβ₃ 复合物，它在血小板膜上表达较少（50～100 个/血小板）。GT 患者如 *GPⅢa* 缺乏，则也有 αVβ₃ 缺乏；而 *GPⅡb* 缺乏，则 αVβ₃ 正常或增高。

本病的分子生物学异常是 *GPⅡb* 或 *GPⅢa* 的基因突变，包括替代、缺失、插入等造成的错义、无义或移码突变，*GPⅡb* 或 *GPⅢa* 的任一突变可通过不同途径影响复合物的功能，如影响 mRNA 剪接，mRNA 稳定性，二价阳离子的结合，亚基间连结，细胞内转运，配体结合，整合素介导的信号传导等。值得注意的是，约 40% 的患者为复合杂合子，提示人群中存在大量的"无声"（silent）携带者。目前已发现 29 种 *GPⅡb* 基因缺陷与 21 种 *GPⅢa* 基因缺陷。笔者及同事曾在国际上首先报道了第一种 *GPⅡb* 突变，患者的 *GPⅡb* 基因为 C1751-T 无义点突变，导致 Arg584-变为终止码。该基因突变已被国内外学者证实。基因突变除抑制 GPⅡb/GPⅢa 表达外，还可影响受体的活性。*GPⅢa* 的胞质区在复合物活化和调节配体结合方面发挥重要作用，该区的突变如 R750X（R724X）和 S778P（S752P）不影响复合物在血小板膜的表达，但对诱导剂无反应。将突变体转入哺乳动物细胞进一步研究表明，"内—外"信号传导和复合物细胞外配体结合表位的表达受阻，但可在固定的 Fg 上铺展。

（二）临床表现

主要为出血表现，出生后即可有紫癜，但不严重，与哭叫有关的面部瘀点和球结膜下出血可为新生儿和儿童的首发症状。鼻出血常见，且可致命，这种患儿常早期夭折。牙龈出血可造成慢性失血，胃肠道出血少见，通常为间歇性，出血部位难以判断。关节积血非常少见，自发性者更少，此与血友病不同。血小板功能异常增加了颅脑创伤后中枢神经系统过度出血的危险，但自发性中枢神经系统出血罕见。月经过多见于几乎所有患者，尤其在月经初潮时。妇女在孕期一般无过度出血，但产后即刻出血常见，延迟的产后出血也可非常严重，但在剖宫产者较轻。各种手术易过度出血，应预防性输注血小板。患者的出血倾向差异很大，血小板的生化异常与临床出血严重程度无相关性，即使有相同的遗传，血小板功能及生化检查非常相似，但临床表现却差异很大，而且，同一患者在不同时期的出血症状严重程度也变化很大。携带者一般无症状，血小板功能试验正常。

（三）实验室检查

血小板计数、形态正常，出血时间延长，血块退缩减弱或无。生理性诱导剂刺激的血小板聚集异常，瑞斯托霉素诱导的聚集起始坡度正常或接近正常，反映了血浆 vWF 和血小板 GPⅠb/Ⅸ 正常，而第二波在低浓度瑞斯托霉素刺激下减弱。患者血小板不能结合 Fg 或其他黏附蛋白。ADP 和凝血酶刺激下，血小板变形正常，说明其代谢和细胞骨架改变正常。高浓度凝血酶和胶原刺激下，α 和 δ 颗粒内容物释放正常，低浓度时，释放反应异常，反映了由于血小板聚集而引起的释放放大作用缺陷。

正常情况下，全血或富血小板血浆的血小板可黏附至玻璃，因为 Fg 首先沉积在玻璃上，血小板然后黏附至固定的 Fg。GT 患者，血小板不能黏附至玻璃，此为玻璃珠滞留试验异常的分子基础。血小板促凝活性报道不一，可能与个体差异或试验方法不一有关。部分患者有血小板微颗粒形成缺陷。在流动小室试验中，患者血小板在低中度剪切率下黏附至去内皮细胞的血管正常，但不能正常铺展，形成血小板血栓；在高剪切率下，黏附缺陷。

GPⅡb/Ⅲa 和 αVβ₃ 的定量方法有多种，包括单抗结合（采用流式细胞仪或反射标记）、免疫印迹等。按照 GPⅡb/Ⅲa 的量分为以下几型：

Ⅰ型：血小板膜表面测不到 GPⅡb/Ⅲa 复合物，α 颗粒内 Fg 水平很低，血小板聚集和血块退缩严重缺陷，但血小板表面可测到含量为 1%~5% 的 GPⅡb、pro-GPⅡb、GPⅢa 或 GPⅡb/Ⅲa。

Ⅱ型：GPⅡb/Ⅲa 明显减少，为正常的 10%~20%，α 颗粒内 Fg 水平接近正常，血小板形成大聚集的能力缺陷。

变异型：GPⅡb/Ⅲa 低或正常，一般大于 50%，但血小板功能受损，当血小板被激活时，不能聚集和结合 Fg，目前发现的突变为 GPⅢa 亚基上的点突变。

Ⅰ型多见，在对 64 例报道中，Ⅰ型占 78%，Ⅱ型占 14%，变异型占 8%。

尽管 αVβ₃ 在血小板上很少，但用放射性抗体标记或流式细胞仪可测出，在 EB 病毒转化的患者淋巴细胞上也可检测到。αVβ₃ 水平对于初步判断患者是 GPⅡb 或 GPⅢa 缺陷非常有用，因为 GPⅢa 缺乏的患者也缺乏 αVβ₃。

Fg 结合试验用于评价 GPⅡb/Ⅲa 复合物的功能，常用的方法是在血小板悬液中加入放射性标记的 Fg，测定血小板在 ADP 等诱导剂刺激下的放射结合活性。Fg 也可被荧光分子标记，这样，可用流式细胞仪来测定 Fg 结合，这些方法非常适合于变异型患者测定质的缺陷。仅结合活化形式的 GPⅡb/Ⅲa 复合物的单抗 PAC1 也有相同的效果。

GPⅡb/Ⅲa 基因测定可进一步确定诊断，并分析结构与功能的关系。

血小板无力症携带者一般血小板功能正常，患者 GPⅡb/Ⅲa 数量仅为正常的 60%。

诊断血小板无力症时要注意鉴别：黏膜出血，而不是关节肌肉出血，有助于与血友病鉴别。尽管无纤维蛋白原血症也有血小板聚集试验异常，但除黏膜出血外，还有脐带出血、肌肉出血、内脏出血等，血浆纤维蛋白原测定可作出鉴别。血小板无力症一般于出生时或儿童早期发病，详细的病史可与血小板获得性异常鉴别。产生抗 GPⅡb/Ⅲa 抗体的自身免疫性疾病可有血小板无力症表现及类似的实验室异常，混合试验（患者血浆＋正常血小板）可以与这些获得性疾病鉴别。

三、MYH9 综合征

（一）发病机制与临床表现

MYH9 综合征是一类较为常见的常染色体显性遗传的巨大血小板，其临床表现为血小板巨大、血小板减少与中性粒细胞包涵体，部分患者合并有肾炎、耳聋和先天性白内障。MYH9 综合征包括 May-Hegglin 异常、Sebstain 综合征、Fechtner 综合征和 Epstein 综合征。这四种疾病有不同的临床与实验室表现，Sebstain 综合征与 May-Hegglin 异常的区别在于中性粒细胞的超微结构，May-Hegglin 异常的中性粒细胞包涵体的胞质内有平行排列的微丝，而 Sebstain 综合征粒细胞包涵体的胞质由杂乱的微丝和粗面内质网及少量核糖体组成。Fechtner 综合征和 Epstein 综合征除了血液学表现外，还表现为遗传性耳聋和（或）白内障等，但 Epstein 综合征无中性粒细胞包涵体（表6-3）。2002 年，人们证实这些疾病都是非肌性肌球蛋白重链 9 基因（MYH9）突变所致，故统称为 MYH9 相关综合征。MYH9 基因位于染色体 22q12.3，含有 40 个外显子，编码 1691 个氨基酸；已发现 26 种突变，以错义突变最多见，少数为无义突变、小片段缺失或大片段缺失。MYH9 基因编码非肌性肌球蛋白重链（NMMHC）。目前已发现有 18 种不同种类的肌球蛋白，由两条重链与两条具有调节功能的轻链组成。人类表达第二肌球蛋白的三种 NMMHC，命名为 A、B 和 C。大多数细胞都可以表达这三种 NMMHC，如肾脏、耳蜗与晶状体，而中性粒细胞和血小板只表达 NMMHC-ⅡA。各种 MYH9 相关综合征患者的血小板中 NMMHC-ⅡA 的表达比正常人低 50% 左右，推测巨大血小板和血小板减少的机制是单倍体剂量不足（haploinsufficiency）；中性粒细胞的 NMMHC-ⅡA 表达比正常人同样减少，中性粒细胞包涵体是异常 NMMHC-ⅡA 的聚集，其机制可能是负显性效应。为何同一 MYH9 突变会引起不同的临床表现？其机制尚不清楚，可能与突变的部位以及患者的年龄有关。

表6-3　MYH9综合征的临床表现

综合征	巨大血小板	中性粒细胞包涵体	感音性耳聋	肾炎	白内障
May-Hegglin	+	+	-	-	-
Sebstain	+	+	-	-	-
Fechtner	+	+	+	+	+
Epstein	+	-	+	+	-

MYH9综合征患者的出血倾向较轻，极少有严重的出血；血小板体积增大，可与红细胞相当；因此血液中血小板总的体积不至于明显减少；血小板功能基本保持正常。一般而言，血液变化出现早，而组织与器官病变发生较晚，因此在同一家系内不同患者表现为不同的综合征。

国内曾报告过两个家系May-Hegglin异常，均为*MYH9*基因38号外显子G5521A突变。苏州第一人民医院发现了6例May-Hegglin异常，并在国内首次报道了Fechtner综合征，先证者及其家系的*MYH9*基因40号外显子第5 981位核苷酸发生C→T杂合性突变，使1933位密码子（CGA，编码Arg）转变为终止密码TGA。

（二）诊断与鉴别诊断

MYH9相关综合征呈常染色体显性遗传，往往有家族史。由于患者的出血倾向较轻，幼年时常无症状，因此往往在成年后才被诊断。患者的血小板计数有不同程度的减少，有时可严重降低。血片检查具有重要的意义，易见巨大的血小板；除Epstein综合征外，都可在中性粒细胞中发现蓝灰色的包涵体。有时包涵体染色较浅不易察觉，应将血片深染并偏碱性。如能用DAPI荧光染料染色，可在荧光显微镜下清楚地见到包涵体，该法也可用流式细胞仪检测。电子显微镜观察中性粒细胞包涵体的结构有助于不同类型的鉴别诊断。骨髓检查见巨核细胞内膜带异常，丛状集聚在一定区域。要注意眼、耳与尿的检查，有无蛋白尿与镜下血尿，有无肾功能异常，必要时做肾组织活检。发生肾功能衰竭者预后不良。

患者有明显的血小板减少，绝大多数患者在初诊时都被误诊为ITP，经受了不必要的激素治疗或脾切除。医生要注意患者是否自幼就有血小板减少或出血倾向，是否有家族史，要亲自查看血片与骨髓片，注意血小板的大小与形态，以免误诊。

患者的血小板巨大，要与BSS或其他有巨大血小板的疾病鉴别。

Alport综合征表现为肾炎、耳聋和先天性白内障，但无巨大血小板、血小板减少与中性粒细胞包涵体，一般不会混淆。

四、其他先天性血小板功能异常性疾病

（一）贮存池病

血小板含有特异的α颗粒与致密颗粒，具有重要的功能，缺乏这些颗粒将引起出血。

1.α贮存池缺陷　此病又称灰色血小板综合征，由于瑞氏染色血小板呈灰蓝色而命名，属常染色体遗传。正常血小板包含约40个α颗粒，内含有血小板特异或相对特异的蛋白，前者如血小板第四因子（PF4），β血小板球蛋白（βTG），凝血酶敏感蛋白（TSP），血小板源生长因子（PDGF），后者如纤维蛋白原因子V，vWF，IgG，白蛋白，纤维连接蛋白等。电镜下，患者缺乏正常的α颗粒，仅有空泡和小的α颗粒前体，其他颗粒正常，空泡外膜和小α颗粒前体有P-选择素和GPⅡb-Ⅲa，在凝血酶刺激下可转位至血小板表面。

本病为常染色体隐性遗传。临床表现为从儿童期即有出血，主要是轻中度皮肤黏膜出血，多有脾肿大。实验室检查有出血时间延长，血小板轻中度减少，血小板巨大，呈灰色，通常较难辨认。血小板聚集几乎正常，出血时间延长，提示血小板存在质的缺陷，血小板寿命缩短。α颗粒的内容物如PF4、βTG、vWF、TSP、纤维连接蛋白、因子V大幅减少，但白蛋白和IgG正常，血浆中PF4和βTG浓度正常或增高。电子显微镜检查α颗粒减少或缺如。

2.δ贮存池病　正常血小板包含3～6个致密颗粒（δ颗粒），颗粒内含有ADP、ATP、钙离子、焦磷酸盐和5-羟色胺等。δ颗粒膜上有granulophysin（CD63），该蛋白在血小板被激活时，转位至血小板膜表面。

本病为常染色体显性遗传。临床表现为轻中度出血，分娩、拔牙或手术后可有过度出血，服用阿司匹林等抗血小板药后出血加重。血小板计数和形态通常正常，出血时间一般延长，ADP和肾上腺素诱导的血小板聚集缺少第二波，低浓度胶原诱导的聚集减少或缺如，但对高浓度胶原则正常或几乎正常。血小板中5-羟色胺含量减少，但其摄取正常，由于无贮存之处，5-羟色胺漏出血小板或被血小板单胺氧化酶代谢。δ颗粒的ADP浓度不再与整个血小板ADP含量平行，ATP∶ADP比值升至3.0（正常小于2.5），采用流式细胞术，以米帕林染色，可快速检出δ贮存池缺陷的血小板。电子显微镜检查无致密颗粒。

3.αδ贮存池缺陷　很少患者同时有α和δ颗粒不同程度的缺陷，临床表现和实验室检查主要同δ贮存池缺陷，一般δ颗粒缺乏较α颗粒严重。有报道可同时伴P-选择素和α_2肾上腺素减少，GPⅣ增加。

（二）Wiskott-Aldrich 综合征

本病的病因为Wiskott-Aldrich蛋白（WASP）的异常，WASP在所有造血干细胞及其衍生的系列均有表达，它参与了G蛋白耦联受体的信号传递，与肌动蛋白多聚化有关。部分患者有CD43的缺陷。CD43富含糖类，表达在T、B淋巴细胞、单核细胞、中性粒细胞及血小板上。CD43异常主要是O-连的寡糖合成异常。CD43可结合ICAM-1，后者参与免疫功能，因此，CD43异常可能与免疫缺陷有关。

本病为X染色体连锁遗传，临床上严重程度差异很大，主要表现为小血小板，血小板减少，反复感染，湿疹，但仅1/4患者有典型的三联征：感染，血小板减少和湿疹。1/3无家族史。患者常在出生数月内即有出血表现，如鼻出血、出血性腹泻、颅内出血，生后6个月出现湿疹、感染。每年有2%的危险伴发淋巴网状系统恶性肿瘤如急性白血病，大细胞性非霍奇金淋巴瘤等，此时有淋巴结及肝脾肿大。可伴自身免疫性疾病如关节炎、血管炎、自身免疫性溶血性贫血、免疫性血小板减少等。免疫功能低下可能增加了该病伴发淋巴网状系统恶性肿瘤的危险，成年前的死因主要是感染、出血或恶性肿瘤。生存期一般小于10年。

实验室检查为血小板计数减少，约一半的患者在诊断时小于20×10^9/L，血小板体积减小至正常人的一半，血小板内Calpain减少。少部分有淋巴细胞和嗜酸性细胞减少。出血时间延长，但与血小板计数不成比例。血小板聚集和致密体释放功能有不同程度的异常，血小板形态基本正常。免疫学检测变化很大，部分有CD8 T细胞减少，血清IgG一般正常，IgM减少，IgA和IgE增高，脂多糖刺激的免疫反应缺陷。

（三）Scott 综合征

是一种少见的常染色体隐性遗传性出血性疾病，特征是患者单纯的血小板膜磷脂促凝血活性（PCA，原称血小板第三因子）缺乏。静息血小板膜上磷脂酰胆固醇（PC）和鞘氨醇（SM）主要分布在双分子层外层，而磷脂酰丝氨酸（PS）和磷脂酰乙醇胺（PE）几乎全部排列于内层。当血小板被激活时，膜磷脂在双分子层间快速翻转，导致这种非对称性分布消失，PS暴露于膜表面，其上因子Ⅴa的结合位点、凝血酶原和凝血酶原酶的浓度在活化的血小板膜表面大幅增加，凝血酶原酶催化效率提高了近10^6倍。

Scott综合征患者的血小板PS表达明显低于正常，并与凝血酶原酶活性存在相关性，说明患者血小板及其他血细胞在激活时，PS暴露于膜表面障碍，PCA降低，有关的发病机制可能与氨基磷脂转移酶（转运PS和PE从膜外至膜内侧）、外翻转酶或脂质移位酶有关。

临床上表现为出血。当患者血小板和其他血细胞被激活时，血小板微颗粒形成减少，导致正常凝血所需的依赖维生素K的酶复合物的激活和装配障碍，引起出血。实验室检查为血清凝血酶原时间缩短，可被洗涤的正常血小板或脂质提取物所纠正，但正常人的血清不能纠正，反映了凝血过程中，凝血酶原消耗减少。白陶土或蝰蛇毒作激活剂，测定 PF3 有效性结果降低。血小板计数、形态、黏附聚集功能均正常。

（四）其他少见的疾病

1. Quebec 血小板病　本病呈常染色体显性遗传。发病机制未明，可能与导致血小板 α 颗粒内大多数蛋白质降解有关的缺陷相关。患者血小板 α 颗粒内多聚素异常而导致血小板内凝血因子 V（FV 活性降低及释放障碍）。

2. Montreal 血小板综合征　本病呈常染色体显性遗传，特点为严重血小板减少，巨大血小板，自发性血小板聚集，出血症状。本病血小板膜存在内在缺陷，自发性血小板聚集为其特征。

3. 巨大血小板伴二尖瓣功能不全　常染色体隐性遗传，特点为：血小板减少，大血小板，轻度出血症状，突出特点为伴有二尖瓣功能不全。

4. 血小板减少伴桡骨缺损（TAR）　常染色体隐性遗传，由于有骨骼异常，因此出生时易被发现。

临床表现：双侧桡骨缺损，但其他骨骼异常也常见，许多患者有尺骨缺损或异常，肱骨和足部骨骼异常。1/3 患者存在先天性心脏异常，多为法洛四联症和房间隔缺损。可对牛奶产生过敏反应而出现胃肠道症状。

5. Hermansky-PudLak 综合征　本病为常染色体隐性遗传，已确定的致病基因为 *HPS1* 和 *ADTB3A*。*HPS1* 基因的缺陷已发现十余种突变，包括缺失、插入、剪接位点突变等，如外显子 15 的 16bp 重复，T322C，T322delC，S396delC 等。*ADTB3A* 基因的突变有 391～410 位的 12 个氨基酸缺失，L580R 等。

临床主要表现为眼与皮白化病。血小板计数正常或增高，但血小板由于缺乏致密颗粒而功能异常，皮肤黏膜出血，出血时间延长。血小板贮存池缺乏，典型者 40 多岁出现肺纤维化。

6. Chediak-Higashi 综合征　Chediak-Higashi 综合征（CHS）的致病基因为 LYST，位于染色体 1q42，表达于所有细胞。LYST 蛋白参与囊泡转运，内体和溶酶体相关蛋白的分选，介导膜融合。LYST 的突变影响脂相关蛋白的转运，LYST 突变导致的蛋白激酶 C 活性下降，后者与免疫功能受损有关。

临床表现为黏膜出血，易感染，不同程度的白化病，易反复感染，周围或脑神经病变，自主神经功能失调。约 85% 的患者在发病几个月至数年后，进入加速期，表现为发热，贫血，中性粒细胞减少，偶尔有血小板减少，肝脾肿大，淋巴结病，黄疸，细胞免疫功能受损等。全血细胞减少的原因是巨脾和溶血。肝功能异常和血小板减少可致凝血系统异常。实验室检查为血小板贮存池缺陷，肾上腺素等诱导的血小板聚集第二波减少或缺乏。中性粒细胞减少，中性粒细胞、淋巴细胞、嗜酸性粒细胞和血小板内有大的颗粒，直径可达 4 μm。

7. 血小板激动剂受体及信号传导缺陷　主要为血栓烷合及受体异常，包括血栓烷合酶缺陷、环氧化酶（PGH$_2$ 合酶 1）缺陷与血栓烷 A$_2$（TXA$_2$）受体突变。临床表现为出血倾向以及花生四烯酸诱导的血小板聚集缺陷。

8. GATA-1 相关的血小板减少伴红细胞生成异常　本病为新发现的一种疾病。致病基因为 GATA-1，位于 X 染色体 p11.23，呈伴性隐性遗传。患者的血小板减少，体积增大，血小板功能障碍；红细胞形态异常并可伴有贫血。

五、先天性血小板功能异常的治疗

目前对先天性血小板功能异常尚无特效治疗。临床治疗包括基本治疗和对症治疗。

（一）基本治疗

对患者进行健康教育，提高患者对自身疾病的认识，注意口腔卫生对于减少牙龈出血非常重要。严禁使用抗血小板药物。由于出血而致的缺铁和贫血可补充铁剂和叶酸。尽早注射乙肝疫苗，注射时采用小针头，延长注射部位压迫时间，以防过度出血。在月经初潮时，即可有大量出血，事实上，几乎所有患者有月经过多，需行激素治疗，必要时，需紧急行子宫切除术，因此，在月经初潮前给予激素治疗是合理的，但应考虑到骨骼生长提前终止等不良反应。

（二）对症治疗

有牙龈出血或拔牙时，抗纤溶药物有效，氨基己酸（40 mg/kg，口服，4 次/日）或氨甲环酸（0.5 ~ 1 g，口服，3 ~ 4 次/日），后者胃肠道不良反应较少，但如有 DIC 时，禁用。氨甲环酸漱口（15 mL，5% 溶液，4 次/日），对于控制牙龈出血有效。DDAVP 一般无效，但有报道，即使不能纠正异常的出血时间，也可改善出血症状。局部应用氨甲环酸、凝血酶等可控制局部出血。但应用牛凝血酶者，可产生抗牛凝血酶抗体，且制剂中污染的因子 V，可诱导产生抗因子 V 抗体，它与人因子 V 有交叉反应，可导致严重出血。

鼻出血较难控制，棉拭子局部用缩血管药物；硝酸银或三氯醋酸烧灼；前后鼻腔填塞；颌动脉结扎或栓塞。当局部用药无效时，可输血小板。

血小板输注是严重出血的主要支持治疗手段，也用于预防手术等应急时。由于患者终身需输血小板，因此应尽早注射乙肝疫苗。所输的血小板和红细胞需去除白细胞，以防同种免疫反应的发生和巨细胞病毒（CMV）的传播，也可预防输血时的发热反应。拟受孕的妇女，如 Rh 阴性，应避免输 Rh 阳性的血小板。有条件者，在开始就应输 HLA 相配的血小板，以最大程度减少同种免疫反应。

近年来有关重组因子Ⅶa 治疗先天性血小板功能异常的报道逐渐增多，有条件时可以试用。

脾切除对先天性血小板功能异常无效或仅有暂时效果，无实际治疗价值。

（三）骨髓移植与基因治疗

同种异体骨髓移植已经在多例血小板无力症与 Wiskott-Aldrich 综合征患者获得成功，但考虑骨髓移植的危险性与可能产生的移植物抗宿主病（GVHD），仅在特殊病例可以考虑。

基因治疗是未来发展的方向，目前已开展了血小板无力症与巨大血小板综合征基因治疗的动物实验，但实际应用尚待时日。

第七节 继发性血小板功能异常

继发性血小板功能异常较先天性血小板功能异常更多见，可继发于多种血液病、非血液病或某些药物，对血小板功能的影响也是多方面的，其发病机制比先天性血小板功能异常往往更复杂。抗血小板药物是引起继发性血小板功能异常和出血的最常见原因。怀疑继发性血小板功能异常时，出血时间的测定、血小板功能分析仪（PFA）测定血小板依赖性闭合时间和血小板聚集试验有助于诊断。但是，体外出血时间延长或血小板聚集异常在预测出血危险性方面的作用还需进一步研究。继发性血小板功能异常伴有出血症状时，治疗上主要是控制原发疾病或去除诱因、输注血小板和给予止血药物。

继发性血小板功能异常性疾病：

（1）骨髓增殖性疾病：慢性粒细胞白血病、真性红细胞增多症、骨髓纤维化、原发性血小板增多症。

（2）其他伴有血小板功能异常性疾病。

1）急性白血病。

2）异常球蛋白血症。

3）弥散性血管内凝血。

4）获得性血管性血友病、巨血小板综合征和血小板无力症。

5）影响血小板功能的系统性疾病（尿毒症、肝脏疾病）。

6）继发性贮存池病。

（3）药物性血小板功能障碍。

一、骨髓增殖性疾病

骨髓增殖性疾病（MPD），包括慢性粒细胞白血病（CML）、真性红细胞增多症（PV）、骨髓纤维化（MF）和原发性血小板增多症（ET）。MPD患者既可有血栓形成，又可发生出血，各约占1/3，其中因出血死亡者约占10%。血栓形成既可发生在动脉也可发生在静脉。据报道，PV患者中约35%发生血栓栓塞并发症，其中10%～40%死亡；而出血并发症占25%，以皮肤黏膜出血为主，严重者有消化道出血和脑出血等，其中6%～30%死亡。

MPD患者的血小板比正常血小板较大或较小、形态异常、颗粒分泌减少，其中ET和PV患者的血小板寿命轻度缩短。最常见的血小板异常是聚集功能下降和对肾上腺素、ADP和胶原诱导的分泌功能下降，原因可能有：①激动剂诱导的膜磷脂花生四烯酸的释放减少。②花生四烯酸向前列腺素内过氧化酶或磷脂酶产物的转化减少。③血小板对血栓烷A_2的反应性下降。④致密颗粒和α颗粒成分减少。⑤α_2肾上腺素受体减少。MPD可能还存在特殊的血小板膜异常，如糖蛋白Ⅰb和Ⅸ的减少，引起获得性巨血小板综合征（ABSS）；其他异常有前列腺素PGD_2受体、TPO受体c-mpl的减少，以及IgG的Fc端受体数量的增加。某些MPD患者还可伴有获得性血管性血友病（AvWD）。

MPD患者中仅少数有出血时间延长，但出血时间正常的患者也可有出血表现。目前尚难预测MPD发生血栓栓塞或出血的风险，但血小板计数小于100×10^9/L的患者很少有自发性出血；对较难控制的PV患者，其血细胞比容较高、全血黏稠度增加尤其在手术后是出血的危险因素。

对MPD继发血小板功能异常的治疗，主要在于MPD本身及血栓或出血并发症的处理，可参见相关章节。

二、其他伴有血小板功能异常的疾病

（一）急性白血病和骨髓增生异常综合征

出血是急性白血病的常见症状，严重者可有消化道、呼吸道出血、颅内出血，是引起死亡的主要原因之一。急性白血病出血的原因是多方面的，最常见的原因是血小板减少和凝血因子减少，特别是因子Ⅴ、Ⅶ减少使凝血酶原时间延长与凝血酶原消耗不良。少数患者，特别是急性早幼粒细胞白血病，可诱发DIC而致严重出血。

急性白血病患者的血小板功能也存在异常，血小板体积较大、形态异常、胞内微管与颗粒减少；血小板的促凝活性降低，对ADP、肾上腺素、胶原与凝血酶诱导的血小板聚集反应缺陷；血小板的释放反应也有异常。血小板功能异常可能由于继发性贮存池缺乏或血小板激活过程的缺陷所致，此内源性缺陷可能源于骨髓巨核细胞，也可能源于克隆性白血病干细胞。在骨髓增生异常综合征（MDS）中也存在类似情况。某些多毛细胞白血病（HCL）患者还存在获得性vWD。

对急性白血病、MDS等的处理见有关章节。

（二）异常球蛋白血症

异常球蛋白血症是由于B淋巴细胞或浆细胞的病理性增殖，造成结构纯一的免疫球蛋白（M蛋白）合成与分泌增加的一组疾病，包括多发性骨髓瘤、巨球蛋白血症、高球蛋白血症、淀粉样变性等。

本病临床上常有出血倾向，出血时间延长。其机制比较复杂，患者血液黏稠度增高、血液淤滞、凝血系统与纤维蛋白溶解系统的异常都可导致出血，但血小板功能异常也是引起出血的原因之一。

血小板功能异常多与M蛋白相关，M蛋白能抑制血小板功能，使血小板的黏附、聚集以及血小板第3因子活性（PF3）都有降低。这可能是M蛋白包裹血小板与胶原，阻断了它们之间的相互作用，抑制血小板聚集或干扰了纤维蛋白原的聚合。有些患者在M蛋白与vWF作用后可加速vWF的清除，引起获得性vWD。经血浆置换术及联合化疗后，患者异常球蛋白水平降低，出血时间也随之恢复正常，各种异常的出血缺陷得到纠正。

治疗上关键是控制原发病，有出血表现者给予止血对症治疗。

（三）弥散性血管内凝血

DIC是由许多疾病引起的一种继发性止凝血功能异常综合征，其发病机制十分复杂。在DIC过程中，除血小板数减少外，血小板功能也有紊乱。纤维蛋白原减少和纤维蛋白（原）降解产物（FDP）

增加可抑制 ADP 诱导的血小板聚集反应，FDP 还可导致继发性贮存池病。但因同时存在血小板减少和止血缺陷，临床上很难评价血小板功能异常在 DIC 出血中的作用。

对 DIC 的处理见有关章节，原则上主要是控制原发病和支持替代治疗。

（四）获得性血管性血友病、巨血小板综合征和血小板无力症

AvWD 可发生于自身免疫性疾病，骨髓增殖性疾病、淋巴增殖性疾病、系统性红斑狼疮、单克隆免疫球蛋白血症、主动脉狭窄等疾病。这些患者血液中 vWF：Ag 和因子Ⅷ：C 水平减低，出血时间延长，造成临床上类似Ⅱ型 vWD 和血小板型 vWD 的表现。

某些原发性血小板减少性紫癜（ITP）患者可产生血小板膜糖蛋白Ⅰb（GPⅠb）抗体而出现继发性巨血小板综合征（BBS）。少数自身免疫性疾病、多发性骨髓瘤、急性早幼粒细胞白血病以及应用噻氯匹定治疗的患者，可出现继发性血小板功能无力症。

（五）尿毒症

出血是尿毒症患者的严重并发症。尿毒症患者的出血原因较复杂，血小板功能缺陷是其主要原因。尿毒症时，血小板的多种功能都受到影响，其中血小板的分泌异常可能是最主要的异常，由此引起血小板的黏附性降低、对 ADP 的聚集异常、PF3 活性降低和血块回缩不良，最终引起出血时间延长。出血时间延长与肾功能衰竭程度、临床出血之间可能存在一定相关性，而血小板聚集异常与肾功能衰竭程度及临床出血之间缺乏明显相关性。

血液透析可以使出血时间及血小板功能恢复正常、出血现象消失，这说明尿毒症时聚积在血中的有害代谢产物是引起血小板功能障碍的主要原因，其中胍基琥珀酸、酚酸和中分子物质可能是影响血小板功能的主要因素。

（六）肝脏疾病

肝脏疾病如肝炎、肝硬化等临床上都有出血倾向。大约 85% 肝病患者可有一项或多项凝血试验异常，而发生出血者占 15%。肝病出血的原因涉及多个方面：①凝血因子合成减少。肝脏合成几乎所有与凝血有关的因子，当肝功能受损时，这些因子的合成有不同程度的减少，其中维生素 K 依赖性凝血因子（因子Ⅱ、Ⅶ、Ⅸ、Ⅹ）的减少程度与肝功能损害的程度相关。②肝脏产生类肝素样物质增多，而裂解类肝素样物质的肝素酶的合成减少，使患者体内类肝素样物质过多而导致出血。③严重肝脏疾病患者可并发 DIC。④血小板的质和量异常。在慢性肝炎和肝硬化时，病毒或免疫因素可抑制骨髓生成血小板，免疫抗体对血小板的破坏增加，脾肿大和脾功能亢进使血小板破坏增加。半数以上的肝病患者出现血小板减少；患者的血小板功能也存在异常，PF3 活性降低，血小板对 ADP、凝血酶诱导的聚集与释放反应降低。

（七）继发性贮存池病

继发性贮存池病见于 MPD、急性白血病、异常球蛋白血症、毛细胞白血病、ITP 等血液疾病，还可发生于心脏瓣膜病、烧伤、哮喘、过敏性鼻炎、各种原因引起的 DIC、低温手术及血管体外循环手术、肾移植术后。这些疾病可引起血小板内容物明显减少或缺乏，如致密颗粒内的 ATP、ADP、5-羟色胺和 α 颗粒内的血小板第 4 因子（PF4）、β 血栓球蛋白（β-TG）等减少而致释放反应异常。

继发性贮存池病可引起明显的出血倾向，如鼻出血、皮肤青肿、瘀斑等。实验室检查，出血时间延长，ADP、肾上腺素等诱导的血小板聚集反应，第一相聚集波正常，而第二相聚集波缺如。

三、药物性血小板功能障碍

药物是引起继发性血小板功能障碍最常见的原因。许多药物可引起血小板功能障碍（表 6-4）。它们引起血小板功能障碍机制各不相同，有些药物是作为血小板功能抑制剂用于治疗血栓栓塞性疾病。大多数药物在药理剂量下并不引起出血，只有当剂量过大或患者存在血小板减少、凝血功能异常、纤维蛋白溶解亢进或血管内皮损伤时，才会引起明显出血。对出血患者，应及时停药，必要时输注血小板，以免发生危及生命的出血。

表 6-4　影响血小板功能的药物

药物种类	药物实例
抑制前列腺素代谢的药物	
环氧化酶抑制剂	阿司匹林、咪康唑
血栓烷合成酶抑制剂	
增加血小板内环磷酸腺苷（cAMP）的药物	
腺苷酸环化酶激化剂	PGI$_2$，PGE$_1$，PGD$_2$、
磷酸二酯酶抑制剂	双嘧达莫、咖啡因、茶碱
血小板 ADP 或 GPⅡb/Ⅲa 受体抑制剂	噻氯匹定、氯吡格雷
β-内酰胺类抗生素	青霉素、头孢菌素
抗凝及溶栓药	肝素、纤维蛋白溶解剂（链激酶、尿激酶、t-PA）
血浆扩容剂	右旋糖酐、羟乙基淀粉
心血管药物	普萘洛尔、硝酸甘油、奎尼丁
抗肿瘤药	普卡霉素、卡莫司汀、柔红霉素
治疗精神病或麻醉药	
抗抑郁药	阿米替林、氯丙嗪、丙咪嗪、吩噻嗪
麻醉药	氟烷
其他	利舍平、二甲麦角新碱、抗组胺药、降脂酰胺、乙醇

（一）非甾体类消炎药

阿司匹林和其他非甾体类消炎药具有解热止痛以及消炎、抗风湿作用，也被用于血栓预防，临床应用极为广泛。

阿司匹林可使环氧化酶-1（COX-1）活性中心的丝氨酸残基乙酰化，阻断花生四烯酸代谢途径，使血栓烷 A$_2$（TXA$_2$）及其他前列腺素不能生成。每日服用阿司匹林 40 mg 即可产生抗血小板作用，而单次服用 325 mg 可抑制血小板大约 90% 的 COX-1 活性。阿司匹林对血小板 COX-1 的抑制是不可逆的，一次用药即可使血小板的功能障碍持续 1 周，直至骨髓巨核细胞产生新的血小板取代外周血循环中已受抑制的血小板。

阿司匹林也可使机体的其他组织成分乙酰化，但较血小板的作用为弱。例如，血管内皮细胞的环氧化酶对阿司匹林的敏感性要比血小板低，并且服药后数小时内细胞又可重新生成环氧化酶。阿司匹林对磷脂酶 C 也有抑制作用。

由于阿司匹林对血小板 TXA$_2$ 生成的抑制，使出血时间延长，并影响血小板聚集反应，对花生四烯酸无聚集反应，对 ADP 或肾上腺素有第二相聚集缺陷，对胶原和凝血酶的聚集也减弱。血小板的释放功能也有障碍。黏附功能一般正常，但血小板之间无相互作用，高浓度的阿司匹林使 PF3 活性减低。

其他非甾体类消炎止痛药如吲哚美辛、奈普生、布洛芬、保泰松等也对血小板环氧化酶有抑制作用而影响血小板功能。但这些药物对环氧化酶的抑制作用是可逆的，抑制时间较短（<24 小时），其出血时间暂时延长或正常。吲哚美辛对前列环素（PGI$_2$）合成酶也有一定抑制作用，降低 PGI$_2$/TXA$_2$ 的比值。此类药物（包括阿司匹林）可通过胎盘而削弱胎儿的血小板功能。

（二）增加血小板内环磷酸腺苷的药物

血小板内环磷酸腺苷（cAMP）作为第 2 信使在血小板活化中有重要意义。影响细胞内 cAMP 浓度的药物都可以使血小板功能异常。某些前列腺素如 PGI$_2$、PGE$_1$ 与 PGD$_2$ 能激活腺苷酸环化酶，促进 ATP 转变成 cAMP。双嘧达莫、茶碱与氨茶碱等药物则能抑制磷酸二酯酶，使 cAMP 不被降解而在血小板内潴积，因此，这些药物都能升高细胞内 cAMP 的浓度，从而阻断各种激动剂对血小板的聚集与释放反应。

（三）血小板 ADP 或 GPⅡb/Ⅲa 受体拮抗剂

噻氯匹定主要阻碍纤维蛋白原与 GPⅡb/Ⅲa 的结合、抑制血小板对多种激动剂尤其是 ADP 的聚集反应，对血小板功能的影响出现在用药后 24～48 小时、最大效应在 4～6 天，停药 4～10 天后其作用消失。噻氯匹定延长出血时间的程度与阿司匹林相当，轻度增加皮肤和黏膜出血的危险性。氯吡格雷对血小板的作用及出血时间的影响与噻氯匹定类似。

血小板 GPⅡb/Ⅲa 受体拮抗剂，如 abciximab、integrilin 等，可以阻断血小板 GPⅡb/Ⅲa 的纤维蛋白原受体功能而抑制血小板聚集，但其造成临床出血的更主要原因可能是药物引起的血小板减少。

（四）β-内酰胺类抗生素

大剂量青霉素类及头孢菌素类药物可以引起血小板功能障碍，抑制血小板对各种激动剂的聚集与释放反应，同时也能抑制血小板黏附于内皮下组织，使患者出血时间延长，可能引起出血现象。特别在肾功能不全时，这些药物不能由肾脏排出而大量聚积在体内，患者在止血机制已有缺陷情况下存在严重出血的危险。这类抗生素造成血小板功能障碍的原因尚不清楚，可能是其 β-内酰胺结构的亲脂性干扰了血小板受体激动剂的作用。

（五）肝素及溶栓药物

肝素对血液凝固的各个阶段都有抑制作用，可使血液凝固时间、凝血酶时间及凝血酶原时间延长。其作用机制主要是与抗凝血酶Ⅲ结合，抑制和破坏凝血酶的生成。肝素可结合在血小板表面，除可诱发血小板减少症（HIT）外，对血小板功能也有影响，但有关结果并不一致。有报道肝素抑制血小板的聚集和释放反应；另有报道肝素可引起自发性血小板聚集或增强激动剂对血小板的聚集和释放反应；也有研究提出肝素对血小板聚集无明显影响。

溶栓药物引起出血主要是由于低纤维蛋白原血症及 FDP 干扰纤维蛋白凝块的形成。但链激酶、尿激酶和 t-PA 也可影响血小板功能，其机制有 3 方面：①FDP 水平增加和纤维蛋白原水平下降可影响血小板聚集。②纤溶酶形成后水解纤维蛋白原和血小板膜 GPⅠb，从而影响血小板与 vWF 的作用，抑制血小板聚集。③纤溶酶还通过抑制血小板膜释放花生四烯酸影响 TXA_2 的合成，从而抑制血小板功能。

（六）右旋糖酐

右旋糖酐能吸附在血小板膜表面，抑制血小板的聚集、分泌及促凝活性，影响血小板功能。血小板功能障碍的程度与右旋糖酐输注剂量及分子量有关，但一般不会造成明显出血。右旋糖酐的作用机制可能是被覆在血小板膜上，影响了表面电荷，干扰血小板与内皮细胞之间的相互作用以及影响了血浆 vWF 的作用。

（七）作用于心血管药物

普萘洛尔、硝酸甘油、硝普钠等可使血小板的聚集和分泌作用降低，其机制不明，但一般不会延长出血时间。钙拮抗剂如维拉帕米、硝苯地平和地尔硫草的血药浓度增高时可抑制血小板功能。奎尼丁作为血小板 α_2 肾上腺素能受体的拮抗剂，高浓度时可引起轻度的出血时间延长和增强阿司匹林的作用。

（八）治疗抑郁症药物及抗肿瘤药物

三环类或吩噻嗪抗抑郁药可削弱血小板聚集反应，但一般增加出血危险性。抗肿瘤药普卡霉素的总量达 6～21 mg 时，可延长出血时间和降低血小板聚集反应，可能引起黏膜和皮肤出血。柔红霉素和卡莫司汀可抑制血小板聚集和分泌，但一般不引起临床出血。麻醉药氟烷可引起极轻度的出血时间延长，但对外科手术止血无明显影响。

第七章

血友病

第一节　定义

血友病是一种 X 染色体连锁的隐性遗传性出血性疾病，可分为血友病 A 和血友病 B 两种。前者为凝血因子Ⅷ（FⅧ）质或量的异常所致，后者系凝血因子Ⅸ（FⅨ）质或量的异常所致。

在发现维生素 K 之前，临床上人们只认识两类出血性疾病：血小板减少性疾病和血友病。早在公元 2 世纪的巴比伦犹太法典里就有了关于血友病的记载。如果患者血小板不少，无论男女，均将其诊断为血友病。对于与上述两种疾病均不符合的则归于"假血友病"。

在第二次世界大战期间人们开始认识到血浆中凝血因子的缺乏导致血友病的事实。该因子被称为抗血友病球蛋白（AHG），后来被命名为Ⅷ因子。

在 20 世纪 30 年代发现正常的血浆能够纠正血友病患者的凝血时间延长，随后正常血浆替代治疗成为早期治疗血友病的基本方法。但是血浆中因子含量往往不能满足治疗的需要，因出血导致的死亡率仍很高。1964 年冷沉淀物的发现开创了血友病治疗的新时代，冷沉淀物中含有丰富的 FⅧ，可用于血友病 A 患者的治疗。1965 年出现了 FⅧ部分纯化制剂，称为 FⅧ浓缩剂（主要含有 FⅧ和 vWF）。自 20 世纪 80 年代始，为了防止输血相关的病毒感染，从献血者的筛选、因子浓缩制剂的病毒灭活处理以及纯化工艺等多方面，对替代治疗的产品进行了改进。1985 年 FⅧ和 FⅨ的基因成功克隆，1989 年基因重组的FⅧ首次投入临床使用，近几年高纯度 FⅨ制剂和基因重组的 FⅨ也已开始使用。目前血友病治疗的研究主要集中于基因治疗，相信在不久的将来可能会完全治愈血友病。

根据世界卫生组织（WHO）和世界血友病联盟（WHF）联合会议的报告，血友病 A 的发病率为（15～20）/10 万，欧美各国统计为（5～10）/10 万。我国血友病的患病率为 2.73/10 万，其中血友病 A 占 80%～85%，血友病 B 占 15%～20%。

第二节　病因和发病机制

一、*F*Ⅷ基因和 *F*Ⅸ基因

*F*Ⅷ和 *F*Ⅸ两个基因均位于 X 染色体，其中 *F*Ⅷ基因位于 X 染色体长臂末端（Xq28），Ⅸ因子基因位于 X 染色体长臂末端靠近着丝粒的 Xq27，两个基因相隔甚远，因此两个基因不可能相连在一起。血友病是 X 染色体连锁的隐性遗传性疾病，女性常常是携带者（46，XX），而男性是患者（46，XY），女性患者极为罕见。女性患者通常是由两个 *F*Ⅷ或者 *F*Ⅸ基因同时发生缺陷，或者是 X 染色体非随机失活所致；后者通常被认为是已知携带者出现血友病临床症状的主要机制；然而最近的研究认为，在血友病 A 或者血友病 B 携带者 X 染色体的失活与血浆中因子的浓度并不相关。

1. *F*Ⅷ基因　*F*Ⅷ基因相当长，超过 180 kb，且结构相当复杂，含有 26 个外显子（图 7-1A）；其中内含子 22 中含有一个 CpG 岛，它是 F8A 和 F8B（图 7-1B）基因的双向启动子。CpG 岛和 F8A 位于

长约 9.5 kb 的 DNA 链内,并且在 X 染色体上至少重复两次,内侧朝向端粒,外基因朝向 *F* Ⅷ 基因 (图 7-1C),这些基因称作 *Int22h-1*(基因内的)和 *Int22h-2* 以及 *Int22h-3*(基因外的)。

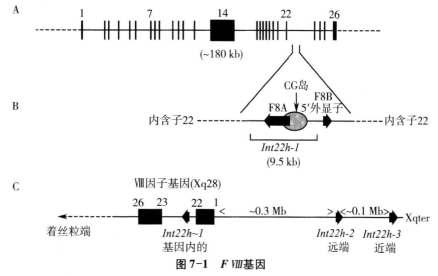

图 7-1 *F* Ⅷ基因

A. 人 *F* Ⅷ基因组结构;B. 内含子 22 的示意图,包括 CG 岛、F8A、F8B 和 *Int22h-1*;C. *F* Ⅷ基因在 Xq28 中的位置和 *Int22h* 同源家族基因的位置

位于内含子 22 中的 F8A,小于 2 kb,它的转录方向与 *F* Ⅷ基因相反,它可以在各种细胞中广泛转录,在小鼠中相当保守,这暗示了其可能具有某种功能。位于内含子 22 中的 F8B 包含 5′外显子,紧接着的是 *F* Ⅷ第 23 ~ 第 26 外显子,5′外显子可能编码 8 个氨基酸,为第 23 ~ 第 26 外显子维持 *F* Ⅷ阅读框架。与 FⅧ蛋白相比较该蛋白相当小,含有磷脂结合的结构域。

F Ⅷ基因转录子大约有 9 010 个碱基,包括一个 5′非翻译区(150 个碱基),一个含有终止密码子的开放阅读框架(7 056 个碱基),一个很长的 3′非翻译区(1 806 个碱基)(图 7-2A)。这个开放阅读框架编码一个 19 个氨基酸的单链肽,它可以引导 FⅧ(非激活的 2 332 个氨基酸的成熟蛋白)穿过细胞膜(图 7-2B)。

FⅧ可以被凝血酶催化的蛋白水解酶激活(图 7-2C),主要的激活剪切部位为因子 C 末端 372、740 和 1689 精氨酸残基,激活的 X 因子也可以剪切上述部位。剪切激活的位点侧面是 B 结构域,该结构域在 FⅧ激活后释放出来,形成一个异三聚体,包括一个 N 末端重链和一个 C 末端轻链,它们由钙离子连接起来。在血液循环中,FⅧ由 vWF 转运并保护,在 FⅧ蛋白水解酶作用下剪切并激活,同时从 vWF 复合物中释放出来。

2. *F* Ⅸ基因 *F* Ⅸ基因片段较小,相对于 *F* Ⅷ结构较为简单,长约为 34 kb,含有八个外显子,最长的外显子仅为 1 935 kb(图 7-3A)。转录子含有 2 803 个碱基,包含一个短的 5′端非翻译区(29 个碱基)、一个含有终止密码子的开放阅读框架(1 382 碱基)和一个 3′端非翻译区(1 390 碱基)(图 7-3B)。开放阅读框架编码前原蛋白,该蛋白中前序列是一个信号序列,可引导 FⅨ分泌;而原序列提供一个维生素 K 依赖羧化酶结合位点,此位点可以羧化与毗邻的 GLA 结构域的特定的谷氨酸残基,其余部分代表 FⅨ酶原部分,该部分在剪切前原序列后进入循环血液中。

FⅨ的激活与两个肽键的剪切相关,其中一个是 C 末端 145 精氨酸(α 断裂),另一个是 C 末端的 180 精氨酸(β 断裂)(图 7-3C);此种断裂可以由激活的 FⅪ通过内源性凝血途径进行或者通过组织因子——激活的外源性凝血途径进行,从而产生 N 末端的轻链和一个 C 末端的重链,两者通过两个半胱氨酸(132 和 279)形成的二硫键结合。

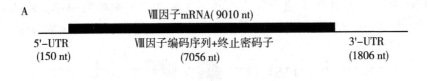

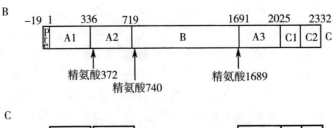

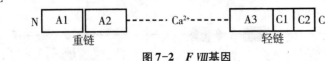

图 7-2　*F Ⅷ*基因

A. FⅧmRNA 显示开放阅读框架的位置和长度；B. FⅧ蛋白（总长度为 2 351 个氨基酸）包括 19 个氨基酸残基的前肽，2 332 个氨基酸的成熟肽，A1～3，B，C1 和 C2 表示结构域，精氨酸残基为蛋白水解激活的位点；C. 激活的 FⅧ是由重链的 N 末端与轻链的 C 末端通过钙离子连接在一起

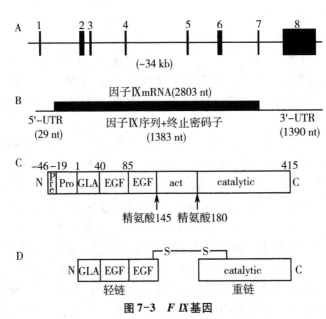

图 7-3　*F Ⅸ*基因

A. 人 *F Ⅸ*基因组结构；B. FⅨmRNA 开放阅读框架的大小和位置；C. FⅨ蛋白（全长 461 个氨基酸）包括原序列（27 个氨基酸），前序列（19 个氨基酸）和 415 个氨基酸的成熟肽；D. 激活的 FⅨ是由一个轻链的 N 末端和一个重链的 C 末端通过两个半胱氨酸形成的双硫键结合在一起。GLA：GLA 结构域；EGF：表皮生长因子样结构域；act：在蛋白水解激活后激活肽被释放；catalytic：丝氨酸蛋白酶结构域

　　3. *F Ⅷ* 和 *F Ⅸ* 基因的多态性　*F Ⅷ* 和 *F Ⅸ* 基因都含有两种多态性：单个核苷酸多态性（SNP）和长度多态性，也称为 VNTRs 或小卫星。多态性与遗传性疾病有临床相关性，它们可用来在受累家族中追踪某个缺陷（或正常）基因。这样的家系研究能检测到血友病 A 和血友病 B 的携带状态，也能对这两种疾病作出产前诊断。

　　F Ⅷ 和 *F Ⅸ* 基因都明显缺乏多态性。在最近提出的人类基因组序列中，随机选取了两个人单倍体基

因组，其（*F* Ⅷ、*F* Ⅸ基因）平均有 1/1 250 个碱基的差异；理论上讲 *F* Ⅷ和 *F* Ⅸ基因应分别含有约 144 和 27 个 SNPs，然而到目前为止在这些基因中检测出的多态性数目要比理论上应有的数目少得多，这可能反映的是检测存在的问题而非多态性的真正缺乏。

二、*F* Ⅷ基因和 *F* Ⅸ基因突变

已在几百例患者中确定血友病 A 和血友病 B 的基因突变，血友病的分子基础是极多样的。人们尚未明确该病的因与果之间的关系，仅在少数突变中明确了血友病如何由存在的基因缺陷引起，这些突变多局限于效应明显的突变，如翻译提前终止，阻碍蛋白活化，或者破坏 mRNA 剪接等。对于大多数突变，没有明确解释，一个突变常有多种解释，如蛋白去稳定，不正确折叠，重要区域的结构或功能的混乱等，通过 X 线晶体图像和分子模型软件及蛋白质结构预测可能解释某些突变所产生的效应。

在 *F* Ⅷ和 *F* Ⅸ基因中点突变、缺失、插入和重排/倒位均可见，点突变（单个核苷酸替换）是最常见的基因缺陷，约在 90% 的患者中存在；缺失是第二位常见的基因缺陷，在 5% ~ 10% 的患者中存在。除了重型血友病 A 患者中普遍存在的倒位（这一倒位是内含子 22 倒位和内含子 1 倒位）外，插入和重排/倒位在血友病患者群中很少见。

1. CpG 烟酰胺腺嘌呤二核苷酸突变 在整个人类基因组中烟酰胺腺嘌呤二核苷酸基因序列 CpG 中胞嘧啶易发生甲基化；一旦发生甲基化，甲基胞嘧啶残基可能发生脱氨基作用，形成脱氧胸腺嘧啶苷。该种残基属于 DNA 中含有的核苷酸，不能被体细胞 DNA 修复机制识别为异常改变。因此，DNA 复制产生的新链中原来的 GC 序列被 AC 替代。上述过程是整个人基因组发生突变最常见的原因。编码精氨酸的六个遗传密码子中的四个密码子含有 CG 二核苷酸（CGx），因此，精氨酸密码子突变是最常发生的。在血友病 A 基因研究中大量的报道描述了错义突变和无义突变发生在精氨酸残基上。在已发现的 1 082 个点突变中，460 个（42%）影响到精氨酸残基，除其中的 9 个意外，所有的突变发生在精氨酸密码子（CGx）。

2. 错义突变 错义点突变引起的血友病的严重性取决于替换的氨基酸和它的位置。除非突变发生在结构或功能重要区域，半保守氨基酸替换（新氨基酸与正常氨基酸在电荷、疏水性、极性或形状方面相似）与轻型血友病相关。非保守氨基酸替换（新氨基酸与正常氨基酸非常不同），无论突变发生在蛋白质的何处都会发生中型或重型血友病。对于非保守氨基酸替换，结构紊乱/去稳定的幅度更大，因此它们产生更不利的总效应的可能性更大。

错义突变是血友病 A 中最常见的基因突变形式，所有重型血友病 A 均属于该类型突变，血友病的严重程度与突变的类型和位置相关。例如 Arg372His 位置突变影响到 FⅧ激活所必需的凝血酶剪切位点，因此该突变发生后虽然血浆中 FⅧ抗原水平正常，但 FⅧ活性只有 3% ~ 5%；Ser2119Tyr 突变导致 FⅧ与 von Willebrand 因子结合力下降，以至于 FⅧ失去 von Willebrand 因子保护，FⅧ：C 下降至 4% ~ 8%。错义突变可以发生在 *F* Ⅷ基因所有部位，研究已经证实该类突变可以发生在从起始密码子（19）到终止密码子（2332）。目前为止已经报道有 386 种错义突变，这些突变影响到了所有氨基酸中 10 种的某一个氨基酸，而且某些密码子尤其是含有 CpG 烟酰胺腺嘌呤二核苷酸的密码子经常发生多种不同的突变。三种编码 Asp542，Arg2209 和 Arg2304 的密码子是目前已知的最多数目的替代物，每一种可有四种不同的氨基酸代替，例如 Arg2209 可以被 Gln、Gly、Leu 和 Pro 四种氨基酸替代。

3. 无义突变 无义突变产生缩短的蛋白质分子，这样的蛋白分子不可能进入血循环，即使它进入循环，缩短的分子可能迅速消失，因此无义突变与重型血友病相关。外显子跳跃是由无义突变所致，而且这也是很严重的缺陷：一个框内跳跃可导致一个蛋白质缺少跳跃的外显子编码的氨基酸，一个框外跳跃可导致框架移位。

此类突变是由于早熟终端密码子（PTC）代替某个氨基酸密码子所致。多数情况下 PTC 被认为导致信使 RNA 的无义介导衰退（NMD）并在细胞内迅速破坏。NMD 抑制了异常蛋白的聚集，异常蛋白的聚集可以导致对正常同位基因产生支配性负性作用。在已报道的 187 例无义突变的血友病 A 患者中，116 例（59.4%）影响精氨酸残基，如同 NMD 所预示的，所有此类突变的患者均为重型血友病患者。

4. mRNA 剪接位点突变　血友病的不同严重程度与破坏或产生 mRNA 剪接位点的突变相关，这主要取决于一些正确的转录是否能被加工（轻到中型血友病）或是否存在正确 mRNA 加工的完全缺失（重型血友病）。剪接位点突变可能导致外显子跳跃，跳跃发生在读码框内还是读码框移位决定突变的结果。

根据是否为经典的 CG 位点转变点突变可分为两类，CG 位点是高突变区，可引起 C-T 转变或 G-A 转变。这些转变的机制已明确，它是人类基因突变的一个主要机制。在血友病中约 30% 的点突变发生在 CG 位点，其余 70% 不发生在 CG 位点，例如，DNA 复制时核苷酸的错误加入引起。也可根据点突变是否重现分为两类，重现突变在血友病 A 和血友病 B 中都存在，且主要出现在 CG 位点。这些位点的高突变性是它们的转变重现的基础，这些通常由在连续的代内增殖所致，这一观点的证据可包括在所有受累基因中局限的区域分布和相同的多态性单倍型，与区域分布无关，Founder 突变典型地引起轻/中型血友病。

研究 52 例血友病 A 剪切错误突变，发现其中 14 例受累的是位于 5′末端和 3′末端内含子中一成不变的 GT 剪切供体和 AG 剪切受体位点，此类突变通常导致重型血友病。另有学者研究在 10 例患者中发现了新的剪切供体和受体位点，其中 6 例发生在第 11 外显子，是由于一个 CTG > CTT 核苷改变产生了一个新的受体剪切位点，导致第 11 外显子 3′末端一个 34 bp 的片段缺失，此类突变导致轻型血友病。目前报道第 1 内含子 A > G 改变激活了一个隐藏的剪切位点，导致了新的外显子的转录，此类突变导致重型血友病。

5. 基因片段的缺失和插入突变　FⅧ和 FⅨ基因缺失包括全基因缺失，在 5′端、3′端或基因内的部分基因缺失和一个到几个碱基对的小缺失。缺失并非聚集于基因的某特定区域，而是随机分布。缺失可破坏基因功能，蛋白质某一部分缺失，或致读码框移位，所有这些都是极其有害的，因此缺失通常与重型血友病相关。人们已发现在 FⅧ和 FⅨ基因中的插入突变，如同缺失突变一样，可以是全部或小到一个或几个核苷酸的插入，而且基因功能或基因产物可受到很不利的影响。

目前已报道约 105 个大片段（一般大于 200 bp）缺失，其中已发现 2 例患者发生整个 FⅧ基因缺失（210 kb），超过一半的患者发生一个以上的外显子缺失，其余的为单个外显子缺失。目前研究认为，基因上散布的重复元件 LINE 和 Alu 可能在此类突变中就有重要作用。Water 等详尽地研究了大于 20.7 kb 的大片段缺失突变，发现此类突变是由于起始 LINE-1 元件插入 FⅧ基因的第 20 内含子同时与第 14 内含子的 LINE-1 侧序列重组所致，从而导致了第 15 ~ 第 20 外显子的缺失。另外，近来报道一个包含第 25 外显子约 23 kb 大片段缺失是由于非对等的同源 Alu 介导的基因重组所致，此类突变是由于第 24 和第 25 内含子之间的 Alu 元件重组所致。现在研究显示，FⅧ基因是一类 Alu 丰富的基因，共有 52 个 Alu 重复序列在 FⅧ工作框架内，每个约 3.8 kb，这些序列的重组导致了多种无特征性的 FⅧ缺失突变。目前仅报道三个大片段插入突变，L-1 和 Alu 重复元件整合到 FⅧ基因第 14 外显子所致。大片段的插入突变和缺失突变导致的血友病均为重型。

小片段基因缺失和插入突变是指小于 200 bp 的片段基因缺失和插入突变。目前 FⅧ基因已发现 59 种小片段插入突变和 143 种缺失突变，片段大小从为 1 ~ 250 bp。单个核苷酸的缺失或插入突变在该类突变中占主导地位。腺嘌呤核苷（A）残基突变是 FⅧcDNA 最常见的，发生率远远高于其他核苷酸残基，在 FⅧcDNA 中共有 12 个 A6 序列，而只有 3 个 T6 序列，1 个 G6 序列，而无 C6 序列。在 59 个插入突变中的 32 个和 143 个缺失突变中的 31 个是 A 改变所致，其中在 FⅧcDNA 的 1191-4、1439-41 和 1588-90 是突变发生频率最高的，此类突变是由于 DNA 复制过程中 DNA 聚合酶滑脱所致。多数此类突变导致重型血友病，小部分突变是中型血友病。

6. 基因重排/倒位突变　现已明确，两个不同的染色体内部基因的倒位所致突变，两者皆为 FⅧ内含子中的同源重组序列，此类重组主要发生在男性减数分裂过程中，此时 X 染色体未配对。

内含子 22 倒位由内含子 22 h-1 和内含子 22 h-2（近端）或内含子 22 h-3（远端）之间在减数分裂时的同源重组引起（图 7-4A）。同源排列后，重组导致 FⅧ基因的 5′端与端粒 DNA 并排，而适宜的基因外同源序列与 FⅧ基因的 3′端并排（图 7-4B）。在恢复线性化的染色体中，在内含子 22 h-1 和内含子 22 h-2 或内含子 22 h-3 之间的序列发生倒位（图 7-4C）。其中与内含子 22 h-3 的重组更为普遍，也被称为远端倒位（88% 倒位），同时其中也包含内含子 22 h-2 代表的近端倒位（16% 倒位）。F Ⅷ 基因被完全打乱：内含子 1~22 被从它们正常的位置移开，而且它们的方向发生倒转。突变导致基因完全失活，从而形成重型血友病，在全世界范围内约 45% 的重型血友病由此种突变引起。

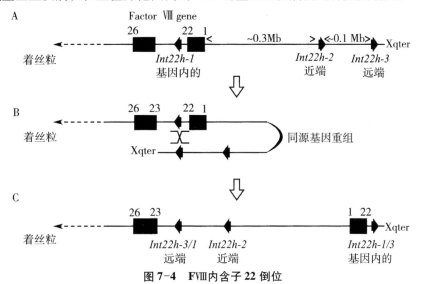

图 7-4　FⅧ 内含子 22 倒位

A. 正常的 F Ⅷ 基因和 *Int22h* 同源基因的构型；B. 在 *Int22h* 基因内部同源基因的远端或近端发生调整，发生同源基因重组；C. 从外显子 1 到外显子 22 反转，因此，FⅧ 的转录过程被打断，不能产生正常的 FⅧ

内含子 22 倒位主要是精子发生而非卵子发生时期 DNA 复制的一个错误：在男性中，减数分裂时没有第二条 X 染色体的同源排列（男性只有一条 X 染色体）将有利于染色体在可能的位置出现染色体内部的排列。因此，在血友病 A 家族中，内含子 22 倒位是病因性基因缺陷，这一缺陷可经常表现为来源于一个未受累的男性亲属，而且在散发的病例中，这一缺陷常来自患者的外祖父。远端倒位较近端倒位更常见，这是因为 F Ⅷ 基因和远端的内含子 22 h-3 同源序列之间较大的基因距离有利于排列发生所需基因环的形成。

内含子 22 倒位用 Southerd blot 分析方法（由正常基因获得的 DNA 断裂方式不同于由倒位基因获得的断裂方式，而且远端和近端倒位的断裂方式也不同）诊断。这种方法现在已由 LD-PCR 方法取代。这一方法可检测正常和倒位基因；但是它不能区分近端倒位和远端倒位。虽然大多数内含子 22 倒位涉及内含子 22 h-1 和 2/3，非典型的倒位也有报道。对一种非典型倒位的详细分析发现了在 F Ⅷ 基因和内含子 22 h-2 之间第三种缩短的内含子 22 h 的拷贝，而且它参与倒位。这些非典型倒位应用 Southern blot 检测出异常的 DNA 断裂方式。它们不能用 LD-PCR 检测出来。

FⅧ 基因内含子 1 中的 1.0 kb 区域（内含子 1 h）的另外一个拷贝位于 F8 基因远端约 140 kb 处这个基因外的区域被称为内含子 1 h-2。内含子 1 h-1 和内含子 1 h-2 之间的同源重组导致 F8 基因断裂，启动子和外显子 1 断开，产生重型血友病。到目前为止，这种突变仅仅在英国人群中有报道。与其他的血友病突变一样，这种突变可能也是全世界范围内存在的。大约 5% 的重型血友病由此突变引起。

通过研究血友病基因突变及其产生效应获得的信息，揭示了血友病微妙而复杂的分子病理机制，同样从多态性及其种族差异获得的信息暗示一种复杂的进化发展。随着人们对血友病基因突变、基因多态性以及分子病理机制的深入研究，正逐渐为血友病的基因治疗铺平道路，相信不久的将来最终实现治愈血友病。

三、遗传特点

血友病 A/B 是一种性联隐性遗传性疾病，其遗传基因定位于 X 性染色体上。男性患者具有一条含致病突变基因的 X 染色体，不能控制 FⅧ/FIX 促凝活性的正常合成，便产生了 FⅧ/FIX 分子结构缺陷或蛋白质含量减少；女性如含有一条突变基因的 X 染色体，因其尚有另一条正常的 X 染色体，故其本身多无出血的临床表现，但其所携带的致病突变基因可以遗传给下一代，即为女性携带者。若以 X^0 表示血友病 A/B 染色体，X^0Y 表示血友病 A/B 患者，XY 表示正常男性染色体，XX 表示正常女性染色体，X^0X 表示女性携带者的染色体，X^0X^0 表示女性血友病 A/B 患者的染色体。

血友病 A/B 遗传方式理论上有以下四种可能（图 7-5）。①血友病 A/B 患者与正常女子结婚：他们所生的儿子中无血友病 A/B 患者，但所生的女儿100%为血友病 A/B 携带者。②正常男子与血友病 A/B 携带者结婚：他们所生的儿子中发生血友病 A/B 的可能性为50%，所生的女儿成为血友病 A/B 携带者的可能性也有50%。③血友病 A/B 男患者与携带血友病 A/B 的女子结婚：他们所生的子女中可能有25%的血友病 A/B 男患者、25%血友病 A/B 女患者、25%携带血友病 A/B 的女儿及25%正常儿子，但这种概率只有1/100万。④血友病 A/B 男患者与血友病 A/B 女患者结婚：他们所生的子女均为血友病 A/B 患者，这种可能性更少。

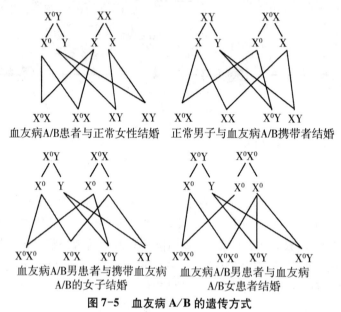

图 7-5　血友病 A/B 的遗传方式

注：XY 正常男性；XX 正常女性；X^0Y 血友病 A/B 患者；X^0X 血友病携带者；X^0X^0 女性血友病患者

血友病 A/B 携带者可以有以下 3 种情况（图 7-6）。

（1）肯定携带者，有 3 种可能：①血友病患者的女儿。②有 2 个或更多血友病患者的母亲。③有 1 个血友病患儿，在母系亲属中还有 1 个以上血友病患儿（如患者的舅舅和姨表兄弟）。

（2）可能携带者，有 3 种可能：①在母系亲属中有血友病患者，但本身没有或还没有患儿。②血友病患者的姐妹和他们的女儿。③肯定的或可能性很大携带者的姐妹和他们的女儿。

（3）很可能为携带者，一个血友病患者的母亲，但家系中没有人患血友病。由于遗传基因可能呈隐匿状态，携带者下一代的男性少，故未表现出来。

此外，文献报道，约30%血友病 A/B 患者的发病是由于自发性基因突变所致，这种非上代遗传的血友病 A/B，仍可遗传给下代。

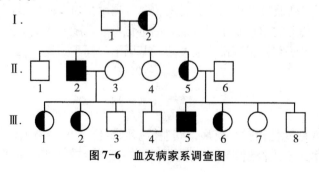

图 7-6　血友病家系调查图

图7-6是一个典型的血友病家系调查图，通过家系调查，可以明确疾病的遗传规律，对疾病的诊断提供有益的线索。同时，对家族成员可以提供遗传咨询。

四、病理生理机制

FⅧ和FⅨ都是正常情况下产生凝血酶所必需的关键因子。现在的研究发现FX激活的主要生理途径是组织因子途径。首先组织因子和FⅦ共同激活FⅨ形成FⅨa，FⅨa、FⅧa、钙离子以及磷脂组成复合物激活FX产生FXa，最后FXa作用于凝血酶原形成凝血酶。在这个过程中需要FⅧ和FⅨ的参与，因此，两者中缺乏任何一种因子都会严重影响凝血酶和纤维蛋白的产生。在正常情况下，受伤后首先出现血小板栓塞，然后纤维蛋白形成，这样形成血痂以达到止血的目的。凝血酶是血小板聚集、纤维蛋白形成、血痂收缩以及FⅫ激活的关键因素。由于血友病患者缺乏FⅧ或FⅨ，影响了凝血酶的形成，血痂形成延迟，微小的损伤可发生出血不止。关节腔和肌肉的深部出血是血友病的特征性出血症状。血友病患者形成的血痂非常易碎，在替代治疗不足的患者中反复出血是常见症状之一。

第三节 临床表现与诊断

一、临床表现

血友病A和血友病B的临床表现非常相似，很难鉴别，其特点是延迟、持续而缓慢的渗血，出血频度与部位取决于患者体内的凝血因子水平。出血部位以皮肤、肌肉出血最为常见，关节腔出血次之。内脏出血少见，但病情常常较重。

1 mL正常血浆所含的因子的总量被定义为1个单位的因子。用活性的百分数表示因子的水平，即100%的水平（1 U/mL）等于1 mL正常血浆中因子的活性。根据FⅧ或FⅨ的水平将血友病分为三型（表7-1）。

表7-1 血友病A/B临床分型

因子活性水平	临床分型	出血症状
5%～40%	轻型	手术或外伤可致非正常出血
1%～5%	中型	小手术/外伤后可有严重出血，偶有自发出血
<1%	重型	肌肉或关节自发性出血，血肿

重型血友病常在日常活动中无明显创伤的出血，儿童患者学步前无关节出血，以软组织出血多见，开始走路后关节出血开始经常发生。若无有效的替代治疗，反复关节出血常可见，在患者成年前导致慢性血友病性关节病，这是重型患者的特点。但是即便是重型血友病患者，其出血的发作也是间歇性的，数周数月甚至多年未发生严重出血并不少见。也有成年后才诊断的重型血友病。除脑出血外，出血引起的突然死亡并不多见。

中型血友病可有血肿和关节出血，且常常有明确的创伤所引起。少数可有关节畸形，但很少在成年前出现。

轻型血友病极少有关节出血，无关节畸形。出血也不易发生，常由明显的创伤引起，许多患者仅有轻微的易忽略的出血病史，经常因手术引起出血而得到诊断。

多数携带者无出血症状，FⅧ：C小于45%者可在手术和较大创伤后发生出血异常。极少数FⅧ：C小于5%者，临床表现如同中型血友病患者，有时可误诊为女性血友病患者。

（一）关节出血

是本病典型的出血症状之一，约见于2/3以上的患者，常发生在创伤、行走和运动后，其中以膝关节最为常见，其他常受累的关节依次为：肘、踝、肩、髋和腕等。主要见于中、重型患者，轻型患者少见。首次关节出血常见于初学走路的孩子，此时最常见于踝关节，其次是膝关节，随着年龄的增长，关节出血最常见于膝关节和肘关节。关节出血可为自发性的或创伤所致，开始时出现感觉不适、疼痛及焦虑等不典型症状；随后出现关节轻微不适感和运动受限；接着关节疼痛、肿胀，甚至活动严重受限。此为急性关节炎期，此期采取有效的治疗措施可以预防远期致残。关节出血长期不能吸收，刺激滑膜引起滑膜炎导致持续性关节肿胀和功能障碍，为慢性关节炎期，此期因子替代治疗效果不佳，目前提倡手术治疗或放射治疗。血友病性关节病到了晚期表现为变形性关节病，此时关节活动严重受限，甚至出现关节强直，而此时关节出血则少见。

（二）肌肉出血和血肿

常在创伤或活动后发生，也可在创伤不明显的情况下发生。可发生在任何部位，但用力肌肉群更易发生。约75%的患者发生过肌肉出血和血肿。皮下和肌肉出血均有向四周扩散倾向，血肿可以逐渐增大，严重病例尤其是腹膜后出血可引起贫血和休克。血肿压迫重要器官后，病情严重，腹膜后出血可以引起麻痹性肠梗阻，血肿进入胸腔或颈部可造成呼吸道阻塞，下腹部血肿导致尿路阻塞可以影响肾功能。血肿压迫神经可致神经损伤，髂窝部位的出血常是致残的。肌肉出血的频度依次为小腿、大腿、臀部、前臂和腹部。

（三）皮肤和黏膜出血

皮肤和黏膜部位出血并非本病特点，其他出血性疾病也常有皮肤和黏膜部位的出血。血友病皮肤出血的特点是不表现为出血点，而呈片状瘀斑，并常伴有皮下硬结，系真皮层以下部位出血形成的小血肿，常因轻微创伤引起。皮肤有较大伤口时常出血不止。黏膜出血常见，黏膜部位小伤口常引起持续地出血，不进行替代治疗不易停止。鼻出血常是局部损伤或感染引起，应积极治疗以避免呼吸道阻塞。齿龈、舌和其他口腔黏膜部位的小伤口常出血持续不止，若不进行替代治疗，可以导致严重失血。消化道出血不少见，出血常严重，可因食物损伤上消化道黏膜或消化性溃疡引起。成年血友病患者中消化性溃疡发生率为正常男性的5倍，可能与血友病患者常用抗炎止痛药治疗关节痛有关。

（四）假肿瘤

发生率约为2%，多见于重型血友病缺乏替代治疗的患者。常见部位是大腿、骨盆和髂腰肌，也可发生在臀部、小腿、足、前臂和手。局部创伤出血后，在骨膜下、肌腱筋膜下形成囊性血肿，若血肿内血液不吸收则血液破坏降解造成局部渗透压增高，囊内反复出血，常在数年内体积逐渐增大，从而压迫破坏和腐蚀周围组织，形成假肿瘤。假肿瘤是血友病的危险并发症，它可分为三种类型。第一种为单纯的囊肿，有蒂连于肌肉筋膜。第二种开始时囊性，但由于影响附近骨和骨膜的血管供应，导致骨质吸收和囊肿形成。第三种是由于骨膜下出血导致骨膜和骨质的分离。"血友病性假囊肿"一旦形成，可因反复出血向周围扩展形成假瘤，压迫邻近的组织和器官，并可发生破溃，继发感染。此时引流和因子替代治疗等收效甚微，手术切除效果较佳，但宜早期切除。

（五）泌尿道出血

重型血友病患者常见，尿色可呈棕红色或鲜红色，由出血量多少而定。出血部位一般在肾实质，多为单侧，也可以双侧肾同时出血。下段尿路也可以发生出血。出血量一般不大，有的患者通过卧床和糖皮质激素治疗可以缓解，血尿不止者进行替代治疗。6-氨基己酸类抗纤溶制剂可导致严重的尿路堵塞，禁止使用。

（六）中枢神经系统（CNS）出血

颅内出血是血友病患者致死的重要原因，外伤是其常见的诱发因素。出血的部位可在硬膜外、硬膜下及脑内。可表现为逐渐加重的头痛，逐渐发生昏迷以及颅压增高的症状和定位体征。有时候CNS出血无明显的诱发因素，体征很不典型，因此，在进行影像学检查或腰穿检查前就应开始治疗。头颅CT扫描是早期迅速地诊断CNS出血的最佳手段之一。

（七）手术后出血

没有进行替代治疗的血友病患者手术常导致严重出血。出血异常不仅在手术中，尽管已进行充分止血，手术后数小时甚至数天后出现严重出血很常见。手术切口常不愈合或愈合不良。无论手术大小或小手术，必须在术前就开始替代治疗直至伤口愈合。拔牙后出血很常见，但乳牙自然脱落很少引起过量出血。洁齿和其他牙科操作在没有替代治疗的患者也可引起严重出血。6-氨基己酸类抗纤溶制剂可以减少替代因子制剂的用量。肌内注射可引起注射部位巨大血肿。各种因创伤引起的伤口缝合后出血常见。常需替代治疗才能止血。

二、实验室检查

（一）筛选试验

筛选试验包括内源途径凝血试验、外源途径凝血试验（凝血酶原时间，PT）、出血时间、血小板计数、血小板聚集试验，以及凝血酶时间（TT）和 FXII 试验等。以上除内源途径凝血试验外，其他试验均正常。内源途径筛选试验中血友病患者激活的部分凝血活酶时间（APTT 或 KPTT）延长，但 APTT 不能鉴别血友病的类型，须进一步做凝血活酶生成试验和纠正试验。Biggs 凝血活酶生成试验（TGT）敏感并可鉴别血友病 A、血友病 B 或 FXI 缺乏。

（二）临床诊断试验

因子Ⅷ活性（FⅧ：C）测定辅以 FⅧ：Ag 测定和因子Ⅸ活性（FⅨ：C）测定辅以 FⅨ：Ag 测定可以确诊血友病 A 和血友病 B，同时可根据结果对血友病进行临床分型；同时应行 vWF：Ag 测定（血友病患者正常）可与血管性血友病鉴别。测定方法分为一期法和二期法，一期法操作简单，使用广泛。有些患者可做抗体筛选试验和抗体滴度测定以诊断因子抑制物是否存在。

（三）基因诊断试验

主要用于携带者检测和产前诊断，目前用于基因分析的方法主要有 DNA 印迹法、寡核苷酸探针杂交法（DOH）、聚合酶链反应（PCR）、核苷酸序列分析法等。血友病的产前诊断可在妊娠 8~10 周进行绒毛膜活检确定胎儿的性别以及通过胎儿的 DNA 检测致病基因；在妊娠的 15 周左右可行羊水穿刺进行基因诊断。如果上述方法失败，在妊娠的 20 周左右，于胎儿镜下取脐带静脉血，测定因子水平和活性，可明确诊断。近年来在体外受精卵中，取出单个细胞就可以鉴定非常早期的胚胎的性别并可行 DNA 分析。因为这种方法是在所有细胞分化之前进行的，所以不会对胎儿造成不良影响。

三、诊断和鉴别诊断

本病是 X 染色体遗传性出血性疾病，绝大多数患者是男性，女性患者罕见，通过详细地询问出血病史、家族史以及实验室检查可以明确诊断。其中实验室检查尤为重要，主要包括筛选试验、临床诊断试验和基因诊断试验。

（一）血友病 A 和血友病 B 的鉴别诊断

血友病 A 与血友病 B 的临床出血表现和家族遗传形式类似，两者 APTT 皆延长，难以鉴别。TGT 和纠正试验可以鉴别两者。最可靠的诊断手段是 FⅧ：C 测定辅以 FⅧ：Ag 测定和 FⅨ：C 测定辅以 FⅨ：Ag测定。

（二）与获得性因子缺乏症的鉴别

获得性因子缺乏症常见的是获得性 FⅧ 缺乏症，而获得性 FⅨ 缺乏症少见，临床表现和血友病相似，但关节出血相对少见，较多发生在妊娠女性、恶性肿瘤和自身免疫性疾病患者。实验室检查 APTT 延长，小量的正常血浆不能纠正，测定抑制物滴度可以明确诊断。但应注意的是重型血友病患者长期应用因子替代治疗，可产生因子抑制物，血友病 A 发生因子抑制物的发生率远高于血友病 B 的发生率，此类患者治疗非常困难，出血死亡率高。

（三）与血管性血友病的鉴别

vWD 患者常见的临床症状是鼻出血，手术或拔牙后出血不止以及女性月经过多等。根据不同的类型，vWD 患者出血的严重程度差异很大。很多 1 型患者或 2 型患者无出血病史。而 3 型患者有明显的出血倾向，黏膜出血频繁，甚至发生危及生命的出血。另外，由于严重的 FⅧ缺乏，可发生血肿和关节腔出血。在 FⅧ很低的患者，手术后出血不止也很常见。由于 vWD 患者的出血病史和临床症状无特异性，因此，确诊 vWD 必须依赖于实验室检查。3 型 vWD 患者 vWF：Ag 常缺如，1 型患者 V WF：Ag 降低，而 2 型患者正常或降低。vWF：RCo 检测的是 vWF 与血小板糖蛋白 I b/Ⅸ/Ⅴ复合物的反应，是检测 vWF 功能的标准方法。1 型患者 vWF 结构正常，vWF：RCo 测定值与其 vWF：Ag 水平相一致；2 型患者 vWF：RCo 测定值低于相应的 vWF：Ag 水平。3 型患者由于 vWF：Ag 缺如，而 FⅧ：C 显著降低（1% ~ 5%）；1 型或 2 型患者，FⅧ水平正常或轻度降低。正常的 vWF 是分子量 800 ~ 20 000 kD 的多聚体，可通过凝胶电泳分析。低分辨率的凝胶电泳可以把高分子量的、中等分子量的及低分子量的 vWF 多聚体分开。1 型患者上述三种 vWF 都存在，而 2 型患者缺乏高分子量的和中等分子量的 vWF 多聚体。

第四节　治疗

治疗原则：血友病的治疗原则是以替代治疗为主综合性的治疗：①加强自我保护，避免肌内注射，预防损伤出血极为重要。②尽早有效地处理血友病患者的出血，避免并发症的发生和发展，对血友病患者进行手术前，务必做好各方面的准备。③禁服阿司匹林、非甾体消炎药物及其他可能干扰血小板聚集的药物。④所有血友病患者都应在血友病诊治中心登记，进行定期的随访和得到医师的指导。

一、替代治疗

1. 替代治疗制品。

（1）血浆冷沉淀：包含因子Ⅷ、纤维蛋白原以及 vWF，纤维粘连蛋白、凝血因子ⅩⅢ等，所含 FⅧ：C 是新鲜血浆的 5 ~ 10 倍，适用于轻型及中型血友病 A 患者。其主要优点是制备及应用简单，价值低廉；不足之处是冷沉淀中含有少量血细胞及血细胞碎片，这些物质易引起抗原—抗体反应，约 12% 的患者经冷沉淀治疗后生成血型抗体，因此，可引起接受治疗的患者的溶血性反应。此外，由于工艺上的缺陷，冷沉淀中病毒未被灭活，使接受治疗者有感染输血传播性疾病的危险。

（2）中纯度及高纯度 FⅧ制品：中纯度 FⅧ制品每毫升含 FⅧ 15 ~ 40 U（0.5 ~ 0.9 U/mL），适用于中型或重型患者或获得性血友病 A。高纯度 FⅧ制品通过对中纯度 FⅧ制品进行离子交换、亲和层析和凝胶过滤，可使 FⅧ制品的含量达 50 ~ 200 U/mg。在美国市场上有用单克隆抗体从人血浆进行免疫亲和纯化而得到的纯化 FⅧ浓缩物，内无完整的血管性血友病因子（vWF）蛋白，FⅧ含量 >3 000 U/mg。

（3）凝血酶原复合物（PCC）：PCC 内含凝血酶原（FⅡ）、FⅦ、FⅨ、FⅩ等，主要用于治疗血友病 B，首次剂量为 40 ~ 50 U/kg，以后以每次 10 ~ 20 U/kg、每 12 ~ 24 小时 1 次维持；或根据病情、FⅨ：C 水平（达 15% ~ 25%）调节 PCC 用量，直至出现停止。输注 PCC 可能会导致静脉、动脉血栓或 DIC 的发生。

FⅨ浓缩物含 FⅨ30 ~ 50 U/mL，首剂为 40 ~ 50 U/kg，以后每 12 ~ 24 小时输注 10 ~ 25 U/kg，可达止血目的。

（4）基因重组Ⅷ和Ⅸ制品：目前在美国市场上已经有三代基因工程产生的 FⅧ制品，这些制品无论在生物化学、临床特征还是药代动力学方面，与血浆来源的 FⅧ均非常相似，其活性 >4 000 U/mg。这些产品具有安全和有效的双重特点，无病毒污染，能有效地预防和治疗 HA 患者的出血倾向。重组的Ⅸ因子制品也已经在临床上使用。我国目前也有重组产品上市。

（5）商品化的猪 FⅧ制品：当人源性 FⅧ制品不能满足需要时，人们开始考虑 FⅧ的其他来源并对数种动物的血浆进行了研究。此前在国外市场上已经有商品化的猪及牛的 FⅧ制品出售。但 2005 年在美国市场上猪来源的 FⅧ制品不再有供应。由于动物来源的 FⅧ制品不仅可以安全地输注给血友病患者，在大手术时亦可提供满意的止血作用，更重要的是，抗人 FⅧ抗体与猪 FⅧ没有交叉反应，可以使抗体的效价下降，因此，被用于血友病患者伴抗体形成的治疗。然而，动物蛋白质具有抗原性，在输注10~12天以后，由于产生抗体而使疗效下降。此外，这些制品中因含有血小板凝集素及动物的vWF，可以直接作用于人类血小板，输注后可以引起血小板减少，发热、寒战、皮疹、恶心等症状见于约50%的病例。这些不良反应可以用抗组胺药物及糖皮质激素对症处理。由于严重的过敏反应也见于报道，所以在用动物FⅧ制品前应做皮试。

（6）重组人活化的凝血因子Ⅶ（rhFⅦa）制品：在血友病患者中，由于FⅧ或FⅨ缺乏，在血小板表面不能够形成FX激活复合物，无法大量产生凝血酶。高剂量rhFⅦa可能通过两条机制纠正出血。一是在足够的剂量时，rhFⅦa直接与活化血小板表面带负电的磷脂结合，进而活化FX（FXa）。在血小板表面，FXa催化产生足量的凝血酶，促进纤维蛋白形成。另外一条可能的机制是高剂量的rhFⅦa可以与来自患者的FⅦ酶原起竞争作用，这意味着局部会有更多的FⅦa/TF复合物形成，使该处凝血酶得以大量产生。目前重组人活化的凝血因子Ⅶ（rhFⅦa）制品商品名为诺其，这种独特的作用机制可以在没有FⅧ和Ⅸ的情况下也能够安全有效止血。rhFⅦa仅在血管损伤的局部发挥作用，具有很好的安全性。目前该药已在全世界范围内被批准用于有抑制物的血友病患者的治疗，也可以用于获得性血友病的治疗。

（7）新鲜血浆和新鲜冷冻血浆：两者均含有FⅧ和FⅨ，曾大量应用于临床。为了维持即使是低水平的FⅧ活性而必须大量输注，对严重出血或手术患者不易奏效，而且心肺功能不全者往往不能耐受大量血浆输注，这是应用血浆输注的缺点之一。其次是即使使用了大体积的血浆，患者体内的FⅧ活性最多仅可升高至正常人的20%左右，无法发挥有效的止血作用。冷冻血浆输注可以使患者的FⅧ水平达到正常，但是每袋冷冻血浆都必须混合，FⅧ的含量只能通过估计来获得，并且必须冷冻保存。

输注血浆15~20 mL/kg可使患者血浆FⅨ：C提高5%~20%。由于FⅨ的弥散半减期仅2~3小时，故在第一次输注后2~4小时就应第二次输注，以后每12~24小时输注1次。但输注血浆的疗效有限，很难使患者的血浆FⅨ水平提高10%以上，且有超循环负荷量的危险性。

2. 替代治疗剂量及用法　替代治疗是预防和治疗血友病患者出血的主要治疗方法，即在需要时输注凝血因子制剂。血友病A患者输注FⅧ制剂，临床上多用百分数表示因子水平，100%相当于1 U/mL。每千克体重输注1 U FⅧ能够使体内FⅧ水平提高2%；每千克体重输注1 U FⅨ能够使体内FⅨ水平提高1%。应根据因子在体内的清除、代谢半衰期以及体内分布来计算替代治疗剂量，同时还应考虑到出血部位和出血的严重程度等临床因素。FⅧ的半衰期为8~12小时，而FⅨ的半衰期为18~24小时。治疗血友病出血时，应遵循早治、足量和维持足够时间的原则。

使用的剂量和给药方法可根据以下公式计算：

所需FⅧ的总量＝（欲要达到的血浆止血水平%－现测到的血浆水平%）×0.5×患者体重（kg），计算所需剂量；或按输入1 U/kg FⅧ制品可提高2%FⅧ：C（0.02 U/mL）水平来计算。

需FⅨ的总量＝（欲要达到的血浆止血水平%－现测到的血浆水平%）×患者体重（kg），计算所需剂量。

临床上一般可依据表7-2估计需要输注的因子的量。

表7-2　血友病各种出血因子替代治疗用量及相应其他治疗

出血表现	血友病A	血友病B
关节出血	首次20~50 U/kg FⅧ输注；若尽早治疗可用15 U/kg。若出血严重，第二天重复输注，然后可每隔一天用1次，持续1周	首次30 U/kg FⅨ输注；若尽早治疗可用20 U/kg。若出血严重，第二天重复输注，然后可每隔一天用1次，持续1周
肌肉或严重的皮下血肿	首次20 U/kg FⅧ输注，每隔一天用1次，直至血肿完全吸收	首次30 U/kg FⅨ输注，可每2~3天用1次，直至血肿完全吸收
口腔黏膜出血或拔牙	首次20 U/kg FⅧ输注，并加入抗纤溶药物	首次30 U/kg FⅨ输注，并加入抗纤溶药物
鼻出血	压迫止血15~20分钟；凡士林纱布填塞；抗纤溶药物治疗；必要时20 U/kg FⅧ输注	压迫止血15~20分钟；凡士林纱布填塞；抗纤溶药物治疗；必要时30 U/kg FⅨ输注

出血表现	血友病 A	血友病 B
大手术，危及生命的出血（CNS 出血，消化道大出血，呼吸道出血等）	首次 50～75 U/kg FⅧ输注，然后每小时 3 U/kg 持续输注，第一天体内因子水平维持在 100% 以上；第二天每小时 2～3 U/kg 持续输注，连续 5～7 天，因子水平超过 50%；继续用药 5～7 天，因子水平维持在 30% 左右	首次 80 U/kgFIX 输注，然后 20～40 U/kg，每 12～24 小时输注一次，维持因子水平超过 40%，持续 5～7 天；以后继续维持因子水平 30% 5～7 天
髂腰肌出血	首次 50 U/kg FⅧ输注，然后 25 U/kg，每 12 小时输 1 次，直至症状消失；以后 20 U/kg，每隔一天输 1 次，总天数为 10～14 天	首次 80 U/kg FIX 输注，然后 20～40 U/kg，每 12～24 小时输 1 次，直至症状消失；以后 30 U/kg，每隔一天 1 次，总天数为 10～14 天
血尿	卧床休息，补液治疗；若 1～2 天未能控制出血，20 U/kg FⅧ输注；若仍不能控制，HIV 阴性患者可加用泼尼松	卧床休息，补液治疗；若 1～2 天未能控制出血，30 U/kg FIX 输注；若仍不能控制，HIV 阴性患者可加用泼尼松

3. 预防性替代治疗　以前由于价格昂贵、血浆和血液制品供者有限以及血液传播性疾病的危险，大部分的医生不主张使用预防性替代治疗。近年来重组因子产品的出现克服了上述缺点，国外很多血友病中心已经把预防性替代治疗作为治疗重型血友病患者的常规。Johnson 等研究者将重型血友病 A 患儿随机分为预防性治疗组和按需治疗组（在关节出血的时候输注重组体第Ⅷ因子），通过 X 线或磁共振影像学（MRI）检测关节（踝、膝、肘关节）指数，判断骨或软骨损伤程度。结果显示预防组（32 名）和治疗组（33 名），6 岁时预防组 93% 和治疗组 55% 患儿的关节指数保持正常（$P = 0.006$），治疗组比预防组平均每年关节及总的出血次数要高（$P < 0.001$）；研究结果证实严重血友病 A 患儿预防性地使用重组体第Ⅷ因子，可阻止关节损伤和减少关节及其他出血的发生频率。目前多数学者主张在首次关节出血发生时（1～2 岁时）就开始使用预防性替代治疗，确保体内因子水平维持在 1% 以上，否则应调整因子剂量和注射频率。预防性治疗通常只能预防自发性出血，治疗外伤所致的出血应该额外加量。Malmo 方案推荐的剂量是每次 20～24 U/kg 体重的 FⅧ输注，每周 3 次是足够的；FIX 制品是每次 25～40 U/kg 体重，每周 2 次。预防治疗的疗效是通过监测关节出血的发生频率以及定期详细的肌肉—关节检查来进行评价，如果疗效不满意，需要调整预防治疗的因子剂量。此种治疗可有效预防反复的关节腔出血和慢性血友病性关节病，能够显著提高血友病患者的生活质量。出现高滴度的抑制物和对凝血因子制品有回忆反应者被认为是预防性替代治疗的禁忌证。

4. 家庭治疗　家庭治疗在血友病治疗史中具有划时代的意义，目前在国外已广泛推广。除有抑制性抗体、病情不稳定、小于 3 岁的患儿外，均可使用家庭治疗。血友病患者及其家属应接受有关疾病的病理、生理、诊断以及治疗知识的教育，并在专业医师的指导下进行注射技术的培训，掌握熟练的操作技术，以便在患者出血时能够尽早实施因子治疗，以防止大血肿的形成、畸形或残疾的发生。并应该有专业医师定期随访、咨询和指导。近几年来国外已经开展家庭预防性替代治疗，并取得了良好的效果。

5. 围术期的治疗　血友病患者凡行外科手术，不论是择期手术还是急诊手术，都应做好充分的术前准备。术前必须明确诊断，检测是否存在因子抑制物，并准备充足的血源和因子制剂。在术中和术后要有适当的监测和康复措施。

血友病患者手术前应给予足量的替代因子（FⅧ或 FIX）。对于大手术，术前 1 小时应确保因子水平在 50%～80%，然后因子水平维持在 30%～50%，10～14 天。口腔手术前同样要求因子水平在 50%～80%。为防止发生出血，术后可联合抗纤溶药物治疗 7～10 天。若术后伤口发生感染，或手术范围广泛，损伤较大，则应延长替代治疗时间。轻型血友病 A 患者，术前可使用 1-去氨基-8-右旋—精氨酸加压素（DDAVP），最好与 FⅧ联合使用；而轻型的血友病 B 患者，只能用 FIX 替代治疗。

6. 替代治疗的并发症。

（1）输血相关性病毒感染：在基因重组的因子出现之前，血友病患者主要使用血浆来源的因子进行替代治疗，因此，血友病患者是输血相关性病毒感染的高危人群，这些病毒主要包括人类免疫缺陷病毒（HIV）、乙型肝炎病毒（HBV）、丙型肝炎病毒（HCV）以及微小病毒 B_{19} 等。

在使用病毒灭活措施以前，几乎所有的接受替代治疗的血友病患者感染过 HBV（表面抗体阳性），其中大约 5% 为慢性携带者（表面抗原阳性）。尽管目前仍有个别替代治疗的患者感染 HBV，但随着灭活病毒因子制剂的广泛应用、HBV 疫苗的使用以及献血者 HBV 表面抗原的严格检测，HBV 感染已经不再是血友病患者的主要问题。

国外报道在 1985 年以前，使用血浆来源的因子作为替代治疗的血友病患者，90% 以上感染过 HCV。HCV 感染可致无症状的肝转氨酶升高，随后可演变成为持续携带病毒状态。研究显示 HCV 阳性的患者在 20 年内肝衰竭的发生率为 10%～15%；若合并 HIV 感染则肝衰竭的发生率是单纯 HCV 阳性者的 20 倍。目前干扰素 α 是治疗 HCV 感染效果较好的药物。

HIV 发现于 20 世纪 70 年代，到 20 世纪 80 年代欧美国家血浆来源的因子浓缩制剂已被广泛污染。美国一项研究显示，血友病患者中位预期寿命从 20 世纪 70 年代的 68 岁下降到 80 年代的 40 岁，HIV 感染的血友病患者死亡率大幅升高。目前尚无治疗 HIV 感染的特效药物，只有通过灭活病毒的因子制剂的应用、献血者 HIV 严格检测以及推广重组因子的使用来减少 HIV 的传播。

（2）免疫功能的抑制：体外混合淋巴细胞培养发现，中等纯度的 FⅧ较超高纯度的 FⅧ对淋巴细胞增殖和细胞因子产生的抑制作用更为明显，这可能与两者中转化生长因子 β 浓度的不同有关。一组前瞻性随机对照研究显示，在 HIV 血清阳性的患者中，由于长期使用中等纯度的产品所造成的免疫抑制要更为显著，表现为 CD4 阳性淋巴细胞的绝对数下降。若采用超高纯度的单克隆抗体纯化的因子，HIV 血清阳性的患者 CD4 阳性淋巴细胞计数比较稳定。FⅧ的纯度和使用时间的长短与血友病 A 患者免疫功能的抑制相关。

（3）其他：在输注因子时还可出现发热和过敏，发生时可用抗组胺药物和糖皮质激素治疗。尚未有使用 FⅧ制剂发生血栓的报道，然而血友病 B 患者重复大量输注 FⅨ可发生血栓。已有报道显示年轻的血友病 B 患者在治疗过程中可发生 DIC、深静脉血栓、肺动脉栓塞以及心肌梗死等，这可能与 FⅨ制剂的纯度有关，建议治疗时使用高纯度的 FⅨ或重组的 FⅨ。

二、辅助治疗

1. DDAVP 治疗　DDAVP 是一种半合成的抗利尿激素，可促进内皮细胞（主要在 Weibel-Palade 小体）释放贮存的 vWF 和 FⅧ，也可以促进组织型纤溶酶原激活剂（tPA）和组织型纤溶酶原激活剂的抑制剂的释放。具有价格便宜、易获得和无血源性传播性疾病的危险等优点。用法：0.3～0.4 g/kg DDAVP 溶于 20～30 mL 生理盐水中静脉输注 20～30 分钟，可在 30 分钟内使血浆中 FⅧ和 vWF 升高到基线水平的 3～5 倍，一般情况下这种临时性的增高可维持 8～10 小时。患者的血浆 FⅧ和 vWF 基线水平为 10～20 U/dL 或更高，则用 DDAVP 后可获得良好的止血效果。必要时可每 12～24 小时重复应用，但可能出现对治疗的反应进行性减低。该药也可皮下或鼻腔给药，因此，可用于家庭治疗。可用于治疗轻型和中型血友病 A 患者但对重型血友病 A 和各型的血友病 B 无效。

个体对 DDAVP 的反应有所不同，血友病 A 患者输注后 FⅧ水平可上升到原基础水平的 2～25 倍，因此，在用于治疗出血或预防性用药之前，建议进行 DDAVP 实验性治疗并对 FⅧ的反应水平进行实验室测定，目的是预测用药后对治疗的反应。然而 DDAVP 不足以治疗危及生命的大出血，而且重复用药可导致快速耐受，因此，在重复用药时应进行因子水平检测，必要时加用外源性 FⅧ。DDAVP 常用剂量为 0.3 μg/kg，溶于 50 mL 生理盐水中 20～30 分钟滴完，30 分钟后测定血浆 FⅧ水平，与治疗前相比提高了 30% 以上有效率。

DDAVP 无严重不良反应，主要为面红、轻度心动过速及一过性头痛，是因 DDAVP 的血管活性造成的，减慢输注速度可减少此类不良反应。DDAVP 具有抗利尿作用，可致水钠潴留。儿童患者使用 DDAVP 治疗偶尔可发生水中毒和癫痫，多数学者建议 3 岁以下的患儿不宜使用该药，有心血管病史的老年患者应谨慎使用。

2. 抗纤维蛋白溶解药物　血友病患者黏膜出血可能与局部纤溶亢进有关，因此，抗纤溶药物对口腔、舌、扁桃体及咽喉部的出血及拔牙引起的出血有效，对关节腔、深部肌肉和内脏出血效果差。临床上常用的抗纤溶药物有氨基己酸和氨甲环酸（止血环酸）等。前者常用剂量在成人为 0.25 mg/kg 体重，每天 3~4 次。后者可首先给予负荷量 4~5 g，然后再给予 1 g/h；另外一种治疗的方案是 4 g/4~6 h，持续 2~8 天。但是在有泌尿系出血或休克、肾功能不全时慎用或禁用纤溶抑制品。

3. 肾上腺糖皮质激素　肾上腺糖皮质激素可降低血管通透性，减轻关节、肌肉出血所致的炎症反应，加速血肿的吸收。适用于关节腔、肾脏、腹腔、咽喉部、脑内及拔牙引起的出血等，也适用于产生抗 FⅧ：C 抗体者。治疗剂量 40~60 mg/d，连用 3~7 天，以后逐渐减量，疗程一般不超过 2 周。

三、基因治疗

血友病本身的特点为转基因治疗提供了非常有利的条件：其临床表现完全是因单一特异的基因产物（FⅧ或 FⅨ）缺乏造成的，FⅧ或 FⅨ 以微小剂量在血浆中循环，而且血浆 FⅧ或 FⅨ 水平不需要严格的调控，其血浆水平的轻度升高即可显著改善严重患者的出血症状。目前血友病基因治疗在病毒载体、动物模型、靶细胞选择和临床治疗试验方面取得了一定进展。病毒载体系统主要包括反转录病毒、腺病毒、腺相关病毒；其中反转录病毒和腺病毒是基因治疗血友病 A 选用的主要载体系统，而腺相关病毒由于其包装能力有限，只能容纳小于 4 kb 的插入片段，所以只作为血友病 B 基因治疗的载体系统。用来研究的动物模型主要有基因敲除的小鼠和天然存在的血友病狗。靶组织的选择只限于肌肉和肝脏，肌肉作为靶组织的优点是注射方便，易重复注射，但是与肝脏作为靶器官相比较，所需注射量较大。两者哪一种是最佳的靶器官尚无明确定论。虽然目前在国外血友病基因治疗的 I 期和 II 期临床试验已经取得初步成功，但存在产生抑制性抗体、肝炎、随机整合及种植转移等一系列安全性问题，尚需进一步解决。随着研究的不断深入，基因治疗可能成为治愈血友病的有效手段。

四、血友病合并抑制物的治疗

这类患者的治疗分为两方面：出血的治疗以及抑制物的清除。

1. 大剂量的 FⅧ替代治疗　在有获得性凝血因子抑制物的患者中，大约 60% 的为高反应者。所谓高反应者，指的是抑制物滴度高于基线以上 5 BU 或输注 FⅧ后抑制物滴度升高 5 BU 以上的患者。长期未用 FⅧ治疗的高反应者体内的抑制物滴度可能持续维持在高水平，也可能很低而难以检测到。低反应患者指的是即使在用过 FⅧ以后，抑制物滴度仍小于 10 BU 的患者。

（1）低反应型（抗体滴度 <5 BU）：人或猪 FⅧ浓缩物均有效，大剂量浓缩物足以中和抑制物，且提供多余的 FⅧ，推荐剂量 hFⅧ 20 U/（kg·BU）抑制物，再加 40 U/kg，静脉滴注，首次剂量后一般在 10~15 分钟可测出 FⅧ：C 水平，如无效，可再重复一次。

（2）高反应型：首先大剂量 hFⅧ 70~140 U/kg 或 40 U/（kg·BU）；或开始 10 000 U，然后 1 000 U/h 维持。如无效换 pFⅧ 50~100 U/kg，8~12 小时；或 4 U/（kg·h）持续静脉滴注（猪 FⅧ抗体滴度 <5 BU 时才可用）。如抗体滴度仍高，血浆置换可使抗体下降 50%~90%，或体外免疫吸附后暂时去除抗体，随后再输入大量 FⅧ 4 U/（kg·h）持续静脉滴注；同时给予旁路治疗。

2. 旁路治疗　对于大剂量、FⅧ替代治疗无效，或止血效果不佳的患者可采用旁路治疗，此类制剂主要包括凝血酶原复合物、激活的凝血酶原复合物以及重组人Ⅶa，凝血酶原复合物 50~100 U/kg 或激活的凝血酶原复合物 50~70 U/kg，每 12~24 小时一次，止血效果达 60%~95%。如仍无效，选用重组人 FⅦa 90~100 μg/kg，每 2~4 小时一次，静脉注射，85%~100% 有效。

3. 免疫抑制治疗　可加用糖皮质激素药物，同时可以使用细胞毒药物：环磷酰胺 1~2 mg/（kg·d）或 50~80 mg/d，口服，加或不加泼尼松；硫唑嘌呤 100~200 mg/d 或 2 mg/（kg·d），口服，加或不加泼尼松。大剂量 IVIG 免疫球蛋白中的特异抗体可灭活 FⅧ抗体，可使抗体滴度迅速下降，具有短期免疫抑制效果。

4. 血浆置换和免疫吸附　血浆置换用于抗体滴度高伴严重出血，每次置换 4~6 L 血浆可使抗体下降 60%~90%。体外吸附，利用蛋白 A 层析柱选择性吸附 IgG（除 Ig3）所有亚型的 Fc 碎片，抗体可由数千 BU 降至数十 BU，但不适合急性出血，吸附后需继续大量输注 FⅧ。

5. 免疫耐受治疗 目前最有希望根除获得性抑制物的方法是免疫耐受，免疫耐受是免疫系统的脱敏技术，目的是清除同种抗体抑制物（FⅧ或ⅪI因子抑制物）。经典的治疗方法是 FⅧ每日 1 次或 2 次输注，直至监测不到抑制物滴度，以及替代治疗后血浆中因子的升高及循环半衰期恢复正常为止。在实施免疫耐受治疗的同时，也可以给予免疫抑制剂、血浆置换或者免疫吸附等方法降低抑制物滴度，提高免疫耐受的成功率。免疫耐受治疗若超过 6～12 个月，约有 90% 的患者能清除因子抑制物。

对于血友病 B 患者 FⅨ抑制物的治疗，若抑制物滴度 <10 UB/mL，可用大剂量高纯度的 FⅨ中和抑制物抗体；而当抑制物滴度 >10 UB/mL 时，可予以 FⅦa 和激活的凝血酶原复合物。

第八章

原发性血小板增多症

原发性血小板增多症（ET）也称特发性血小板增多症，是以巨核细胞过度增生为主要特征的骨髓增殖性疾病（MPD）。其突出的特征是血小板计数持续升高，临床可表现为出血或血栓形成，脾肿大，ET临床表现常常具有异质性，有超过2/3的患者诊断时没有临床症状。

第一节 概述

ET的发病率较低，年发病率与真性红细胞增多症（PV）接近，约为每年（1.5~2.0）/100 000，比原发性骨髓纤维化（PMF）高10倍。发病年龄多在50~70岁，尽管ET可发生于任何年龄，但儿童少见。女性发病率略高于男性，约为1.3：1。这一差异可能因为虽然在老年人中男女发病率相同，但在30岁左右的女性有第二个发病高峰所致。

关于儿童发生ET的报道较少，儿童ET的发生率大约比成人低60倍，大约有30%的儿童ET患者并发血栓或出血并发症，50%并发脾肿大。

ET发病的危险因素尚不清楚，偶有MPD患者的一级亲属中家族性聚集发病的报道，其发生率高于散发病例的预计值。这些家族聚集发病者与遗传性血小板增多症患者不同，家族聚集发病的患者大约一半是 *Jak2 V617F* 突变阳性，与散发的非家族发病患者的突变率相近。电离辐射是MPD包括ET发病的危险因素之一，广岛及长崎原子弹袭击后的幸存者和进行核武器试验的军事人员发病率较高。

血小板生成素产生异常或血小板生成素受体异常被认为是遗传性血小板增多症的病因。研究认为血小板生成素基因的点突变可以导致全身性的血小板产生过多，导致遗传性血小板增多症。家系研究结果显示，遗传性血小板增多症是常染色体显性遗传，呈现良性的病程，通常不伴有出血或血栓形成，也不转化为骨髓纤维化或急性白血病；并且，这类患者通常血小板计数低于ET的儿童患者，肝脾肿大的发生率低。遗传性血小板增多症患者均具有多克隆的血细胞生成，血小板生成素及其受体突变并不能解释所有家族性聚集发病的遗传性血小板增多症，提示还存在某种程度的遗传异质性。

一、病因

ET患者血小板寿命正常或接近正常，他们发生血小板增多的原因是巨核细胞产生血小板增加，巨核细胞数量、体积、核分叶数及染色体倍数的增加导致有效的血小板生成增加10倍以上。

应用G-6-PD同工酶法及X染色体基因的限制性酶切片段多态性的方法均发现ET患者外周血中的血小板、红细胞及中性粒细胞均来源于同一个克隆，提示ET是典型的克隆性造血干细胞疾病，起源于多能造血干细胞。克隆性研究显示，在ET患者的白细胞中除了克隆来源之外还存在相当比例的非克隆性来源的白细胞，表明发生ET的克隆性转化可以发生在造血的各个时期，转化前正常的造血干细胞持续造血导致混合的多克隆异常发生，研究发现存在多克隆血细胞生成ET患者血栓形成并发症的发生率较低。

对ET患者骨髓或外周血中巨核细胞的生物学行为进行研究，发现应用含有血清的培养系统可使前体细胞数量增加，证明其主要异常是前体细胞数的扩增；在缺乏外源性的细胞因子的情况下 ET 患者的巨核细胞也可发生克隆性增生，某些研究者认为可应用此特点来鉴别 ET 与反应性血小板增多症；对 ET 患者的巨核细胞集落形成单位的测定显示其对添加的细胞因子仍然反应迅速，提示同时存在无须额外的细胞因子的 MPD 克隆及生理性克隆。某些健康人的骨髓在无血清的系统中也有一定程度的自发巨核细胞集落形成，其原因目前为止还很难解释。但到目前还没有证据表明存在累及这些细胞因子的自分泌调节缺陷。

IL-3、IL-6、GM-CSF 或血小板生成素可促进巨核细胞前体细胞的增殖。从 ET 患者分离来的巨核细胞前体细胞对某些细胞因子高度敏感，包括 IL-3、IL-6 及血小板生成素，但对 GM-CSF 不敏感。血小板生成素是调节巨核细胞生成和血小板产生的主要生理调节因子，可以与细胞表面受体 Mp1 结合，血小板受体表达于 CD34$^+$ 造血祖细胞、巨核细胞及血小板的表面。ET 患者血小板生成素水平正常或仅轻度升高，其血小板表面表达血小板生成素受体明显下降。

ET 患者血浆中仅有少量细胞因子存在时也可促进 ET 的红系祖细胞增生，缺乏外源性的促红素时仍有红细胞克隆形成是增生异常的标志，符合 PV 的特征。ET 患者骨髓及外周血中可检测到红系爆式集落形成单位，并且在缺乏外源性促红素时仍有红细胞克隆形成。在非真红的患者存在此异常提示不同的 MPD 前体细胞可能存在共同的缺陷。

二、分子学发病机制

2005 年，多个研究组报道了费城染色体阴性的 MPD 患者多数有单独的获得性 Jak2 基因点突变。Jak2 是细胞质中的酪氨酸激酶，是红细胞生成素、血小板生成素、白介素 3、粒细胞集落刺激因子（G-CSF）和粒单细胞集落刺激因子（GM-CSF）受体胞质内重要的启动信号。Jak2 缺乏的小鼠完全缺乏成熟红细胞生成，在胚胎第 12.5 天即死亡。有研究发现红细胞生成素与其受体结合激活 Jak2，对信号的转导起重要作用，Jak2 在内质网上与红细胞生成素受体结合，同时在细胞表面表达，红细胞生成素受体与红细胞生成素结合引起构象改变，引起 Jak2 磷酸化及活化；活化的 Jak2 使受体的胞质部分磷酸化，激活与其对接的下游的效应蛋白，引发细胞内的信号级联放大。

Jak2 突变是大量 Jak2 蛋白 617 位点上的缬氨酸被苯丙氨酸替代（V617F），这一残基位于 JH2 或伪激酶区，可下调激酶区的功能。生物化学的研究显示，Jak2 V617F 突变可导致细胞因子不相关的 JAK-STAT、PI3K-AKT 和 MAPK-ERK 通路激活，这些通路的激活均参与了促红细胞生成素受体信号链。

MPD 中 Jak2 突变是获得性的，而非遗传性改变。用敏感的方法检测发现超过 95% 的 PV 及 50% ~ 60% 的 ET 或 PMF 患者存在 Jak2 V617F 突变，同一突变导致不同的临床表现可能与 Jak2 V617F 负荷有关。Scott 等采用等位基因特异性 PCR 方法发现 PV 或 PMF 患者多能干细胞 Jak2 V617F 突变多为纯合子，这是细胞有丝分裂重组影响 9 号染色体长臂的结果；但在 ET 患者多能干细胞 Jak2 V617F 仅与野生型 Jak2 杂合存在，无纯合子检出。Jak2 V617F 阴性的 ET 则可能存在其他发病机制。近年来，已经有研究证明大约有 10% 的 V617F 阴性的 ET 患者有血小板生成素受体的获得性活化基因突变（MplW515）。这一突变发生在维持受体于静止状态的位点，突变使其丧失抑制作用，导致受体激活。

Jak2 V617F 阳性的 ET 患者与 Jak2 V617F 阴性的 ET 患者的临床特征也有所不同，Jak2 V617F 阳性的患者诊断时年龄较大，血红蛋白水平较高，中性粒细胞数较高，但血小板数低于 Jak2 V617F 阴性的 ET 患者；Jak2 V617F 阳性的 ET 患者骨髓呈高细胞性，红细胞增生及粒细胞增生均较阴性者明显；Jak2 V617F 阳性的 ET 患者血清红细胞生成素及铁蛋白水平均较低，且存在不依赖红细胞生成素生长的红系集落；Jak2 V617F 阳性的 ET 患者血栓发生率较高；大部分 Jak2 V617F 突变阳性的 ET 患者最终发展为 PV；降低 Jak2 V617F 阳性患者的血小板数所需羟基脲剂量低于阴性者。

三、病理生理学

目前 ET 的病理生理学情况不十分清楚，ET 的异质性是了解其病理生理的主要障碍。

ET 的并发症多数与出血和血栓形成有关，血栓并发症多发生于老年人或既往有血栓病史的患者，而出血常发生于血小板数极端升高的个体（>1 000×10⁹/L）。血栓事件与年龄相关可能是因为老年人常常并发血管疾病，ET 患者还可以发生微血管血栓形成导致指端或中枢神经系统缺血出现一系列临床症状。

ET 患者血小板数与血栓形成和出血时间的相关性目前尚无定论。有研究认为，ET 患者血小板升高的程度是血栓和出血发生的重要决定因素。

ET 患者出血的临床特征类似于 von Willebrand 病，研究发现血小板明显升高（>1 000×10⁹/L）与获得性 von Willebrand 病相关，降低血小板数可纠正 von Willebrand 样异常并终止出血发作。ET 并发获得性 von Willebrand 病的平均血小板数为 205×10⁹/L。循环中血小板增加可使大的 von Willeorand 多聚体吸收在血小板膜上，导致其被清除降解。

很多研究认为，ET 患者的血小板存在功能异常，出血时间延长见于 7%～19% 新诊断的 ET 患者，阿司匹林对 ET 患者出血时间的影响较正常人要明显的多。ET 患者出血并发症与出血时间延长并非总是相关的，对于血小板数极度升高的 ET 患者，降低血小板至正常以防治获得性 von Willebrand 病比纠正出血时间更为重要。有 35%～100% 的 ET 患者血小板聚集功能异常，但聚集实验异常并不一定与出血时间延长或出现出血或血栓并发症相关。ET 患者血小板聚集对肾上腺素、APP 及胶原反应存在缺陷，但对花生四烯酸和利托菌素反应正常，如果将 ET 患者的血小板预先与血小板生成素孵育，可部分校正对肾上腺素、APP 及胶原的聚集异常反应。Usuki 等提出 ET 患者循环中的血小板生成素水平可能调节着血小板功能并在体内对激动剂起反应。ET 患者常发生获得性的血小板储存池异常，血小板 α 颗粒异常释放导致血浆血小板因子 4 和 β 血小板球蛋白水平升高。研究发现获得性血小板储存池的缺陷并不一定与血小板数或临床症状的出现相关。α 颗粒的组分是 ET 巨核细胞的正常组分，其合成并无异常，但 α 颗粒的释放被认为是血小板激活的结果。脂氧合酶代谢花生四烯酸缺陷可导致血小板上前列腺素 D₂ 和肾上腺素受体数量下降，血栓患者来源的血小板可以增加血栓烷 B₂ 的生成及纤维蛋白原的亲和力。ET 患者 β 血小板球蛋白的升高及血清血栓烷 B₂ 的升高提示体内血小板的活化及凝血酶生成。而在继发性血小板增多症的患者中未见上述异常，这在一定程度上解释了 ET 患者血栓风险高的原因。

有两个疾病不能用血小板功能异常导致血栓出血并发症来解释。一个是红斑性肢痛病，应用环加氧酶抑制剂可迅速缓解其症状，直接证明前列腺素在其血管闭塞中起作用；另一个是获得性 von Willebrand 综合征，是 ET 患者出血的主要原因。

ET 伴红斑性肢痛病及血栓形成的患者血小板寿命降至（4.2±0.2）天，无症状的血小板数正常的 ET 患者为（6.6±0.3）天，反应性血小板增多症患者为（8.0±0.4）天。此疾病的血栓形成与血小板更新加快相关，应用阿司匹林治疗可将血小板平均寿命延长至（6.9±0.4）天，使得血小板数明显升高。红斑性肢痛病是由血小板介导的动脉微血管血栓形成所导致，应用血小板环加氧酶抑制剂如阿司匹林、吲哚美辛可缓解局部缺血性循环障碍。不能抑制血小板环氧化酶的药物如华法林、水杨酸钠、双嘧达莫、磺吡酮及噻氯吡啶治疗无效。达唑氧苯可抑制血小板丙二醛及血栓烷 B₂ 的合成，但不能改善红斑性肢痛病的症状。这些研究结果提示前列腺素内过氧化物在 ET 患者血小板相关的血栓形成中起重要作用。

ET 患者还存在血小板膜异常，常见糖蛋白（GP）Ⅰb、GPⅡb 及 GPⅢa 下降，这一获得性的膜缺陷机制及临床意义目前尚不清楚。

ET 患者存在体内白细胞活化，并与凝血系统及内皮细胞的激活相关。ET 患者 *Jak2* 突变的出现与血小板及白细胞的活化也密切相关，激活的中性粒细胞可以与血小板结合，触发组织因子的表达、内皮细胞活化和损伤。临床研究也发现白细胞数升高是 ET 患者血栓形成的独立的危险因素，并与预后不好相关。因而白细胞在 ET 血栓的发病机制中起重要作用。

第二节 临床特征与诊断

一、临床特征

ET 患者起病一般较缓慢，许多患者没有症状，因偶然行血常规检查发现血小板升高明显而就诊。临床表现多样，可出现微血管缺血、大血管血栓形成或出血等并发症。多数临床症状与血栓形成或出血相关，一般而言动脉事件多于静脉事件，大出血少见。

（一）血栓形成并发症

与 PV 一样，血栓形成是 ET 患者致死及致残的主要原因，15%～20% 的患者表现为血栓症，血栓可发生于动脉、静脉或微血管，临床受累部位范围与 PV 相似，但 ET 内脏血栓的发生率较低。

1. 微血管缺血 微血管缺血主要影响指（趾）端和脑部的循环。累及手指及足趾，可导致指（趾）痛、烧伤性红斑、四肢发绀、雷诺现象、指端梗死及典型红斑性肢痛病，严重者可导致局部溃疡或坏疽。MPD 发生微循环障碍的发病机制认为与血管痉挛和小动脉炎症有关，活化的血小板和白细胞可释放作用于血管的炎症介质从而引起微血管缺血的症状。这些症状通常对阿司匹林治疗敏感。

红斑性肢痛病指四肢的发红及灼痛，并不一定伴有静脉血栓形成，常常是先出现感觉异常，随后出现典型的四肢充血肿胀及灼痛，寒冷可减轻症状，高温可加重症状，患者不愿穿袜子穿鞋，并且乐意抬高双足。症状加重可导致皮肤剥脱或导致足趾、手指局部缺血变冷呈黑紫色。红斑性肢痛病多数症状是不对称的，可伴有冠脉疾病或短暂性脑缺血发作的相关症状，偶有出血表现者。除非伴有出血，红斑性肢痛病患者血小板一般不超过 $1\,000 \times 10^9$/L。阿司匹林单次给药可使症状缓解数日，有助诊断红斑性肢痛病。血小板介导的小动脉炎及血栓阻塞引起手足发绀甚至坏疽可以解释红斑性肢痛病特殊的微血管症状，受累部位的皮肤活检可见小动脉损伤，而小动脉内皮细胞肿胀，血管壁增厚，细胞内物质沉积。与动脉粥样硬化患者的血管阻塞不同，红斑性肢痛病患者的脉搏是正常的。

对脑部微循环的影响包括短暂的非局灶性的视觉异常或神经系统症状。神经系统并发症也较常见，多表现为头痛、四肢感觉异常及短暂性脑缺血发作，症状常突然发作，持续数分钟，头痛多为搏动性，症状常相继出现，很少同时出现，症状出现前后可伴有红斑性肢痛病。其他短暂的神经系统症状还包括摇摆不稳、构音困难、烦躁不安、偏瘫、偏头痛样症状、晕厥及抽搐等。这些症状是由血小板介导的局部缺血及末梢微血栓形成引起，其中部分最终发展为脑梗死。

2. 大血管血栓形成 除了常有微血管血栓形成外，ET 患者大血管并发症也较常见，包括动脉和静脉血栓形成。动脉血栓的受累部位与一般人群一致，常见的部位包括下肢动脉（30%）、冠状动脉（18%）及肾动脉（10%）；颈动脉、肠系膜动脉及锁骨下动脉则较少受累。静脉血栓形成的部位常见于脾静脉、肝静脉、下肢或骨盆静脉。

肝静脉血栓形成可导致 Budd-Chiari 综合征；肾静脉血栓形成可导致肾病综合征；腹部静脉血栓形成多发生于年轻女性 ET 患者，腹部静脉血栓形成的 ET 患者预后较差，发生肝功能衰竭，转化为骨髓纤维化或急性白血病的概率高。腹部静脉血栓可发生于全血计数正常或接近正常的隐匿性 MPD 患者，对此类患者进行诊断性的病情检查包括骨髓活检及 *Jak2 V617F* 突变的检测是非常必要的。阴茎异常勃起是 ET 的少见并发症，推测可能是血小板沉积于海绵体引起。冠脉造影正常的心绞痛或心肌梗死也较多发生于 ET 患者，MPD 包括 ET 患者发生主动脉瓣及二尖瓣损伤的比例也较高。其瓣膜损伤类似于无菌性血栓性心内膜炎，可作为此类患者外周动脉栓子的来源。此外，ET 患者还可发生肾动脉和静脉血栓形成导致急性肾功能衰竭；血小板和巨核细胞堵塞肺泡毛细血管继发肺动脉高压也可见于 ET 患者。

3. ET 患者血栓形成危险因素 ET 患者发生血栓事件的危险因素有许多，最明确的是年龄大于 60 岁和有血栓病史，其他危险因素还包括血小板计数大于 $1\,000 \times 10^9$/L、高脂血症、高血压及吸烟。近年来有数据提示男性、单克隆造血、抗磷脂抗体阳性、自发的巨核细胞或红细胞克隆、遗传性 V-Leiden 多态性及凝血因子 *G20210A* 基因突变也可增加血栓形成的风险。血小板功能异常与血栓形成风险不相关。*Jak2 V617F* 突变是否是血栓形成的危险因素目前尚不确定。

降低高危 ET 患者的血小板数有助于降低血栓发生率。治疗后的 ET 患者血栓发生率与对照人群比较并无明显升高，因此治疗后发生的血栓事件多数与 ET 无关，与一般的危险因素如吸烟、高胆固醇血症及既往血栓形成相关。

（二）出血性并发症

ET 患者出血并发症的发生率低于血栓并发症，并且研究较少，但一旦发生较为引人注意，多数出血不严重，偶尔需要输注红细胞支持治疗。出血主要累及皮肤及黏膜，表现为瘀斑、鼻出血及胃肠道出血，关节腔、肌肉内及腹膜后出血少见，出血偶可见于应用华法林抗凝治疗后。出现深部出血常提示其发病机制与 vW 因子功能不全相关，血小板明显升高的患者可能通过血小板表面的 vW 因子受体的吸附作用，使得血浆中 vW 因子被大量消耗。手术创伤后出血发生率高，需尤其注意，其原因可能是由于术后血小板增多发生获得性的 von Willebrand 综合征。

ET 患者出血主要的危险因素是血小板明显升高，多数出血发生时血小板数超过 $1\,500 \times 10^9/L$，分析其原因可能是由于发生了获得性 von Willebrand 综合征，高分子量的 vW 多聚体减少所致。未经治疗的 ET 患者血小板功能常常受损，但研究未发现血小板功能异常对出血性并发症有提示作用。

（三）脾肿大

有 20% ~25% 的 ET 患者诊断时有脾肿大，多为轻到中度脾肿大，如果 ET 患者病程中出现脾脏进行性肿大，应警惕是否向骨髓纤维化进展。有观点认为，随着时间的推移，部分 ET 患者可因脾脏微循环内的微梗死继发脾脏萎缩，但脾功能减退及其并发症少见。

（四）转为骨髓纤维化或真性红细胞增多症

ET 的并发症还包括转化为骨髓纤维化，或更少见的转化为 PV。ET 发病 10 年转为骨髓纤维化的发生率为 5% ~15%，转为 PV 则低于 1% ~2%。部分表现为红细胞增多的患者可能是前期铁缺乏的代偿反应，类似于补铁治疗及绝经期后的表现。

转化为骨髓纤维化一般起病隐袭且患者不愿接受定期骨髓活检，因而对其了解较少。ET 转为骨髓纤维化的诊断依赖于骨髓活检网硬蛋白染色网状纤维明显增高伴或不伴有新骨形成；同时出现两个或两个以上临床症状，包括进行性脾肿大、贫血、泪滴样红细胞、幼稚红细胞增多及全身症状（表 8-1）。骨髓纤维化转化是随访超过 10 年的患者尤其年龄较轻患者（<60 岁）的主要死亡原因。发生骨髓纤维化转化与进展为急性白血病的危险性增加相关，30% 的急性白血病转化发生于骨髓纤维化后。

表 8-1　原发性血小板增多症骨髓纤维化转化诊断标准（应用于 PT-1 研究，由意大利共同标准修订）

主要标准
骨髓活检网状纤维≥3 级（较诊断时至少增加 1 级）
次要标准
脾脏增大≥3 cm
血红蛋白较正常值下降≥2 g/dL，并且不能用其他原因解释
外周血涂片可见幼稚髓系细胞或有核红细胞
外周血涂片可见泪滴样红细胞
全身症状
盗汗（需要有床单或睡衣的改变）
全身的不能解释的骨痛
体重减轻（6 个月内较转化前下降>10%）

注：诊断骨髓纤维化转化需要主要标准＋任意两条次要标准。

（五）转为白血病

ET 可以进展为骨髓增生异常综合征（MDS）或急性髓性白血病（AML），与正常人相比；ET 转化为急性白血病的危险成倍增加。文献报道转为白血病的比例为 3% ~10%，原始细胞表型可以为粒细胞性、单核细胞性、巨核细胞性、混合表型，甚至可以是淋巴细胞表型，少数患者未经化疗药物治疗可转为急性白血病。对于高危患者多数需接受降血小板治疗，这意味着无法真正确定 ET 患者自然发生急性白血病转化的比率；除此之外，不同的治疗方法也与转为白血病的比率相关，作为起始治疗，单用羟基脲发生白血病转化仅轻度升高（3%~4%），羟基脲及哌泊溴烷的致白血病作用较 ^{32}P 或烷化剂如白消安和苯丁酸氮芥要弱，先后应用羟基脲与 ^{32}P 或其他细胞毒药物如白消安或哌泊溴烷转为白血病比例明显增加。

急性白血病的发生与 17 号染色体的短臂缺失相关，最常发生于羟基脲治疗的患者；而用哌泊溴烷治疗的患者可见 1p$^+$ 或 7q$^-$。细胞遗传学的异常被认为与化疗药物相关。ET 发生白血病转化预后极差，中位生存为 4 个月，常规化疗方案多耐药，可考虑造血干细胞移植治疗。

二、实验室检查

（一）血常规

持续的无法解释的血小板升高（≥450×10^9/L）是 ET 的标志，常伴有白细胞增多及血红蛋白浓度升高，大约 1/3 的患者可有轻度的嗜酸粒细胞增多（>400/mm^3）或嗜碱粒细胞增多（>100/mm^3）。血涂片可见血小板常聚集成堆，有畸形和巨大血小板，有时可见巨核细胞碎片，泪滴样红细胞也可见，但并非 ET 独有。

（二）骨髓象

骨髓巨核细胞增多，体积增大，核分叶增多，常成堆出现是 ET 的特征。巨核细胞数量多、胞质发育成熟、核分叶过多及核轮廓清晰也是 ET 特征性改变。粒系和红系也可增生，25% 的患者可见网硬蛋白增加，但胶原纤维化并不明显或轻度，如存在明显的网状纤维化及胶原纤维化则不支持 ET 诊断。

（三）染色体及基因分析

ET 患者染色体核型一般正常，少数呈现非整倍体改变，可见 1q$^+$、20q$^+$ 或 21q$^+$，但未发现固定的染色体异常。50% 的 ET 患者 Jak2 V617F 阳性，4% 有等位基因高负荷，大约 10% 的患者有活化的 Mpl 突变。Ph 染色体及 BCR/ABL 重排阴性可除外慢性髓性白血病（CML）。CML 患者也可出现血小板升高，但 ET 和 CML 的预后及治疗完全不同，因而对于血小板升高的患者需要行 Ph 染色体及 *BCR-ABL* 融合基因的检测以除外 CML。

（四）出凝血功能及血小板功能

10%~20% 的患者出血时间延长。凝血常规结果不一致，多数正常，部分患者可因消耗性凝血因子减少，使凝血因子时间、活化的部分凝血因子时间延长，但纤维蛋白降解产物一般正常。血小板黏附功能可降低，血小板对肾上腺素、ADP 及胶原等聚集反应减低，但对花生四烯酸和利托菌素反应正常。常有 ET 患者自发血小板聚集的报道，但并非普遍发生。

（五）其他检查

70%~80% 的患者骨髓可见储存铁，几乎所有患者血清铁蛋白正常。

发生与血小板数过多相关的获得性 von Willebrand 综合征时，血小板通常超过 1 500×10^9/L，出血时间延长，Ⅷ因子活性及 vW 抗原水平正常，但 vW 因子——利托菌素复合因子活性及胶原结合活性下降，vW 因子多聚体减少或缺失。

三、分类

按照有无 *Jak2 V617F* 突变可将 ET 患者分为两类，Jak2 V617F 阳性患者临床特征与 PV 相似，常伴血红蛋白及白细胞升高，骨髓红细胞生成及粒细胞生成明显增强，更易发生静脉血栓形成，转化为红细胞增多症的发生率较高，并且突变阳性的 ET 患者血清促红细胞生成素及铁蛋白水平低于突变阴性者。这些结果提示 *V617F* 突变阳性的血小板增多和红细胞增多的患者可能是一种疾病的不同阶段，而并非两个独立的疾病。V617F 阴性的 ET 患者虽然临床特征符合 MPD，包括细胞遗传学异常、骨髓细胞增多、巨核细胞形态学异常，PRV1 高表达、不依赖促红细胞生成素的红细胞克隆生成及骨髓纤维化转化或白血病转化，证明这二者均为真正的 MPD，但 V617F 阴性的 ET 的生物学特性具有异质性。

四、诊断

在 *Jak2 V617F* 发现前，ET 的诊断是一个排除性诊断。由于缺乏特殊临床表现，存在许多其他可导致血小板计数明显升高的原因，导致 ET 诊断困难。1997 年修订的 PVSG 标准概述于表 8-2 中，PVSG 标准提出将 ET 列入 WHO 肿瘤中。诊断 ET 除了需要血小板计数持续大于 $600 \times 10^9/L$ 外，还需要除外其他克隆性血细胞异常及反应性血小板增多。需要行骨髓活检了解巨核细胞形态及其他各系细胞特征，以区分 ET 及其他疾病，骨髓组织学特征如巨大血小板、多核巨核细胞及巨核细胞成簇分布均对诊断 ET 有提示意义。但这些组织学标准并不足以作为常规诊断的标准。

表 8-2 原发性血小板增多症的诊断标准（PVSG，1997 年）

血小板计数 $>600 \times 10^9/L$，至少持续 2 个月
无引起反应性血小板增多的原因，包括正常的炎症反应
无真红的证据＊，包括红细胞压积 <0.48 或红细胞数正常，$<$ 预期值的 125%
无铁缺乏的证据，骨髓铁染色或红细胞容积正常
无慢性髓性白血病证据，无 Ph 染色体或 BCR-ABL 基因重排
无骨髓纤维化证据，无胶原纤维，无或很少网状纤维
无骨髓增生异常综合征（MDS）证据，无明显增生异常，无考虑为 MDS 的细胞遗传学异常

注：以上标准需全部符合才可诊断 ET。

＊如果检查结果提示有铁缺乏，除非试验性铁剂治疗不能将红细胞数增加至红细胞增多的范围，否则不能除外真性红细胞增多症。

Jak2 V617F 突变的发现为 ET 诊断提供了有力的工具，有大约一半的患者可发现此突变，*Jak2 V617F* 突变的检测目前已广泛应用并使诊断更加简化。等位基因特异性的聚合酶链反应（PCR）、焦磷酸测定、限制性酶切测定及实时 PCR 检测此杂合突变均具有较高的敏感性，即使只有 5% ~ 10% 的细胞表现出此突变也可检测到，并且假阳性率低，使得以上方法均可作为帮助诊断的有效工具。2007 年 WHO 结合 *Jak2 V617F* 突变的临床证据修订了 ET 的诊断标准（表 8-3）。

表 8-3 结合了 *Jak2 V617F* 突变的 ET 的诊断标准（WHO，2007 年）

Jak2 阳性的原发性血小板增多症＊
A1 血小板计数 $>450 \times 10^9/L$
A2 Jak2 突变阳性
A3 除外其他髓系恶性肿瘤，尤其是 Jak2 阳性的真性红细胞增多症、骨髓纤维化或骨髓增生异常
Jak2 阴性特发性血小板增多症#
A1 不同月份至少两次血小板计数 $>600 \times 10^9/L^+$
A2 Jak2 突变阴性
A3 无引起反应性血小板增多的病因
A4 铁蛋白正常（$>20~\mu g/L$）
A5 除外其他髓系恶性肿瘤，尤其是慢性髓性白血病、骨髓纤维化、真性红细胞增多症或骨髓增生异常

注：＊诊断需要以下三条标准均符合；

#诊断需要以下五条标准均符合；

＋此血小板界值用于除反应性血小板增多及 2.5% 的血小板数高于正常范围的健康人外，缺乏 *Jak2* 突变的患者。

Jak2 V617F 突变阳性患者如伴有血小板升高对诊断 ET 具有较高的提示意义，从而减少为除外继发性血小板增多症进行的繁杂的检查。对于 Jak2 阳性的血小板增多的患者，诊断的重点是将 ET 与其他骨

髓异常相鉴别。骨髓涂片及活检可以鉴别骨髓纤维化（纤维化前期）和表现为血小板增多的骨髓增生异常综合征（尤其是5q⁻综合征及难治性贫血伴环状铁粒幼细胞和血小板增多，通常后者Jak2也是阳性的）；红细胞容量及血浆容量的测定可鉴别PV和ET，对于血细胞比容低于60%的男性或低于55%的女性建议行红细胞容量及血浆容量的测定，血细胞比容高于上述标准者常常与红细胞容量增加相关，可不必行放射性核素检查。对于无*Jak2 V617F*突变的血小板升高的患者，需注意重点除外继发原因导致的血小板增多，如铁缺乏、感染、炎症状态（尤其是类风湿关节炎、炎症性肠病及其他自身免疫病）及脾功能低下状态。诊断困难的病例骨髓检查如显示克隆性细胞遗传学异常或巨核细胞形态异常均提示ET。

2008年WHO再次修订了ET的诊断标准（表8-4）。这一标准适用于诊断成人ET，但用于儿童ET仍存在争议。

表8-4 ET的WHO诊断标准（2008年）

1. 持续ᵃ血小板计数≥450×10⁹/L

2. 骨髓活检标本显示巨核细胞系增生为主，巨大成熟的巨核细胞数增多，中性粒细胞或红细胞系无明显的增多或核左移

3. 除外PVᵇ、PMFᶜ、BCR-ABL阳性的CMLᵈ、MDSᵉ或其他髓系肿瘤

4. 证实存在Jak2 V617F或其他克隆标志，或缺乏克隆标志，没有反应性血小板增多的证据ᶠ

注：诊断ET需以上四条标准均符合。

a. 在诊断过程中持续性增高；

b. 当存在血清铁蛋白降低时，要求补铁治疗后血红蛋白上升水平低于真性红细胞增多症的诊断范围，排除真性红细胞增多症主要基于血红蛋白和红细胞压积水平，不需要红细胞容量的检测；

c. 无网状纤维化、胶原纤维化、外周血幼稚细胞，或骨髓显著增殖伴典型原发骨髓纤维化巨核细胞形态特征——巨核细胞由小到大，核/浆比例异常，核深染、球形或不规则折叠形状，密集成簇；

d. 无BCR-ABL1；

e. 无红系和粒系病态造血；

f. 导致反应性血小板增多症的原因包括铁缺乏、脾切除、外科手术、感染、炎症、结缔组织病、转移癌以及淋巴增殖病。但其他标准均满足，即使存在以上反应性血小板增多症的原因也不能排除ET的可能。

对每个患者行骨髓染色体核型分析及BCR-ABL融合基因检测以除外CML或发现其他克隆性的骨髓恶性肿瘤是非常必要的，因为上述疾病自然病程及治疗手段不同，对于CML有特殊的药物治疗可早期干预，如伊马替尼、达沙替尼、尼罗替尼或对合适的患者行造血干细胞移植有治愈的可能。

骨髓活检被认为是诊断ET的必要检查，有报道认为ET可按照组织学上的不同分为不同亚群，不同亚群预后不同。然而众所周知巨核细胞形态评估较困难，可重复性差，缺乏不同观察者间差异的详细研究，因而这种组织学分类是否能广泛应用尚无定论，WHO分类标准将骨髓活检包括在内仍存在争议。

至少一个系列的血细胞克隆性生成有助快速诊断ET，但这一技术尚未广泛应用，目前多用于血小板增多的年轻女性患者的研究，限制性片段长度多态性可用于此类患者的血细胞克隆性分析，对诊断造血系统恶性肿瘤及Jak2 V617F阴性的ET有提示意义。

反应性血小板增多患者均为多克隆的血细胞生成，但多克隆血细胞生成不能否定ET，在重症的患者，大约有1/3符合ET诊断的患者具有多克隆血细胞生成。有研究显示多克隆血细胞生成的女性患者血栓并发症较单克隆者少见，这一结论仍需要进一步研究证实。

血小板增多患者的诊断流程见图8-1。

五、鉴别诊断

（一）反应性血小板增多

发现血常规中血小板明显升高时，首先应进行外周血涂片检查除外假性血小板增多。当外周血中存在接近血小板大小的红细胞或白细胞碎片时（CLL、TTP、HbH病及球形红细胞增多症），血细胞自动计数仪可能将这些碎片当作血小板而错误计数，应用外周血涂片检查确定血小板数是否确实增加可避免

误诊及不必要的临床评估。

对于血小板增多但 Jak2 阴性的患者，首先需要除外反应性的血小板增多。可引起继发性或反应性血小板增多的原因很多，炎症、血管炎及变态反应性疾病、急性和慢性感染、恶性肿瘤、溶血、铁缺乏和失血均可引起血小板计数增加。

反应性血小板增多在除 80 岁以上外的各个年龄段均较常见，反应性血小板增多时血小板常低于ET，但仍有相当多的反应性血小板增多的患者血小板数超过 1 000 × 10^9/L，单靠血小板增多的程度无法区分反应性血小板增多与 ET。反应性血小板增多患者较少出现血栓及出血并发症，而 ET 患者这两种并发症的发生风险较高。研究认为反应性血小板增多可能是已知的细胞因子对潜在的炎症或肿瘤的反应，反应性血小板增多患者的 IL-1、IL-6、GM-CSF、G-CSF 及血小板生成素水平升高，而在 ET 患者细胞因子的升高也不罕见。红细胞生成素水平的测定可用于鉴别原发及继发性的红细胞增多，而血小板生成素的测定对鉴别原发及反应性血小板增多没有帮助。有研究发现 81% 的反应性血小板升高的患者伴有 IL-6 及 C 反应蛋白升高，而 MPD 的血小板升高但 IL-6 不增高，低 IL-6 及 C 反应蛋白强烈提示MPD 的血小板增多。表 8-5 列出了一些鉴别反应性血小板增多和 ET 的要点。

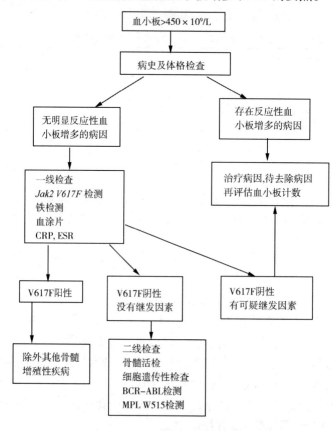

图 8-1　血小板增多患者的诊断流程

表 8-5　有助于鉴别 ET 与反应性血小板增多的临床及实验室特征

特征	原发性血小板增多症	反应性血小板增多
慢性的血小板增多	+	−
存在反应性血小板增多的原因	−	+
血栓形成或出血	+	−
脾肿大	+	−
骨髓网状纤维化	+	−
骨髓巨核细胞聚集成簇	+	−
细胞遗传学异常	+	−

特征	原发性血小板增多症	反应性血小板增多
急性期反应物（包括 CRP 及纤维蛋白原）增加	−	+
自发集落形成	+	−
Jak2 V617F 突变	+	−

鉴别 ET 与反应性血小板增多还可进行许多检查，如 B 超测量脾脏体积、骨髓红系或巨核细胞系祖细胞检测等，但其临床意义仍有待进一步大规模长期随访验证。由于许多实验室缺乏质控，对造血祖细胞的克隆分析存在局限性；出现内生性的红细胞克隆或巨核细胞克隆，并且对造血生长因子敏感性增强有助于鉴别反应性血小板增多与 MPD 血小板增多，但对鉴别 ET 与其他 MPD 无帮助。

（二）其他克隆性的血小板增多

许多其他的血液系统肿瘤也可伴有血小板增多。bcr-abl 融合基因阴性可以除外 CML；如果血红蛋白或红细胞压积接近正常上限，测定红细胞比积有助于除外 PV，应警惕并发铁缺乏有可能掩盖红细胞比积的升高；骨髓活检缺乏骨髓纤维性变的表现有助于除外特发性骨髓纤维化；少数 MDS 也可伴有血小板增多，但常并发血细胞减少、病态造血或特定的细胞遗传学异常（如 $5q^-$）。白细胞 PRV-1 基因过表达或血小板 Mpl 基因表达下降有助于帮助鉴别 ET 与其他 MPD。

ET 有时还需要与获得性铁粒幼细胞贫血伴血小板增多相鉴别。此类患者通常有血小板增多伴中到重度贫血及脾肿大，骨髓形态学特征同 ET，环状铁粒幼细胞超过 15%，具有 MPD 及骨髓增生异常的临床特征，也可有 Jak2 V617F 突变。另外，ET 还需要与 PMF 纤维化前期鉴别，形态学检查有助于二者的鉴别。PMF 时外周血中可见有核红细胞、泪滴样红细胞、不成熟的粒细胞及巨核细胞；骨髓活检可见巨核细胞明显异常，巨核细胞常聚集成簇沿血窦分布，核浆比失调，染色质异常浓集，核分叶呈气球状或云雾状，可无或仅有轻微的纤维化。

有时无法明确患者血小板升高的原因，对于无症状的患者，解决这一问题的办法很简单，随访观察其血小板升高的程度是否增高，如果随后发现血小板增多的线索，诊断即可明确。如果患者有出血或血栓并发症，需要就血小板增多原因做出一个假设诊断，然后评估各种治疗方案的获益及风险，然后决定是采取降低血小板治疗还是观察。

第三节　治疗

一、常用药物

有多种可有效治疗 ET 的化疗药物，包括白消安、美法仑、苯丁酸氮芥、哌泊溴烷、噻替哌、放射性³²P、羟基脲、氮芥、乌拉莫司汀及洛莫司汀（CCNU）等。这些药物可用于治疗各种 MPD 及实体瘤，其应用也增加了发展为白血病的风险。下面介绍几种常用的治疗 ET 的药物。

1. 羟基脲　放射性³²P 及烷化剂如美法仑、白消安均有致急性白血病作用，羟基脲因其有效性高、花费少及很少出现急性毒性反应，并且致白血病作用弱，从 20 世纪 70 年代即普遍应用，随后羟基脲逐渐成为治疗 ET 的首选药物。

羟基脲起始剂量为 15~20 mg/（kg·d），根据血常规调整剂量，使白细胞下降不太快，同时尽可能降低血小板数，维持血小板低于 600×10^9/L，中性粒细胞无明显减少。一旦开始药物治疗，需要频繁监测血常规，防止发生中性粒细胞减少，直至确定维持剂量。对高危患者应用羟基脲将血小板降至 600×10^9/L 以下可降低血栓并发症的发生风险，但并不能完全消除血栓的发生风险。有研究提出，将血栓发生风险降至最低需要血小板降至 400×10^9/L 以下，这一结论尚待大规模随机临床实验证实。

羟基脲的不良反应包括剂量相关的中性粒细胞减少、恶心、口炎、脱发、指甲变色、下肢溃疡及咽部溃疡，停药或减低剂量上述症状可缓解。羟基脲并不是总能成功地控制血小板增多，有 11%~17%

的病例对羟基脲耐药，对羟基脲耐药或不耐受的标准包括：羟基脲至少 2 g/d（体重 > 80 kg 者至少 2.5 g/d）治疗 3 个月血小板仍 > 600×10^9/L；无论羟基脲剂量多少，血小板大于 400×10^9/L 伴白细胞低于 2.5×10^9/L 或血红蛋白低于 100 g/L；羟基脲所致的小腿溃疡或其他不能接受的皮肤黏膜损伤；羟基脲相关的发热。出现以上情况可换用或联合应用其他降血小板药物，如阿那格雷或 α 干扰素。

大家共同关心的是羟基脲的致白血病作用，未治疗的 ET 患者进展为急性白血病的比例很低，羟基脲单药治疗的 ET 患者发生急性髓性白血病及 MDS 比例为 3% ~ 4%，目前没有数据显示羟基脲治疗患者白血病的发生率与不治疗的患者是否有差异。研究显示单用羟基脲治疗发生白血病转化的风险低于单用烷化剂或放射性 ^{32}P，但如果先后应用过羟基脲及烷化剂或放射性 ^{32}P 的患者白血病转化的风险明显增高。单用羟基脲发生转为急性白血病及骨髓增生异常综合征的患者中相当高比例的患者在形态学、细胞遗传学及分子学特征上类似于 17p$^-$ 综合征，这类患者有典型的粒细胞生成障碍的特征，表现为核分叶减少、多形核白细胞、空泡及 p53 突变。

对于羟基脲不耐受或控制不理想的患者，可考虑选用阿那格雷或 α 干扰素治疗。考虑风险效益比，羟基脲是血栓并发症高危 ET 患者（年龄超过 60 岁、既往有血栓病史、有其他心血管危险因素）治疗的首选药物。无致白血病作用的药物如 α 干扰素，阿那格雷或聚乙二醇干扰素适用于年龄小于 40 岁且有症状的患者。

2. 阿那格雷　阿那格雷是咪唑喹唑啉的衍生物。最初阿那格雷是作为一种血小板聚集抑制剂，随后发现它能够降低血小板数，其降低血小板数的剂量低于抑制血小板聚集的剂量。阿那格雷是通过抑制巨核细胞增殖、干扰巨核细胞生长来降低血小板数，其对巨核细胞生长的影响呈现剂量依赖性。

阿那格雷推荐初始剂量为 0.5 mg 口服，每日 2 ~ 4 次，每周增加 0.5 mg 直至血小板增多控制，一般不超过 4 mg/d，最多不能超过 10 mg/d 或 2 mg/次，药物过量可致血小板减少，不良反应发生率增加。阿那格雷对 90% 以上的患者治疗有效，对其他治疗耐药者应用阿那格雷仍有效，起效时间约 2 ~ 4 周，维持剂量为 2 ~ 2.5 mg/d。阿那格雷可使 30% 左右的患者红细胞比容下降，但对白细胞数没有影响。

阿那格雷常见的不良反应与其血管扩张作用及正性肌力作用相关，常见的有头痛、头晕、液体潴留、心悸及高输出性心力衰竭；还包括消化道不适，如恶心、腹痛、腹泻。多数不良反应为轻或中度，减低剂量可减轻液体潴留及心动过速的程度，对乙酰氨基酚可用于治疗头痛。这些不良反应通常发生于开始用药的 2 周内，继续用药不良反应通常逐渐减轻并于 2 周内缓解。因为可以增加液体潴留及发生快速性心律失常，阿那格雷禁用于心脏病患者，对老年人应用需慎重，如果用药过程中出现充血性心力衰竭或心律失常需终止用药。此外，大系列临床观察显示阿那格雷可以增加 Jak2 V617F 阳性 ET 患者动脉血栓相关死亡，并增加 ET 向骨髓纤维化转化率。阿那格雷通过乳糖作为载体吸收，伴有恶心、腹泻及腹痛的患者通常为乳糖缺乏，应用力康特可缓解症状。

阿那格雷无引起遗传突变的活性，但因为它是小分子物质，认为可以通过胎盘导致胎儿血小板减少，因而目前不推荐用于妊娠妇女。阿那格雷目前无致白血病作用的报道，可用于治疗有症状的年轻 ET 患者或羟基脲治疗失败的患者。

3. 干扰素　自 20 世纪 90 年代 α 干扰素越来越多地用于治疗 ET。α 干扰素可以减少 Jak2 V617F 负荷，直接抑制巨核细胞克隆形成；通过刺激负性调节巨核细胞生成的细胞因子如 IL-1 受体激动剂及 MIP-1a 的产生抑制促血小板生成的细胞因子如 GM-CSF、G-CSF、IL-3 及 IL-11 的表达；α 干扰素通过抑制血小板生成素介导的 Jak2 底物、Mpl 及 STAT5 的磷酸化来抑制血小板的生成；此外 α 干扰素还可以介导抑制性细胞因子信号-1（SOCS-1）的产生，抑制血小板生成素介导的细胞增殖。

应用 α 干扰素治疗 ET 有效率接近 90%，部分患者可达到 Jak2 V617F 阴转。初始剂量 300 万 U/d，通常 2 个月内血小板可迅速下降，300 万 U/d 完全反应的平均时间大约是 3 个月。α-干扰素可用于接受其他化疗药物或对传统的细胞毒药物耐药的患者，多数患者维持血小板至正常值所需的干扰素的剂量要低于诱导剂量。α-干扰素无诱导突变作用，可替代羟基脲用于年龄低于 40 岁并且有血栓并发症的患者。干扰素无致畸或致白血病作用，不通过胎盘，常常作为妊娠 ET 的治疗药物。应用干扰素治疗降低血小板可明显改善临床症状，但因为需胃肠外用药，且花费较高，限制了其广泛应用。

干扰素的不良反应包括流感样症状如发热、骨骼肌肉疼痛、乏力、嗜睡及抑郁，通常应用对乙酰氨基酚可缓解；长期应用干扰素可导致轻度体重下降、脱发及迟发的自身免疫病包括甲状腺炎，可导致甲状腺功能减退及自身免疫性溶血性贫血；长期应用可产生干扰素的中和抗体导致血小板升高。

聚乙二醇干扰素（PEG-IFNα2b）是一种半合成的蛋白多聚体干扰素 α2b，其有效性及不良反应均优于传统的 α-干扰素，预期可用于治疗 ET。改进后的剂型活性时间延长，可每周注射一次；使血常规正常的中位时间为 2～3 个月。其主要不良反应为 WHO 分级 1 级或 2 级，少数为 3 级，主要为乏力和流感样症状。

4. 阿司匹林　ET 相关的短暂性脑缺血发作和红斑性肢痛病单用阿司匹林或吲哚美辛或联合应用阿司匹林及双嘧达莫可迅速起效，红斑性肢痛病患者服用单剂量的阿司匹林 2～4 天症状消失。尽管这些药物在治疗特定的并发症时有效，但由于增加了出血的风险，故使用时应慎重。低剂量阿司匹林 81～100 mg/d 对预防 ET 患者发生血栓事件有益，对有血栓病史的 ET 患者恰当的应用阿司匹林可降低非致命的主要血栓事件的风险及心血管病因所致的死亡，并不明显增加大出血的发生率。低剂量阿司匹林仅限用于血小板低于 $1\,000 \times 10^9$/L 的患者。获得性 von Willebrand 是应用阿司匹林的禁忌证，使用阿司匹林前需注意除外。

5. Jak2 抑制剂　有几个 Jak2 抑制剂目前进入临床试验，初步结果显示患者耐受性良好，在缓解临床症状尤其是巨脾具有肯定的疗效。由于 Jak2 突变是发生在假激酶区，所以 Jak2 抑制剂无法像酪氨酸激酶抑制剂那样竞争抑制靶点，剂量过大会导致正常造血受抑，其远期疗效尚待进一步观察。

二、血小板分离术

血细胞分离单采是用流动的离心装置持续或间断地快速分离血小板，可以有效降低血小板计数，以降低 ET 患者危及生命的血栓或出血事件的发生率。伴有严重出血或血栓发生风险的 ET 患者是肯定需要治疗的，血小板分离结合骨髓抑制药物治疗是治疗此类患者的主要手段，化学药物通常需要 18～20 天才能将血小板降至正常水平，在可能发生严重并发症的情况下，如脑血管意外、心肌梗死、短暂性脑缺血发作或危及生命的消化道出血，首选立即应用物理方法去除大量血小板。长期行血小板分离对控制血栓形成无效，因而多数临床医生在进行血小板分离的同时给予化学药物如羟基脲治疗。

三、治疗推荐

ET 患者治疗的关键是防止血栓和出血事件发生，同时不增加转化为骨髓纤维化和（或）急性白血病的风险，年龄（>60 岁）和既往血栓病史是患者随访中发生血栓形成事件的预测因素，其他对心血管病的预测因素还包括吸烟史、糖尿病史及充血性心力衰竭，应用这些参数可将 ET 患者按照发生血栓事件的危险度分层（表 8-6），根据他们发生血管并发症的风险确定不同的治疗措施（表 8-7）。

表 8-6　ET 患者按照血栓发生风险的危险度分层

危险分层	年龄 >60 岁或有血栓病史	心血管危险因素
低危	无	无
中危	无	有
高危	有	

注：心血管危险因素包括：高血压、高胆固醇血症、糖尿病、吸烟、充血性心力衰竭。血小板 $>1\,500 \times 10^9$/L 是出血的危险因素，其是否是 ET 患者血栓形成的危险因素还不确定。

表 8-7　特发性血小板增多症的危险度分层推荐治疗

所有患者
治疗可逆性的心血管危险因素（如吸烟、高血压、高胆固醇血症及肥胖）
高危患者（前期有血栓形成，年龄 >60 岁或血小板 >1 500×10⁹/L）
低剂量阿司匹林（除非有特殊的禁忌证）
羟基脲（维持血小板数于正常范围）
如羟基脲有禁忌证、治疗失败或不良反应不能耐受可用阿那格雷或 α-干扰素等二线药物治疗
中危患者（年龄 40~60 岁，无高危因素）
进入随机对照研究（如 PT-1 中危组）或低剂量阿司匹林（如并发其他心血管危险因素需考虑降细胞治疗）
低危患者（年龄 <40 岁，无高危因素）
低剂量阿司匹林

1. 高危患者　高危患者包括年龄超过 60 岁，有一个或多个高危因素者，如血小板计数超过 $1\,500×10^9$/L，前期有血栓病史或有血栓形成高危因素者（如糖尿病或高血压）。对高危患者需要应用羟基脲控制血小板数以降低血栓事件的发生率。

MRC PT-1 研究对比了羟基脲加低剂量阿司匹林与阿那格雷加低剂量阿司匹林治疗高危 ET 的疗效，与羟基脲加阿司匹林组相比，阿那格雷加阿司匹林治疗组发生动脉血栓形成、主要脏器出血和骨髓纤维化转化的比例较高，但发生静脉血栓栓塞的比例较低，提示羟基脲加阿司匹林仍然是高危患者的一线治疗方案，阿那格雷可作为二线治疗药物，但是否联合应用阿司匹林需根据不同患者发生动脉血栓形成和出血的风险不同而进行个体化治疗。

对 ET 的患者应用 α-干扰素也可以很好地控制其血小板数，但其明显的不良反应、需要皮下注射及花费较高限制了其广泛应用。α-干扰素可用于妊娠的及某些年轻的 ET 患者的治疗。美法仑可以较好地控制血小板数，但因其长期潜在的致白血病效应而较少应用，其他烷化剂及放射性磷（^{32}P）治疗也有类似作用。

2. 中危患者　中危患者指年龄在 40~60 岁，无以上所列高危因素者。目前尚没有很好的能指导其治疗的临床数据，还不清楚对其进行降细胞治疗是否有益，如果有可能此群患者应当进入随机研究如正在进行的中危 PT-1 随机研究（羟基脲 + 阿司匹林与单用阿司匹林对比）。

3. 低危患者　低危患者指年龄低于 40 岁，缺乏高危表现的患者。低危组患者如果无禁忌证如消化性溃疡病史、ET 伴出血或水杨酸盐类过敏，通常单用阿司匹林治疗，抗血小板药物如双嘧达莫、噻氯匹定或氯吡格雷可用于阿司匹林有禁忌的患者。

ET 患者可以发生少见但危险的血栓并发症，也可以长时间无危及生命的事件发生而正常存活。对于 60 岁以下无症状的 ET 患者的治疗策略存在争议，对无症状的年轻 ET 患者进行治疗前应综合考虑：血栓发生风险、用于治疗血小板增多的化疗药物潜在的致白血病可能、降细胞治疗及抗血小板聚集治疗对降低血栓事件风险的效果。多数化疗药物可增加发生白血病的风险，抗血小板聚集的药物也并非没有风险，因而治疗选择非常重要。如果临床医生认为需要对年轻的无症状的 ET 患者进行治疗，低剂量阿司匹林（100 mg/d）可有效治疗微血管并发症，并且不良反应少。对于年轻无症状的患者也可以观察，待临床出现血栓或出血并发症再治疗。对于老年（>60 岁）伴有其他明显的心血管危险因素的患者应立即接受降血小板治疗，吸烟的 ET 患者发生血栓并发症多，需要立即停止吸烟。

另一个需要治疗的情况是红斑性肢痛病导致的不适或进展至坏疽，此类患者经数天低剂量阿司匹林或降血小板治疗起效。

尽管危及生命的大出血少见，但血小板 $>1\,500×10^9$/L、获得性 von Willebrarid 综合征及有出血病史的患者发生严重出血事件的风险极高，需要将血小板降至正常范围。

四、预后

多数关于 ET 预后的研究显示，其总生存与对照人群相近，但这些研究随访超过 10 年的较少，因而存在局限性。近期的一项研究显示，只有到诊断后的第二个十年才显示出较低的生存率。

文献报道诊断时年龄≥60岁、白细胞增多、吸烟及糖尿病是预后不好的独立危险因素。在前10年转为白血病或骨髓纤维化的比例较低，但在疾病的第二个和第三个10年明显增加。*Jak2 V617F* 突变对生存率及转为白血病的比例无影响。血小板超过 $1\ 000 \times 10^9/L$ 及白细胞水平异常的患者转为白血病的比例较高。

第九章

造血干细胞移植

一、概述

给予患者亚致死剂量的放疗或化疗，摧毁其体内的造血和免疫系统，然后再输入一定数量的造血干细胞使之重建的过程称为造血干细胞移植（HSCT）。因为最先采用的造血干细胞来自骨髓，因此早期也常称作骨髓移植。过去的60多年，随着对造血干细胞特性、移植免疫及HLA配型等基础研究的不断深入，以及新的免疫抑制药和抗感染药物的出现、细胞采集和细胞免疫治疗的应用、综合治疗能力的提高等，目前HSCT已经从最初的一项作为终末期患者的挽救措施，逐步发展成为一个完整的治疗体系，是很多血液恶性疾病、部分非恶性疾病及自身免疫性疾病/遗传性疾病等的标准治疗，并一直是临床治疗研究最活跃的领域之一，尤其是近年，更取得了长足的进步。

进入21世纪后造血干细胞移植技术更是不断完善，并向纵深发展，越来越重视个体化治疗，在移植的适应证和时机，受者的选择，供者的来源，干细胞处理，预处理方案的改进等方面都不断完善。尤其在HLA配型不合移植领域取得重大进展，彻底解决了供者匮乏的问题。对于移植后免疫治疗的研究也不断深入，移植后供者淋巴细胞输注/特异性细胞治疗已经是治疗移植后复发、感染等并发症的重要手段。可以说目前HSCT已经成为了一项常规治疗技术应用于包括恶性血液病在内的多种疾病的治疗，据估计每年全世界完成造血干细胞移植的病例数在5万~6万例，总计移植病例数超过80万例。

造血干细胞移植在中国大陆开展的并不晚，1964年北京大学人民医院成功进行了国内的第一例同基因骨髓移植，但此后一度陷于停滞，直至1981年重新开展，并在最近10多年无论在移植数量还是移植疗效方面都进身于国际先进行列，在移植后复发、感染、移植物抗宿主病（GVHD）的诊治、研究等领域都逐渐形成了自己的体系。其中将白血病患者按复发危险度分层，并根据白血病基因及免疫标志监测患者移植后微小残留病变的水平，以此指导临床进行改良的供者淋巴细胞输注，进一步降低了复发率，提高了总体疗效。而HLA配型不合的移植方面更是取得了重大进展，彻底解决了供者来源问题，领先国际水平。与此同时，这项技术也在全国推广、普及。目前中国内地有造血干细胞移植资质的单位104家，年移植例数超过100例的5家，2011年总移植例数超过2 000例，其中91%为异基因移植，近1/3为亲缘单倍体移植。

二、造血干细胞移植分类

根据提供造血干细胞的供者可以将HSCT分为自体移植和异体移植两大类；异体移植根据供受者HLA基因的相合性可以分为同基因移植，HLA配型相合的异基因移植和HLA配型不合的异基因移植；按照供受者的血缘关系又可以进一步分为亲缘关系移植（包括同胞间移植，亲属间移植）和非亲缘关系移植；根据造血干细胞的来源HSCT可以再分为骨髓移植（BMT）、外周血造血干细胞移植（PBSCT）和脐带血移植（CBT）。此外，依据预处理强度的不同，预处理后骨髓是否可以自体恢复，又可以分为传统的清髓性移植和降低预处理强度的移植（RIC）/非清髓性移植（NST）。

1. 自体造血干细胞移植　患者接受预处理后，回输预先保存的自身骨髓/外周血干细胞的过程为自体造血干细胞移植（ASCT）。与异体造血干细胞移植相比，ASCT 的供者为患者本人，因此不受 *HLA* 配型的限制，不存在异体免疫问题，无移植后 GVHD 等并发症，免疫恢复快，感染发生率低，移植相关死亡率远低于异基因造血干细胞移植，一般 <10%。缺点是没有移植物抗肿瘤（GVT）作用，因此复发率远高于异体 HSCT。ASCT 的本质相当于一次"骨髓避难"，目前主要适用两大类患者。一类是对放/化疗敏感的恶性肿瘤患者，其放化疗的疗效呈剂量依赖性，通过加大剂量可以使患者获得比较好的长期生存率，而骨髓毒性往往是限制药物剂量的主要因素，ASCT 就可以帮助克服这一限制，将剂量提高到其他重要脏器可耐受的范围，发挥最大的杀肿瘤效应。此类疾病包括淋巴瘤、多发性骨髓瘤，各种急慢性白血病以及部分恶性实体肿瘤（乳腺癌、卵巢癌、肝癌、神经母细胞瘤等）在内；另一类为严重自体免疫性疾病患者，如类风湿关节炎、系统性红斑狼疮、系统性硬化症等。对于这类患者移植的目的是去除体内存在的异常的自体反应细胞，在重建造血系统的同时，诱导新生的免疫系统对自身组织产生免疫耐受。据 CIBMTR 的最新资料，美国 2010 年的 ASCT 数量超过 10 000 例，大于异体移植的数量。

ASCT 的造血干细胞同样可以来自骨髓或外周血（PBSC），与自体骨髓移植相比，自体外周血干细胞移植（Auto-PBSCT）具有如下优点：①采集比较方便，采集 PBSC 时无须对患者进行麻醉，减少了风险，也避免了多部位穿刺抽髓造成的痛苦。②对于部分侵犯骨髓的患者和多发性骨髓瘤的患者，由于骨质破坏或肿瘤细胞浸润，及骨盆局部放疗等原因无法采集骨髓时，可采集 PBSC。③移植后造血和免疫功能恢复快，移植后感染、出血等并发症少，降低了移植相关死亡率，缩短了住院时间，节减了费用。④一般认为与骨髓相比，外周血中肿瘤细胞混入少。最初人们曾设想 PBSC 中肿瘤污染少，Auto-PBSCT 可降低复发率。但现有资料表明，复发率并不比自体骨髓移植少。可能与采集物中单个核细胞的绝对值大于骨髓，因此虽然混入的肿瘤细胞比例低但绝对数没有减少有关，另外肿瘤复发的主要来源是体内残留的肿瘤细胞。但因为 Auto-PBSCT 的上述优点，自从 1986 年第一例报道以来，Auto-PBSCT 已经基本替代了自体骨髓移植，占所有 AHSCT 的 90% 以上。

如何采集足够数量的外周血干细胞，同时降低移植后的复发率一直是 AHSCT 的热点和难点。目前临床使用的动员剂主要有以下几类。①化疗药物：最常用的药物有大剂量环磷酰胺（CY），通常为 $4 g/m^2$，此外，大剂量依托泊苷（VP-16）、阿糖胞苷（Ara-C）和一些联合化疗方案等也有报道。②造血细胞刺激因子：粒细胞集落刺激因子（G-CSF）是应用最广的动员剂。③化疗联合造血细胞刺激因子是目前临床上 Auto-PBSCT 治疗恶性肿瘤患者最为常用的动员方法之一，优点在于既可通过化疗药物进一步杀灭体内残存肿瘤细胞，细胞因子的应用又可动员出更多数量的 PBSC，同时缩短骨髓抑制的时间减少感染的发生概率。④一些新型的动员剂如 Plerixafor（AMD 3100）。目前临床上还没有一个明确的可确保移植成功的最低的干细胞阈值，比较公认的是如果输入的 $CD34^+$ 干细胞数量 $<2 \times 10^6/kg$ 则移植失败的可能性加大，在 $(4 \sim 6) \times 10^6/kg$ 间基本可以保证植入，如果输入的 $CD34^+$ 干细胞数量 $>(5 \sim 8) \times 10^6/kg$，中性粒细胞和血小板的恢复会大大加快。但临床上有 10% ~ 30% 的患者会出现动员效果不佳，影响干细胞动员效果的主要因素是患者既往接受化疗的次数和剂量。一旦出现动员失败可以通过增加细胞因子的剂量，如 G-CSF（10 ~ 24 μg/kg），或与其他动员剂联合如 Plerixafor，或延长化疗与动员的时间间隔来解决。必要时可以采集骨髓作为造血干细胞的来源。

降低复发主要通过以下手段：①加强移植前的化疗以减轻肿瘤负荷，改进预处理方案，以便最大限度地杀灭体内残存的肿瘤细胞为体内净化。②对采集物进行处理，减少肿瘤的污染为体外净化，体外净化的方法包括阳性选择和阴性选择，前者是筛选出 $CD34^+$ 造血干细胞，后者是通过药物、免疫学方法去除采集物中的肿瘤细胞。③加强移植后的抗肿瘤治疗，如淋巴瘤后 CD20 单抗的维持化疗、IL-2 和细胞免疫治疗等，可以进一步减少微小残留病变（MRD），有助于降低肿瘤的复发率。

2. 骨髓移植与外周血干细胞移植　在移植开展的早期人们一直采用骨髓血作为造血干细胞的来源。后来人们发现外周血中存在大约 0.06% 的造血干细胞，而在某些情况下，如化疗的恢复期，或应用粒细胞集落刺激因子（G-CSF）后这一比例可以提高到几十倍，经过血细胞分离机的采集可以得到足够重建造血的干细胞。外周血采集物和骨髓血的细胞组成无论在数量还是功能上都有不同，外周血采集物中 T 细胞、单核细胞以及 NK 细胞的数量是骨髓中的 10 倍左右，$CD34^+$ 细胞也是骨髓的 2 ~ 4 倍。此外

G-CSF 还通过对 T 细胞，抗原呈递细胞，黏附分子和共刺激分子等的调节，使外周血中的 T 细胞处于免疫低反应状态。移植物组成成分和特性的差异使两种移植方式的临床结果各有特点。

对于供者而言外周干细胞采集无须麻醉和骨髓穿刺，减少了麻醉风险和疼痛。但因为要对健康供者应用药物进行动员，长期以来人们对此一直心存顾虑。正是因为外周干细胞的采集安全可靠，相对易被供者接受，同时外周干细胞移植的疗效不逊于骨髓移植，因此外周干细胞移植的数目已经超越了骨髓移植。尤其在非血缘关系移植和一些高危患者移植中更有优势，目前已是 > 20 岁患者的主要移植方式，在儿童移植中的比例也逐渐上升。

3. 非血缘关系移植　HLA 基因相合的同胞一直是异基因 HSCT 的首选供者，但在同胞中，HLA 完全相合的概率仅为 30%。HLA 相合的非血缘关系供者就成了无 HLA 相合同胞患者进行 HSCT 的另一选择。NMDP 5 000 多例资料表明，非血缘移植植入的失败率仅 4%，与 HLA 配型相合度、是否进行去 T 细胞处理和疾病类型相关。GVHD 的发生率随着 HLA 配型不合度的增加而增加，一般文献报道 Ⅱ ~ Ⅳ度急性 GVHD 的发生率在 40% ~ 90%，慢性 GVHD 的发生率在 55% ~ 80%。约 50% 的广泛型 GVHD 患者最终因严重的免疫缺陷而死亡。因此 HLA 相合程度是影响非血缘关系移植的最主要因素。随着 HLA 基因配型技术的进步，以及骨髓库的扩大，目前对供受者至少进行 HLA-A-B，DRB1，C，DQB1 位点的配型，NMDP 推荐选择无关供者标准为：①HLA-A，-B，-C-DRB1，-DQB1 位点的 10 个基因型相合。②具有一个基因型不合的供者，也为可接受作为无关供者。③根据受者原发疾病预后因素，最先可能选择基因不合数目最少的供者。但这并不意味着为了找到相合度更高的供者，患者可以长期等待，因为患者的疾病状态对移植结果同样具有重要影响。

非血缘移植的最大缺陷是必须维持足够大的库存量来保证查询的成功率，这需要大量的人力物力；此外，从查询到实际移植的时间较长，并且受到多种不确定因素的影响，不适宜疾病进展迅速需要尽快移植的患者；移植后患者一旦出现复发或植入不良等情况，再次获得干细胞/淋巴细胞的可能性小；而采集过程对健康供者的影响也是不容忽视的伦理问题。这些都迫使人们寻找非血缘供者之外的其他移植物来源。

4. 脐带血移植　很早人们就认识到脐带血中含有造血干细胞，与传统移植相比，CBT 患者的植活率低，白细胞和血小板植入速度慢，这与脐带血中干细胞的数量和质量相关。但非血缘脐带血（UCB）与无关供者的造血干细胞相比具有几个明显的优势：冻存的脐带血很快就可以获得，避免了无关供者查询和干细胞采集过程中的时间延误和不确定因素，可以更好地根据病情决定移植时机；因为脐带血中 T 细胞的低免疫反应性，对于 HLA 配型相合程度的要求相应降低，使大多数的患者都能查到（4 ~ 6）/6 相合的脐带血。此外，对供者和母体无任何损害，传播感染性疾病（如 CMV）的风险降低等。与无关供者 HSCT 相比，在 HLA 相合程度相同的条件下，UCBT 后 GVHD 的发生率低。曾经人们担心脐带血的低免疫反应性有可能减弱其抗肿瘤作用，但事实是 CBT 同时保留了 GVL 作用，并没有增加移植后的复发率。

CBT 作为无合适供者患者的一个实用性选择，实际病例数超过 20 000 例。有些移植中心已经把 UCBT 作为儿童移植的首选，在成年人作为次选，日本近 50% 的非血缘关系移植为脐带血移植。2006 年后全球成年人 CBT 数量已经超过儿童，CBT 的发展离不开脐血库的支持。据不全统计，全球有 100 多家脐血库，储存脐带血 400 000 多份，并大多建立了详细而完善的采集、检验、冻存、查询、出入库、运输等制度，为非血缘 CBT 提高了可靠的保证。

5. HLA 配型不合的移植　尽管无关供者和脐带血库解决了部分无 HLA 相合同胞患者的供者来源问题，但较低的配型成功率、过长的寻找时间和各种不确定因素以及脐带血的低细胞数等问题仍然将相当一部分患者挡在移植门外。如何跨越 HLA 的免疫屏障，使 HLA 配型不合的移植成为可能一直是人们的理想。

阻碍 HLA 不合移植成功最主要的问题是 GVHD 重，排斥率高，免疫重建慢。为了解决 HLA 带来的免疫屏障问题，人们尝试了多种方法。通过生物物理等方法去除介导 GVHD 的 T 细胞可以用于预防或减轻 GVHD 发生。为解决排斥率上升问题，在坚持体外去 T 细胞的同时，移植工作者尝试多种方法来解决此一难题。①增强预处理方案：一则可加强抗白血病作用，降低移植后白血病复发率；二则亦可进一步破坏受者免疫系统，降低移植排斥率，但随着放化疗强度增加，使预处理相关毒性及其死亡率亦上升，限制了其无限制的加强。②体外选择性去除 T 淋巴细胞：选择性地去除引起 GVHD 的 T 淋巴细胞亚群，既能预防 GVHD，又不至降低移植物抗白血病（GVL）效应或增加 BMT 排斥率，在小鼠，诱发 GVL 与 GVHD 的 T 细胞亚群的确具有一定的可分离性，但人类是否存在引起 GVHD 的特异 T 淋巴细胞亚群，目前尚无法肯定。体外选择性去除 $CD8^+$ 细胞的临床结果亦不甚令人满意。③保留性去除 T 淋巴细胞：在过度去 T 的骨髓中重新加入适量的成熟 T 淋巴细胞，将 GVHD 的发生限制在可控范围内，同时降低排斥率及白血病复发率，在动物实验，已证实此种关系的存在，但在人类，成熟 T 细胞保留到何水平方为合适，目前尚难以回答。新近国际骨髓移植登记组的资料表明，GVHD 的发生率与 T 细胞去除量有一定关系，但 T 细胞去除量的多少并不影响造血干细胞移植的排斥率和造血干细胞移植后白血病复发率。一般采用去除两个对数级 T 淋巴细胞，但移植后仍需免疫抑制药预防 GVHD。④选择性去除移植物中的活性 T 细胞或体外诱导 T 细胞免疫耐受：供者移植物 T 细胞与受者抗原共培养，然后去除或灭活针对宿主有反应而对第三者细胞无反应的活化 T 细胞，将处理后的 T 细胞再回输体内，则有可能降低 GVHD 发生率，但因为操作技术繁复，并且很难完全清除活化的 T 细胞，目前仅有小宗病例报道。⑤增加干细胞数量：Aversa 通过阳性选择 $CD34^+$ 细胞，使移植物中 $CD34^+$ 细胞中位数达到 $12.8 \times 10^6/kg$，T 细胞则减少 4.5 个数量级，同时 B 细胞也减少 3.2 个对数级。175 例资料显示植活率 95%，aGVHD 的发生率为 8%，虽然 AML CR1 患者的 DFS 达到了 50%，但是 ALL CR 患者的 DFS 仅有 25%，总 NRM 40%，感染仍是导致死亡的主要因素。

HLA 单倍体亲缘关系移植相对于非血缘关系移植，由于供者可以来源于父母、子女、同胞、堂表亲，因此几乎可以为 100% 的人群找到供者，从根本上解决了供者来源问题，并且不需要特殊的费用和查询等待时间。由于亲情关系的存在，当再次需要供者干细胞或淋巴细胞，以解决植入不良及复发等并发症时，操作性更强，从而有利于总体生存率的提高。

6. 降低预处理强度/非清髓性移植　接受去 T 细胞移植患者的复发率增高，发生 GVHD 患者复发率低，供者淋巴细胞输注（DLI）可以治疗移植后复发患者等现象，都证明了在异基因移植中除预处理的肿瘤杀伤作用外，供者的免疫细胞在防治肿瘤复发方面同样发挥着巨大的作用。而这意味着我们有了可以通过降低预处理的强度，来减轻预处理相关毒性的空间。减低预处理强度的移植（RIC）或非清髓性移植（NST）的提出实际上反映了一种治疗观念的改变，是传统造血干细胞移植的发展和更新。完整的 RIC/NST 应该包括降低强度的预处理和移植前后的免疫治疗两个部分，前者在减少对患者重要脏器的损伤，扩大移植的受者群的同时必须保证植入，后者通过植入的细胞和随后的供者 DLI 诱发出 GVL 效应以清除受者残存的肿瘤细胞。

RIC 有效的前提之一是建立完全的供者嵌合，故不能忽略预处理剂量强度的重要性，目前常用的方案对于淋巴造血系统的作用强度差别很大，各种方案孰优孰劣还无法下结论，但比较公认的是对于急性白血病或中度恶性的淋巴瘤，剂量强度具有重要作用，而在恶性程度较低的疾病中剂量强度的重要性还不十分清楚。除此之外，移植物中包含足够的免疫活性细胞是发挥免疫反应的关键。供者的 T 淋巴细胞具有帮助清除宿主免疫活性细胞和肿瘤细胞、减少移植排斥、促进 GVL 的作用。动员的外周血采集物中的 T 淋巴细胞是骨髓中的 10 倍以上，因此目前标准的 RIC/NST 移植选用外周血干细胞。如果在初次输注后没有达到完全淋巴造血嵌合或疾病复发，可以进行 DLI，DLI 的主要不良反应是 GVHD 和造血抑制。目前对于 DLI 的应用时机、细胞数量等尚无明确的规定。

RIC/NST 最主要的优势来自预处理相关毒性的减少，可以使那些因高龄或身体条件不适宜传统移植的患者得益于移植。但是急慢性 GVHD 的发生率与传统移植类似，复发率增加，因此对于一些进展不快，增殖速度慢，且对免疫治疗敏感的疾病，如慢性髓细胞性白血病（CML），慢性淋巴细胞白血病（CLL），低度恶性淋巴瘤、非恶性疾病等方面可能具有优势。

三、原理

HSCT 由早年试图挽救核事故中的受害者的探索性治疗，发展至今日，已成为一项成熟的治疗技术，用于根治多种血液系统和非造血系统恶性肿瘤，以及某些造血衰竭性疾病，自身免疫性、代谢性疾病。其宗旨是以健康的造血干细胞替代患者病态的造血系统，清除体内肿瘤细胞或异常细胞，重新建立正常的造血及免疫系统。成功进行异基因造血干细胞移植需具备以下条件：①进行超大剂量或者亚致死剂量的放化疗清除患者体内残存的恶性克隆。②输入足够数量的正常造血干细胞。③患者处于免疫抑制状态。

（一）干细胞的生物学特性

1. 干细胞特性　干细胞具有以下 3 个重要特征：①高度的自我更新或自我复制能力。②无限传代。③可分化成各种功能类型的细胞。这一定义涵盖了不同干细胞，包括：胚胎干细胞、全能干细胞、多能干细胞、多潜能干细胞、单能干细胞等，具有各不相同的分化潜能和功能。受精卵是一种真正意义上的"全能"干细胞，具有无限分化潜能的细胞，可以分化形成胚胎生长发育和成体中所需的任何细胞，形成各种器官组织。胚胎干细胞是早期胚胎中的一团细胞，是一种早期多能干细胞，可以通过细胞分化形成多种组织，但其分化功能已受到一定限制，已不能单独发育成完整的胎儿，它可以发育成为外胚层、中胚层及内胚层 3 种胚层的细胞组织。成年人组织中的干细胞被称为成体干细胞，已失去多向分化的能力，仅能在特定组织中分化成熟。造血干细胞是一种次级多能干细胞，在成年人仅存在于骨髓中，维持恒定但很低的数量，可向下游分化形成各系祖细胞，仅具有一系或两系分化潜能；再进一步分化为前体细胞，如骨髓中形态已可辨认的各系幼稚细胞和各系成熟血细胞等。随着干细胞向下游分化成熟，其增殖能力逐渐增强，而分化能力减弱。

2. 造血细胞生成与调控　造血系统是指机体内制造血液的整个系统，由造血器官和造血细胞组成。正常人体血细胞是在骨髓及淋巴组织内生成，造血分为 3 个阶段：①卵黄囊造血期，始于人胚第 3 周，停止于第 9 周。②肝造血期，始于人胚第 6 周，至第 4~5 个月达高峰。③骨髓造血期，始于人胚第 4 个月，自 5 个月后成为造血中心，骨髓造血功能迅速增加，成为红细胞、粒细胞和巨核细胞的主要生成器官，同时也生成淋巴细胞和单核细胞。除此外，脾、胸腺和淋巴结等也参与造血，出生后成为生成淋巴细胞的主要器官。成年人体内各种血细胞主要由骨髓中的干细胞分化增生而成。胚胎期有大量造血干/祖细胞参与血循环，这已经被脐带血中检测到大量造血干细胞所证实，并应用于临床进行脐带血造血干细胞移植。在出生后不久，初级造血细胞开始迁移和定居于骨髓中，因此在循环中只有很少量初级造血细胞。造血干细胞定位于骨髓，与基质细胞来源的因子 SDF-1 有关，敲除这一因子或其受体 CXCR-4 会导致骨髓发育不全。造血细胞位点发生变化，可能与发育过程中造血干细胞表面黏附分子发生变化，以及各造血位点中基质细胞特性的改变有关。

在胚胎和迅速再生的造血组织中，造血干细胞多处于增殖周期之中；而在正常骨髓中，则多数处于静止期（G_0 期），当机体需要时，其中一部分分化成熟，另一部分进行分化增殖。造血干细胞所处细胞周期与其植入能力相关，实验证实静息状态的 G_0/G_1 期细胞可以植入受照动物体内，而 S 期和 G_2 早期细胞的植入能力很低。但是，成体干细胞具有的这一细胞周期依赖的特性，在脐带血和胎肝干细胞中并未发现，对此进行深入研究，可能进一步了解植入基因的调控。

造血干细胞除具有对称分裂为 2 个相同后代细胞的特性外，还具有不对称的分裂方式，即由一个细胞分裂为 2 个细胞，其中 1 个细胞仍然保持干细胞的一切生物特性，从而保持身体内干细胞数量相对稳定，而另 1 个细胞则进一步增殖分化为各种血细胞前体细胞并向下游分化成熟，释放到外周血中，维持人体所需。这种对称性和不对称性分裂的平衡与调控对维持造血干细胞的数量以及分化的细胞至关重要。在移植动物模型中已证实，植入有限数量的造血干细胞，骨髓库细胞在扩增至正常容量后将不再变化；而进行连续骨髓细胞移植的实验，验证了干细胞的扩增潜能并没有限制。在正常情况下，造血干细胞在体内仅保持很低的数量，但足以维持所有造血所需。何种机制对造血干细胞分裂方向进行调控尚不明确，可能与干细胞分裂的轴向有关。干细胞能够进行自我更新和向下分化成熟的特性，是其应用于临床造血干细胞移植及其他干细胞治疗的基础。

3. 造血微环境　血细胞生成除需要造血干细胞外，尚需有正常造血微环境及正、负造血调控因子的存在。造血组织中的非造血细胞成分，包括微血管系统、神经成分、网状细胞、基质及其他结缔组织，统称为造血微环境。造血微环境可直接与造血细胞接触或释放某些因子，影响或诱导造血细胞的生成。

干细胞龛是成体干细胞集中存储的微环境，提供特定调控信号，是造血干细胞及其后代维持自我更新、分化及增殖的关键因素，从而维持正常机体的造血所需。造血干细胞龛由基质细胞和细胞外基质构成。造血干细胞位于骨髓的造血微环境即龛中，通过细胞间相互作用、黏附因子及配体、细胞因子、趋化因子及相关受体等与龛内特定的细胞发生相互作用，决定干细胞的命运。成纤维细胞是研究最为深入的骨髓基质细胞，通过细胞表面整合素结合原始造血细胞，骨髓内皮细胞也可支持原始造血细胞。在体内环绕窦状隙内皮细胞，富含 CLCL12 的网状细胞（CAR），也很可能发挥血管壁的壁龛功能。血管壁龛被认为是活跃分裂的干细胞所处场所，也是细胞进出骨髓的重要交通场所，调节干细胞激活和分化方向。越来越多的研究证实，排列在骨小梁的成骨细胞，除了通过调节骨基质蛋白的分泌形成新骨，以及通过破骨细胞调节骨吸收外，也被认为是造血干细胞龛的重要组成部分，通过释放影响造血干细胞的细胞因子调节造血微环境，对造血干细胞的维持、增殖、成熟起重要的作用。所有这些细胞均可能来源于间充质干细胞，在特定条件下，可诱导生成成纤维细胞、内皮细胞、网状细胞和成骨细胞等。

此外，成骨细胞、破骨细胞和长扁平细胞构成骨内膜层，可能为新移植的造血干细胞提供一种归巢的环境，在特定细胞因子存在时可以生长，但不能生成造血细胞。STRO-1 + 间充质干细胞能分化成脂肪细胞、软骨细胞和成骨细胞；STRO-1 + 血管外周细胞也具有类似的分化成成骨细胞的潜力。

细胞外基质由间充质细胞分泌形成，包括蛋白聚糖、糖胺聚糖、纤连蛋白、肌腱蛋白、胶原、层粘连蛋白等。基质细胞表面的细胞因子，以及与基质相结合的趋化因子和细胞因子，相互作用，除促进造血细胞发育外，还参与了维持干细胞存活、使细胞处于静止期等功能。基质细胞表面常见的细胞因子包括 C-Kit 配体、白细胞介素-1、肿瘤坏死因子-α、巨噬细胞集落刺激因子（M-CSF）、转化生长因子等。与基质相连的细胞因子包括粒细胞—巨噬细胞集落刺激因子（GM-CSF）、干扰素 γ、白细胞介素、碱性成纤维细胞生长因子等。

造血微环境对造血干细胞的调控正是通过细胞与细胞之间、细胞与微环境中这些信号的传递，使细胞表现出相应的生物学行为，维持体内造血功能的恒定，血细胞的起源与分化。

4. 干细胞检测方法　检测干细胞的方法很多，最初是脾结节形成单位、长期培养法证实了干细胞的存在。动物移植模型也是主要的研究手段，例如 NOD-SCID 鼠提供了在体内研究干细胞增殖分化特性的模型；通过有限稀释法可以了解干细胞在造血细胞中的比例。

随着流式细胞技术的发展，应用单克隆抗体识别干细胞表面特异性分子标志，研究干细胞分化阶段及功能，也可以进行干细胞的富集纯化。特异性或主要分布于造血干细胞表面的抗原主要包括：①CD34，调节细胞黏附和细胞周期。②CD90（Thy-1），一种高度糖基化的 GPI 锚连蛋白，参与 T 细胞与基质细胞的黏附。③CD117（c-kit 受体），支持原始血细胞的生存和增殖。④AA4，一种鼠源分子，与表达在人吞噬细胞的补体受体同源。⑤Sca1 被证实是正常干细胞发育所必需的细胞因子。⑥CD133 其功能是维持质膜突起；此外还有 CD164、CD150、CD110 等。由于大部分造血干细胞表面标志也会在定向分化的细胞表达，因此仅用阳性标志进行分离纯化、筛选细胞是不够的。而造血干细胞是多能干细胞，不表达任何系别相关的膜蛋白标志（Lin⁻），因此，可通过阴性筛选进行干细胞纯化。常用的阴性筛选组合包括：T 淋巴细胞表达 CD38、HLA-DR、CD3、CD4、CD5、CD8；排除 B 淋巴细胞的 CD10、CD19、CD20；区分巨噬细胞和粒细胞的 CD11b、CD14、Gr-1；排除红系的血型糖蛋白 A 和 Ter19 等。目前认为人类造血干细胞表面标志特征是 CD34$^+$CD38$^-$Lin$^-$，约占骨髓细胞的 0.1%。

利用荧光素酶标记的单个干细胞示踪，还可以显示最初仅在移植部位进行细胞增殖，随后扩展至骨髓和脾等部位，然后消退。

5. 白血病干细胞　当从 AML 患者中分离出的 CD34$^+$CD38$^-$细胞群移植到 NOD/SCID/J、鼠体内，并形成白血病时，白血病干细胞的存在第一个在异种移植模型中被证实。在白血病中，发生恶性转化的这群细胞，自我更新能力保留完好，但是缺乏对增殖的严格控制，导致异常增多。白血病干细胞存在于造血的各个阶段，从早期的干细胞至定向祖细胞，由于恶性转化而具有自我更新能力。白血病干细胞特异性的表面标志虽然尚未确定，但认为存在于 CD34$^+$CD38$^-$细胞群中，此外还可以检测到 CD47、CD90、CD96、CD123 等。许多正常造血干细胞调控分子对白血病干细胞同样发挥功能。正常和白血病干细胞间的差异可能源于基因突变，从而影响细胞内信号传导。如细胞因子受体 Flt3 和 c-kit 出现肿瘤性损伤，可导致早期造血分化阶段，下游的信号传导通路持续性激活，完成正常向白血病干细胞的转化。

处于静止期是干细胞的特性之一，白血病干细胞同样具有这一特性，这也是其逃避细胞毒性药物的机制。静止期白血病干细胞对常规化疗和靶向药物不敏感，在停药后，成为导致复发根源。近年来，尝试多种方法，如使用 α 干扰素、抗 CD44 单抗等，让白血病干细胞进入细胞周期，从而降低复发，提高治愈的机会。

6. 细胞黏附和归巢　造血干细胞通过与其他细胞及基质蛋白的相互作用定位于骨髓中。造血干细胞并非永远留在骨髓里，有少量细胞进入血液循环后，可再次进入骨髓，或进入其他器官。除干细胞外，其他更分化的祖细胞在归巢前也在血液中循环。造血干细胞具有多种黏附因子和细胞因子受体，使其可以黏附于骨髓窦内的细胞或基质。这些黏附作用对促进干细胞归巢和定居至关重要，并提供与其他细胞密切接触的机会，对维持其生存和调控其增殖非常关键。绝大部分各系分化细胞进入循环，完成其功能寿命，一部分进入外周器官进一步分化成熟，如 B 细胞在淋巴结和脾，T 细胞在胸腺等，部分淋巴细胞再次回到骨髓，发育为成熟细胞，如浆细胞等。

多种黏附分子受体及其配体参与这一过程，如整合素、免疫球蛋白超家族、唾液黏蛋白、选择素等。此外还包括趋化因子受体、趋化因子配体等。

对造血干细胞及其微环境的深入了解，未深入研究多细胞系统的发育带来启示，对治疗血细胞发育相关的血液病和其他疾病有重要意义，同时可能为器官再生提供技术平台。

（二）人类组织相容性抗原

组织相容性由主要组织相容性复合体（MHC）决定，在人类，又被称为 HLA，这是一个由一系列紧密连锁的基因座位所组成的具有高度多态性的复合体。因此，HLA 配型问题是骨髓移植成败的关键之一。T 细胞表面表达 HLA 分子，使其能够识别自我和清除外源成分，同时防止将自我识别为异体来源。对这一识别功能进行调控，可以更好地实现在异体间进行移植。

1. HLA 分子生物学　HLA 位于第六号染色体的短臂 6P21.3 区，长 4 200 kb，含有基因多达 200 多个，大部分与免疫反应相关。被分为三个主要的区域：HLA-Ⅰ类抗原，包括 *HLA-A*、*HLA-B*、*HLA-C* 基因；HLA-Ⅱ类抗原，包括 *HLA-DRHLA-DQ* 和 *HLA-DP* 基因；HLA-Ⅲ类抗原，主要编码肿瘤坏死因子和补体。

HLA-Ⅰ类分子与 HLA-Ⅱ类分子结构相似，在蛋白结合凹槽区具有高度多态性。抗原呈递细胞（APC）将细胞表面抗原呈递给 T 细胞时，在其表面表达 HLA 分子，每一个 MHC 等位基因可以呈递上千种蛋白肽，只有表达相同 MHC 分子时，T 细胞受体（TCR）才能在识别其表面上 MHC 分子所呈递的抗原肽，此现象即 MHC 限制性。

HLA-Ⅰ类抗原几乎表达于所有有核细胞和血小板，由两条链组成，具有多态性的 α 链和稳定的 β$_2$ 微球蛋白（由 15 号染色体编码，不具有多态性），其分子凹槽末端为封闭的，因此可以结合 8 ～ 10 个氨基酸长的抗原肽，与 CD8 细胞相互作用。HLA-Ⅱ类抗原一般仅表达于免疫系统细胞，如 B 细胞、树突状细胞等。有两条相似的链组成，α 链和 β 链，均由 HLA 复合体基因编码，仅有后者具有多态性，其分子凹槽末端为开放的，因此可以与更长的抗原肽相结合（12 ～ 24 氨基酸），被呈递给 CD4$^+$T 细胞。

2. HLA 多态性和遗传学　HLA 基因是目前所知人基因组中最复杂、具有最高多态性的区域。有几十个基因座位，每个基因座位又有几十个等位基因，且呈共显性表达，这就构成其多态性。其中Ⅰ类抗原，如 HLA-A 位点有 1 601 个等位基因，HLA-B 位点有 2 125 个等位基因，而 HLA-C 位点有 1 102 个等位基因；Ⅱ类抗原 β 链也具有多态性，如 HLA-DRB 有 1 027 个等位基因，HLA-DQA1 和 HLA-DQB1 分别有 44 个和 153 个，HLA-DPA1 和 HLA-DPB1 则分别为 32 个和 149 个。

由于 MHC 基因位于同一条染色体上，其多基因座位上的基因型组合相对稳定，很少发生同源染色体间交换，这就构成了以单倍型（Haplotype，即在同一条染色体上紧密连锁的一系列等位基因的特殊组合）为特征的遗传方式。按中国人常见的 A 座位基因有 13 个，B 座位基因有 30 个计算，可组成的单元型约有 $13 \times 30 = 390$ 种之多。理论上估计，父母各遗传一条单倍型给子女，便会形成 4.3 万种 HLA-AB 基因组合。事实上，HLA 各基因并非完全随机地组合，而是某些基因组合呈现高频率，这就是连锁不平衡（LD）的特点。世界上各个民族人群的 HLA 多态性和单倍型都有各自的特点，总体来讲，中国北方汉族、北美白种人和北美黑种人人群的多态性较中国南方汉族和日本人群丰富。即使在地区间也存在差异。中国汉族群体中抗原 A1、A3、B13、B44 和 B51 频率呈北高南低分布，而抗原 A24、B46、B60 呈北低南高分布。一些单倍型在不同种族相对常见，在中国汉族群体中常见的 A30-B13-DRB1 * 07，A1-B37-DRB1 * 10 单体型频率呈北高南低分布，在江浙沪汉族人群中频率较北方汉族人群下降，而 A2-B46-DRB1 * 09，A33-B58-DRB1 * 17，A33-B58-DRB1 * 13 单体型频率呈北低南高分布。HLA 多态性程度可见一斑。虽然可以根据连锁不平衡进行等位基因预测，但并不完全正确，尤其在未进行详细研究的不同种族间。移植前进行高分辨配型是避免失误的最好方法。

HLA 遗传方式是子女从父母各得到一条单倍体，父母的两条单倍体随机分配给每一个子女，因此，根据家系 HLA 分析，很容易推断单倍体。从理论上讲，父母和子女之间均为 HLA 单倍体相合，而同胞之间 HLA 完全相合的概率是 1/4，1/2 为单倍体相合，1/4 为完全不相合。

3. HLA 分型技术发展和命名法　　HLA 分型是为了确定个体的 HLA 型别，以便更好地选择造血干细胞移植的供者。HLA 系统研究从 20 世纪 70 年代到 80 年代末期主要是血清学分型技术，利用抗原抗体反应原理，采用微量淋巴细胞毒试验方法来进行检测，主要侧重于分析 HLA 产物特异性，但是难以满足 HLA 如此多态性的需求。20 世纪 90 年代以来，随着分子生物学的发展，使 HLA 分型有了巨大的飞跃，基于 DNA 分型，可获得低分辨、中分辨和高分辨结果。1991 年第 11 届国际 HLA 专题讨论上提出了 HLA 的 DNA 分型方法，随着测序技术的突飞猛进，基于 DNA 序列的分型方法已经取代了传统的血清学及细胞学分型方法。目前 DNA 分型方法主要分为两种：基于核酸序列识别的方法和基于序列分子构型的方法。基于核酸序列识别的方法主要有：PCR-RFLP（限制性片段长度多态性聚合酶链反应），PCR-SSO（采用序列特异性寡核苷酸探针杂交技术），PCR-SSP（序列特异引物引导的 PCR 反应）和 PCR-SBT（直接碱基序列分析基因分型技术）。其中 PCR-SBT 测序方法是目前世界卫生组织（WHO）推荐的 HLA 分型方法的"金标准"。

随着 HLA 检测方法的进步，HLA 命名也进行了相应调整。每个 HLA 等位基因具有唯一性，由四位数字组成，前两位表示等位基因组，通常与血清学抗原相关，如 A * 01，一般由低分辨技术获得，可以用于选择同胞相合供者，但筛选无关供者就远远不足了。冒号后的一组数字表示亚型，可以对应一种或多个核苷酸序列，但是所编码的蛋白质氨基酸序列不同，如 A * 01：01/01：04。中分辨技术（如 PCR-SSO，PCR-SSP）可以区分特定的等位基因组，但不能百分之百。高分辨技术可以完全区分所有的等位基因，表示为 A * 01：01。在查找无关供者时，要求进行高分辨分型。

4. 根据 HLA 分型选择供者　　目前实验室常规进行检测的包括 *HLA-A*、*HLA-B*、*HLA-C*、*HLA-DRB1*、*HLA-DP* 等基因。同胞之间首选 HLA 全相合的。如果没有配型相合的同胞供者，可在无关人群中寻找。找到 HLA 相合的无关供者概率如何，与单倍体出现频率的高低、是否存在罕见等位基因、少见的组合以及供者库的大小等因素有关。需要建立足够大的供者 HLA 资料库，以便在大量的供者中去寻找。高分辨配型技术为找到"最佳相合"供者提供了可能，尤其是可以避免一些静默基因造成的失误。通常实验室需常规进行 *HLA-A*、*HLA-B*、*HLA-C* 和 *HLA-DRB1* 检测，部分实验室或中心增加 *HLA-DQB1* 或 *HLA-DPB1*。无关供者造血干细胞移植供受者之间 HLA 配型相合程度要求很高，优先选择配型全相合的供者，如果没有，至少需要满足低分辨（*HLA-A*，*HLA-B*，*HLA-DRB1*）5/6 相合和高分辨（*HLA-A*、*HLA-B*、*HLA-C*、*HLA-DRB1* 和 *HLA-DQB1*）8/10 相合的原则，才能进行移植，否则可能会发生严重的移植物宿主病而致生活质量严重下降或死亡。目前中华造血干细胞资料库已有 140 万人的 HLA 资料可供查询，对于亲属之间不能找到配型相合供者的患者约有 60% 的机会找到配型相合的无关供者。如果初步查询不能找到适合的无关供者，随时间延长找到的概率反而下降，因此根据病情需要，宜尽早选择其他移植供者。

脐带血造血干细胞移植，由于新生儿免疫发育的不成熟，脐带血移植 HLA 配型相合要求较低，一般 4/6 相合即可移植，但需要细胞数较多的脐血或双份脐血同时移植。此外，由于防治排异反应的药物和方法的不断完善，亲属之间 HLA 不全相合移植 GVHD 发生率和全相合移植已无明显差异，亲属之间不完全相合（半相合）也可以选择。

认识 HLA 的多态性，依此进行供者和患者的 HLA 配型，进行造血干细胞移植才能取得良好效果。

（三）其他影响移植的因素

即使供受者之间 HLA 配型完全相合，仍有部分患者发生移植物抗宿主病和移植排斥。这就提示存在其他因素影响移植的效果，虽然其他移植相关抗原诱导的免疫反应没有 HLA 强烈。

1. 杀伤细胞免疫球蛋白样受体（KIR）　NK 细胞是天然免疫系统的组成成分，在控制病毒感染和监视肿瘤中发挥重要作用。NK 细胞表达一些受体，有抑制性的和激活性受体，包括 KIR、NKG2D 和 DNAM-1 等。KIR 基因家族目前已知由 15 个基因和 2 个假基因组成，位于第 19 号染色体上的 LRC 区域中，长度 100 ~ 200 kb。LRC 长度约 1 Mb，是一个快速进化的免疫相关基因的基因簇，这些基因编码一些胞外免疫球蛋白样结构域的分子。

KIR 的配体是 MHC- I 类分子，在配体缺失的情况下，NK 细胞激活并溶解靶细胞（这种情况见于单倍型移植），抑制性 KIR 与 I 类分子相作用，可以抑制 NK 细胞的激活。目前采用配体—配体模型或配体—受体模型，研究了 KIR 不合对移植的影响。某些受体的存在或缺失、与受体数目或单倍体数目等，均影响移植的结果。

2. 次要组织相容性抗原　次要组织相容性抗原（MiHAs）是种群内某些多态性基因编码的细胞内蛋白，被降解形成的肽段具有同种异型决定簇，以 MHC 限制性方式被 T 细胞识别，属同种异型抗原。包括与性别相关的抗原（如 H-Y 抗原）、表达于白血病细胞或正常细胞表面的非 Y 染色体连锁的 mH 抗原等。即使 MHC 完全相合的同胞之间的造血干细胞移植，仍有约半数患者出现急性和慢性 GVHD，严重地影响移植的预后。研究资料表明，MiHAs 是发生这部分 GVHD 的重要原因。在移植患者中，可以检测到抗 HA 和 H-Y 抗体，以及特异性 CTL，这些是 MiHAs 通过细胞免疫应答和体液免疫应答参与 GVHD 的证据，但是，在未来是否具有临床治疗价值，仍需进一步评估。

3. 细胞因子、趋化因子和免疫反应基因的多态性　大量细胞因子及其受体、抑制药等参与造血干细胞移植的免疫反应，与 GVHD 相关。DNA 单个核苷酸多态性是否会影响最终结果，取决于是否会对细胞因子的功能或活性水平产生影响。已经在移植模型中对 TNF、IL-10、IL-1、IL-2、IL-6、干扰素等进行了研究。对某些与天然免疫系统相关的基因也开展了研究。NOD 样受体、Toll 样受体等被证实可能与移植后复发、GVHD 和感染有关。还有很多基因也引起了研究者的兴趣。

（四）预处理

造血干细胞移植前，患者须接受一个疗程的大剂量化疗或联合大剂量的放疗，这种治疗称为预处理，这是造血干细胞移植的中心环节之一。预处理的主要目的为：①为造血干细胞的植入腾出必要的空间。②抑制或摧毁体内免疫系统，以免移植物被排斥。③尽可能清除基础疾病，减少复发。根据疾病和所进行的造血干细胞类型不同，所选择的预处理方案的侧重点各有不同。

恶性血液病目前常用的预处理方案有：①Cy/TBI（环磷酰胺 + 全身照射）。②Bu/Gy（白消安 + 环磷酰胺）。③Bu/Flu（白消安 + 氟达拉滨）等，尚可在这些基础方案中增加药物或调整用药剂量。在 HLA 半相合或无关供者造血干细胞移植的预处理方案中通常加用抗胸腺细胞球蛋白或抗淋巴细胞球蛋白。再生障碍性贫血进行异基因造血干细胞移植的预处理方案多选择大剂量环磷酰胺联合抗胸腺细胞球蛋白。白血病自体造血干细胞移植可选用上述某种预处理方案，但恶性淋巴瘤自体移植常用的预处理方案为 CBV（环磷酰胺 + 卡莫司汀 + 依托泊苷）或 BEAM（卡莫司汀 + 依托泊苷 + 阿糖胞苷 + 美法仑）。多发性骨髓瘤自体造血干细胞移植的预处理方案多选择大剂量美法仑。淋巴细胞白血病患者推荐含有 TBI 的预处理方案。

四、适应证

HSCT 作为一项治疗平台，不仅适用于血液系统恶性肿瘤，而且还为某些造血衰竭性疾病，自身免疫性、代谢性疾病及其他系统恶性疾病的治疗提供了新的方式。除此之外，目前还衍生出多种干细胞治疗方法，如输注供者淋巴细胞（DLI）、NK 细胞、间充质细胞、特异性杀伤细胞等，这些细胞既可以来源于同一供者，也可能来源于第三方。虽然造血干细胞移植仍然是多种血液系统恶性肿瘤的唯一根治方法，但是随着近年来治疗方法的多样化以及靶向治疗等的发展，其适应证也发生了很大的变化。如在慢性粒细胞患者中，越来越多的患者选择酪氨酸激酶抑制药作为一线治疗，异基因造血干细胞移植的比例在下降；而随着单倍型移植技术的突破与进展，解决了供者来源的难题，也有越来越多的恶性肿瘤患者可以通过寻求单倍型移植获得根治。

（一）异基因造血干细胞移植

白血病是异基因造血干细胞移植的主要适应证，约占 70% 以上。对于大多数成人急性白血病患者，如果单纯依靠化疗而不进行异基因造血干细胞移植，复发往往在所难免，难以获得根治。但是，由于异基因造血干细胞移植的治疗风险相对较高，因此需要全面仔细评估该治疗给患者带来的利益和风险，选择恰当的治疗。

1. AML 近年来，由于大剂量阿糖胞苷的应用，使一部分具有特殊分子生物学异常的 AML 患者获得将近 50% 的长期缓解率，治疗效果接近异基因造血干细胞移植，因此，需要根据患者的具体诊断和分期选择是否需要移植。

NCCN2012 版指南，根据患者的分子生物学和遗传学异常将 AML 患者分为低危、中等及高危三组（表 9-1）。对于年龄 <60 岁，低危组的 AML 患者，第一次完全缓解期（CR1）时可以不选择异基因 HSCT，是自体 HSCT 或大剂量化疗的适应证。但是，对于那些微小残留白血病定量监测不能降至 0 或者在治疗期间下降后有上升趋势的患者，也应该考虑行异基因 HSCT，首选同胞相合 HSCT，根据各移植中心的情况也可以考虑行无关或者亲属半相合供者 HSCT。

表 9-1 NCCN 急性髓性白血病指南

危险度	细胞遗传学	分子生物学异常
低危	inv（16）或 t（16；16）	正常
	t（8；21）	NPMI 突变阳性，或者孤立的 CEBPA 突变但不具有 FLT3-ITD
	t（15；17）	
中危	正常核型	t（8；21），inv（16）或 t（16；16）伴 c-KIT 突变阳性
	+8	
	t（9；11）	
	其他未确定的	
高危	复杂异常（≥3 项克隆性异常）	伴 FLT3-ITD 突变的正常核型
	-5，5q¯，-7，7q¯	
	11q23，但不包括 t（9；11）	
	t（6；9）	
	t（9；22）	

根据遗传学及分子生物学异常危险度分组。

对于中危或高危组患者在达到 CR1 后，就应该考虑行异基因 HSCT 以寻求根治，在供者的选择上同样首选同胞相合供者，在没有相合供者的情况下，应考虑无关或者亲属半相合供者。

由于急性早幼粒细胞白血病（APL）经砷剂、全反式维 A 酸及化疗的完全缓解率及生存率已将近 90%，除复发患者外，原则上不进行异基因 HSCT。

所有 CR2 或以上的 AML 患者均是异基因 HSCT 的适应证，应尽快进行移植，以争取根治。对于所有复发或者第一次诱导治疗失败的患者，异基因 HSCT 可以作为挽救治疗，但是长期缓解率及生存率仍然不理想，仅有 10% ~20%。

对于儿童患者，处于第一次完全缓解期的低危组患儿，一般不推荐行异基因 HSCT。具有高危因素的 CR1 患者，以及所有 CR2 或以上的 AML 患儿，均有异基因 HSCT 的适应证。在没有同胞全相合供者的情况下，可考虑行无关供者 HSCT 或者脐带血造血干细胞移植，而在具有相应比较丰富治疗经验的移植中心，高危患儿也可以考虑行亲属单倍型移植。对于复发的患儿，异基因 HSCT 同样也是一种有效的挽救性治疗。

2. 急性淋巴细胞白血病（ALL）　所有 Ph$^+$-ALL 患者在达到 CR1 时均应考虑行异基因 HSCT，并在移植后继续给予 TKI 治疗，监测 *BCR-ABL* 融合基因水平，疗效明显优于自体移植和化疗。

NCCN2012 版指南将成年人 ALL 患者进一步分组，对于青少年和年轻成人患者（即 15 ~39 岁）低危 ALL 患者可以考虑采用参照儿科方案的联合化疗或自体移植，而不做异基因 HSCT，也可以取得较高的长期存活率。但是，对于具有高危因素的 ALL 患者，如 MRD 阳性，发病时高白细胞（即 B-ALL > 30×10^9/L，或者 T-ALL >50×10^9/L），MLL 基因阳性，亚二倍体等，无论年龄大小，应考虑行异基因 HSCT。虽然异基因 HSCT 对于复发、诱导缓解失败或晚期的患者可以作为一项有效的挽救性治疗，在移植后获得暂时的缓解，但最终多数患者仍然死于原发病复发或者其他移植相关并发症，能够获得长期存活的患者为数很少。

对于儿童患者，处于第一次完全缓解期的低危组患儿，一般不推荐行异基因 HSCT 或者自体 HSCT。具有高危因素的 CR1 患者，以及所有 CR2 或以上的 ALL 患儿，均有异基因 HSCT 的适应证。首选同胞全相合供者进行移植，其次可以考虑行配型相合的无关供者 HSCT 或者脐带血造血干细胞移植，而在治疗经验比较丰富的移植中心，高危患儿也可以考虑行亲属单倍型移植。对于复发的患儿，异基因 HSCT 同样也是一种有效的挽救性治疗。

3. 慢性粒细胞白血病（CML）　异基因 HSCT 仍然是根治 CML 的唯一方法。由于酪氨酸激酶抑制药（TKI）越来越广泛地应用，大部分 CIL 慢性期的患者疗效肯定，HSCT 已不再作为首选治疗，但是，对于儿童或者年轻患者，如果有同胞全合供者，在充分评估治疗风险后也可首选进行 HSCT。对 TKI 疗效不佳（治疗 3 个月未达到血液学疗效、6 个月无细胞遗传学疗效、12 个月无或者仅有微小分子生物学疗效的患者）、不耐受 TKI 治疗或者治疗中失去疗效的慢性期患者，应尽早进行移植。年龄大于 45 岁的患者，推荐首选 TKI 治疗，如果对 TKI 治疗敏感则尽量在出现耐药证据后再进行异基因 HSCT。对于年龄较大的，或者不能耐受常规移植预处理方案的患者，也可考虑行减低预处理毒性的 HSCT。首选同胞全相合供者，如果不能查询到相合的无关供者，也可以考虑进行亲属单倍型移植。

患者的疾病状态是影响 HSCT 疗效的重要因素。进展期（加速期或急变期）CML 患者，通过化疗或 TKI 治疗达到第二次慢性期后应尽早移植，因这些患者容易产生耐药而失去移植的机会，应尽量控制在 3 月以内。首选同胞全相合供者，如果不能尽快查询到相合的无关供者，应尽早考虑进行亲属单倍型移植。

4. CLL　由于 CLL 患者的自然病程相对较长，患者发病年龄较大，异基因移植相关死亡率高，因此需要充分评估疾病状态与移植的相关风险，严格把握适应证，仅对预后差，如 del（17p）、相对年轻，无活动性感染或其他基础疾病的患者，可以考虑行异基因 HSCT，首选同胞相合供者。近年来，在 CLL 和一些反复复发的低度恶性淋巴瘤患者，应用减低预处理毒性的 HSCT，也取得了较好的疗效。

5. 淋巴瘤　对初始治疗抵抗、难治性、复发的进展期淋巴瘤患者，或者高度恶性的淋巴母细胞淋巴瘤、自体 HSCT 后复发的患者可考虑行异基因 HSCT。此外，由于既往治疗或疾病浸润造成的骨髓衰竭、骨髓纤维化等也是行异基因 HSCT 的指征。近年来，对于一些年轻的、反复复发的低度恶性淋巴瘤患者，由于传统化疗难以治愈，如果有配型相合的同胞供者或无关供者，也可采用减低预处理毒性 HSCT 治疗。

6. 骨髓增生异常综合征（MDS）　异基因 HSCT 是根治 MDS 的唯一方法。根据 IDS 的疾病分型和状态选择是否需要移植以及移植的最佳时机。其主要的适应证包括：RA，RAS 需要频繁输血及血小板支持的患者，应尽早移植；RAEB，RAEB-t 在诊断后应尽早行异基因 HSCT，认为移植前是否进行化疗对移植后无病生存没有影响；MDS 转 AML，可先化疗争取达到 CR1 后再行移植。

异基因 HSCT 首选同胞全相合供者，其次可考虑 HLA 相合的无关供者。如果没有配型相合的供者，对于年龄 50～55 岁的患者，也可以选择单倍型相合的亲属供者；对于年龄较大的患者则推荐选择化疗、支持治疗及临床试验。随着减低毒性预处理方案的应用，使移植患者的年龄上限相应提高了，因此部分年龄较大的患者也获得了异基因移植的机会。

7. 多发性骨髓瘤（MM） 大剂量化疗及自体 HSCT 作为 MM 患者的标准治疗已被广泛接受。异基因 HSCT 虽然避免了输入被肿瘤细胞污染的移植物，且可以提供移植物抗肿瘤作用，但是由于治疗相关死亡率较高，且这一患者群年龄相对较大，对于是否选择异基因 HSCT 应经过慎重考虑和全面评估。在 SWOG 随机对照试验中，由于 6 个月病死率高达 45%，异基因 HSCT 组被关闭，随访 7 年的总生存率在传统化疗、自体移植和异基因移植组并无差别，均为 39%，但是，仅有异基因组生存曲线稳定在 39%，其他两组继续下降，这一结果提示，部分患者经异基因 HSCT 后可获得长期存活。因此，对有同胞全相合供者的年轻患者（<55 岁），有预后不良指征的，可考虑异基因移植寻求治愈的机会。另外，在移植后复发的患者，还可以考虑行供者淋巴细胞输注来进一步降低复发。

减低毒性预处理方案可以降低移植相关死亡率，保留移植物抗肿瘤作用，是进一步提高长期生存的方法之一，且可以使移植年龄上限进一步提高至 60～65 岁。自体—异基因序贯移植也是近年来出现的新治疗策略。在一项随机对照研究中，有同胞全合供者的患者，在自体移植后序贯进行 RIC 异基因 HSCT，与两次自体移植组的患者相比，获得更高的完全缓解率（55% 和 26%），中位生存期也更长（80 个月和 54 个月）。但是，另一项前瞻性研究发现，第一次自体移植后未能获得完全缓解或者接近完全缓解的患者，异基因 HSCT 组的无疾病进展期虽然长于二次自体移植组的患者，但是总体生存率并无差别。此外，对于高危、曾接受反复治疗或者处于进展期的患者，这一治疗方式也未显示出治疗优势。因此，对于多发性骨髓瘤患者，选择何种移植方式，如何获得更好的疗效，尚有待进一步研究。

8. 重症再生障碍性贫血（SAA） 重症再生障碍性贫血是一种以骨髓造血衰竭为特征的疾病。对于年龄 <40 岁的新诊断的成人患者，如果有配型相合的同胞供者，造血干细胞移植是首选治疗，而且应该尽快进行，避免因严重感染、出血等原因，失去移植机会。如果没有同胞相合供者，也可尽快查询配型相合的无关供者。但是由于无关供者查询的过程相对耗时较长，部分患者可能因为病情较重而不能等待，或者经初步查询没有适合的无关供者，也可以考虑行亲属单倍型移植。

既往免疫抑制治疗失败或者复发的年轻患者（<40 岁），也应该接受异基因 HSCT。2012 年 EBMT 指南也推荐将配型相合的同胞和无关供者移植作为这一患者群的标准治疗。

儿童 SAA 患者，同样应该尽早行异基因造血干细胞移植，同胞相合供者和配型相合的无关供者移植是其标准治疗。

9. 其他遗传性或先天性疾病 对于多数遗传性疾病，其发病年龄在婴幼儿或儿童期，异基因移植是根治的唯一方法。首选配型相合的同胞供者，对于儿童患者，如果没有同胞相合供者，除配型相合的无关供者外，脐带血干细胞也是不错的选择。脐带血移植后因移植物抗宿主病的发生率较低，患儿的长期生活质量较好。

10. 其他 Lille 评分中、高危的原发性或继发性骨髓纤维化也适合选择异基因 HSCT 治疗。严重的 PHN 有同胞相合供者的，也可选择移植治疗。有些实体瘤如乳腺癌、小细胞肺癌、肾细胞癌、卵巢癌等，复发或者晚期患者，有配型相合的同胞供者时，也有尝试进行异基因移植的临床试验。

（二）自体造血干细胞移植

自体造血干细胞移植通过大剂量放化疗清除体内的残留肿瘤细胞，同时输注自体的干细胞以重建造血。通常这一治疗方式仅适用于那些干细胞采集物未被肿瘤细胞累及且可以采集到足够数量的造血干细胞的恶性肿瘤患者，或者自身免疫性疾病患者。

1. 急性髓性白血病（AML） AML 低危成年人患者达到第一次完全缓解期（CR1）的，可以选择进行自体 HSCT 以获得长期存活及治愈。一般在达到 CR1 后巩固 2～3 个疗程，即可采集自体造血干细胞，首选自体骨髓干细胞，但是现阶段临床上更多是采集外周血干细胞。3 年无病生存率可达到 40% ~ 50%。随着支持治疗的改善，移植年龄上限提高至 65 岁或者更高，这使得更多老年 AML 患者获得进行 HSCT 和治愈的机会。第二次以上的 CR 低危患者一般不推荐自体 HSCT，尽管移植相关死亡率低，但是复发率高，能够获得持久缓解的患者仅为 20%。

中危组 AML 成人患者，处于 CR1，如果没有配型相合的同胞供者或无关供者，微小残留白血病（MRD）检测为阴性的，也可以考虑行自体 HSCT。

复发的 APL 患者，如果可以达到第二次分子生物学 CR，没有配型相合的同胞或无关供者，也可以进行自体 HSCT。

复发仍然是影响移植后长期生存的最主要原因，如何降低自体移植后复发是进一步改善疗效的关键。可以对采集物进行 MRD 的定量监测，如果为阳性，则不建议行自体 HSCT。

自体 HSCT 在儿童患者中曾经作为缓解后的巩固治疗被广泛应用，但结果显示低危组患儿自体 HSCT 不如联合化疗，而高危组疗效差于异基因 HSCT。目前对于儿童 AML 患者，仅处于 CR1 的高危组或者达到 CR2 的，如果没有配型相合的同胞供者，可以考虑自体 HSCT。

2. 急性淋巴细胞白血病（ALL） 自体 HSCT 在成年人 ALL 中的疗效有限。大部分随机对照研究显示，自体 HSCT 与联合化疗相比，没有显示治疗优势甚至更差。而与异基因 HSCT 相比，同样自体 HSCT 的结果也不如异基因移植。影响疗效的主要原因是移植后的高复发率，自体移植后给予维持治疗，是改善疗效的尝试之一。对于 MRD 监测阴性的 ALL 患者，没有配型相合同胞供者或无关供者的，如果采集物中 MRD 监测同样阴性，可以考虑自体 HSCT。

自体 HSCT 在儿童患者中应用有限。

3. 非霍奇金淋巴瘤（NHL） 非霍奇金淋巴瘤是一组预后差异非常大的肿瘤，其生物学特性从非常惰性至高度侵袭性，初始治疗方式也各不相同，可以采用观察等待或者标准的联合化疗。不同类型患者的移植时机和指征不同。很多高度恶性非霍奇金淋巴瘤，自体 HSCT 的疗效明显优于传统化疗。

弥漫大 B 细胞淋巴瘤是中国人最常见的 NHL，联合美罗华的化疗显著改善了疗效，患者是否还需要进行自体移植需仔细评估。Ⅰ ~ Ⅱ期患者未达到完全缓解的，完全缓解的Ⅲ ~ Ⅳ期患者，以及 IPI 评分高危的患者，能耐受大剂量化疗的，可以考虑大剂量化疗加自体干细胞移植。复发或者难治患者，经二线治疗再次达到缓解的，也是其适应证。

Burkitt 淋巴瘤，低危患者复发后，可采用二线化疗方案加自体干细胞移植，高危患者达到完全缓解的，也可以考虑采用自体移植作为巩固治疗。

Ⅲ ~ Ⅳ期套细胞淋巴瘤达到完全缓解，或者Ⅰ ~ Ⅱ期患者复发后，有移植条件的患者，可考虑选择大剂量化疗及自体干细胞移植作为巩固或挽救治疗。

滤泡淋巴瘤是常见的惰性淋巴瘤，经常多次复发，如转化为弥漫大 B 细胞淋巴瘤，对化疗尚敏感的，可以考虑大剂量化疗加自体干细胞移植治疗。

外周 T 细胞淋巴瘤，低危未完全缓解的以及高危的完全缓解患者，可以进行自体移植，而难治复发的患者，如果二线治疗有效，也可考虑。

对年龄较大的患者，可以尝试减低毒性预处理方案，而 B 细胞来源淋巴瘤，如表达 CD20，预处理方案可以增加美罗华以改善疗效。

4. 霍奇金淋巴瘤 多数霍奇金淋巴瘤是患者通过治疗可以被治愈。高危患者或者对化疗仍敏感的复发患者可以采用大剂量化疗加自体造血干细胞移植。对难治复发、进展期的患者，通过大剂量化疗及自体造血干细胞移植支持，可以显著提高无病生存和无进展生存，疗效优于传统化疗，但是不能提高总体生存率。对于经初始治疗未获得治愈的患者，自体移植是最佳选择。尝试在自体移植前应用一些新的二线化疗方案，或可以提高难治复发患者的疗效。

5. 多发性骨髓瘤 自体 HSCT 作为多发性骨髓瘤的标准治疗已被广泛接受，大剂量美法仑是最常用的预处理药物。随机对照研究显示大剂量化疗加自体移植疗效明显优于传统化疗，可改善总体生存和无事件生存，特别是高危患者。但是，在年龄较大的患者中，随机对照研究显示，大剂量治疗虽然可以带来较长的无症状期，但不能改善总体生存。尽早移植，虽然也不能改善总体生存，但是因为治疗相关不良反应轻和无症状期长，患者可以获得更好的生活质量。应用新的药物，如硼替佐米、反应停等作为初始治疗，可以进一步提高移植后的无事件生存和总有效率。移植后，选择这些药物进行维持治疗，也可以改善疗效。

很多方案尝试二次自体序贯移植，比单次自体移植可以获得更持久的疗效，更高的长期存活率，7 年 OS 20% *vs.* 10%。尤其是那些在第一次移植后，未能获得非常好的部分缓解以上的患者，通过第二次移植可以提高疗效，延长治疗的有效时间。但是，也存在结果相左的报道。对于第一次移植后复发的患者，也可以考虑再次进行自体移植作为挽救性治疗。对多发性骨髓瘤患者需根据具体情况选择治疗方式。

6. 自身免疫性疾病　生命受到威胁的或可能致残的严重自身免疫性疾病患者，对传统治疗无效，在发生不可逆性的器官损害之前可考虑行自体移植。常见疾病类型包括多发性硬化、系统性硬化症、系统性红斑狼疮、克罗恩病等。进行移植前需全面权衡利弊。

7. 其他实体瘤　对于晚期或转移的实体瘤患者，自体 HSCT 是一项有效的挽救性治疗。常见肿瘤类型在成人主要包括生殖细胞癌、尤因肉瘤、髓母细胞瘤、乳腺癌、卵巢癌等；儿童和青少年主要包括神经母细胞瘤、尤因肉瘤、视网膜母细胞瘤、软组织肉瘤、中枢神经系统肿瘤、大理石骨病等。

五、造血干细胞移植的常用技术

(一) 预处理

1. 清髓性预处理方案　清髓性预处理是指采用超大剂量的化学治疗和（或）放射治疗，目的是：①进一步清除体内残存的恶性细胞或骨髓中的异常细胞群。②抑制或摧毁体内免疫系统，使输入的骨髓不易排斥。③为骨髓干细胞植入形成必要的"空间"。

理想的预处理方案应能充分消灭体内残存的肿瘤细胞，对正常组织无致命性不良反应。组成方案时要考虑肿瘤细胞的敏感性及髓外毒性这两个问题。根据预处理方案是否含放疗，可将预处理方案分为两类。

异基因移植的预处理方案通常采用具有免疫抑制作用，并同时有抗肿瘤作用的药物和方法。根据预处理方案是否含放疗，可将预处理方案分为两类。

（1）含全身放疗的预处理方案：异体造血干细胞移植应用最多的预处理方案为含全身放疗（TBI）的经典方案。

各种含放疗的预处理方案，均在此方案基础上改进而成，分述如下。

1）TBI：TBI 是预处理的重要组成部分，早期预处理方案中 TBI 均为一次完成，其优点为抗肿瘤作用强，移植后肿瘤复发率低，但预处理相关毒性及肺部并发症，尤其是间质性肺炎发病率上升。多数学者认为 5~6 cGy/min 为单次连续照射的最佳剂量率。近年来，许多单位推荐分次 TBI（FrTBI）代替单次连续 TBI，每日剂量 200~300 cGy，4~6 天完成，总剂量可达 12~15 Gy。其中来自西雅图移植中心的研究显示，采用分次 TBI 总量 12.0 Gy 的方案，优于单次 TBI 总量 10.0 Gy 的方案。北京医科大学血液病研究所采用的 TBI 总剂量 7.5 Gy，分 2 天完成。

在 TBI 的时间安排方面，传统的方法是先化疗后 TBI，但采用分次照射后，通常采用先 TBI 后化疗。

2）化疗：有些学者认为，在含 TBI 的方案中，单用大剂量 CY 是不够的，应根据病情及病种加用其他药物或更换他药，如在 CY 的基础上加用阿糖胞苷（Ara-C）或依托泊苷（VP-16）或洛莫司汀（CC-NU），但伴随移植后复发率减低，移植相关死亡发生率（TRM）也增加，而患者的长期生存率并无改善。亦有学者尝试用大剂量 Ara-c（$6~36$ g/m^2）或美法仑（$110~180$ mg/m^2），VP16（60 mg/kg）取代 CY，而药物相关的毒性亦相应增加，患者的长期生存率没有优于单纯 Cy/TBI 方案。北京大学人民医院血液病研究所采用加 CCNU 200 mg/m^2 或甲基 CCNU（Me-CCNU）250 mg/m^2 的 C：y/TBI 方案，获得良好疗效。

（2）不含 TBI 的预处理方案：为避免 TBI 后所引起的远期不良反应，包括间质性肺炎、白内障、第二肿瘤、儿童生长发育停滞等，采用非 TBI 方案的探索一直在进行。

异体造血干细胞移植中最经典亦是应用最广泛的不含 TBI 预处理方案为 BU + CY 方案。

研究表明 BU + CY 方案可使急性白血病骨髓移植后复发率降低，但肝静脉阻塞综合征（VOD）发病率上升，Tvschka. P. J 等将方案中的 C7 自 4 天减为 2 天，称 BU + CY_2 方案，结果患者耐受性与并发症皆改善，而疗效不比原方案差。静脉白消安（商品名，白舒非）通常采用 0.8 mg/kg，q 6 h×4 d。北京大学人民医院血液病研究所将 BU + CY_2 方案进行改良，将 BU 从 4 天减为 3 天，同时加用 Ara-C、Ie-CC-NU、羟基脲（HU），用于白血病患者造血干细胞的治疗，其疗效与含 TBI 的方案相似。

通常对于急性淋巴细胞白血病，化疗耐药的急性非淋巴细胞白血病患者多采用含 TBI 的预处理方案；对于非淋巴细胞白血病、儿童患者，以及移植前接受过中枢神经系统，或纵隔放射治疗的患者多采用非 TBI 预处理方案。

2. 减低预处理强度、非清髓性移植　减低预处理强度（RIC）、非清髓性 HSCT（NST），也称之为小移植。由于传统预处理方案采用的超大剂量放疗，化疗所具有的预处理毒性，使其仅限于在年轻患者及脏器功能良好的患者中采用。

基于下述临床资料：①发生急、慢性 GVHD 患者具有更好的无复发生存率。②异基因移植后的复发率显著低于同基因移植，自体移植及去除供者 T 淋巴细胞的异基因移植。③异基因移植后白血病复发患者采用再诱导化疗加供者淋巴细胞输注（DLI）后可以获得长期缓解。从而证明异基因移植后存在移植物抗肿瘤作用（GVT），并由此为减低预处理剂量的移植奠定了理论基础。

与传统采用的预处理方案不同，其预处理目的不是为了彻底清除受者的肿瘤细胞和造血功能，而是要达到足够的免疫抑制，诱导受者对供者产生免疫耐受，从而使供者的干细胞顺利植入，并通过植活的移植物产生移植物抗肿瘤细胞的效应（GVT）。早期由西雅图移植中心在动物模型的研究为减低剂量的移植奠定了基础。其研究表明，给予狗 4.5 Gy 的 TBI 照射后，只有 13% 的狗实现完全的供者植入，28% 形成稳定的供者植入，59% 植入失败。因此，该中心在临床成功地采用 TBI 2 Gy 加氟达拉：（Flu）90～150 mg/m² 作为预处理方案，移植后应用骁悉（MMF）联合环孢霉素 A（CSA）的免疫抑制，使得小移植取得成功。目前多数 NST 预处理方案采用包含氟达拉滨（Flu）的方案，主要由于 Flu 的免疫抑制作用强而细胞毒作用相对较轻。其他常用的药物和方法有环磷酰胺（Cy）、阿糖胞苷（Ara-c）、去甲氧柔红（IDA）、2-脱氧腺苷（2-CDA）、美法仑（Mel）、白消安（BU）和低剂量 TBI 等。为加强免疫抑制作用，有些移植中心在预处理方案中还采用抗胸腺细胞球蛋白（ATG），抗 CD52 单克隆抗体，全淋巴结照射（TLI）等。

非清髓移植和减低强度的移植是对传统异基因移植的发展和改进，已经成为异基因移植的重要进展，是年龄大的患者可以采用异基因移植的重要治疗手段。其主要特点是预处理方案强度明显低于清髓方案；预处理减低后导致植入方式不同，需要通过增加免疫抑制药首先帮助受者形成供受者混合性嵌合体，再进一步达到供者细胞的完全植入。因此，移植后还要定期检测供受者嵌合状态，对于供者细胞植入比例低，或供者细胞成分进行性下降的患者，为防止发生排斥，要给予供者 DLI，使之最终达到100% 的供者细胞植入。此外，由于预处理减弱，其抗肿瘤作用也会相应减弱，通过 DLI 等手段还可进一步加强抗肿瘤作用（GVT），防止肿瘤复发。

NST 及减低强度移植的适应证：①老年患者，或身体重要脏器功能不能耐受常规清髓性移植的患者。②疾病进展相对缓慢，对于 GVT 敏感的恶性血液系统疾病，例如急性髓性白血病，慢性髓性白血病（CML），慢性淋巴细胞白血病（CLL），多发性骨髓瘤（MM），惰性淋巴瘤等。③首次移植（包括自体干细胞移植）后复发，需要进行二次 HSCT 的患者。④非恶性血液系统疾病［包括，骨髓衰竭性疾病，如重症再生障碍性贫血（sAA）；Fancons 贫血；Gaucher 病等］不需要采用清髓性移植者。

因此，NST 及减低强度移植使异基因移植的适应证及适应人群得到扩展。由于 NST 后复发率相对较高，因而建议选择肿瘤负荷低的患者采用。目前许多临床研究结果显示，采用 RIC 的移植治疗急慢性白血病，其缓解率和长期生存率与常规移植比较是可以接受的，急性和慢性 GVHD 发生率基本与常规移植相当，只是急性 GVHD 发生时间与常规移植比较一般延迟出现数周，且早期细菌感染比例下降，而晚期 GVHD 及感染与常规移植比较无显著差异。

3. 自体造血干细胞移植（ASCT）的预处理方案　ASCT 的预处理目的不同于异基因造血干细胞移植的预处理之处在于，ASCT 的预处理不需要具有强烈的免疫抑制作用的药物，而主要强调采用更有效的抗肿瘤细胞作用的药物和方法。

对于急性白血病、MDS 患者，目前多数中心仍然采用 TBI/CY 或 BU/CY_2 作为预处理方案。为加强预处理抗白血病细胞的强度，在上述 2 种方案基础上还有加用其他化疗药物的方案，例如，依托泊苷（VP16）、美法仑（Mel）、阿糖胞苷、去甲氧柔红霉素（IDA）等。

多发性骨髓瘤行造血干细胞移植的预处理方案主要是以美法仑为主的方案。美法仑 200 mg/m^2 是自体造血干细胞移植前经典的预处理方案，总剂量可以在移植前 2 天一次给予，也可以在前 3 天分次给予，研究表明两种给药方式在毒性反应以及植入时间方面均没有差异。采用美法仑 140 mg/m^2，并联合 TBI，或其他化疗药物如白消安（BU），可以降低大剂量美法仑的相关毒性。IFI 进行的随机研究表明，自体 PBSCT 前采用美法仑 200 mg/m^2 与美法仑 140 mg/m^2 联合 TBI 的方案比较，具有更长的 OS，而试图加用其他烷化剂来加强预处理强度的方案，均未达到提高移植后缓解率和改善长期生存率的结果。关于蛋白酶体抑制药，硼替佐米联合美法仑作为预处理的临床研究，初步结果显示移植后 MM 患者的完全缓解率似有提高，但是否能够延长患者的长期生存还没有最终的结论。

4. 预处理相关毒性　预处理早期毒性有胃肠道反应（恶心、呕吐、腹泻）及口腔、膀胱等黏膜炎。主要是由于预处理方案对于黏膜直接损伤及其细胞因子介导的炎性反应所致。移植后早期感染包括细菌、真菌、病毒（主要是疱疹病毒）进一步加重黏膜炎。所以，针对以上反应，采用小剂量皮质激素可缓解早期预处理相关的反应，而有效的预防和抗感染措施有利于黏膜炎的恢复。由于采取有效的预防措施，包括水化、碱化尿液，及应用美斯钠（Mesna）结合大剂量 CY 的代谢产物（Acrolein）等，移植早期后与大剂量 CY 相关的出血性膀胱炎发生率显著下降。

预处理相关的晚期并发症。①白内障：主要与 TBI 有关，糖皮质激素和环孢素应用亦可导致其发生。②白质脑病：与移植前反复鞘内注射、颅脑照射及高剂量 TBI 有关，临床表现可呈精神症状（异常兴奋，思维奔逸，甚至躁狂），严重者可癫痫发作，脑脊液检查可有颅压增高，蛋白升高，MRI 检查表现为脑白质或皮髓交界处脱髓鞘改变。③内分泌功能低下，甲状腺功能低下，性腺功能损伤引起闭经，无精子形成，不育，以及垂体功能受损导致儿童生长发育延迟等。④继发性肿瘤，大剂量放、化疗以及免疫抑制药应用均可诱发第二肿瘤发生，并且随着患者生存率延长，第二肿瘤发生率逐渐增加，但总体发生率为 5%～15%，其中接受 TBI 的患者发生率明显高于接受非 TBI 预处理方案者。

（二）造血干细胞的采集

1. 骨髓的采集与处理。

（1）异基因骨髓的采集与处理。

1）异基因骨髓的采集：为了能从供者体内采集到足够数量的骨髓血，而又保证健康供者的安全，需要在供者捐献骨髓前 2～3 周，对于供者进行"自体循环采血"。具体方法为，第一次现抽取供者血液 400 mL 储存在 4 ℃冰箱中，一周后，将血液回输给供者，同时再抽取 600 mL 血，间隔一周回输 600 mL，同时抽取供者 800 mL 外周血储存在 4 ℃冰箱中。这样，一方面保证骨髓移植当天回输的血液储存期不大于一周；又基本可以弥补供者采髓当天所损失的血液；同时避免供者输注异体血所带来的并发症。

采集骨髓一般要求在医院中心手术室进行，供者采用硬膜外麻醉（国外通常采用全身麻醉），应用手术常规消毒皮肤后，用骨髓穿刺针分别在供者双侧髂前上棘和髂后上棘多点抽取骨髓血，必要时加胸骨。采集骨髓的针可为 Thomas 针或普通骨髓穿刺针，采髓时每位点抽吸的骨髓量不宜过大，以免导致骨髓稀释，同一位点可行深浅层抽髓。抽髓所用骨髓针和注射器要事先加入含肝素的 BP-MI1640 细胞保养液。所采集的骨髓实际上是血液与骨髓的混合液，其中血液占极大部分，故称之为骨髓血，而真正的骨髓含量仅约 10 mL。一般采集的骨髓血量为 800～1 000 mL，为保证患者造血重建一般要求采集的

有核细胞数达到 3×10^8/kg。由于采集的骨髓血里有骨髓小粒，需要采取过滤将其分散。过滤的方法通常有两种，不锈钢网过滤和针头过滤，前者是目前国外多数移植中心所采用的方法，操作简单，缺点是开放式的；后者是北京大学血液病研究所采用的过滤方式。

此外，在采集术中应严密检测供者生命体征，并充分补液，可将乳酸盐、林格液与胶体液等量交替使用，输液量为采集骨髓量的 2.5 ~ 3 倍。总体来讲，采集骨髓手术是非常安全的，术后短期内局部疼痛常见，少数供者有一过性低热，对供者无任何长期影响。

2）血型不相容的骨髓处理：ABO 血型不合不是骨髓移植的禁忌证，但须对供者或受者进行处理，以免发生溶血，以确保手术安全。ABO 血型不合的处理可分下述 3 种情况。

供者与受者 ABO 血型主要不合时（即受者体内具有针对供者 ABO 血型抗原的凝集素，如供者为 A，B，AB 型，受者为 O 型）。若将采集的骨髓血全部回输给受者势必导致严重的溶血反应。目前通常采用去除供者骨髓血红细胞的方法，以避免上述溶血反应的发生。具体方法是将骨髓血按 4：1 比例加入 6% 羟乙基淀粉，静置后使红细胞自然沉淀，分离红细胞后的血浆为富含骨髓细胞，将回输给受者，所分离出的红细胞回输给供者。

供受者 ABO 血型次要不合（供者体内具有针对受者 ABO 血型抗原的凝集素，如受者为 A 型、B 型，供者为 O 型）。当供者的血型抗体滴度≥256 时，可能导致不同程度的溶血反应，因此需要将供者的骨髓血通过离心的方法，去除部分血浆。

供受者 ABO 血型双向不合（如供者为 A 型，受者为 B 型），可以参照上述方法处理。

（2）自体骨髓移植（ABMT）时自体骨髓的采集和保存：自体骨髓的采集方法基本同异基因骨髓采集。对于恶性血液系统疾病，通常在最后一个巩固强化治疗后，骨髓恢复期进行自体骨髓采集。对于骨髓未受累及的实体肿瘤，应在化疗早期进行自体骨髓采集保存，然后再进行强烈放疗和化疗。冻存方法有，如果受者在采集自体骨髓后 60 小时内输注，可将骨髓保存在-4℃冰箱以备输注；在-196℃液氮中可以保存数年至数十年。自体骨髓净化方法主要有物理方法和化学方法，但净化的效果有限，并且可不同程度损伤造血干细胞。

2. 外周血干细胞采集和保存　外周血干细胞一般可通过白细胞单采收集得到。目前，临床上应用较为普遍的为 C83000 和 Spectra 血球分离机进行干细胞采集，平均循环外周血量为 15 ~ 20 mL/kg（被采集者体重）。采集到的细胞可直接冻存，无须进一步处理。

分离收集的外周血单个核细胞可经控速降温后，保存在-196℃液氮中，可以保存数年到数十年，各种活细胞的回收率在保存 24 个月后一般超过 90%。然而程控降温和液氮保存操作复杂。在临床实践中，简单理想的冷冻保存方法，也可采用细胞外冷冻防护剂羟乙基淀粉（HES）和 DMSO，不经程控降温在-80℃冰箱中保存的方法。10 例患者的大量外周血单个核细胞，用该方法保存 2 个月至 7 个月时，细胞数、CFU-GM 和 BFU-E 的回收率分别为（86.6±12.3）%、（71.8±14.7）% 和（85.2±19.4）%，台盼蓝拒染率 >80%。

（三）外周血造血干细胞动员

正常成人的外周血中造血干细胞（HSC）数量很少，只占骨髓 HSC 的 1%。因此，需要采取措施将骨髓内的 HSC 动员到外周血，以便应用血球分离机采集到足够数量的 HSC，供移植之需。

（1）自体外周血干细胞的动员、采集：一般根据疾病的不同类型决定动员时机，例如，急性白血病的动员宜安排在诱导缓解后，并巩固治疗 2 ~ 3 个疗程以后进行。动员方案包括以下几种：①抗肿瘤化疗药物，通过药物化疗不但可以动员外周血干细胞，还可有抗肿瘤细胞的作用。化疗药物的选择可依据肿瘤不同类型而选择，如急性髓系白血病和淋巴细胞白血病可分别选择大剂量 Ara-C 和大剂量 CY。②造血干细胞生长因子如 G-CSF，其特点是动员效率高、不良反应较少，但对于某些白血病，如急性髓系白血病，有刺激白血病细胞增殖的作用。③细胞毒药物和造血刺激因子联合应用，这是目前血液肿瘤患者最常采用的动员方案，通常在化疗结束后，待患者白细胞降至低谷时，开始应用集落刺激因子 [G-CSF，5 ~ 10 μg/（kg·d）]。

采集时机：①外周血白细胞计数升至（4～5）×10^9/L。②血小板开始上升。③外周血白细胞分类示单个核细胞比例升高。④有条件的单位可以采用流式细胞仪检测外周血计数 CD34$^+$ 细胞 10～20/mm^3。

采集量及干细胞冻存：目标采集量，MNC 大于（4～5）×10^8/kg；CD34$^+$ 细胞数大于 2×10^6/kg，以后检测 CFU-GM 应在（15～50）×10^4/kg 为宜。所采集的干细胞建议保存在-196 ℃液氮中。

（2）异基因外周血干细胞动员、采集：健康供者单用 G-CSF 或 GM-CSF 动员 3～4 天，进行外周血干细胞采集，通常采集 2～3 天，采集后的干细胞立即回输给受者。

临床研究显示，健康供者应用 G-CSF 中位剂量 10 μg/kg（范围，4～20 μg/kg），中位应用时间 5 天（范围 4～8 天），可以采集到 CD34$^+$ 细胞中位数为 6.9×10^6/kg（范围，1.3～36×10^6/kg），仅有 2.9%供者未采集到 2×10^6/kg 的目标采集量。目前，推荐健康供者 G-CS 动员剂量 5～16 μg/kg，连续应用 4～5 天，在第 4、第 5 天进行干细胞分离采集。研究表明 G-CSF 连续应用 7 天，外周血中 CD34$^+$ 细胞开始下降。关于 G-CSF 的应用是否会引起健康供着的远期并发症，到目前为止还没有见报道和证实。而近期不良反应包括骨痛、头痛、乏力、出汗等，通常在停止注射 G-CSF 后 48 小时消失。也有报道应用 G-CSF 后导致高凝状态（纤维蛋白原增加、因子Ⅷ增加、蛋白 S、蛋白 C 降低等），特别是在年龄较大供者中值得注意和观察。干细胞采集后引起血小板下降也应得到关注。外周血干细胞采集本身并无严重并发症，采集管路中的抗凝药可导致供者血钙降低，而引起麻木感，应注意补充钙剂。

（四）移植后植入证据及监测

植活状态的监测对异基因造血干细胞移植具有重要的理论与实践意义：①可以观察异基因造血干细胞移植后的造血恢复是源于自体或输入的异体干细胞，血液中各种细胞成分以及造血基质细胞是否来源于同一干细胞。②观察异体干细胞的植入水平与 GVHD、复发等临床过程的关系。

清髓性移植后患者骨髓出现急性衰竭，导致外周血白细胞迅速下降，通常在回输干细胞后 5～7 天降低到不能计数的程度。如果不应用集落刺激因子（如 G-CSF），通常要到移植后 10～14 天开始逐渐恢复，一般到移植后 20 天左右上升到 1.0×10^9/L。通常在移植后 2 周，网织红细胞开始逐渐升高，到移植后第 4～6 周达到高峰。而血小板恢复一般晚于白细胞恢复，且血小板植入与输注的干细胞数量和质量密切相关。移植后一般定义白细胞植活时间为中性粒细胞（ANC）>0.5×10^9/L，连续 3 天；血小板植活时间为外周血血小板计数 >20×10^9/L，持续一周未输注血小板。

外周血造血干细胞移植（PBSCT）与骨髓移植（BMT）相比，具有植入快的特点。PBSCT 后外周血 ANC 恢复到 >0.5×10^9/L 的时间为移植后 11～15 天，血小板恢复比 BMT 亦快。

（五）造血干细胞移植后输血

HSCT 后，为保证患者安全，国内推荐应维持患者血小板计数不低于 20×10^9/kg，对于有活动性出血，或需要接受有创性检查操作者，血小板要维持在 50×10^9/kg。对于没有贫血相关症状患者，血色素保持在 7～8 g/L 以上，血细胞比容不小于 25%。目前，推荐采用成分输血。由于血液制品中存在献血员的白细胞，其 HLA 与患者不同，对于 HSCT 后免疫功能低下患者，可以引起严重的输血相关的 GVHD（TA-GVHD），90% 的输血相关 GVHD 是致命性的，因此预防 TA-GVHD 极为重要。对于 HSCT 后患者，为避免 TA-GVHD，血制品的输注除一般原则外，尚有其他一些重要原则，包括血液成分的放射线照射，一般采用 X 线，或 γ 线照射；使用白细胞过滤器。采用白细胞过滤器使每次输入的白细胞少于 5×10^6/L 则能有效（>97%）可防止上述不良反应。但是对于移植后预防 TA-GVHD，目前认为单纯采用去除白细胞的方法（包括，白细胞滤过器）还是不够的，因此不作为推荐。此外，所有供者在采集干细胞前 2 周输注的血制品也需要放射。

对于供受者 ABO 血型不合的患者，主要分为：①供受者 ABO 血型大不合，即受者体内存在针对供者 ABO 血型抗原发生的凝集素，例如，受者 O 型，供者为 A 型或 B 型。②供受者 ABO 血型小不合，即供者体内存在针对受者红细胞血型抗原的凝集素，例如，受者为 A 型或 B 型，供者为 O 型。③供受者 ABO 血型大小不合（双向不合），供受者体内均存在针对 ABO 血型抗原凝集素，例如，供者为 A，受者为 B，反之亦然。

ABO 血型不合的异基因移植后可出现的并发症如下：①ABO 血型大不合，造血干细胞，尤其是骨髓输注过程中，可能导致急性溶血反应，预防方法是采取有效去除骨髓血中红细胞的措施，可避免发生急性溶血反应。②纯红细胞再生障碍性贫血（PRCA）主要在 ABO 血型大不合、双向不合移植后，由于受者体内存在针对供者 ABO 血型抗原的凝集素，导致供者红细胞延迟植入，预防方法包括移植前减少受者体内针对供者的凝集素；移植后输注供者型红细胞；去除供者红细胞。③过路淋巴细胞综合征主要发生在 ABO 血型小不合的移植后，由于移植物内存在记忆性淋巴细胞，被受者体内 ABO 血型抗原激活导致的迟发型溶血反应，通常发生在移植后 7～10 天，临床以贫血、黄疸为主要表现。此并发症在去除 T 淋巴细胞移植，及 CD34$^+$ 筛选的干细胞移植中极少发生。一旦发生可加强免疫抑制，并应用丙种免疫球蛋白及支持治疗（水化，碱化尿液等）。ABO 血型不合的移植主要影响移植后红细胞植入，不影响白细胞及血小板植活。近期荟萃分析结果显示，在亲缘间移植，ABO 血型不合移植不影响患者总体生存率（OS），但在无关供者移植，ABO 血型小不合、双向不合的移植后 OS 有轻度下降（但未达到统计学意义），尤其在急性白血病患者中更为明显。

1. 红细胞输注　预处理后红细胞的下降较粒细胞和血小板的下降为迟且程度也较轻。在再障及急慢性白血病移植后应保持血细胞比容（HCT）在 0.25～0.30，血红蛋白应保持在 7～8 g/dL 以上，血细胞比容 25% 以上，以维持机体功能。输入红细胞的量各家报道不全一致，与患者具体情况，如有无并发症及 ABO 血型是否一致有关。一般在 ABO 血型一致的移植，红细胞用量平均为 6.6 U，而 ABO 血型不符的移植约需 10.5 U。这是由于尽管受体的 ABO 血型抗体与供体红细胞发生反应并不影响干细胞的植活，但骨髓植活后红细胞的产生延缓且可有轻度的溶血反应，故需较多的红细胞输入。

ABO 血型不合的骨髓移植在供髓植活后逐渐出现血型变化。供者血型转换出现在移植后 22～42 天，移植后约 80 天血型可完全转变为供者血型，患者原有的同种凝集素在移植后减少，至移植后约 40 天消失。所以移植后不同阶段，应根据检测的血型及血清凝集素水平，输注适当血型的血液制品以防止迟发性输血反应。原则上移植后早期，血型未转换期间：①ABO 血型大不合移植后，HSCT 后可选择用受者型红细胞和供者型血小板或血浆，直至血型转换，在患者原有凝集素完全消失后才输注供者血型红细胞或粒细胞或全血。②对于供受者 ABO 血型小不合，HSCT 后可选用供者型或 O 型红细胞，及受者型血小板或血浆，直到血型转换为供者血型，才输注供者血型的血浆或血小板。③在血型 ABO 血型双向不合的骨髓移植后，需输注 O 型红细胞或粒细胞，当患者原有凝集素消失再用供者血型的细胞；移植后先输注 AB 型血浆或血小板，至血型完全转变为供者型后，再用供者血型血小板等血液成分。对于在血型转换过程中的患者，可采用输注 O 型洗涤红细胞及 AB 型血小板。

2. 血液制品的辐照处理　GVHD 是骨髓移植的重要并发症，也是骨髓移植后致残甚或致死的重要原因之一。GVHD 可由植活的供髓所致，也可能是预处理后严重免疫抑制期间输注血液制品含有活性的淋巴细胞所引起的输血相关的 GVHD（TA-GVHD）。由输血所致的可通过血液制品（包括全血、红细胞、粒细胞、血小板）的辐照加以预防。国内推荐用 ^{60}Co 或 ^{137}Cs（铯）进行辐照，剂量为 25～30 Gy，可使 95% 淋巴细胞失去分裂和复制能力而其他血细胞不受影响。美国血库协会标准为容器中央部分的 γ 辐射不少于 25 Gy（2 500 cGy），而其他部分不少于 15 Gy。应用辐照血液制品的时限应包括预处理开始后的免疫受损期，如淋巴细胞技术 < 1.0 × 10^9，约持续 2 年，在有 GVHD 的患者可能需要更长时间。对自体造血干细胞移植的患者，干细胞采集前 7 天直至移植后 3～6 个月输注的血制品应经放射。2 500 cGy γ 射线足以灭活供者的白细胞，而不影响血小板功能。所采集的供髓以及为加速再障患者骨髓的植活而采自供髓者外周血的白膜层细胞均不应辐照。

应用经过放射（15～20 Gy）后血液制品，可以灭活 T 淋巴细胞。而采用白细胞过滤器可以去除包括淋巴细胞在内的白细胞。应用去除白细胞后的血液制品不但可以减少白细胞相关的输血反应，还可以减少巨细胞病毒感染的风险。

六、并发症

造血干细胞移植中的大剂量放化疗及免疫抑制治疗可导致多种治疗相关的不良反应发生，可直接或间接导致长期或短期的免疫抑制，如治疗不当致死致残率较高。临床上需要评估移植相关并发症发生的危险因素，以降低移植相关死亡。造血干细胞移植并发症大致可分为感染、早期非感染并发症（移植后3个月内）、晚期非感染并发症（移植后超过3个月）和移植物抗宿主病。

（一）感染

感染是造血干细胞移植受者非复发死亡最常见的原因，在移植后早期和晚期发病率均较高（表9-2），移植后发生免疫缺陷可按照距离中性粒细胞植入（中性粒细胞绝对计数持续 $>0.5 \times 10^9/L$）的时间长短分为不同阶段，不同阶段的感染具有不同的特点；临床工作中应根据不同阶段易感的病原体给予相应的抗生素预防策略，以降低移植后机会感染的发生风险（表9-3）。

表9-2 造血干细胞移植后不同病原体感染临床特点

病原体	HSCT后高危阶段	危险因素	常见临床症状	治疗
革兰阳性葡萄球菌	1~4周	中性粒细胞缺乏 黏膜炎 中心静脉置管 皮肤破损	菌血症	按照药敏应用抗生素
肠杆菌科	1~4周	中性粒细胞缺乏 皮肤破损 胃肠黏膜损伤	菌血症	按照药敏应用抗生素
梭菌属	1~8周	抗生素应用	结肠炎	甲硝唑 口服万古霉素
荚膜菌属	>12周	慢性GVHD 慢性免疫抑制	鼻窦炎 肺炎	按照药敏应用抗生素
念珠菌属	1~4周	中性粒细胞缺乏 皮肤破损 胃肠黏膜损伤	念珠菌血症 皮肤黏膜炎 肝脾感染	唑类 棘白菌素类 两性霉素B
曲霉菌属	1~4周 >8周	HLA不合 CMV感染 急性或慢性GVHD 慢性免疫抑制 大剂量皮质激素	鼻窦炎 肺内结节或肺内浸润	曲霉敏感的唑类 棘白菌素类 两性霉素B
卡氏肺	>4周	慢性GVHD 慢性免疫抑制	肺炎	甲基苄啶 磺胺甲噁唑 氨苯砜 喷他脒
CMV	>4周	供者或受者CMV血清学阳性 HLA不合 急性或慢性GVHD 慢性免疫抑制	病毒血症 肠炎 间质性肺炎	更昔洛韦 膦甲酸 缬更昔洛韦
单纯疱疹病毒	1~4周	受者血清学阳性	口咽炎 急性食管炎	阿昔洛韦 伐昔洛韦 膦甲酸

续表

病原体	HSCT 后高危阶段	危险因素	常见临床症状	治疗
水痘—带状疱疹病毒	>4 周	受者血清学阳性 水痘病史 HLA 不合 急性或慢性 GVHD 慢性免疫抑制	皮肤损伤 间质性肺炎 肝炎	阿昔洛韦 伐昔洛韦 膦甲酸
EB 病毒	>4 周	HLA 不合 T 细胞去除	病毒血症 移植后淋巴增殖性疾病	美罗华 减免疫抑制药 细胞毒药物

表 9-3 移植后不同阶段不同病原体的预防策略

病原体	早期疾病预防（HCT 后 0 ~ 100 天）	晚期疾病预防（HCT 后 >100 天）
细菌感染	无特殊推荐	预防慢性免疫抑制患者荚膜菌（肺炎链球菌、流感嗜血杆菌）感染的抗生素（依据当地耐药情况）
CMV	高危患者应用更昔洛韦预防或抢先治疗	高危患者应用更昔洛韦抢先治疗
HSV	血清学阳性患者应用阿昔洛韦	反复 HSV 感染的患者应用阿昔洛韦
酵母菌感染	氟康唑	慢性免疫抑制的患者应用氟康唑
真菌感染	无特殊建议	无特殊建议
卡氏肺囊虫	首选甲基苄啶——磺胺甲噁唑、氨苯砜或喷他脒	慢性免疫抑制的患者首选甲基苄啶—磺胺甲噁唑、氨苯砜或喷他脒

移植物植入通常发生于自体 HCT 后 7 ~ 14 天或异基因 HCT 后 14 ~ 28 天，无关供者移植植入通常晚于同胞全相合移植，5% ~ 10% 的无关供者移植发生植入失败，导致中性粒细胞缺乏时间延长。移植物植入前感染相关的主要危险因子是皮肤黏膜屏障的破坏及中心静脉置管，细菌感染在移植后初期的发生率可达 30%，常是由于皮肤、口咽和胃肠道的正常菌群（凝固酶阴性的葡萄球菌、草绿色链球菌、肠球菌及小肠革兰阴性杆菌）导致。中性粒细胞减少、正常宿主菌群紊乱可导致肠道的酵母菌侵袭性感染，可有 10% ~ 15% 的患者发生全身系统性的真菌感染；疱疹病毒复活可发生于未进行预防的高危患者；持续中性粒细胞缺乏的患者发生曲霉菌感染的风险高。

移植后受者细胞及体液免疫均存在缺陷，急性和慢性 GVHD 疾病本身和治疗 GVHD 使用糖皮质激素、免疫抑制药等均可延长受者的免疫缺陷状态。自体造血干细胞移植患者免疫重建较快，晚期机会感染的发生率也较低；异基因造血干细胞移植受者免疫重建需要大约 2 年时间。对于需要长期服用免疫抑制药治疗慢性 GVHD 的患者是荚膜细菌（肺炎链球菌、脑膜炎球菌及流感嗜血杆菌）、真菌（曲霉菌、念珠菌及卡氏肺孢子虫）、病毒（巨细胞病毒和水痘—带状疱疹病毒）感染的易感人群。其他可导致免疫缺陷的因素包括 HLA 不合、移植物 T 细胞去除、无关供者移植、移植物为脐带血。

移植后的初期需要进行抗生素预防，至少用至移植后 3 ~ 6 个月停用免疫抑制药后；对于需要治疗 cGVHD 的患者尤其需要进行抗生素的预防。有机构应用总 T 细胞（CD3+）或 CD4+ T 细胞水平作为 T 细胞免疫功能的标记，指导抗生素预防方案；静脉补充免疫球蛋白可用于持续低免疫球蛋白血症的患者（IgG 水平 <400 mg/dL）帮助重建患者的体液免疫，但由于价格较昂贵，一般不用于预防晚期感染。伴有 GVHD 的患者、有深静脉通路和接受口腔治疗的患者需要接受抗生素预防感染性心内膜炎的发生。关于造血干细胞移植患者的指南提出，预防接种应当自移植后 12 个月以后再开始，对于接受免疫抑制药的患者还需要更晚接受免疫接种（表 9-4）。

表 9-4 造血干细胞移植受者推荐的疫苗及接种时间

疫苗或类毒素	移植后的时间
破伤风、白喉、百日咳	12、14 个月和 24 个月
B 型流感嗜血杆菌	12、14 个月和 24 个月
23 价肺炎球菌多糖	12 个月和 24 个月
灭活的脊髓灰质炎疫苗	12、14 个月和 24 个月
乙型肝炎疫苗	12、14 个月和 24 个月
流感疫苗	终生、季节性给予
麻疹、腮腺炎、风疹	24 个月

有研究发现，非清髓或减低预处理剂量造血干细胞移植患者发生细菌感染的风险低于清髓性移植，其原因可能是由于移植后中心粒细胞缺乏的时间缩短；但是侵袭性真菌感染和 CMV 感染复燃的风险并没有变化。无关供者脐血移植的感染风险与成年人无关供者骨髓或外周血移植相仿。

移植后感染的治疗策略与肿瘤患者尤其是白血病患者感染的治疗相同，但造血干细胞移植受者发生病毒和真菌感染具有其临床的特点，治疗策略也不同。

1. 粒细胞缺乏伴发热　移植后早期有许多患者可出现发热，仅有约 50% 的患者可以查明感染的病原体，另外组织炎症（口腔炎或肠道黏膜炎）、输血、两性霉素 B 或其他药物也可引起发热。尽管中性粒细胞缺乏患者酵母菌感染的风险增加，需氧菌感染如凝固酶阴性葡萄球菌、草绿色链球菌、肠道革兰阴性杆菌仍然是其粒缺期间感染主要的病原菌，因此预防粒缺伴感染的药物要同时覆盖细菌和酵母菌。尽管抗生素预防可以降低细菌感染的发生率，但不能降低感染相关的死亡率。

抗真菌药物氟康唑对于预防系统性念珠菌感染有效，目前耐药的菌属（克鲁斯念珠菌或热带假丝酵母菌）也越来越多地成为真菌感染常见的病原体；新的抗真菌药（曲霉特异的唑类：伏立康唑、泊沙康唑和棘白菌素类：卡泊芬净、米卡芬净钠、阿尼芬净等）具有较强的抗曲霉作用，也可以作为预防真菌感染的药物。

除了抗生素预防外，也有通过层流室使患者处于无菌环境、肠道消毒和特殊饮食来降低患者感染的风险。

粒细胞缺乏患者一旦发热应立即进行恰当的临床及微生物学的评估，同时开始广谱抗生素的经验性治疗。抗生素的选择需要依据先前及当前抗菌药物的应用及当地细菌耐药情况。侵袭性真菌感染在中性粒细胞缺乏伴发热的患者较为常见，当广谱抗生素治疗 3 ~ 5 天仍持续发热的患者需警惕侵袭性真菌感染可能，建议予以两性霉素 B、伏立康唑、伊曲康唑或卡泊芬净经验性抗真菌治疗，同时反复寻找感染灶。尽管给予 G-CSF 或 GM-CSF 可以缩短粒细胞缺乏的时间，加速植入，但并不能降低移植后早期感染的死亡率。

2. 巨细胞病毒感染。

（1）流行病学：尽管已有一些有效的抗病毒药物应用于临床，巨细胞病毒（CMV）感染仍然是移植后病毒感染发病及死亡的主要原因。无论是移植后早期还是晚期，CMV 均有复活的风险，尤其是在发生 GVHD 需要延长免疫抑制药使用时间的患者，CMV 复活风险更高。尽管由于抗病毒药物的应用，早期 CMV 病的发生率已经降至 3% ~ 6%，但晚发 CMV 感染的发生率仍然可以高达 20% ~ 40%。

（2）感染的危险因素：移植受者 CMV 血清学检测阳性是 CMV 感染最主要的危险因子，潜伏病毒的复活是导致 CMV 病最重要的发病机制。几乎所有血清学阴性的 CMV 感染（<5%）是外源性暴露的结果，可以是因血清学阳性的供者干细胞输注或输入 CMV 阳性的血制品导致。CMV 活化早期血清学检查可以是阴性的，CMV 感染，尤其是终末器官的 CMV 病多发生于异基因造血干细胞移植后，自体移植后 CMV 感染发生率不超过 5%。对于异基因移植的患者，无关供者移植较亲缘移植 CMV 感染风险高。

由于受者 CIV 状态是移植后 CMV 感染主要的危险因素，因而尽管脐血移植物中血清学阳性者基本为 0，但脐血移植后 CMV 感染发生率与无关供者移植相似，CMV 阴性的脐血移植物对 CMV 感染无潜在的保护性免疫作用。其他延迟免疫重建的因素亦可增加 CMV 感染的风险，包括受者年龄较大、供受者 HLA 不合、急性或慢性 GVHD、需要延长免疫抑制药尤其是大剂量糖皮质激素者使用时间等。

（3）临床表现：CMV 感染常无症状，多由病毒抗原血症或 DNA-PCR 检测发现，CMV 感染和 CMV 病常表现为肺炎和肠炎，CMV 是间质性肺炎最常见的病因，占 50% 以上；其他部位的感染如视网膜炎、肝炎及中枢神经系统病变较少见，通常见于晚发的 CMV 病。CMV 感染，间接影响包括移植物排斥和细菌、真菌二重感染的风险增加。移植后 CMV 病毒血症可预测随后发生临床病变，无症状的 CMV 病毒血症如果不治疗 60% 可发生 CMV 肺炎，治疗病毒血症可以将 CMV 肺炎的发生降至 5% 以下。尽管自体移植发生 CMV 感染的风险较低，一旦发生 CMV 感染，严重程度与异基因移植受者相似。

（4）诊断：CMV 感染的诊断可通过组织培养证实有特异性的细胞病变，或应用分子学方法发现病毒的蛋白或 DNA。常用的分子学检查方法包括 CMV DNA 检测和 pp65 抗原检测。白细胞的 CMVpp65 抗原检测是移植后 CMV 筛查的常用方法，但在移植后早期白细胞减少时无效；通过 PCR 或 DNA 杂交技术检测 CMV DNA 是检测 CMV 最敏感的方法。尽管血浆 CMV DNA PCR 不如全血 PCR 敏感，但在中性粒细胞缺乏 CMV 抗原检测不可靠时，可以作为监测 CMV 的有效手段。尿、唾液、血或支气管肺泡灌洗液的病毒培养因敏感性较差并且所需时间较长，因而临床应用受限。支气管肺泡灌洗液 CMV 培养阳性并不能诊断 CMV 肺炎，因为在无症状没有肺炎而血清学阳性的患者口咽分泌物 CMV 可以阳性。尽管在支气管肺泡灌洗液中发现 CMV 缺乏特异性，但对诊断 CMV 肺炎仍然具有提示意义，支气管肺泡灌洗液检出 CMV 的患者也是需要治疗的。

（5）预防：对于血清学阴性的患者，尽量输注血清学阴性供者的干细胞或血制品是预防 CMV 病的主要方法，用过滤的方法滤除未经筛选的血制品中的白细胞与输注血清学阴性的血制品效果相当，可作为预防 CMV 感染的方法之一。

对于高危患者（血清学阳性受者或血清学阳性供者供血清学阴性受者），有两个方法可以用于降低 CMV 感染率：一个是抢先治疗，包括用更昔洛韦或膦甲酸在发生 CMV 病前抢先治疗 CMV 血症；第二个方法是不论 CMV 病毒的状态对有 CMV 感染风险的患者均用更昔洛韦预防。前一个方法需要有可靠并且快速的诊断方法，后者可降低早期 CMV 的感染率，但更昔洛韦可导致骨髓抑制和继发感染发生率增加。

高剂量阿昔洛韦或伐昔洛韦尽管不如更昔洛韦有效，也可降低 CMV 血症的发生率，但需要持续监测 CMV，如出现病毒血症需尽快更换更昔洛韦或膦甲酸进行抢先治疗。更昔洛韦的前体药物缬更昔洛韦口服生物利用度好，可以不必静脉输注，也可用于预防和抢先治疗 CMV 感染。

高危的 CMV 血清学阳性患者选择血清学阴性的供髓者或供血者对预防外源性暴露的作用尚不明确。自体移植受者感染 CMV 病危险度较低，抢先治疗策略对于防护 CMV 感染通常有效。对于高危患者需要每周监测 CMV 至少到移植后 100 天，对有慢性 GVHD 应用大剂量免疫抑制药的患者还需要延长监测时间。

（6）治疗：CMV 病尤其是 CMV 肺炎需要及早诊断及早治疗，如果开始 CMV 肺炎治疗时，患者已经需要依赖呼吸机，疗效通常较差，病死率接近 100%。联合应用更昔洛韦和免疫球蛋白是治疗 CMV 肺炎最有效的治疗措施，对非机械通气的患者缓解率可达 50%～70%。研究发现治疗时间与 CMV 肺炎复发相关，因而推荐延长更昔洛韦和丙种球蛋白联合治疗的时间（>2 个月）。对于更昔洛韦治疗失败或难以耐受其不良反应（多为骨髓抑制）的患者可应用膦甲酸治疗。尽管不同 CMV 病的治疗措施通常相似，均为更昔洛韦或膦甲酸联合丙种球蛋白治疗，但 CMV 肠炎、肝炎及视网膜炎对治疗的反应不尽相同。缬更昔洛韦治疗 CMV 病的疗效仍在研究中，过继细胞治疗也是抗病毒治疗研究的方向之一（表 9-5）。

表 9-5　CMV 感染的预防和治疗方案

预防

1. 血清学阴性受者与血清学阴性供者（异基因和自体移植）：仅输注无 CMV 的血制品，CMV 血清学阴性供者的血制品和白细胞滤除具有相应的临床效应

2. 血清学阴性受者和血清学阳性供者（异基因移植）：仅输注无 CMV 的血制品（血清学阴性或白细胞去除），并且应用化学药物预防供者来源的内源性病毒复活

3. 血清学阳性受者：应用阿昔洛韦预防在某种程度上有效，应用免疫球蛋白可能有益，血清学阴性血制品无确定作用，更昔洛韦用于预防效果好但具有骨髓抑制作用，因白血病减少中断更昔洛韦治疗的患者有发生 CMV 肺炎的风险，更昔洛韦是高危患者目前最佳的预防药物，但对于自体移植的患者不推荐应用

4. 所有患者均需定期（每周）监测 CMV 抗原或 CMV DNA 直至移植后 8～12 周，异基因移植受者尤其是有 GVHD 者需要长期监测（超过 12 周）

治疗

1. 无症状感染（异基因和自体）：在血中或支气管肺泡灌洗液应用分子学或抗原检测发现的无症状感染者推荐用更昔洛韦治疗防止其进展为 CMV 肺炎，需要强化治疗 2 周随后给予维持治疗 4～8 周

2. CMV 肺炎：推荐应用更昔洛韦联合免疫球蛋白作为初始治疗，一旦疾病进展导致呼吸衰竭需要上呼吸机，生存率低

不治疗

1. 对接受血清学阴性供者的移植物和在血清阴性受者不推荐对间质性肺炎行经验性 CMV 治疗，需要有 CMV 感染的证据方可开始治疗

2. 支气管肺泡灌洗液 CMV 检测阴性的患者发生间质性肺炎也不推荐经验性 CMV 治疗，然而支气管肺泡灌洗液 CMV 检测也有少许假阳性率，需要密切监测随访

3. 无症状 CMV 血症无须治疗，但需要密切随访，行血病毒检测及系统性疾病的监测

3. 真菌感染　侵袭性真菌感染是造血干细胞移植患者死亡的首要原因，多数侵袭性真菌感染病原体为酵母菌或曲霉菌。

（1）念珠菌感染：白色假丝酵母菌是移植患者酵母菌感染的主要病原体，但由于唑类越来越多的用于移植早期的真菌预防，导致许多非白色念珠菌，如热带假丝酵母菌、克鲁斯念珠菌和光滑假丝酵母菌等成为重要的病原菌。上述酵母菌多是皮肤、口腔和胃肠道黏膜的正常定植菌，在移植物植入前，由于放化疗导致皮肤黏膜表面屏障破坏，合并中性粒细胞缺乏，大幅增加了此类酵母菌侵入并引起全身性感染的风险。中心静脉置管和抗生素导致的正常菌群改变也增加了念珠菌属的感染风险。

念珠菌感染的临床表现主要是局部黏膜炎或弥散性深部组织感染，血培养通常很难分离和鉴定出念珠菌，对于持续的粒细胞缺乏伴发热的患者尤其应警惕念珠菌的感染。口腔和食管的念珠菌病常发生于移植后早期，可以发展为全身性感染，因而需要积极治疗。单独应用抗真菌药物难以治愈静脉置管相关的感染，需要去除中心静脉置管。念珠菌血症的患者发生血管内感染（如心内膜炎和血栓性静脉炎）的风险增加。肝脾念珠菌病是播散性念珠菌病最常见的临床表现，有时缺乏器官受累的特异性的症状或体征，诊断需依靠腹部 CT；随着唑类及棘白菌素类药物的广泛应用，播散性念珠菌病的发生率呈逐年下降趋势。

造血干细胞移植前和移植后早期推荐应用唑类尤其是氟康唑预防真菌感染，可将侵袭性真菌感染的发生率由 30% 降至 10%，米卡芬净、伊曲康唑、伏立康唑和泊沙康唑也可有效预防造血干细胞移植患者的真菌感染。

皮肤黏膜感染可用氟康唑治疗，克鲁斯念珠菌对氟康唑天然耐药，治疗需要考虑应用非唑类药物。侵袭性真菌感染，尤其是在应用氟康唑预防的患者发生感染时，需应用棘白菌素类如卡泊芬净或两性霉素 B 治疗。新的唑类和棘白菌素可否作为预防和治疗酵母菌感染首选药物目前仍在研究中。

（2）曲霉菌感染：造血干细胞移植患者真菌感染多数为烟曲霉、黄曲霉或黑曲霉感染，经常是因为皮肤或黏膜破损，或通过鼻道和呼吸道进入体内导致感染。造血干细胞移植后早期（粒细胞缺乏明

显）或晚期均可发生曲霉菌感染，尤其是有急性或慢性 GVHD 相关的免疫抑制的患者更易发生。曲霉菌感染的危险因素包括异基因造血干细胞移植（多于自体移植）、中性粒细胞缺乏延长及 GVHD。某些原发疾病如慢性肉芽肿病、再生障碍性贫血和骨髓增生异常综合征发生曲霉菌感染的风险高于其他患者，有曲霉菌感染病史的患者移植后曲霉菌感染复发的风险增加。

移植后患者确诊曲霉菌感染较困难，当临床高度疑诊时需要积极寻找曲霉菌感染的证据。鼻道和气管是曲霉菌最常见的侵入路径，也是最常见的感染部位；副鼻窦炎是其常见的临床症状；侵袭性症状包括周围组织的腐蚀和坏死。肺部症状多为结节浸润，通常沿肺边缘分布，初始症状可有胸膜疼痛或咳嗽，进展期可见实变或空洞形成。曲霉菌有侵袭血管壁的特性，可表现为咯血或皮肤、脑的血管内播散。

血培养检测曲霉菌的敏感性低，培养或组织病理学检出典型的真菌或化验检查发现有真菌成分或核酸组分可以确诊。鼻或支气管灌洗物查曲霉菌敏感性较差，确诊需要肺活检。半乳甘露聚糖检测是通过酶联免疫吸附试验检测曲霉细胞壁糖蛋白的一种检测方法，诊断侵袭性曲霉菌感染的特异性高但敏感性低，目前其在诊断曲霉菌感染中的地位尚不确定。分子学诊断方法包括曲霉菌 DNA 的 PCR 在诊断曲霉菌感染中的作用目前仍在研究中。

应用高效能的空气过滤器可降低院内获得性曲霉菌感染的发生率，预防曲霉菌感染的药物包括低剂量的两性霉素 B、吸入两性霉素 B 及早期经验性应用两性霉素 B、伊曲康唑或伏立康唑，然而这些预防措施的有效性尚不肯定。新的抗真菌药物，包括米卡芬净和泊沙康唑也有预防真菌感染的作用，但仍需要更多的临床研究证实其在预防真菌感染中的地位。具有明显抗真菌活性的药物包括伏立康唑和卡泊芬净与两性霉素 B 相比不良反应较小，也可用于曲霉菌的预防。

许多专家认为治疗移植后曲霉菌感染应选择伏立康唑，单药抗真菌治疗疾病仍进展的患者需要考虑两种抗真菌药物联合应用。其他辅助治疗如细胞生长因子、免疫球蛋白或粒细胞输注的抗曲霉菌感染效果尚不肯定。

（二）早期非感染并发症

移植前预处理应用大剂量化疗及放疗，具有抗肿瘤及免疫抑制的作用，但是这些治疗同时也会损伤宿主的组织，引起相应的疾病。造血干细胞移植相关的早期并发症常与感染相似或伴随感染发生；并且中性粒细胞缺乏及局部侵袭性的感染可导致上皮组织修复延迟；造血植入延迟也可增加或加重早期并发症的发生。

1. 植入失败　血液学植入失败（原发植入失败）和移植物已植入后再次发生植入失败（后期植入失败）是自体和异基因移植后的严重并发症，植入延迟或植入不良可增加感染风险，增加移植后早期死亡的风险。注入的定向造血干细胞数量不足可导致植入失败，自体移植大约需要 $2 \times 10^6/kg$ 的集落形成细胞，单个核细胞数需要达到 $1 \times 10^8/kg$；多数研究认为对于异基因移植至少需要注入 $2 \times 10^8/kg$ 的单个核细胞来确保植入；脐带血移植对移植物细胞数的要求稍低。低温保存或体外净化均可造成干细胞和前体细胞的损伤，对于需要额外净化的患者如应用烷化剂者需要更多的移植细胞。

自体和异基因造血干细胞移植从外周血中获取造血干细胞和前体细胞多于从骨髓中收获细胞。自体外周血干细胞移植物是在骨髓恢复期用细胞因子（G-CSF 或 GM-CSF）治疗将前体细胞从骨髓动员到外周血，然后收集得到；异基因移植物是仅仅应用生长因子从健康供者动员得到。检测单个核细胞表达造血干细胞相关的表面标志 CD34 的情况，分析外周血或骨髓中造血干细胞的含量。

自体移植物中采集、冻存及注入的 CD34$^+$ 细胞数不少于 $2 \times 10^6/kg$ 时较少发生植入失败，异基因移植 CD34$^+$ 细胞的最低值目前尚无确切定义，对于同胞全相合供者采集的目标通常需 $> 4 \times 10^6/kg$。动员的外周血移植物与骨髓移植物相比，更容易达到采集标准，并且血常规恢复更快；与骨髓移植物相似，外周血移植也可发生晚期植入失败，但通常较少（$< 5\%$）；注入充足的移植物细胞数（有核细胞或 CD34$^+$ 细胞）是防治移植失败最重要的可控因素。

受者骨髓纤维化或脾肿大也可影响植入，脾肿大可导致造血恢复延迟，推测可能是由于原始和成熟的血细胞在脾滞留导致；中重度的骨髓纤维化也可使造血恢复延迟，可能是由于造血干细胞在骨髓微环境中归巢困难导致。

移植后治疗也可干扰植入，植入失败或移植物功能低下导致全血细胞减少，可能与应用甲氨蝶呤、抗胸腺球蛋白（ATG）、阿昔洛韦、更昔洛韦、磺胺甲噁唑（TMP-SMX）及骁悉（MMF）有关。移植后并发症如 CMV，人类疱疹病毒-6 或真菌感染，急、慢性 GVHD，EB 病毒相关移植后淋巴增殖性疾病也可以干扰移植物植入。

异基因造血干细胞移植尤其是无关供者或不相合供者移植也是发生植入失败的危险因素，同胞全相合移植较少发生植入失败（1%~3%），而 HLA 不全相合的亲缘移植植入失败率可达 10% 左右，无关供者即使 HLA 全相合者植入失败率依然可达 5%~15%。其他主要组织相容性抗原决定簇包括 HLA-C，有时也可导致无关供者干细胞植入失败。异基因移植早期植入失败可伴随受者来源的细胞毒 T 淋巴细胞的出现，推测可能出现了免疫介导的移植物排斥。即使是在亲缘全相合移植，去除供者 T 淋巴细胞预防 GVHD 也可能不利于植入，体外对移植物的操作可能会损伤干细胞，T 细胞去除可导致移植物免疫无能而无法抵御移植排斥。

对比亲缘或非亲缘移植，接受脐血移植的患者中性粒细胞恢复时间明显延迟，并且植入失败的总发生率也较高。脐血移植影响移植物植入的最主要因素是注入的细胞数，单个核细胞数至少达到 2×10^7/kg 植入成功率高。由于每份脐血造血干细胞数量有限，目前正在研究如何克服脐血细胞数量有限的方法，包括多份脐血移植，体外扩增增加前体细胞数，骨髓内注射移植物等。双份脐血移植增加移植的细胞数已证实可以增加植入成功率。

联合应用 G-CSF 或 GM-CSF 可刺激髓细胞生成，减少植入失败。移植后 14~21 天对移植物功能较差的患者应用生长因子治疗可以使 50%~60% 的患者植入改善。髓系生长因子治疗可促进外周血白细胞的恢复，但对血小板重建没有影响。重组人促血小板生成素可用于非移植化疗的骨髓抑制治疗及移植后血小板恢复，但目前尚缺乏临床研究证实其有效率。促红细胞生成素是否可减少红细胞输注需求目前证据不足。

如果发生植入失败可考虑二次造血干细胞输注，如果自体移植发生植入失败，再次输入前期采集并冻存的骨髓或外周血细胞干细胞，通常可以重建植入。预期发生植入失败可能大时，自体移植方案中需要考虑获得并储存备用的干细胞。对于亲缘供者移植发生植入失败者，供者骨髓或细胞因子动员的外周血干细胞二次输注可使植入成功，对于部分患者，二次移植前可应用减低剂量的细胞毒药物预处理或应用 ATG、糖皮质激素或环孢素 A 进行免疫抑制。

无关供者移植植入失败的治疗较困难，对于无关供者难以二次获得骨髓或外周血干细胞，对于植入失败风险高的患者，少数可谨慎地采取移植前储存自体干细胞。无关供者脐血移植无法再次获得供者细胞，发生植入失败可二次输注另一供者的脐带血或其他无关供者移植物或输入储存的自体细胞。

2. 肝静脉闭塞症 肝静脉闭塞症（VOD）即肝静脉窦阻塞综合征，是一种严重的肝并发症，其临床表现为黄疸、腹腔积液、体液潴留及肝大，发生率为 5%~50%，不同机构报道的发生率差别较大，主要是由于临床诊断标准不同所致。VOD 主要是由于肝静脉窦及小静脉阻塞导致门脉压力增高，并导致肝小叶周围肝细胞损伤的临床综合征。预处理过程中的大剂量化疗及全身照射（TBI）可导致肝静脉窦内皮损伤，纤维蛋白沉积，损伤的内皮细胞激活Ⅷ因子/VW 因子，激活凝血系统，进一步导致肝静脉窦阻塞。以上病理生理改变常与血浆蛋白 C 水平下降及其他促凝活性物质包括抗凝血酶Ⅲ下降和Ⅷ因子及纤维蛋白原水平升高相关，细胞因子如肿瘤坏死因子 α（TNF-α）和一氧化氮及基质金属蛋白酶水平变化也对其病理生理有一定作用。

VOD 相关的危险因素包括移植前肝炎或肝损伤，强的预处理方案，高 TBI 剂量及剂量率，白舒非剂量增加等；不相合移植或无关供者移植发生 VOD 的风险更高；前期治疗应用吉姆单抗奥佐米星也增加移植后 VOD 的发生风险。

VOD 常发生于移植后 1 个月内或更早，甚至可发生在预处理阶段。VOD 的临床症状包括高胆红素血症、肝大、腹腔积液及体重增加，晚期可表现为脑病、肾、肺多脏器功能衰竭。VOD 诊断是以典型的临床表现为标准的，因而确诊较困难。多数研究者认为出现黄疸、肝大、体重增加和（或）移植后

2～3周出现腹腔积液需考虑VOD诊断，然而其他原因引起的高胆红素血症和移植后早期体重增加（如药物、肝炎、毛细血管渗漏、心功能不全、盐和胶体超负荷）需要与VOD相鉴别。经皮或经腹的肝针吸活检对于严重血小板减少的移植后患者风险较大，应当避免；经静脉活检可为诊断提供充足的组织学标本，并且可测量肝楔压（VOD常>10 mm），但也有出血的风险。超声多普勒检查可见肝门血流逆流或门静脉压力增高，可用于VOD的诊断，但其有效性尚存在争议。VOD按照胆红素升高和体重增加的程度分为轻到重度，严重VOD常在数周内死亡。

目前尚无肯定的预防和治疗VOD的有效方法，由于对VOD细胞及微血管的病理生理学机制了解有限，更使得其预防和治疗困难。可能有效的预防方法包括应用低剂量肝素、前列腺素E、己酮可可碱（一种TNF-α的阻断药）或熊去氧胆酸，但现有的前瞻性研究发现上述药物均无法有效预防VOD。重组的组织型纤维蛋白溶酶原已成功地用于确诊的VOD的治疗，但其溶栓作用可能增加随后发生出血性并发症的风险；经颈静脉的门体分流术在VOD的治疗上也已取得了一定的成功。去纤苷（一种单链多聚核糖核苷酸，有溶解纤维蛋白、抗血栓形成和抗局部缺血的作用）的早期研究也取得了一定的疗效，可使30%～40%的严重VOD患者完全缓解或改善生存，其预防和治疗严重VOD的有效性有待于大规模临床研究证实。

3. 间质性肺炎　间质性肺炎是移植后常见并且严重的并发症之一，自体移植后发生率较低，异基因移植发生率较高，可达35%。弥漫性的非细菌性间质性肺炎出现严重低氧血症、呼吸困难、干咳是其突出特点，有时可伴有发热。间质性肺炎发生的危险因素包括应用甲氨蝶呤预防GVHD、高龄移植、重度GVHD、确诊血液病到移植间隔≥6个月、移植前体能状态差、高剂量率TBI（>4 cGy/min）。有研究发现，如果上述危险因素均没有时，间质性肺炎的发生风险仅为8%；而上述六个危险因素均存在时，间质性肺炎的发生风险会高达94%。有学者认为无关供者移植所需免疫抑制更强，因而更易发生机会感染，发生间质性肺炎的风险也更大，但这一假说尚未被确认。

间质性肺炎常表现为快速进展的呼吸困难、低氧血症、血流动力学障碍，因而常常在确定诊断的结果回报前就已开始治疗，临床上必须以相关的危险因素和潜在的临床疾病为基础尽早诊断及早治疗。

（1）感染相关的间质性肺炎：感染是HCT患者发生间质性肺炎的最常见的病因，其中最常见的是CMV和曲霉菌感染，其他的感染包括卡氏肺孢子虫、呼吸道合胞病毒及其他类似的呼吸道病毒相对少见。卡氏肺孢子虫感染的肺炎具有典型的双侧分布的特点，胸片显示呈蝴蝶形伴有明显的低氧血症。既往文献报道移植后卡氏肺孢子虫肺炎的发生率为5%～15%，应用增效磺胺甲基异噁唑（首选）、氨苯砜或吸入性喷他脒（戊烷脒）预防可显著降低其发生率，如果患者依从性好，应用增效磺胺甲基异噁唑预防可基本消除卡氏肺孢子虫肺炎，有助于除外性鉴别诊断。确诊卡氏肺孢子虫肺炎需要依靠支气管肺泡灌洗液或深部痰液细胞银染，经支气管肺活检可以增加确诊率，因而建议行支气管镜检查。增效磺胺甲基异噁唑或胃肠外给喷他脒治疗卡氏肺孢子虫肺炎有效率高。在整个免疫抑制期（移植后6个月至1年内）及慢性GVHD发生期间均需进行卡氏肺孢子虫肺炎的预防。

呼吸道合胞病毒（RSV）也可引起致命性的间质性肺炎。RSV感染通常发生在秋季和冬季，如果患者有鼻漏的病史并且社区或院内频繁发现RSV感染时，应当警惕RSV感染的发生。鼻冲洗液或支气管肺泡灌洗液快速抗原检测可用于确定诊断。RSV在人群中可发生水平传播，因而需要对RSV感染患者进行隔离，吸入用利巴韦林可用于治疗RSV相关的肺炎。其他社区获得性病毒如副流感病毒或流感病毒在移植患者也可引起间质性肺炎，其临床表现不易与RSV区分，副流感病毒性肺炎无季节性，全年均可见，对移植患者及其密切接触人群定期进行流感病毒接种可降低其感染的风险。

（2）非感染性间质性肺炎。

1）特发性间质性肺炎：特发性间质性肺炎是一个除外性的诊断，需要具有典型的临床特点并且除外其他感染因素才能诊断，常发生于移植后2～7周，早于其他原因导致的间质性肺炎。特发性间质性肺炎已知的危险因素包括移植时年龄较高，强的移植前化疗，大剂量环磷酰胺，TBI（高剂量或高剂量率），输血，MTX输注及GVHD。

特发性间质性肺炎在同基因移植和异基因移植患者发病率相近，相对于感染性间质性肺炎来说，免疫抑制引起的间质性肺炎发生率较低。临床研究发现间质性肺炎还与某些中毒因素相关，放射介导的肺损伤是主要病因，尤其是高剂量 TBI。目前对于放射性肺炎尚无有效的治疗手段，临床上通常给予大剂量糖皮质激素治疗。炎症因子包括 IL-1、TNF-α 均可能参与了肺损伤，研究报道 TNF-α 结合蛋白依那西普可改善特发性间质性肺炎患者的肺功能，目前正在临床研究中。

2）弥漫性肺泡出血：肺泡出血是表现为急性发生的肺泡浸润和低氧血症的一个临床综合征，支气管镜肺泡灌洗呈进行性出血。非感染因素导致的肺泡出血称为弥漫性肺泡出血，尤其是在移植早期，很难与感染相关的肺泡出血相鉴别。弥漫性肺泡出血的发生率在自体移植为 2%～5%，异基因移植为 5%～10%。其病理生理尚不清楚，认为可能是多种因素相互作用的复杂结果，包括放化疗引起的肺泡损伤，中性粒细胞及细胞因子导致的炎症损伤，以及潜在的感染等。移植时高龄、异基因移植及 GVHD 是弥漫性肺泡出血发生的危险因素。虽然晚发的肺泡出血并不少见，典型病例通常发生于移植后 3 个月内，其发生率在清髓移植及非清髓移植无差别。临床表现为呼吸困难、缺氧及咳嗽，通常无咯血；支气管镜肺泡灌洗有助于确定诊断除外感染性病因；多数弥漫性肺泡出血患者可发生严重的呼吸衰竭，病死率超过 70%；移植物植入期发生的肺泡出血预后好于移植后期发生的出血。弥漫性肺泡出血的治疗包括纠正凝血功能异常，机械通气支持；大剂量糖皮质激素可用于治疗肺泡出血，但其有效性尚不确定。小宗病例报道有联合应用重组的Ⅶa 因子和氨基己酸治疗成功，但其有效性尚有待进一步临床试验验证。细胞因子拮抗药如抗 TNF-α 也可能具有治疗作用，但目前尚缺乏相关的研究。

（三）迟发的非感染性并发症

随着移植技术及支持治疗的发展，越来越多的造血干细胞移植患者可长期存活，迟发的移植相关并发症的风险依然存在，包括特异性的器官功能异常、第二肿瘤、持续的免疫缺陷导致的感染、生活质量下降等（表9-6）。关于筛查和预防移植相关迟发并发症的指南指出，所有移植患者均应定期随访、筛查和预防第二肿瘤、慢性疾病，促进健康的生活方式。

表 9-6　造血干细胞移植晚期并发症

并发症	危险因素	监测和预防措施
内分泌系统		
甲状腺功能减退	TBI/放射	定期监测甲状腺及性腺功能
性腺功能减退	慢性 GVHD	
生长迟缓	化疗	
眼病		
白内障	TBI/放射	定期眼科检查
干燥性角结膜炎	糖皮质激素	
	慢性 GVHD	
口腔		
龋齿	TBI/放射	定期口腔检查
口干	慢性 GVHD	
心血管		
冠状动脉疾病	TBI/放射	定期临床评价
脑血管疾病	化疗	监测并调整危险因素
呼吸系统		
闭塞性细支气管炎	TBI/放射	定期临床评价
间质性肺炎	慢性 GVHD	戒烟
	感染	
肝病		
肝硬化	乙型肝炎和丙型肝炎	定期监测肝功能

并发症	危险因素	监测和预防措施
铁过载	输血	铁蛋白监测
肾并发症		
肾病	TBI/放射	定期监测血肌酐及尿素氮
	化疗	控制高血压
	环孢素	
骨骼		
骨质疏松	TBI/放射	定期监测骨密度
缺血性坏死	糖皮质激素	
第二肿瘤	TBI/放射	定期肿瘤筛查
	慢性 GVHD	
	化疗	

1. 晚期特异性的器官功能异常　移植前和移植过程中多种因素可导致迟发的特异性的器官功能损伤，通常移植后期迟发并发症的相关危险因素包括预处理使用 TBI、GVHD、延长糖皮质激素或钙神经素抑制药的使用时间等。尽管迟发并发症可累及任何器官，但某些器官更易受累，移植后 5 年发生白内障的患者可达 1/3 以上，常需要手术治疗；甲状腺功能减退可达 50%；性腺功能减退可达 90%；尽管不含 TBI 的预处理移植可保留 1/3 的生育能力，多数移植患者还是会永久不育；青春期前的儿童进行移植，其第二性征发育会延迟，但可保留生育能力；50% 以上的造血干细胞移植儿童发生生长滞后；肌肉骨骼并发症包括骨质疏松和缺血性坏死，可造成患者虚弱；心血管事件及糖尿病的发生率也增加。多数器官特异性的迟发并发症的发生风险随时间延长而增加，需要对所有移植患者进行相关问题的持续监测，对患者及其护理者的教育是建立此监督最有效的手段。

2. 第二肿瘤　造血干细胞移植后患者患继发白血病、淋巴增殖性疾病及实体瘤的风险较健康人高4~13 倍，继发白血病和 MDS 局限于自体 HCT 患者，通常潜伏期较短，发生较早，主要发生于移植后2~5 年高龄的患者；移植前应用烷化剂或拓扑异构酶Ⅱ抑制药或预处理应用 TBI 与继发白血病发生风险增加相关。移植后淋巴增殖性疾病及继发淋巴瘤常发生于移植后早期，主要发生于移植后 1~2 年，移植后淋巴增殖性疾病发生相关的危险因素包括 HLA 不相合供者，慢性 GVHD，体内应用 ATG 或体外去除 T 细胞。相对于继发白血病和移植后淋巴增殖性疾病，实体瘤潜伏期较长，发生率随移植后时间延长逐渐增加，继发实体肿瘤的危险因素包括 HCT 时年龄较小，预处理应用 TBI，慢性 GVHD。

3. 移植后生活质量　除移植后早期死亡患者外，移植后多数存活者可获得高水平的生理和心理生活质量，移植后 3~5 年可重新开始工作。长期存活的患者有超过 20% 在移植后数年仍有功能障碍。移植后生存质量低下主要的危险因素包括高龄、移植原发病较重、慢性 GVHD、出现医疗迟发影响，尽管慢性 GVHD 严重影响患者生活质量，GVHD 缓解，患者总体的健康及功能状态也会随之改善，最终可达到与无慢性 GVHD 病史患者相近的状态。观察发现生活质量还具有性别差异，女性较易在心理及性功能方面发生异常。30%~60% 的移植后患者认知障碍尤其是执行功能、记忆及运动技能障碍。移植后神经心理后遗症发生的危险因素包括移植时高龄，预处理应用 FBI 及环孢素。

（四）移植物抗宿主病

移植物抗宿主病（GVHD）是 1955 年首先由 Barnes 和 Loutit 报道，在动物中发现并记载下来，随后被认识是一种继发性疾病。最初发现给被辐照的小鼠注射异基因的脾脏细胞可观察到致命的继发疾病，而注射同基因细胞的小鼠则不发生此病，因而进行命名将其与原发的放射性疾病区分开来。20 世纪 50 年代后期，给无免疫活性的宿主注入免疫活性细胞可发生继发性的皮肤异常、腹泻及 Runt 病（给未经照射的新生小鼠输注异基因脾细胞发生的一种消耗综合征），这一免疫攻击行为被称为移植物抗宿主。

早期的人类异基因骨髓移植常常伴发 GVHD，其特征与动物研究中所见相近，免疫缺陷的儿童输血亦可发生 GVHD。由于很难将免疫攻击引起的病症与其导致的结果（包括免疫缺陷、脏器功能不全及感染）区分开，因而认为两者均为人类 GVHD 的组成部分。急性 GVHD 指异基因造血干细胞移植（HCT）后 100 天之内发生的具有典型皮疹、肝炎或肠炎改变的综合征。慢性 GVHD 指发生于移植后 100 天后发生的综合征，临床表现多种多样。

1. 发病机制　1966 年，Billingham 提出了 GVHD 发生的条件：①移植物中必须含有免疫活性细胞。②受者必须具有与供者不同的同种移植物抗原，因而受者对移植物来说是个异物，成为刺激它的抗原。③受者不能对移植物发生有效的免疫反应，至少需要给移植物足够的时间发挥其免疫能力。

随着对 GVHD 生物学特征的了解，以上标准需要做出部分调整，受者自身抗原不恰当的辨认可导致自身 GVHD 的发生；在部分免疫正常的患者可发生输血相关的 GVHD（TGVHD）。GVHD 作用过程包括抗原表达、细胞因子产生、T 细胞活化和组织损伤多步骤过程。

（1）同种异体反应性：大量动物研究数据显示，供者移植物来源的 T 淋巴细胞在体内大量增殖分化，来应答宿主来源的不同的组织相容性抗原，直接或间接攻击受者细胞，导致急性 GVHD 的症状和体征。急性 GVHD 的发生阶段包括抗原的表达、T 细胞活化、克隆性增生和分化，供者来源 T 细胞介导的同种异体反应导致宿主靶细胞死亡。

急性 GVHD 的临床表现阶段包括活化的淋巴细胞释放细胞因子，直接或通过募集第二效应细胞如自然杀伤细胞（NK 细胞）介导细胞死亡。基于炎症因子假说，认为白细胞介素（IL-1、IL-2）、脂多糖（LPS）和促炎细胞因子如 IL-6、干扰素 γ（IFN-γ）和肿瘤坏死因子（TNF）均参与了 aGVHD 的发病，免疫调节药物可用于控制 GVHD。

（2）微生物环境：宿主的微生物环境也会影响 GVHD 的发生，无菌状态下不相合移植的小鼠与普通房间辐照的小鼠相比肠道 GVHD 的发生明显降低；人类研究也证实了这一发现。微生物可触发 GVHD，可能是由于与胃肠上皮细胞具有相同的抗原表达，或激活细胞表面潜在的病毒介导的抗原使其成为同种异体反应性的靶点。胃肠受损可导致脂多糖进入循环，从而释放发生 GVHD 效应的细胞因子。

（3）免疫耐受性：宿主反应细胞在胸腺中发生克隆性清除可获得免疫耐受，因而胸腺损伤可导致自体耐受性缺失；另外，功能抑制性 T 细胞在移植耐受中起重要作用；调节免疫平衡状态的改变可解释自体 HCT 后发生类 GVHD 样症状的发生原因。

2. 急性移植物抗宿主病。

（1）危险因素：超过 50% 以上的 HLA 全相合同胞移植及 70% 以上的无关供者移植可发生急性 GVHD。供受者 HLA 不合、异基因免疫过的供者如生育过的妇女、无关供者移植是急性 GVHD 最主要的危险因素；外周血干细胞代替骨髓作为移植物是慢性 GVHD 特有的危险因素。

（2）临床特征：皮肤、肝和胃肠道是 GVHD 最常累及的部位，皮肤急性 GVHD 突出表现为斑丘疹，严重可导致水疱或类似中毒性表皮坏死松解症表现；肝受累表现为胆汁淤积型肝炎，血胆红素及碱性磷酸酶明显升高，转氨酶升高通常不明显，肝细胞功能（如蛋白质合成和凝血因子的合成）不受损；在肠道内，上消化道 GVHD 可导致恶心、呕吐及食欲减退；小肠和结肠 GVHD 可导致大量的分泌型腹泻。

急性 GVHD 的诊断是建立在疾病临床症状基础上，但在移植后早期常需要组织学证据鉴别 GVHD 和其他常见的毒性事件（如过敏性药物性皮炎、药物介导的胆汁淤积、传染性肠炎）。急性 GVHD 的组织学特征是再生和增殖的表皮细胞层、肠上皮或胆管上皮发生凋亡，表现为表皮基底细胞空泡形成伴异常角化、胞吐现象等，严重者可出现皮肤—表皮裂口伴大泡形成；小肠腺基底细胞或结肠隐窝可表现为单个的上皮细胞变性、卫星细胞坏死，有时可有隐窝脓肿导致黏膜破坏；肝门处常首先是胆管单个细胞受累，最终可导致胆管的断裂或消失。

（3）临床分度：急性 GVHD 按照器官受累（皮肤、肝、胃肠道）的程度和范围进行分度，轻到中度 GVHD（Ⅰ~Ⅱ度）器官受累较局限，预后较好；重度 GVHD（Ⅲ~Ⅳ度）广泛的多器官受累，死亡率高，预后差，常进展为慢性 GVHD，并且继发机会感染的风险增加。目前常用的判断急性 GVHD 严重程度的方法是 Thomas 等提出的分度法，包括安装不同器官受累程度的分别分类（表 9-7）和按照总的器官受累程度分类（表9-8）。

表 9-7　各器官急性 GVHD 分度

分度	皮肤	肝	胃肠道
I	斑丘疹体表面积 <25%	胆红素 34~51 μmol/L	腹泻量 >500 mL/d
II	斑丘疹体表面积 <50%	胆红素 51~103 μmol/L	腹泻量 >1 000 mL/d
III	全身广泛斑丘疹面积 >50%	胆红素 103~255 μmol/L	腹泻量 >1 500 mL/d
IV	全身广泛红斑丘疹，伴水疱或皮肤剥脱	胆红素 >255 μmol/L	腹泻量 >2 000 mL/d 或有腹痛、肠梗阻

表 9-8　急性 GVHD 的总分度

分度	皮肤	肠道	肝	生活能力
I	I~II	−	−	正常
II	I~III	I	I	轻度降低
III	II~III	II~III	II~III	明显降低
IV	II~IV	II~IV	II~IV	极度降低

（4）预防：预防 GVHD 最有效的方法是体外去除供者 T 淋巴细胞，通过去除技术（免疫磁珠、补充细胞毒药物、免疫轭合物毒素）造成免疫识别（单克隆抗 T 细胞抗体）。尽管 T 细胞去除可预防急性 GVHD，但却增加了植入失败及移植后复发的风险。

移植后初始的几个月给予免疫抑制药物可预防或减轻初始触发 GVHD 的 T 细胞识别和增生反应，允许免疫耐受，完成淋巴造血嵌合状态。甲氨蝶呤、糖皮质激素、ATG、环孢素、他克莫司、MMF 和西罗莫司均可用于预防 GVHD，可降低 GVHD 的发生率及严重程度。尽管炎症细胞因子在 GVHD 的发生和进展中起一定作用，但临床上阻断 IL-1、IL-2 或 TNF-α 并不能有效预防 GVHD。

（5）治疗：急性 GVHD 的治疗需要免疫抑制药物减轻 T 细胞介导的组织损伤以及恰当的支持治疗。急性 GVHD 的有效治疗可预防慢性 GVHD 的发生，提高生存率，因而需积极治疗急性 GVHD，力争完全缓解。

急性 GVHD 初始治疗首选糖皮质激素，仅仅是局限的皮肤受累可局部单用糖皮质激素；口服倍氯米松可用于治疗早期的胃肠道急性 GVHD；甲泼尼龙 1~2 mg/（kg·d）并逐渐减量的方案可用于治疗全身性进展的 GVHD 或多脏器受累的 GVHD。糖皮质激素治疗有效率为 30%~50%，轻症和单一器官受累者治疗有效率较高，有报道认为无关供者造血干细胞移植发生 GVHD 耐药较多。

其他治疗包括环孢素、ATG 单药或联合糖皮质激素治疗，目前尚无报道显示联合用药较激素单药可增加疗效或改善生存；激素联合其他新的免疫抑制药物包括骁悉、喷司他丁、TNF-α 受体阻滞药依那西普及 IL-2 受体抑制药地尼白介素 2 等作为 GVHD 初始治疗尚处于临床研究阶段。

初始应用激素治疗无效的称为对激素耐药的 GVHD，这部分患者的预后较差，挽救治疗可以应用 ATG 或其他药物如西罗莫司、他克莫司、骁悉、喷司他丁或环孢素，单药或联合用药治疗的有效率为 10%~40%。单克隆抗体和直接针对 T 细胞或炎症因子的免疫毒素类药物已经在研究中，目前尚没有大宗研究证实其有效性，已有某些药物对于激素耐药的急性 GVHD 疗效较好的报道，包括喷司他丁、依那西普和英夫利昔单抗（TNF-α 受体阻断药）、达珠单抗和地尼白介素（IL-2 受体抑制药）、visilizumab（抗 CD-3 抗体）等。研究发现体外光化学疗法对激素耐药的皮肤型和肝型急性 GVHD 有效。

除了有效的免疫抑制治疗，急性 GVHD 治疗还包括积极的支持治疗，感染是 GVHD 患者最主要的死亡原因，监测和预防真菌、荚膜细菌、CMV、PCP 感染是 GVHD 治疗的重要组成部分；重度 GVHD 的患者尤其是胃肠受累的患者常需要静脉高营养支持治疗。

3. 慢性移植物抗宿主病。

（1）临床特点：慢性 GVHD 是可发生于异基因造血干细胞移植患者的一个复杂的并发症，是异基因移植中晚期非复发死亡的主要原因。通常发生于移植后 3~7 个月，也可发生于移植后两年。在同胞全相合移植中慢性 GVHD 的发生率为 30% ~50% ，在无关供者 HLA 相合的移植中为 50% ~70% 。慢性 GVHD 最常发生于前期有急性 GVHD 的患者，但也可发生于既往无急性 GVHD 的受者。急性和慢性 GVHD 主要是以 GVHD 的发生时间（移植后 100 天以前或以后）区分，最近的指南中提出慢性 GVHD 的诊断需要强调典型的临床症状和体征，而不是发生时间。急性 GVHD 在接受减低剂量的预处理或供者淋巴细胞输注后也可发生，并且发生时间可较晚，急性和慢性 GVHD 有时可同时存在。

慢性 GVHD 对任何器官系统均可产生影响，但确定诊断需要有特征性的临床症状及体征（表 9-9），其他临床表现尽管不是诊断慢性 GVHD 特异性的，但也具有其特征，可以类似急性 GVHD 表现。进一步检查包括活检用于鉴别诊断，除外其他病因如感染、药物及恶性肿瘤。

皮肤、口腔、眼及肝是慢性 GVHD 最常累及的部位，皮肤型表现类似于自身免疫病改变，可表现为皮肤颜色异常、扁平苔藓样疹或硬皮病（皮肤硬化）改变等。皮肤的炎症可进展为严重的表皮和关节周围纤维化，可导致皮肤附属组织（毛发、汗腺）脱失，可表现为明显的皮肤发紧、筋膜炎和关节弹性消失。其他临床表现还包括眼干、口干等类似于干燥综合征的临床和组织学改变，肠炎和食欲减退，早饱感，吸收不良，体重减轻，生长不能及胆汁淤积性黄疸；肺脏受累表现为闭塞性细支气管炎是少见的表现，但对患者影响较大。

表 9-9　慢性移植物抗宿主病的临床表现

受累器官	临床表现
皮肤	皮肤颜色异常，扁平苔藓，表皮硬化，硬皮病样改变，色素沉着或色素脱失，鱼鳞癣，甲营养不良，甲剥离
眼	干燥性角结膜炎，结膜炎，角膜溃疡
口腔	扁平苔藓，过度角化，口腔干燥症，黏膜萎缩，溃疡，由于硬化导致的张口受限
肺	闭塞性细支气管炎，闭塞性细支气管炎伴机化性肺炎
胃肠道	食管狭窄，吸收不良综合征，胰腺外分泌功能不全
肝	胆汁淤积
泌尿生殖系统	阴道狭窄或瘢痕形成，扁平苔藓
肌肉骨骼系统	筋膜炎，硬化导致关节挛缩，肌炎，多发性肌炎，关节炎
血液系统	血小板减少，嗜酸细胞增多，淋巴细胞减少，溶血性贫血，低丙种球蛋白血症

慢性 GVHD 相关的重度免疫功能异常与低丙种球蛋白血症、细胞免疫功能受损、功能性无脾相关，大大增加了二重感染如细菌、真菌及病毒感染的风险。发生慢性 GVHD 的患者有 25% ~40% 在 2 年内死亡，常常死于继发感染。

慢性 GVHD 按照受累器官的数量和单一器官受累的程度分为轻、中、重度，与预后不良相关的因素包括血小板减少，前期有急性 GVHD，体能状态差，初始治疗无效，广泛的皮肤或肺受累。

（2）危险因素：急性 GVHD 是后期发生慢性 GVHD 最主要的危险因素，无关供者或不相合供者移植、外周血干细胞代替骨髓干细胞移植均可增加慢性 GVHD 的发生风险。其他与慢性 GVHD 发生可能相关的危险因素还包括受者年龄较大、女性供者、CMV 血清学阳性、移植物中 CD34$^+$ 细胞数高、供者淋巴细胞输注、移植前基础病诊断为慢性髓性白血病和再生障碍性贫血等。与急性 GVHD 相同，体内或体外去除移植物中的 T 细胞可降低慢性 GVHD 的发生率。脐血移植后慢性 GVHD 发生率较低。

（3）预防和治疗：尽管急性 GVHD 是慢性 GVHD 发生最主要的危险因素，控制急性 GVHD 的措施，如延长或增强初始的免疫抑制，并不能有效预防随后发生的慢性 GVHD。应用机械或药物的方法去除 T 细胞可同时降低急性和慢性 GVHD 的发生率，但由于减弱了移植物抗肿瘤作用从而增加了复发风险，因而 T 细胞去除并不能改善生存。

与急性 GVHD 相同，慢性 GVHD 最常用的免疫抑制治疗是糖皮质激素联合环孢素，慢性 GVHD 的症状常为持续性逐渐进展的，因而需要减低剂量的免疫抑制药，隔日激素治疗可减少长期激素治疗的慢性并发症。标准的激素治疗剂量为泼尼松 1 mg/（kg·d），对于有效的患者可逐渐减量到 0.5~1 mg/kg，隔日 1 次，持续 6~9 个月，控制活动的 GVHD 症状，随后缓慢减少免疫抑制药用量。部分患者需要长期治疗，早期停止治疗可导致慢性 GVHD 的加重。挽救治疗包括大剂量糖皮质激素、西罗莫司、他克莫司、骁悉、沙利度胺、硫唑嘌呤和羟氯喹也可尝试用于治疗慢性 GVHD，但疗效有限。

其他新的可用于治疗慢性 GVHD 的治疗方法包括调节 T 细胞功能、B 细胞去除、诱导免疫耐受、阻断细胞因子等。小样本非对照研究发现应用喷司他丁、阿仑珠单抗和 ATG 抑制 T 细胞功能，应用利妥昔单抗消除 B 细胞治疗，有效率可达 30% ~ 50%。体外光泳动调节 T 细胞功能可能部分有效，尤其是对硬化性皮肤型慢性 GVHD 的患者。初步研究发现应用达珠单抗、依那西普和英夫利昔单抗阻断细胞因子介导的炎症反应在短期内有效。

慢性 GVHD 的治疗过程中尤其需要注意预防二重机会感染，因而需要持续的给予预防性应用抗细菌、抗真菌及抗病毒措施，对于反复发生感染及持续低丙种球蛋白血症的患者可考虑静脉补充丙种球蛋白治疗。慢性 GVHD 的治疗策略包括长期减低剂量的免疫抑制治疗、强有力的抗微生物预防及营养支持治疗。

（五）展望

HCT 的并发症是阻碍移植广泛用于临床治疗多种疾病的主要障碍，新的移植方式的应用包括非清髓或减低预处理剂量移植、脐血移植、加入免疫治疗的移植方案使得移植后早期及晚期并发症成为目前研究的热点。迫切需要更好的手段来预测移植后并发症和非复发死亡的危险因素。目前已经就移植后并发症危险因素的评估及预测进行了基因组及蛋白组学的研究，尽管这些方法应用与临床尚需要时间，但其在移植领域中的应用将会非常广泛，包括移植相关并发症和 GVHD 的危险因素的预测，供者的选择的精准性，应用药物基因组学数据制定个体化的预处理方案及免疫抑制方案，改善造血干细胞移植的安全性及有效性。

参考文献

[1] 沈悌，赵永强. 血液病诊断及疗效标准 [M]. 北京：科学出版社，2018.

[2] 格里芬·罗杰斯，尼尔·杨. 贝塞斯达血液病学手册 [M]. 陈文明，译. [M]. 北京：北京大学医学出版社，2018.

[3] 浦权，姚永华. 实用血液病骨髓病理学彩色图谱 [M]. 北京：科学出版社，2018.

[4] 李宓. 血液净化相关并发症 [M]. 北京：科学出版社，2016.

[5] 李华，邹平. 人体血液流变学 [M]. 北京：科学出版社，2016.

[6] 胡晓梅. 周霭祥血液病临证集萃 [M]. 北京：科学技术出版社，2016.

[7] 周剑峰，孙汉英，张义成. 血液病诊疗指南 [M]. 北京：科学出版社，2016.

[8] 曾小菁. 血液学检验技术 [M]. 北京：科学出版社，2016.

[9] 李娟，王荷花. 血液病简明鉴别诊断学 [M]. 北京：人民卫生出版社，2016.

[10] 高广勋，董宝侠. 血液病分子病理诊断学 [M]. 西安：第四军医大学出版社，2016.

[11] 张梅，胡翊群. 血液与肿瘤疾病 [M]. 北京：人民卫生出版社，2015.

[12] 黄晓军，吴德沛. 内科学—血液内科分册 [M]. 北京：人民卫生出版社，2015.

[13] 葛建国. 血液病用药指导 [M]. 北京：人民军医出版社，2015.

[14] 马梁明，朱秋娟，贡蓉. 血液系统恶性肿瘤非手术治疗 [M]. 武汉：华中科技大学出版社，2015.

[15] 孙光. 血液与造血系统健康 [M]. 北京：中国协和医科大学出版社，2015.

[16] 阮长耿. 血液病学高级教程 [M]. 北京：人民军医出版社，2015.

[17] 胡豫. 血液内科疾病临床诊疗思维 [M]. 北京：人民卫生出版社，2014.

[18] 黄晓军. 血液内科 [M]. 北京：中国医药科技出版社，2014.

[19] 崔巍，韩冰. 血液系统疾病 [M]. 北京：科学技术出版社，2014.

[20] 王建祥. 血液病诊疗规范 [M]. 北京：中国协和医科大学出版社，2014.